Clinical Dilemmas in DIABETES

당뇨병 딜레마

당뇨병 진단부터 합병증 관리까지,
최선의 선택을 위한 여정

저자 Adrian Vella
역자 구본정

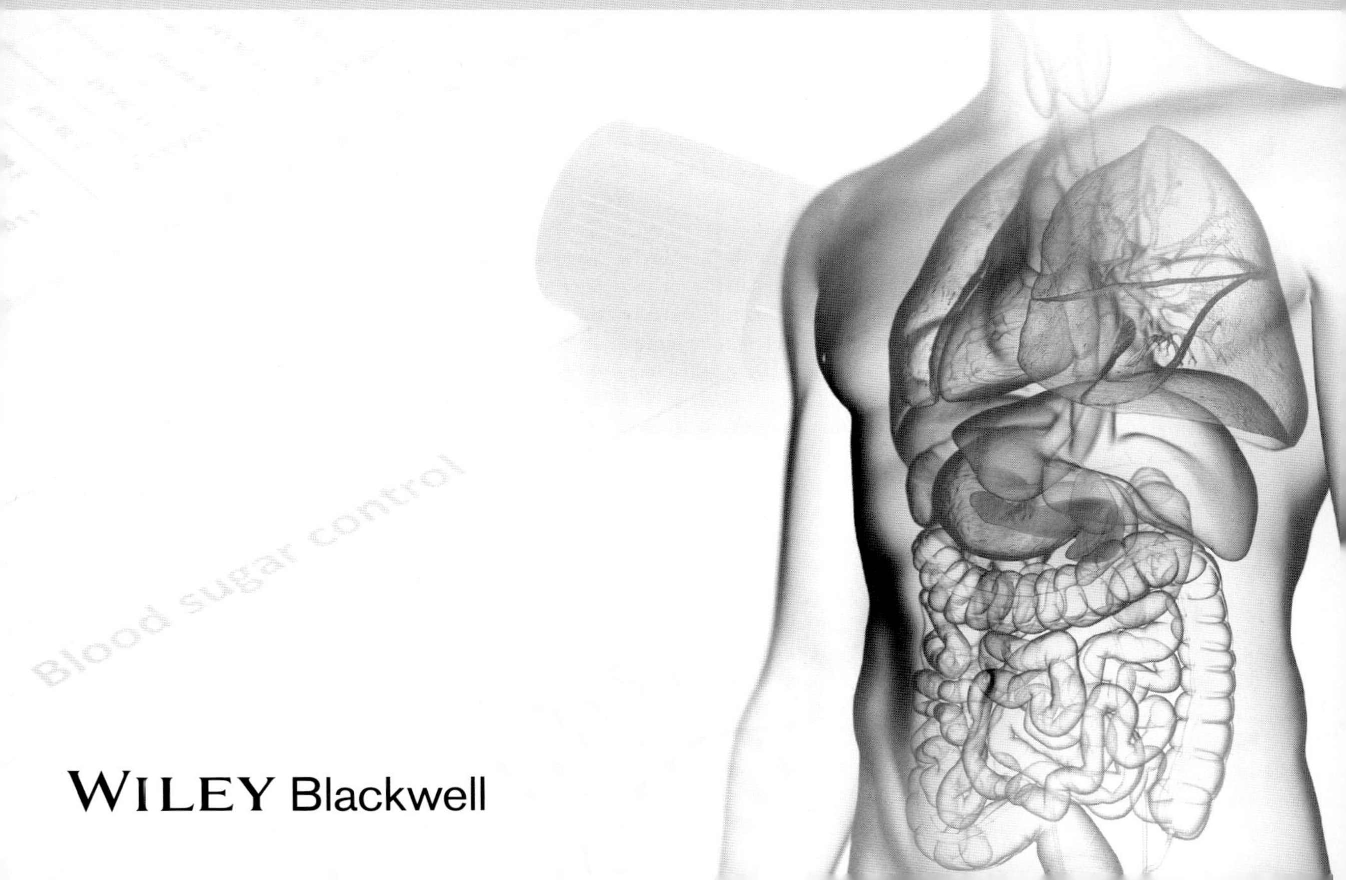

WILEY Blackwell

당뇨병 딜레마

Clinical Dilemmas in Diabetes

2nd Edition

첫째판 1쇄 인쇄 | 2025년 7월 28일
첫째판 1쇄 발행 | 2025년 8월 8일

지 은 이 Adrian Vella
옮 긴 이 구본정
발 행 인 장주연
출판기획 이성재
책임편집 배진수
편집디자인 조원배
표지디자인 김재욱
발 행 처 군자출판사(주)
등록 제4-139호(1991. 6. 24)
본사 (10881) **파주출판단지** 경기도 파주시 회동길 338(서패동 474-1)
전화 (031) 943-1888 팩스 (031) 955-9545
홈페이지 | www.koonja.co.kr

ISBN 979-11-7068-323-0 (93510)
정가 35,000원

Clinical Dilemmas in DIABETES

당뇨병 딜레마

Edition History
Blackwell Publishing Ltd (1e, 2011)

Registered Offices
John Wiley & Sons, Inc., 111 River Street, Hoboken, NJ 07030, USA
John Wiley & Sons Ltd, The Atrium, Southern Gate, Chichester, West Sussex, PO19 8SQ, UK

Editorial Office
9600 Garsington Road, Oxford, OX4 2DQ, UK

For details of our global editorial offices, customer services, and more information about Wiley products visit us at www.wiley.com.

Wiley also publishes its books in a variety of electronic formats and by print-on-demand. Some content that appears in standard print versions of this book may not be available in other formats.

Library of Congress Cataloging-in-Publication Data
Names: Vella, Adrian, editor.
Title: Clinical dilemmas in diabetes / edited by Adrian Vella.
Description: Second edition. | Hoboken, NJ : Wiley-Blackwell, 2022. | Includes bibliographical references and index.
Identifiers: LCCN 2021025568 (print) | LCCN 2021025569 (ebook) | ISBN 9781119603160 (paperback) | ISBN 9781119603177 (adobe pdf) | ISBN 9781119603184 (epub)
Subjects: MESH: Diabetes Mellitus–therapy | Diabetes Mellitus–diagnosis | Evidence-Based Medicine–methods
Classification: LCC RC660.4 (print) | LCC RC660.4 (ebook) | NLM WK 810 | DDC 616.4/62–dc23
LC record available at https://lccn.loc.gov/2021025568
LC ebook record available at https://lccn.loc.gov/2021025569

Cover Design: Wiley
Cover Images: © dboystudio/Shutterstock, SCIEPRO/SCIENCE PHOTO LIBRARY/Getty Images, MIRIAM MASLO/Science Source, DR P. MARAZZI/Science Source, JUAN GAERTNER/SCIENCE PHOTO LIBRARY/Getty Images, Scott Camazine/Getty Images

Set in 8.75/12pt Minion by Straive, Pondicherry, India

10 9 8 7 6 5 4 3 2 1

목차

제 3 부 심혈관질환 위험인자 및 심혈관질환의 진단과 관리

제 4 부 합병증 관리

역자 대표

구본정 충남의대 충남대학교병원 내분비대사내과

공동 역자

강선미 순천향의대 순천향대학교 부속 천안병원 내분비대사내과

김송이 충남의대 세종충남대학교병원 외과

김종대 건양의대 건양대학교병원 내분비내과

유원상 단국의대 단국대학교병원 내분비대사내과

이동화 충북의대 충북대학교병원 내분비대사내과

정경혜 충남의대 세종충남대학교병원 내분비대사내과

홍준화 을지의대 대전을지대학교병원 내분비내과

역자 서문

딜레마의 사전적 의미는 선택지 중에서 어느 것을 선택해야 할지 고민하게 되는 상황이라고 합니다. 그렇다면 당뇨병 진료에 어떤 딜레마가 있을까요?

당뇨병은 만성적으로 고혈당을 일으킨 상태이며 혈당이 올라가는 배경에 다양한 병태 생리가 관여하는 매우 이질적 질환입니다. 세상에는 당뇨병 환자의 혈당 수치만큼 많은 종류의 당뇨병이 존재한다고 말하기도 합니다. 따라서 당뇨병의 진단에서부터 혈당 조절 상태의 평가와 합병증을 종합하여 각 환자에게 어떤 대책이 필요할지에 대한 딜레마를 만나게 됩니다. 이럴 때 당뇨병 진료지침을 찾게 되지만, 임상가에게 던져진 메시지는 다양한 조건을 제시하며 현장의 상황에 따라 선택하라는 또 다른 딜레마뿐입니다. 이렇게 당뇨병을 진료하는 의사는 환자의 병태 생리 파악에서부터 선별검사와 치료제 선택까지 많은 딜레마를 일상적으로 만나게 됩니다.

이 책은 당뇨병의 진단에서부터 최초의 평가, 심혈관질환의 진단과 치료, 당뇨병 합병증의 관리까지를 4개의 파트로 나누어 모두 22개의 장으로 나누어져 있습니다. 각 장에 현재 당뇨병 진료에서 만나는 다양한 딜레마와 그에 대한 해결책 제시에 깊은 통찰을 주고 있습니다. 이렇게 당뇨병 진료에서 부딪히는 많은 문제에서 환자에게 최선의 선택을 하기 위한 고민에 동참하도록 초대합니다. 개개 환자에 대한 깊은 이해를 통해 최선의 진료가 가능한 방향을 찾아갈 수 있는 것이 가장 이상적입니다. 최선의 진료를 위해 항상 고민하는 전문가에게 지적 호기심을 높이기에 이 책이 도움이 될 것으로 예상됩니다.

어려운 여건 중에서도 <당뇨병 딜레마>를 세상에 내보내 준 군자출판사 여러분에게 깊은 감사를 전합니다.

2025년 6월

충남의대 충남대학교병원 내분비대사내과

구 본 정

머리말

정치에서 일주일은 긴 시간일 수 있지만, <당뇨병 딜레마(Clinical Dilemmas in Diabetes)>가 처음 출판된 이후 10년의 경과는 임상 진료의 발전을 감안하면 매우 긴 시간으로 간주할 수 있다. 당뇨병과 이상지질혈증 치료를 위한 새로운 치료법이 등장했다. 인공췌장 개발과 센서 기술의 발전으로 1형당뇨병 치료가 개선되었으며, 일부 당뇨병 치료제는 심혈관질환 경과를 직접 변화시킬 수 있게 되었다. 이 책을 쓰게 된 동기는 임상연구 결과를 실제 임상 적용에 도움을 주기 위한 것이다. 훌륭한 임상의가 되기 위해서는 변화하는 임상적 요구, 동반질환과 환자의 사회 구조와 함께 위험과 이익, 편의성과 비용의 균형을 맞추어야 한다.

이전과 마찬가지로 이 책에서 다룬 주제는 네모난 모양의 못이 알고리즘이나 지침의 둥근 구멍에 맞도록 토론과 논쟁을 제시했다. 다룬 영역을 확장하였으며 이것은 대사 관리의 발전하는 측면을 반영하려는 초기 열망을 반영한다.

이 책 초판의 공동 편집자로 일했으며 항상 그렇듯이 아이디어의 공명판 역할을 해주신 Robert A. Rizza MD에게 감사를 표하고 싶다. 이 분이 없었다면 이 모든 것이 불가능했을 것이다. 이 무용담에서 다른 중요한 인물은 내 부모님, 특히 지금은 개원의에서 은퇴한 부친이며 내가 항상 닮으려고 노력했던 문제에 대한 접근 방식이다. 마지막으로 신혼여행 중 초판본 교정을 편집하는 동안 매달려준 아내 엘사와 항상 함께하는 아이들 케이티와 루시에게 정말 고맙다는 말을 전하고 싶다.

제 1 부

당뇨병과 당뇨병 전단계 진단

1

당뇨병 전단계는 위험요인일까 아니면 질병일까?

Jacob Kohlenberg[1] and Adrian Vella[2]

[1] Fellow and Instructor in Medicine, Division of Endocrinology, Diabetes, Metabolism, and Nutrition, Mayo Clinic, Rochester, MN, USA

[2] Professor of Medicine, Division of Endocrinology, Diabetes, Metabolism, and Nutrition, Mayo Clinic, Rochester, MN, USA

요점

- 당뇨병 전단계는 2형당뇨병으로 진행될 위험이 다양한 이질적 질환이다.
- 당뇨병으로 진행되는 위험 이외에 혈관질환 위험 증가와 관련이 있다.
- 현재 생활습관 교정은 당뇨병 전단계의 자연경과 및 2형당뇨병으로 진행을 변화시킬 수 있는 가장 중요한 도구다.

당뇨병 전단계란?

당뇨병 전단계는 명백한 당뇨병(overt diabetes mellitus) 진단 기준을 만족하지 않는 75 g 경구 포도당내성검사(OGTT) 또는 당화혈색소(HbA1c)에서 공복 혈장포도당(fasting plasma glucose, FPG) 증가나 2시간 혈장포도당(plasma glucose, PG) 증가로 정의한다.[1]

2020년 미국당뇨병학회(ADA) 지침은 당뇨병 전단계를 다시 나누어 FPG 100-125 mg/dL를 공복혈당장애(impaired fasting glucose, IFG), 75 g OGTT에서 2시간 PG 140-199 mg/dL 또는 HbA1c 5.7-6.4%를 내당능장애(impaired glucose tolerance, IGT)로 했다.[1]

한편 2016년 세계보건기구(WHO)는 중간고혈당(intermediate hyperglycemia)이라는 용어로 110-125 mg/dL 사이를 IFG 그리고 75 g OGTT의 2시간 PG 140-199 mg/dL를 IGT로 정의했다.[2] WHO는 ADA와 달리 당뇨병 전단계 진단 기준에 HbA1c를 포함하지 않았다.

당뇨병 전단계와 당뇨병의 정의는 최근 수십 년간 바뀌어 왔다. WHO는 1965년 처음으로 '경계선 상태'를 50-100 g OGTT에서 2시간 PG 110-129 mg/dL로 정의했다.[3]

ADA는 오랫동안 IGT를 인정해 왔으며 그 정의는 처음부터 거의 변경되지 않았다. 1997년 ADA와 1999년 WHO가 처음 채택한 IFG는 FPG 110-125

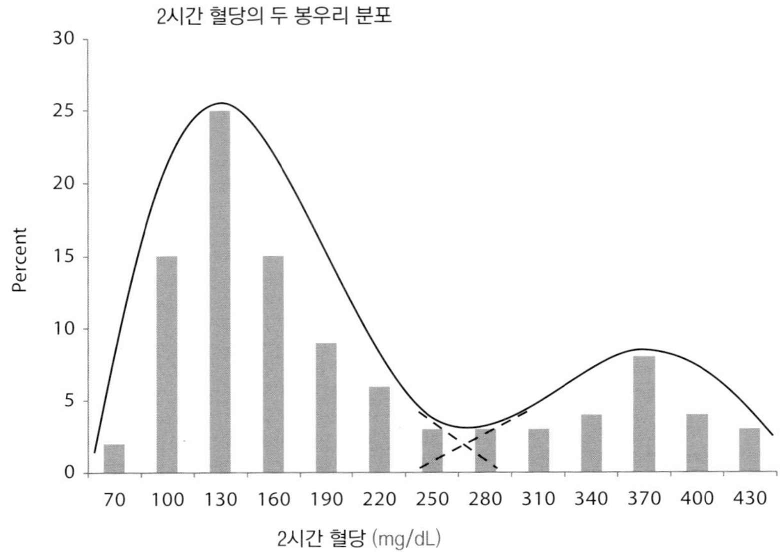

그림 1.1 경구 포도당 부하 후 2시간 혈당 분포를 보여주는 복합 및 성분 곡선 중첩 히스토그램. 혈당 빈도는 두 봉우리 분포를 나타내기 위해 임의로 선택하고, 두 봉우리 혈당 분포는 정상 혈당과 고혈당증의 두 그룹으로 구분하는 데 사용할 수 있다. 정상 혈당과 고혈당 사이의 중간 혈당 농도는 당뇨병 전단계의 진단이나 임계값 정의에 도움이 된다.

mg/dL였다.[4] 그러나 2003년 ADA는 FPG > 100 mg/dL에서 DM 위험이 현저히 증가한다는 여러 연구 자료를 기반으로 IFG 기준을 100-125 mg/dL로 바꾸었다.[5]

2010년 ADA는 HbA1c와 망막병증 위험 사이의 관계가 해당 FPG과 2-h PG 역치와 비슷하기 때문에 당뇨병 전단계 진단 기준에 HbA1c를 추가했다.[6]

당뇨병과 당뇨병 전단계 진단 기준에 대한 근거

당뇨병 전단계에 있는 사람은 혈당 조절이 비정상적이며 2형당뇨병(type 2 diabetes mellitus)과 합병증이 발생할 위험이 증가한다[6].

당뇨병 진단의 역치는[1] OGTT에서 FPG와 2-h PG의 두봉우리 분포와[2] 미세혈관합병증, 특히 망막병증 발생의 혈당 역치를 기반으로 하였다(그림 1.1). 미세혈관합병증 발생에 대한 두봉우리 분포와 혈당 역치는 피마인디언, 나우루인, 남아프리카인, 미국인, 중국인, 이집트인 등을 포함한 많은 인구 집단에서 알려졌다.[7-15]

포도당의 두봉우리 분포는 정상 혈당인 사람과 고혈당인 사람의 2 그룹 구분에 이용되었다. IFG와 IGT는 정상 혈당과 고혈당 사이의 중간단계로 정의되었다.

FPG, 75 g OGTT에서 2-h PG 및 HbA1c에 대한 진단 역치의 두봉우리 빈도 분포에서 2 구성 요소는 미세혈관합병증과의 관계 구별과 비교적 일치하였다.[4] FPG, 75 g OGTT에서 2-h PG와 HbA1c

의 중간 범주 하한의 정의는 당뇨병 발생 위험이 정상 혈당 범위까지 확장되는 연속선상에 있기 때문에 다소 임의적이라는 점에 유의할 필요가 있다.[6]

당뇨병 전단계의 역학

미국 질병관리예방센터(Centers for Disease Control and Prevention, CDC)에서 발표한 2020년 국가 당뇨병 통계 보고서(National Diabetes Statistics Report)에 의하면 미국 성인의 당뇨병 전단계 유병률(2020년 ADA 기준에 따른 정의)은 38.0%[95% 신뢰 구간(CI) 35.2-40.8]로 추정된다.[1,16]

당뇨병 전단계의 유병률은 2005년부터 2016년까지 크게 변하지 않았다. 그러나 당뇨병 전단계에 있는 미국 성인 수는 2005-2008년 6.5%(95% CI 5.3-7.9)에서 2013-2016년 13.3%(95% CI 11.0-16.0)로 증가했다.

당뇨병 전단계의 유병률은 연령이 증가하면서 서서히 증가한다. 18-44세 성인의 29.1% (95% CI 25.2-33.3); 45-64세 성인의 46.3% (95% CI 43.5-49.1); 65세 이상 성인의 51.0% (95% CI 46.5-55.5).

당뇨병 전단계 유병률은 남성에서 42.3% (95% CI 38.1-46.5)로 여성의 유병률 33.7% (95% CI 30.7-36.8) 보다 높다. 당뇨병 전단계 유병률은 인종/민족 집단과 교육 수준이 다른 사람들 사이에서 비슷하다.[16]

공복 혈당장애와 내당능장애의 발생기전

역학 연구에서 IGT를 IFG와 나누어 보면 IGF의 유병률이 더 높다[17]. IFG과 IGT 유병률은 나이가 들수록 증가한다.[17]

55세 미만 성인에서 IGT는 여성에서 흔하고, IFG는 남성에서 흔하다.[17] 이것은 두 상태가 서로 다른 병태생리적 기전을 갖고 있음을 시사한다. 유전과 생활습관은 당뇨병 발생에 영향을 준다.[18,19]

400개 이상의 유전 정보가 2형당뇨병 위험에 영향을 주는 것으로 알려졌지만, 단일다형성(single polymorphism)은 위험을 약간 증가한다.[20] 전사인자 7-유사 2(transcription factor 7-like 2, TCF7L2) 유전자 좌위의 다형성은 당뇨병 위험에 가장 큰 영향을 주는 것으로 알려져 있다.[20,21]

이 유전자 비보유자와 비교하여 TCF7L2 변이체의 이형접합과 동형접합 보유자의 당뇨병 발생 상대위험은 각각 1.45과 2.41였다.[20,21]

당뇨병 발생 기전에 대한 유전과 생활습관의 관계는 멕시코 피마인디언 집단과 미국 피마인디언 집단에서 2형당뇨병 유병률 비교 연구에 의해 알려졌다.[22] 멕시코 피마인디언에서 2형당뇨병 유병률은 6.9%인 반면, 미국 피마인디언에서는 38%였다. 멕시코 피마인디언의 비만 유병률은 미국 피마인디언보다 현저히 낮았다. 또한 미국 피마인디언에서 신체 활동 수준도 현저히 낮았다.

췌도세포 기능은 포도당 대사의 주요 조절인자이지만 여러 가지 추가 요인이 관여한다. 식후와 공복혈당 농도는 인슐린 분비, 간에서 인슐린 추출, 인슐린 작용, 글루카곤 억제, 혈당 정도, 위 배출 속도 등에 의해 결정된다(그림 1.2).[23-29]

인슐린 분비와 인슐린 작용을 정량화하는 모델을 이용한 연구에서 NFG/NGT 대상보다 NFG/IGT와 IFG/IGT 대상에서 두 지표가 모두 낮았다.[25,26]

IFG/NGT 대상과 NFG/NGT 대상 사이에 인

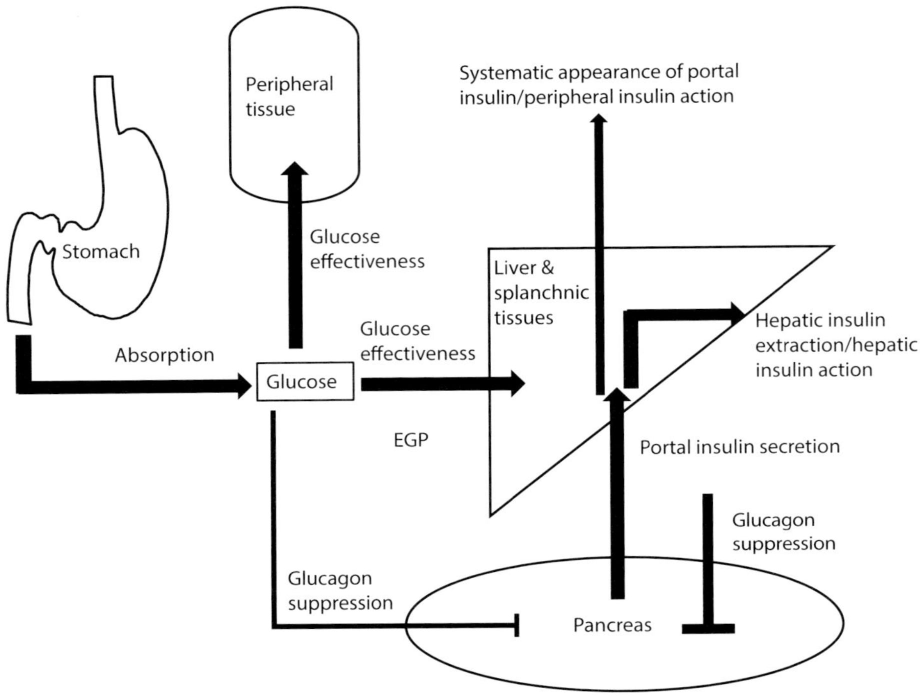

그림 1.2 식후 및 공복 혈당 농도는 인슐린 분비, 간의 인슐린 추출, 인슐린 작용, 글루카곤 억제, 혈당 효과, 내인성 포도당 생산(EGP), 위 배출 속도 등에 의해 결정된다.[23-29]

슐린 분비와 인슐린 작용에 유의한 차이는 없었다. 이것은 당뇨병 전단계의 모든 스펙트럼에 걸쳐 인슐린 작용과 함께 인슐린 분비가 감소한다는 것을 의미한다. 단독 IFG 대상은 베타세포 기능의 내인적 결함 없이 인슐린 분비에 대한 포도당 역치에 변화가 생길 수 있다.

부검에서 얻은 사람 췌장 조직을 이용한 연구에서 IFG가 있는 비만한 사람은 NFG의 비만한 사람에 비해 상대적으로 베타세포 부피가 40% 적었다.[30]

당뇨병 관련 유전자 TCF7L2 변이는 인슐린 분비 장애와 관련이 있었다.[31-33] 인슐린 분비가 인슐린 작용 감소를 보상하지 못하면 고혈당이 발생한다.

당뇨병 전단계와 당뇨병의 병태생리에서 인슐린의 간 추출 역할의 고려가 필요하다.[26] 말초 인슐린 농도는 문맥으로 인슐린 분비, 간에서 인슐린 추출과 분포, 분해를 반영한다.[34] 분비된 인슐린의 간 추출은 성향지수(disposition index)와 관계가 있다. 당뇨병 전단계와 당뇨병에서 간 추출 감소는 순환 인슐린을 증가시키는 보상 조치일 수 있다.

흥미로운 사실은 인슐린 분비 특성은 인슐린의 간 추출에 영향을 주며, 당뇨병 관련 유전자 TCF7L2 변이는 비정상적 인슐린 분비 특성과 관련이 있다는 것이다.[33]

글루카곤 억제 부족은 인슐린 분비가 손상된 환자에서 고혈당에 관여한다.[24] 당뇨병 관련 유전자 TCF7L2 변이는 글루카곤 억제 장애와 관련이 있다.[31,35] 종단 연구에서 공복 글루카곤 농도가 높은 알파세포 기능 결함은 베타세포 기능의 후속 감소와 관련이 있었다.[36]

당뇨병 전단계에 대한 선별검사 권고

2020년 ADA 지침은 다음 위험인자 중 하나 이상이 있으면 무증상 과체중 또는 비만 성인에서 당뇨병 또는 당뇨병 전단계 선별을 권고하였다.

① 고위험 인종/민족(예: 아프리카계 미국인, 라틴계, 아메리카 원주민, 아시아계 미국인, 태평양 섬 췌도 주민)
② 심혈관질환 병력
③ 고혈압
④ 고밀도지단백 콜레스테롤 < 35 mg/dL, 중성지방 > 250 mg/dL
⑤ 다낭난소증후군
⑥ 신체 활동 부족
⑦ 인슐린 작용 감소와 관련된 기타 임상 소견(예: 흑색가시세포증; acanthosis nigricans)[1]

2020년 ADA 지침은 당뇨병 전단계 환자는 매년 검사를 받아야 하며, 임신당뇨병 병력이 있는 여성은 적어도 3년마다 평생 검사를 받을 것을 권고하였다. 모든 경우에 선별검사는 35세에 시작해야 하며, 결과가 정상이면 적어도 3년마다 반복하도록 했다.

혈당 측정의 재현성, 민감도, 특이도와 임상 진료에서 경구 포도당내성검사의 역할

2007년 미국 제3차 국민건강영양조사(NHANES)의 2차 자료 분석에 의하면 같은 사람에서 측정 재현성은 2시간 PG 16.7% (95% CI 15.0-18.3), FPG 5.7% (95% CI 5.3-6.1), HbA1c 3.6% (95% CI 3.2-4.0)에 불과했다.[37] 당뇨병이 없는 성인 대상 연구에서 6주 동안 2번 반복한 75 g OGTT 재현율은 65.6%였다.[38]

HbA1c, 75 g OGTT에서 FPG, 2-h PG 등은 당뇨병 전단계와 당뇨병 진단에 민감도와 특이도에 차이가 있다.[39]

2005년부터 2010년까지의 NHANES 자료를 이용하여 시작 당시 당뇨병이 아니라고 보고한 성인에서 HbA1c, FPG, 2-h PG 등의 측정치를 조사했다.[40] 당뇨병 전단계와 당뇨병은 현행 ADA 지침에 따라 정의하였다.[1]

당뇨병을 HbA1c > 6.5%, 당뇨병 전단계 > 5.7% 이용하여 분석한 결과, FPG과 2-h PG의 민감도는 각각 24.9%과 35.4%로 낮았으나 특이도는 높았다. 한편 FPG와 HbA1c를 모두 진단에 이용하면 가짜음성률은 당뇨병에서 45.7%, 당뇨병 전단계에서 9.2%였다. 이런 경향은 IRAS*연구*에서도 비슷했다.

855명을 대상으로 2020년 ADA 지침(표 1.1, 1.2)에 따라 당뇨병 전단계를 정의하여[1,41] 당뇨병의 HbA1c > 6.5%, FPG > 126 mg/dL, 2시간 PG > 200 mg/dL은 각각 32.3%, 44.8%, 86.8%였다.

* IRAS (Insulin Resistance Atherosclerosis Study): 인슐린 저항성 죽상동맥경화연구

HbA1c > 6.5% 또는 FPG > 126 mg/dL 조합은 당뇨병 환자의 52.2%를 검출했다. HbA1c 5.7-6.4%, FPG 100-125 mg/dL, 2-h PG 140-199 mg/dL은 당뇨병 전단계인 비당뇨병 환자의 23.6%, 69.1%과 59.5%를 식별했다. HbA1c 5.7-6.4% 또는 FPG 100-125 mg/dL의 조합은 당뇨병 전단계인 모든 비당뇨병 환자의 75.6%를 검출했다.

표 1.1 IRAS(인슐린저항성 죽상동맥경화 연구)에서 2형 당뇨병 진단에 사용한 다양한 혈당 지수의 민감도. 당뇨병은 ADA(2020년) 기준으로 정의하였다. 이 자료는 공복혈당과 HbA1c를 동시에 측정하여도 경구 포도당내당능검사를 생략하면 당뇨병이 과소 진단됨을 보여준다.
HbA1c = 당화혈색소, FPG = 공복 혈장 포도당. 2-h PG = 2시간 혈당[41]

	민감도
HbA1c ≥ 6.5%	32.3%
FPG > 126 mg/dL	44.8%
2-h PG > 200 mg/dL	86.8%
HbA1c 2 6.5% and/or FPG > 126 mg/dL	52.2%
FPG > 126 mg/dL and/or 2-h PG > 200 mg/dL	97.1%

표 1.2 IRAS(인슐린저항성 죽상동맥경화연구)에서 당뇨병 전단계 진단에 사용한 다양한 혈당 지수의 민감도. 당뇨병 전단계는 ADA (2020년) 기준으로 정의하였다. 이 자료는 공복혈당과 HbA1c를 동시에 측정하여 경구 포도당내당능검사를 생략하면 당뇨병 전단계 진단이 과소 진단될 수 있음을 보여준다.
HbA1c =당화혈색소. FPG = 공복 혈당. 2-h PG = 2시간 혈당[41]

	민감도
HbA1c ≥ 5.7-6.4%	23.6%
FPG 100-125 mg/dL	69.1%
2-h PG 140-199 mg/dL	59.5%
HbA1c 5.7-6.4% and/or FPG 100-125 mg/dL	75.6%
FPG 100-125 mg/dL and/or 2-h PG 140-199 mg/dL	95.8%

OGTT가 보다 간편한 FPG과 HbA1c에 비해 재현성이 낮다는 제한이 있지만 앞의 연구는 OGTT가 실제 임상에 일정한 역할이 있음을 시사한다. 사실 하루 3끼를 먹는 사람은 하루 6-9시간 동안 식후 상태에 있게 된다.[42]

따라서 표준화된 포도당부하에서 얻은 소견이 임상적으로 유익하다는 것은 논리적이다. 2020년 ADA 지침은 FPG, 75g OGTT 2시간 PG, HbA1c는 당뇨병 전단계와 당뇨병 검사에 동등하게 적합하다고 했다.[1] 지금 많은 임상의가 FPG와 HbA1c를 모두 검사한다. 그러나 OGTT를 생략하면 당뇨병과 당뇨병 전단계 모두에서 상당한 과소 진단이 발생할 수 있다.

당뇨병 전단계에서 당뇨병으로의 진행 위험

당뇨병 전단계에서 2형당뇨병으로의 전환 정도는 다양하며 유전과 생활습관의 영향을 받는다.[18,19,43]

2형당뇨병으로의 진행 위험을 추정하기 위해 혈당 지수, 신체 측정 자료, 동반질환, 대사체학, 유전변이를 포함한 여러 변수를 이용하여 연구되었다. 이런 변수를 기반으로 수많은 예측 모델이 만들어졌다.[43-51]

기저 FPG는 당뇨병 발생에 대한 개인의 위험 예측에 중요한 변수로 알려졌다.[43] 미네소타에 거주하는 당뇨병이 아닌 성인에서 공복혈당을 100 mg/dL 이하, 100-109 mg/dL, 110-125 mg/dL 등으로 나누어 2형당뇨병 발생 위험을 조사한 결과 각각 7%,

19%, 39%였으며 9년(중앙값)에 당뇨병으로 진행되는 것을 보았다. 당뇨병으로 진행 위험은 비연속적 기울기를 가지며 기저 FPG <100 mg/dL에서도 관찰되었다.

75 g OGTT에서 30분, 60분, 120분의 PG는 모두 향후 당뇨병 위험 예측에 유의한 변수였다.[49,52] 75 g OGTT에서 1시간 혈장 포도당은 FPG, HbA1c, 30분과 120분 PG보다 향후 당뇨병을 더 잘 예측하였다.[50] 다른 연구에서 당뇨병발생 위험비는 기저 IFG-IGT를 조합하여 9.5 (7.90-11.43), IGT 단독으로 4.5 (4.03-5.02), IFG 단독으로 3.98 (3.16-5.02)였다.[45]

기저 HbA1c도 향후 당뇨병 위험에 대한 강력한 예측 변수이며, HbA1c 5.0-6.5%에서 유의하게 증가했다.[46] 체계적 문헌고찰에서 기저 HbA1c 6.0-6.5%, 5.5-6.0%, 5.0-5.5%에서 당뇨병 5년 발생률은 각각 25-50%, 9-25%, 5-9%였다. 많은 연구에서 인구통계학적 자료, 인체 측정 자료, 동반질환 등이 당뇨병으로 진행과 관련이 있음을 보여주었다.

당뇨병 진행과 긍정적 관련이 있는 요인으로는, ① 당뇨병 가족력, ② 이전 또는 현재 흡연, ③ 높은 BMI, ④ 복부비만, ⑤ 허리둘레 증가, ⑥ 고혈압, ⑦ 중성지방 상승, ⑧ 낮은 HDL 콜레스테롤, ⑨ 고감도 C-반응단백질 증가 등이었다.[45,53,54] 연령 증가는 일부 연구에서 당뇨병의 예측 인자였다.

대사체학 프로파일이 당뇨병 발생 위험을 추정하기 위한 도구로 조사되었다. 많은 대사산물이 당뇨병 진행에 긍정적 또는 부정적으로 관여하는 것으로 알려졌다.[51] 2형당뇨병 발생 위험에 영향을 주는 400개 이상의 유전 정보도 알려졌다.[20,44] 다유전자 점수는 당뇨병 발생에 대한 복합 유전 위험 추정에 이용되고 있다.

당뇨병 전단계와 관련된 미세혈관합병증

망막병증

피마인디언의 대규모 코호트에서 망막병증 빈도(적어도 하나의 출혈, 하나의 미세동맥류, 증식 망막병증의 존재로 정의)는 기저 FPG과 2시간 PG와 직접 관련이 있었다.[55]

기저 FPG 6.0-6.4 mmol/L와 2시간 PG 9.0-10.6 mmol/L에서부터 망막병증 유병률(10년 간격)이 크게 증가했다. 피마인디언의 추가 자료에서 HbA1c 6.2% 이상에서 망막병증 유병률이 크게 증가하였다.[12]

망막병증 유병률 증가의 혈당 역치는 이집트인 대상 횡단연구와 미국의 제3차 국민건강영양조사에서도 관찰되었다.[13,14]

당뇨병 예방프로그램(DPP)에서 당뇨병망막병증은 IGT의 7.9%, 당뇨병 발생의 12.6%에서 발견되었다.[56] 망막병증 유병률은 당뇨병에서 높으며, 당뇨병 전단계 범위의 고혈당에서도 망막병증이 발생할 수 있다. 5개국에서 9건의 연구를 종합하여 44,623명의 대상에서 당뇨병 특이 망막병증(중등도 이상의 중증망막병증으로 정의)의 혈당 역치를 조사했다.[57]

당뇨병 망막병증 발생을 혈당 측정치로 표시하면 FPG와 HbA1c에 대해 곡선 관계가 있었다.

당뇨병 특이 망막병증은 FPG 6.0-6.4 mmol/L와 HbA1c 6.0-6.4%에서 증가하기 시작했다. 혈당 분포를 기반으로 당뇨병 특이적 망막병증에 대한 혈당 역치는 FPG 6.4-6.8 mmol/L, 2시간 PG 9.8-10.6 mmol/L, HbA1c 6.3-6.7%의 범위였다. 혈당 역치 아래와 비교하여 위쪽의 당뇨병 특이 망막병증 승산비는 FPG 2.5 (95% CI 1.2-5.2), 2시간 PG 10.1

(95% CI 1.3-79.4), HbA1c (95% CI 1.4-15.2)였다.

망막병증 유병률을 조사한 연구의 주요 제한점은 망막병증 정의에 이용한 진단 기준이다.[57]

망막병증에 대해 비교적 광범위한 정의를 이용하면 고혈당 이외의 병인이 있을 수 있는 가벼운 망막병증을 가진 대상이 포함된다. 망막병증 비율은 고혈당 정도와 기간에 따라 증가한다.[56,57] 당뇨병 전단계는 NFG/NGT보다 망막병증 유병률이 높지만 실제 유병률은 상대적으로 낮다. 많은 인구에서 망막병증 혈당 역치는 당뇨병 전단계의 고혈당 이상에서 나타났다.[57,58]

신장병증

1999년부터 2006년까지의 NHANES 자료 분석에서 신장기능 저하 또는 알부민뇨 증가(소변 알부민/크레아티닌비 > 30 mg/g Cr)로 정의한 만성 신장질환(CKD)이 당뇨병 전단계의 17.1%에서 있었으며, 정상 혈당에서 11.8%였다.[59]

다민족 연구에서 IGT의 16.1%에서 미량알부민뇨가 있었으며, NGT에서는 4%였다.[60] 다양한 변수를 보정한 후에도 혈당 상태는 소변 알부민 농도에 가장 중요한 결정 요인이었다.

체계적 문헌고찰과 메타분석으로 185,452명을 대상으로 9건 연구를 조사하여 당뇨병 전단계는 만성 신장질환 위험 증가와 관련이 있었다.[61] 알려진 위험인자 보정 후, FPG 6.1-6.9 mmol/L에서 만성 신장질환 상대위험도는 1.11 (95% CI 1.02-1.21)이었다. 신장병증 유병률과 5년 발생률은 FPG, 2-h PG, HbA1c 증가에 따라 높아졌다.[12,58]

그러나 혈당과 신병증의 관련성은 혈당과 망막병증의 관련보다 약하였다. FPG, 2-h PG, HbA1c에 따른 미량알부민뇨 유병률을 그래프로 나타내면 FPG 5.5 mmol/L, 2-h PG 5.5 mmol/L(또는 9.3 mmol/L), HbA1c 5.8% 이상에서 미량알부민뇨 유병률이 증가하는 변곡점과 그에 따른 증가가 있다. 여러 연구를 정리하면 당뇨병 전단계의 고혈당에서도 신병증 발생률 증가와 관련이 있었다.

신경병증

신경기능 장애는 고혈당과 관련이 있지만, 임상의는 당뇨병 전단계과 당뇨병 환자에서 신경 결손이 고혈당 이외의 다른 원인에 의해 나타날 수 있다는 점도 염두에 두어야 한다.[62]

단독 IGT에서 일반적으로 무증상 작은 섬유 신경병증과 심혈관 자율신경의 가벼운 손상을 특징으로 하는 무증상 신경기능 장애가 나타난다.[63] 발기장애는 IFG와 독립적으로 관련이 있으며 승산비 1.26 (95% 신뢰 구간 1.08-1.46) 정도였다.[64]

당뇨병 전단계의 고혈당은 만성 특발성 축삭다발신경병증(chronic idiopathic axonal polyneuropathy, CIAP)과 관련이 있다.[65] 100명의 CIAP에서 36명은 IFG, 3명은 FPG > 126 mg/dL, 38명은 IGT, 24명은 2시간 PG 200 mg/dL 이상이었다. 이 코호트에서 고혈당 유병률은 연령을 일치한 일반 인구보다 약 2배 높았다.

당뇨병 전단계와 관련된 대혈관합병증과 사망률

당뇨병 전단계에서 심혈관질환(CVD) 유병률이 증가하지만, 이런 관계는 CVD와 당뇨병 전단계에 공존하는 일반적 위험인자에 의해 교란될 수 있다.[66-68]

혈당과 관계없는 심혈관질환 위험인자를 고려해도 IFG와 IGT 모두에서 CVD 발생 위험이 증가했다. 이런 위험의 대부분은 궁극적으로 당뇨병으로 진행될 위험이 증가하기 때문일 수 있다.

처음 발생 심근경색(first myocardial infarctions, MI)의 약 25%는 인식되지 않지만 이것은 사망을 포함한 장래 주요 심혈관질환 발생을 예측한다.[69] 심혈관질환 위험인자를 보정한 다민족 인구 기반 코호트 연구에서 IFG에서 NFG보다 인식되지 않은 MI 유병률이 높아 승산비 1.60 (95% CI 1.01-2.48) 정도였다.

Whitehall Study는 5-10년의 추적 관찰에서 기저 포도당 내성 상태에 따른 생존율을 조사하여 정상 혈당군과 포도당 불내성군 사이에 평균 생존 기간이 약 4년 차이가 있었다.[70]

전반적으로, 총사망률, 심혈관질환 사망률, 호흡기 사망률 등이 포도당 불내성군에서 높았다. 관상동맥병 사망률 위험은 2시간 PG 83 mg/dL에서 시작하여 점차 증가했다. 그러나 기저 CVD를 포함한 다양한 변수로 보정하면 증가 정도가 줄어들었다.

문헌고찰과 메타분석으로 1,611,339명 대상 53건의 전향연구를 종합하여 심혈관질환과 사망률 경과를 9.5년(중앙값) 추적한 연구가 있다.[68] IFG과 IGT 진단 기준은 2020 ADA 지침[1]을 따랐다.

정상 혈당군에 IGT 또는 IFG에서 복합 CVD 위험이 증가했으며[IFG의 상대위험도(RR) 1.13, IGT에서 1.30], 관상동맥 심장병(IFG의 RR 1.10, IGT에서 1.20), 뇌졸중(IFG의 RR 1.06, IGT에서 1.20), 총사망(IFG의 RR 1.13, IGT에서 1.32) 위험이 증가했다. 이 체계적 문헌고찰과 메타분석의 한 가지 제한점은 대상 연구의 일부에서 추적 기간 동안 당뇨병의 진행을 보정하지 않았다는 것이다.

전향연구로 698,782명 대상 102건의 분석에서 관상동맥 심장병 위험비는 FPG 5.6-6.09 mmol/L에서 1.11, 6.1-6.99 mmol/L에서 1.17로 혈관질환과 비선형적 관계가 있었다.[71] 다른 메타분석으로 820,900명 대상 97건의 전향연구에서 기저 FPG에 따라 사망 원인별로 위험 비율을 계산했다.[72]

여러 변수를 보정하고 기저 CVD 대상을 제외 후 FPG와 사망 위험의 비선형적 관계가 있었다. NFG와 비교하여 IFG에서 암 사망 위험비는 1.13, 혈관 사망 위험비 1.17, 암과 혈관질환 이외의 사망 위험비는 1.12였다.

당뇨병 전단계 관리

당뇨병 전단계 관리의 목표는 베타세포 기능 보존, 당뇨병 발생 지연 또는 방지, 고혈당과 관련된 미세혈관 및 대혈관합병증의 발생 지연 또는 방지, 당뇨병 치료 비용 절감 등이다.

당뇨병 예방프로그램(DPP)

DPP연구는 미국 내 27개 센터에서 3,234명의 당뇨병이 아닌 성인을 대상으로 시행되었다.[18] 등록 기준은 FPG 95-125 mg/dL와 75 g OGTT에서 2시간 PG 140-199 mg/dL이었다. 대상은 다음 3군 중 하나에 배정되었다.

① 집중 생활습관 교정(초기 체중의 7% 감량과 >150분/주의 중등도 신체 활동 목표)
② 메트포민 850 mg을 하루 2회 복용하고 표준 생활습관 권고 시행
③ 위약과 표준 생활습관 권고

표준 생활습관 권고는 서면으로 제공되었고 매

년 간단한 개별 교육을 시행했다.[73] 한편 집중 생활습관 교정은 구조화된 16개 교육 커리큘럼으로 포괄적 교육을 시행했다. DPP*의 최초 결과는 평균 2.8년 추적 관찰 후에 발표되었다.

3년 후 당뇨병 누적 발생률에 차이가 있었으며, 위약군 28.9%, 메트포민군 21.7%, 집중 생활습관 교정군 14.4%였다. 체중 감량은 당뇨병 발생률 감소의 주요 예측 변수였으며, 체중 감량 5 kg당 위험비는 0.42 (95% CI 0.35-0.51)였다. 또한, 체중이 1 kg 줄어들 때마다 당뇨병 진행 위험이 16% 감소했다.[74]

무작위 배정 후 15년간 추적한 DPPOS**가 시행되었으며, 메트포민을 원래 배정군에 계속 제공하였다.[75] 15년 이상 추적 관찰 결과, DM 누적 발생률은 위약군 62%, 메트포민군 56%, 집중 생활습관 교정군에서 55%였다.

DPPOS 종료 시점에서 신장병증, 망막병증, 신경병증 등을 포함한 미세혈관합병증의 유병률은 3개 치료군 사이에 차이가 없었다. 여성에서 집중 생활습관 중재는 메트포민과 위약에 비해 15년에 전체 미세혈관합병증을 유의하게 감소했다. 기저 BMI 35 kg/m^2 이상에서 전체 미세혈관합병증 발생의 상대위험비(RR)는 위약군에 비해 집중 생활습관 중재군에서 유의하게 낮았다. 마지막 HbA1c 6.5% 이상에서 집중 생활습관 중재군은 위약군과 메트포민군에 비해 전체 미세혈관합병증, 망막병증, 신경병증의 유의한 감소가 있었다.

DPP연구에서 집중 생활습관 교정의 다른 이점도 있었다.[76] 무작위 배정 후 3년까지 고혈압이 위약군과 메트포민군에서 증가했으나 집중 생활습관 교정군에서는 감소했다.

3년까지 이상지질혈증은 3군 모두에서 진행되었으나 메트포민군과 위약군에 비해 집중 생활습관 교정군에서는 진행이 적었다. 평균 3.2년 추적한 DPP연구에서 집중 생활습관 교정군의 삶의 질은 유의하게 개선되었지만, 다른 2군에서는 그렇지 않았다.[77] DPP연구에서 무작위 배정 10년 후 집중 생활습관 교정은 비용 효율적이었고, 메트포민군은 위약군에 비해 약간의 비용 절감 효과가 있었다.[78]

Da Qing 연구

1986년 중국 다칭에서 IGF 대상의 인구 기반 연구가 시행되었다.[79] 대상은 ① 대조군, ② 식사요법군, ③ 운동요법군, ④ 식사요법과 운동요법군의 4군으로 나누어 무작위 배정했다. 무작위 배정 6년 후, DM의 평균 비율은 대조군 66%, 식사요법군 47%, 운동요법군 45%, 식사요법과 운동요법군 44%였다.

Da Qing 연구 대상은 당뇨병 발생률, 미세혈관과 대혈관 합병증, 사망률의 중재 효과를 평가하기 위해 무작위 배정 후 최대 30년간 추적되었다.[80] 무작위 배정 후 1992년까지 처음 6년간은 적극적 개입이 이루어졌으며, 그 후 피험자에게 연구 결과를 알려주고 일상적 진료를 계속했다. 처음 6년 이후에는 특별한 중재를 시행하지 않았으며, 3개의 중재군을 하나로 통합하여 분석했다.

30년의 추적 기간에서 중재군은 대조군에 비해 당뇨병 발생 지연의 중앙값이 4년(NNT 10)이었고 당뇨병 발생의 누적 발생률이 유의하게 낮았다(HR 0.61).[80] 30년에 중재군에서 대조군에 비해 CVD 발

---

* DPP (Diabetes Prevention Program): 당뇨병 예방 프로그램

** DPPOS (Diabetes Prevention Program Outcomes Study): 당뇨병예방 프로그램 경과 연구

생률이 26% 적었다. 양군의 차이는 시간 경과에 따라 계속 증가했다.

30년에 망막병증 발생률은 중재군에서 대조군보다 40% 낮았고, 신장병증과 신경병증 발생률은 중재군에서 수치는 낮았지만 유의한 차이는 없었다.[80]

복합 미세혈관합병증 지연의 중앙값은 중재군에서 5.2년이었다(NNT 10). 심혈관질환과 총사망률도 중재군(각각 25.6%과 35.2%)에서 대조군(각각 45.5%과 56.3%)보다 유의하게 낮았다. 중재군에서 CVD 사망과 총사망 지연 중앙값은 각각 7.3년과 4.8년이었으며, 그 결과 NNT는 10이었다.

당뇨병 예방 또는 지연을 위한 약물치료

메트포민의 당뇨병 방지 또는 지연의 무작위 대조 임상연구 20건의 체계적 문헌고찰[81]에서는 전반적으로 고위험자에서 위약에 비해 메트포민에서 당뇨병 진행 위험을 줄이거나 지연시켰다.

당뇨병 발생률은 메트포민에 식사 및 운동요법 병용은 식사 및 운동요법과 비교하여 유의한 차이가 없었다. 메트포민 이외의 다른 약도 당뇨병으로 진행 방지 효과가 있다고 알려졌다. 생활습관 교정에 추가한 리라글루타이드 3.0 mg 1일 1회 피하주사 160주 후 위약에 비해 당뇨병 진행이 감소했다.[82]

CVD 위험이 높은 당뇨병 전단계 또는 신규 당뇨병 발생 성인에 1일 1회 인슐린글라진 주사는 위약에 비해 당뇨병 발생률을 감소시켰다.[83] 피오글리타존, 로시글리타존, 트로글리타존을 포함한 싸이아졸리딘다이온은 당뇨병 진행 방지에 효과가 있었다.[84-86] 폐경 후 여성에서 호르몬 대체요법에 추가한 글리피지드(glipizide), 발사르탄(valsartan), 오르리스타트(orlistat), 아카보스(acarbose) 등은 위약에 비해 당뇨병 진행을 유의하게 감소시켰다.[87-92]

인슐린비의존 당뇨병예방 연구(STOP-NIDDM)에서 아카보스는 위약에 비해 심혈관질환 발생 상대위험을 감소했다[HR 0.51 (95% CI 0.28-0.95)]. 그러나 STOP-NIDDM은 연구 방법론에 많은 비판을 받았으며 결과의 타당성에 의문이 제기되었다.[93] 비타민 D, 나테글리니드, 글리메피리드, 라미프릴 등을 포함한 많은 약물치료가 연구되었으나 당뇨병 진행 방지에 효과가 없었다.[94-97]

당뇨병 예방 또는 지연을 위한 비만대사수술

스웨덴에서 시행한 연구는 위밴딩술(19%), 수직밴드 위성형술(69%), 위우회술(12%) 등의 비만대사수술을 시행한 당뇨병이 아닌 대상자와 임상 소견을 일치한 일반 치료 시행 대조군을 분석했다.[98]

대조군은 17.2%가 IFG였으며 수술군은 16%가 IFG였다. 10년의 평균 추적 관찰 기간에서 비만대사수술은 일반적 치료에 비해 IFG에서 당뇨병 진행을 87% 감소시켰다. 다른 연구에서는 당뇨병 전단계의 고혈당의 98.6%가 위우회술 후 정상 FPG가 되었다고 보고했다.[99]

당뇨병 예방 또는 지연을 위한 운동과 식사요법

체계적 문헌고찰과 메타분석으로 1,261,991명 대상 28건 연구를 조사하여 신체 활동이 당뇨병으로 진행 감소에 대한 역할을 조사했다.[100]

전반적으로, 주당 11.25 MET (metabolic equivalent of task) 도달(주당 150분의 중등도 활동에 해당)으로 당뇨병 위험이 26% 감소했다. 더 많은 위험 감소는 더 많은 MET 시간/주에서 나타났다. 건강전문가 추적연구[*]에서 1주에 최소 150분의 웨이트 트레이닝이나 유산소운동은 당뇨병 위험을 각각 34%과 52% 저하시켰다.[101]

당뇨병 위험의 가장 큰 감소는 유산소운동과 웨이트 트레이닝을 모두 1주에 150분 이상 시행하는 남성에서 나타났으며, 위험은 59% 감소했다.

PREDIMED연구[**]는 CVD가 없지만 위험이 높은 노인에 엑스트라버진 올리브오일 추가 지중해식 식단, 혼합 견과류 추가 지중해식 식단, 지방 섭취를 줄이는 일반적 권고에 의한 대조군 식단으로 무작위로 나누었다.[102]

대조군과 비교하여 엑스트라버진 올리브오일을 섭취한 지중해식 식단에서 당뇨병 진행률이 유의하게 낮았다[HR 0.60 (95% CI 0.54-0.85)]. 이 연구에서 나타난 유익한 효과는 칼로리 제한, 신체 활동 증가, 체중 감소가 아닌 식사 구성 자체에 기인하는 것으로 생각되었다.

당뇨병 전단계 관리를 위한 미국당뇨병학회 2020 지침 권고

2020년 ADA 지침은 당뇨병 전단계에 DPP의 집중 행동 생활습관 중재 프로그램을 모델로 7%의 체중 감량 도달과 유지와 주당 $>$ 150분의 중증도 신체 활동(예: 빠르게 걷기) 도달을 권고하였다.[103]

ADA는 당뇨병 전단계에 지중해식 식단과 저칼로리 저지방 식단을 포함한 다양한 식사 양식의 이용을 권고하였다. 약물치료에 대해 2020년 ADA 지침은 당뇨병 전단계, 특히 BMI 35 kg/m^2 이상, 60세 이하, 임신당뇨병 병력 여성에서 당뇨병 예방을 위해 메트포민을 고려한다고 했다.

결론

당뇨병 전단계 환자는 인슐린 분비 장애와 인슐린 작용 감소를 통해 혈당 조절 이상이 나타나며, 당뇨병으로 진행될 위험이 높다.[18,25,26] 임상적으로 FPG와 HbA1c를 조합하여 당뇨병과 당뇨병 전단계를 선별한다. 그러나 이 검사 결과를 함께 이용해도 당뇨병과 당뇨병 전단계 진단을 위한 민감도는 좋지 않다.[41]

따라서 75 g OGTT를 시행하지 않으면 당뇨병과 당뇨병 전단계의 분류 잘못이나 과소 진단이 나타날 수 있다.

그렇다면 다음과 같은 의문을 제기할 수 있다. 당뇨병을 당뇨병 전단계로 잘못 진단하거나 당뇨병 전단계를 정상 혈당 대사로 잘못 분류하는 것이 임상 경과를 바꿀 것인가?

이에 대한 대답은 '그렇다'라는 것이 결론이다. 혈당 농도 상승에 따라 미세혈관합병증은 증가하며, 당뇨병 전단계에서 포도당 대사 정상에 비해 망막병증, 신장병증, 신경병증 유병률이 증가한다.[13,14,55,57,59-61,63,104-106] 또한 당뇨병 전단계에서 포도당 대사 정상에 비해 CVD, 심혈관질환 사망률, 총사망률이 증가한다.[66-68,70]

* 건강전문가 추적연구: Health Professionals Follow-up Study

** PREDIMED (Prevention con Dieta Mediterranea): 지중해식사 예방연구

당뇨병 전단계에 대한 인식과 치료는 이환율과 사망률의 최소화에 필수적이다. 체중 감량과 신체 활동을 강조하는 집중 생활습관 변화는 당뇨병으로의 진행을 방지하거나 지연시키고, 미세혈관합병증 가능성을 감소시키며, 대혈관합병증을 감소시키고, 동반질환을 개선하며, 삶의 질을 개선하고, 의료 비용을 줄이고, 사망률을 감소시키는 것으로 알려졌다.[18,75-80]

생활습관의 변화 이외에 메트포민, 글리피지드, 리라글루타이드, 인슐린글라진, 싸이아졸리딘다이온, 올리스타트, 아카보스, 발사르탄, 에스트로겐/프로게스틴 등 다양한 약이 당뇨병 진행을 방지하거나 지연에 효과적이다.[18,82-85,87-92,107]

현재 알려진 모든 증거는 당뇨병 전단계가 위험인자일 뿐만 아니라 실제로 질병임을 시사한다. 어쩌면 '당뇨병 전단계'라는 용어를 '초기 당뇨병'으로 바꾸어 임상적으로 관리해야 할 것이다.

참고문헌

1. American Diabetes Association. 2. Classification and diagnosis of diabetes: standards of medical care in diabetes - 2020. *Diabetes Care.* 2020;**43**(Suppl 1):S14-S31.
2. World Health Organization. *Global Report on Diabetes*. 2016.
3. Diabetes Mellitus. Report of a WHO expert committee. *World Health Organ Tech Rep Ser.* 1965;**310**:1-44.
4. Report of the Expert Committee on the Diagnosis and Classification of Diabetes Mellitus. *Diabetes Care.* 1997;**20**(7):1183-1197.
5. Genuth S et al. Follow-up report on the diagnosis of diabetes mellitus. *Diabetes Care.* 2003;**26**(11):3160-3167.
6. American Diabetes Association. Standards of medical care in diabetes - 2010. *Diabetes Care.* 2010;**33**(Suppl 1):S11-61.
7. Bennett PH et al. Epidemiologic studies of diabetes in the Pima Indians. *Recent Prog Horm Res.* 1976;**32**:333-376.
8. Zimmet P and Whitehouse S. Bimodality of fasting and two-hour glucose tolerance distributions in a Micronesian population. *Diabetes.* 1978;**27**(8):793-800.
9. Rosenthal M et al. Evidence of bimodality of two hour plasma glucose concentrations in Mexican Americans: results from the San Antonio Heart study. *J Chronic Dis.* 1985;**38**(1):5-16.
10. Omar MA et al. South African Indians show a high prevalence of NIDDM and bimodality in plasma glucose distribution patterns. *Diabetes Care.* 1994;**17**(1):70-73.
11. Fan J et al. Bimodality of 2-h plasma glucose distributions in whites: the Rancho Bernardo study. *Diabetes Care.* 2005;**28**(6):1451-1456.
12. McCance DR et al. Comparison of tests for glycated haemoglobin and fasting and two hour plasma glucose concentrations as diagnostic methods for diabetes. *BMJ.* 1994;**308**(6940): 1323-1328.
13. Davidson MB et al. Relationship between fasting plasma glucose and glycosylated hemoglobin: potential for falsepositive diagnoses of type 2 diabetes using new diagnostic criteria. *JAMA.* 1999;**281**(13):1203-1210.
14. Engelgau MM et al. Comparison of fasting and 2-hour glucose and HbA1c levels for diagnosing diabetes. Diagnostic criteria and performance revisited. *Diabetes Care.* 1997;**20**(5):785-791.
15. Zhang R et al. The association of retinopathy and plasma glucose and HbA1c: a validation of diabetes diagnostic criteria in a Chinese population. *J Diabetes Res.* 2016;**2016**:4034129.
16. Centers for Disease Control and Prevention. *National Diabetes Statistics Report*. 2020. 2020.
17. Abdul-Ghani MA, Tripathy D and DeFronzo RA. Contributions of beta-cell dysfunction and insulin resistance to the pathogenesis of impaired glucose tolerance and impaired fasting glucose. *Diabetes Care.* 2006;**29**(5):1130-1139.
18. Knowler WC et al. Reduction in the incidence of type 2 diabetes with lifestyle intervention or metformin. *N Engl J Med.* 2002;**346**(6):393-403.
19. Talmud PJ et al. Sixty-five common genetic variants and prediction of type 2 diabetes. *Diabetes.* 2015;**64**(5):1830-1840.
20. Mahajan A et al. Fine-mapping type 2 diabetes loci to singlevariant resolution using high-density imputation and islet-specific epigenome maps. *Nat Genet.* 2018;**50**(11):1505-1513.
21. Grant SF et al. Variant of transcription factor 7-like 2 (TCF7L2) gene confers risk of type 2 diabetes. *Nat Genet.* 2006;**38**(3):320-323.
22. Schulz LO et al. Effects of traditional and western environments on prevalence of type 2 diabetes in Pima Indi-

ans in Mexico and the U.S. *Diabetes Care.* 2006;**29**(8):1866–1871.

23. Bergman RN, Phillips LS and Cobelli C. Physiologic evaluation of factors controlling glucose tolerance in man: measurement of insulin sensitivity and beta-cell glucose sensitivity from the response to intravenous glucose. *J Clin Invest.* 1981;**68**(6):1456–1467.
24. Shah P et al. Lack of suppression of glucagon contributes to postprandial hyperglycemia in subjects with type 2 diabetes mellitus. *J Clin Endocrinol Metab.* 2000;**85**(11):4053–4059.
25. Bock G et al. Pathogenesis of pre-diabetes: mechanisms of fasting and postprandial hyperglycemia in people with impaired fasting glucose and/or impaired glucose tolerance. *Diabetes.* 2006;**55**(12):3536–3549.
26. Sathananthan A et al. A concerted decline in insulin secretion and action occurs across the spectrum of fasting and postchallenge glucose concentrations. *Clin Endocrinol (Oxf).* 2012;**76**(2):212–219.
27. Basu A et al. Impaired basal glucose effectiveness in NIDDM: contribution of defects in glucose disappearance and production, measured using an optimized minimal model independent protocol. *Diabetes.* 1997;**46**(3):421–432.
28. Camilleri M. Peripheral mechanisms in appetite regulation. *Gastroenterology.* 2015;**148**(6):1219–1233.
29. Camilleri M and Shin A. Novel and validated approaches for gastric emptying scintigraphy in patients with suspected gastroparesis. *Dig Dis Sci.* 2013;**58**(7):1813–1815.
30. Butler AE et al. Beta-cell deficit and increased beta-cell apoptosis in humans with type 2 diabetes. *Diabetes.* 2003;**52**(1):102–110.
31. Shah M et al. TCF7L2 Genotype and alpha-Cell Function in Humans Without Diabetes. *Diabetes.* 2016;**65**(2):371–380.
32. Adams JD and Vella A. What can diabetes – associated genetic variation in TCF7L2 teach us about the pathogenesis of Type 2 Diabetes? *Metab Syndr Relat Disord.* 2018;**16**(8):383–389.
33. Laurenti MC et al. Diabetes-associated genetic variation in TCF7L2 alters pulsatile insulin secretion in humans. *JCI Insight.* 2020;**5**(7).
34. Meier JJ, Veldhuis JD, and Butler PC. Pulsatile insulin secretion dictates systemic insulin delivery by regulating hepatic insulin extraction in humans. *Diabetes.* 2005;**54**(6):1649–1656.
35. Smushkin G et al. Diabetes-associated common genetic variation and its association with GLP-1 concentrations and response to exogenous GLP-1. *Diabetes.* 2012;**61**(5):1082–1089.
36. Adams JD et al. Fasting glucagon concentrations are associated with longitudinal decline of beta-cell function in nondiabetic humans. *Metabolism.* 2020;**105**:154175.
37. Selvin E et al. Short-term variability in measures of glycemia and implications for the classification of diabetes. *Arch Intern Med.* 2007;**167**(14):1545–1551.
38. Ko GT et al. The reproducibility and usefulness of the oral glucose tolerance test in screening for diabetes and other cardiovascular risk factors. *Ann Clin Biochem.* 1998;**35**(Pt 1):62–67.
39. Meijnikman AS et al. Not performing an OGTT results in significant underdiagnosis of (pre)diabetes in a high risk adult Caucasian population. *Int J Obes (Lond).* 2017;**41**(11):1615–1620.
40. Guo F, Moellering DR, and Garvey WT. Use of HbA1c for diagnoses of diabetes and prediabetes: comparison with diagnoses based on fasting and 2-hr glucose values and effects of gender, race, and age. *Metab Syndr Relat Disord.* 2014;**12**(5):258–268.
41. Lorenzo C et al. A1C between 5.7 and 6.4% as a marker for identifying pre-diabetes, insulin sensitivity and secretion, and cardiovascular risk factors: the Insulin Resistance Atherosclerosis Study (IRAS). *Diabetes Care.* 2010;**33**(9):2104–2109.
42. Tuomilehto J. Point: a glucose tolerance test is important for clinical practice. *Diabetes Care.* 2002;**25**(10):1880–1882.
43. Dinneen SF et al. Effects of changing diagnostic criteria on the risk of developing diabetes. *Diabetes Care.* 1998;**21**(9):1408–1413.
44. Udler MS et al. Genetic risk scores for diabetes diagnosis and precision medicine. *Endocr Rev.* 2019;**40**(6):1500–1520.
45. Han SJ et al. Incidence and predictors of type 2 diabetes among Koreans: a 12-year follow up of the Korean Genome and Epidemiology Study. *Diabetes Res Clin Pract.* 2017;**123**:173–180.
46. Zhang X et al. A1C level and future risk of diabetes: a systematic review. *Diabetes Care.* 2010;**33**(7):1665–1673.
47. Hulman A et al. Glucose patterns during an oral glucose tolerance test and associations with future diabetes, cardiovascular disease and all-cause mortality rate. *Diabetologia.* 2018;**61**(1):101–107.
48. Abdul-Ghani MA et al. One-hour plasma glucose concentration and the metabolic syndrome identify subjects at high risk for future type 2 diabetes. *Diabetes Care.* 2008;**31**(8):1650–1655.
49. Abdul-Ghani MA et al. Fasting versus postload plasma glucose concentration and the risk for future type 2 diabetes: resultsfrom the Botnia Study. *Diabetes Care.* 2009;**32**(2):281–286.
50. Peddinti G et al. 1-hour post-OGTT glucose improves

the early prediction of type 2 diabetes by clinical and metabolic markers. *J Clin Endocrinol Metab.* 2019;**104**(4):1131-1140.
51. Peddinti G et al. Early metabolic markers identify potential targets for the prevention of type 2 diabetes. *Diabetologia.* 2017;**60**(9):1740-1750.
52. Priya M et al. 1-hour venous plasma glucose and incident prediabetes and diabetes in Asian Indians. *Diabetes Technol Ther.* 2013;**15**(6):497-502.
53. Wu S et al. Transition from pre-diabetes to diabetes and predictors of risk in Mexican-Americans. *Diabetes Metab Syndr Obes.* 2017;**10**:491-503.
54. Abdul-Ghani MA et al. What is the best predictor of future type 2 diabetes? *Diabetes Care.* 2007;**30**(6):1544-1548.
55. Gabir MM et al. Plasma glucose and prediction of microvascular disease and mortality: evaluation of 1997 American Diabetes Association and 1999 World Health Organization criteria for diagnosis of diabetes. *Diabetes Care.* 2000;**23**(8):1113-1118.
56. Diabetes Prevention Program Research Group. The prevalence of retinopathy in impaired glucose tolerance and recent-onset diabetes in the Diabetes Prevention Program. *Diabet Med.* 2007;**24**(2):137-144.
57. Colagiuri S et al. Glycemic thresholds for diabetes-specific retinopathy: implications for diagnostic criteria for diabetes. *Diabetes Care.* 2011;**34**(1):145-150.
58. Tapp RJ et al. Diagnostic thresholds for diabetes: the association of retinopathy and albuminuria with glycaemia. *Diabetes Res Clin Pract.* 2006;**73**(3):315-321.
59. Plantinga LC et al. Prevalence of chronic kidney disease in US adults with undiagnosed diabetes or prediabetes. *Clin J Am Soc Nephrol.* 2010;**5**(4):673-682.
60. Metcalf PA et al. Microalbuminuria in a middle-aged workforce. Effect of hyperglycemia and ethnicity. *Diabetes Care.* 993;**16**(11):1485-1493.
61. Echouffo-Tcheugui JB et al. Association between prediabetes and risk of chronic kidney disease: a systematic review and meta-analysis. *Diabet Med.* 2016;**33**(12):1615-1624.
62. Dyck PJ et al. The prevalence by staged severity of various types of diabetic neuropathy, retinopathy, and nephropathy in a population-based cohort: the Rochester Diabetic Neuropathy Study. *Neurology.* 1993;**43**(4):817-824.
63. Putz Z et al. Noninvasive evaluation of neural impairment in subjects with impaired glucose tolerance. *Diabetes Care.* 2009;**32**(1):181-183.
64. Grover SA et al. The prevalence of erectile dysfunction in the primary care setting: importance of risk factors for diabetes and vascular disease. *Arch Intern Med.* 2006;**166**(2):213-219.

2

1형당뇨병의 조기 진단: 유용한가 아니면 허망한 승리인가?

Paolo Pozzilli and Silvia Pieralice

Department of Endocrinology & Diabetes, Campus Bio-Medico University of Rome, Rome, Italy

요점

- 1형당뇨병을 조기에 진단하면 질병 경과를 바꿀 수 있는 약제에 의한 개입이 가능할 수 있다.
- 질병 진행 과정을 바꾸거나 발생을 방지하기 위한 많은 임상 연구가 시도되었다. 이 중에서 조기 면역개입이 가장 유망하였다.

서론

1형당뇨병(T1D)은 소아와 젊은 성인에서 발생하는 가장 중요한 만성질환의 하나다. 전 세계의 당뇨병 환자(모든 형태 포함)는 2001년 1억7,700만 명, 2010년 2억8,500만 명, 2019년 약 4억6,300만 명으로 증가하였으며 2045년에는 약 7억명이 당뇨병이 될 것으로 예상한다.[1]

전 세계 당뇨병 유병률의 계속 증가에 따라 당뇨병 관련 이환율과 사망률이 주요 의료 문제로 부상하였다.[1]

역학 자료에 의하면 당뇨병에 관련된 장기적 합병증은 질병의 자연사 초기에 시작된다.[2-4] 이런 소견은 T1D 위험이 높은 개인을 조기에 식별하여 관리하면 질병의 임상적 발생과 관련 합병증을 모두 줄일 수 있는 잠재력이 있음을 시사한다.

전 세계적으로 소아와 청소년의 T1D 발생률이 증가하고 있으며, 매년 약 3%씩 증가되는 것으로 예상한다. 이런 T1D의 최근 증가 경향은 유병률이 높은 국가나 낮은 국가 모두에서 나타났으며, 일부 유병률이 낮은 국가에서 보다 가파른 증가세를 보이고 있다. T1D는 전체 당뇨병의 약 10%를 차지하며, 유럽계에서 가장 많이 발생하여 유럽과 북미에서 200만 명이 영향을 받고 있다.[1]

아시아와 오세아니아는 발생률이 낮으며 유럽에서 높다. T1D 발생 기전으로 췌장의 인슐린 분비 베타세포의 자가면역 파괴가 알려졌다. 한편 유전, 신진대사, 환경요인이 함께 작용하여 질병 발생을

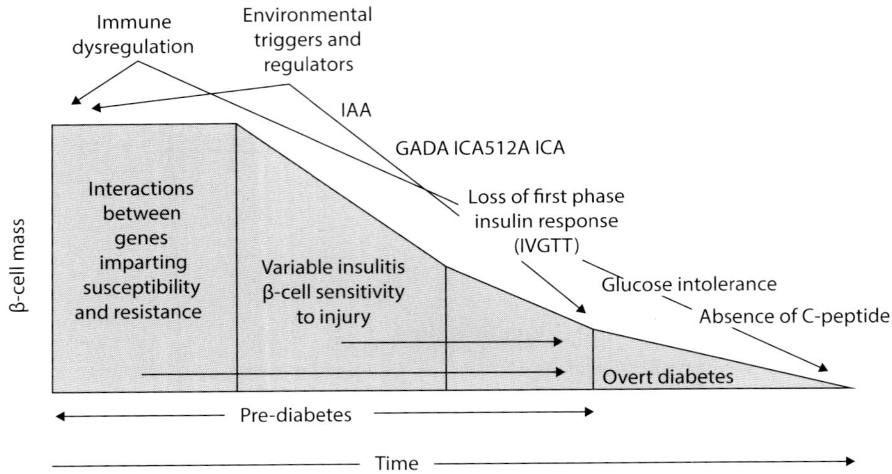

그림 2.1 1형당뇨병 발병 기전 및 자연사. Atkinson MA, 1형 당뇨병: 질병 병인 및 치료에 대한 새로운 관점.

촉진한다. 당뇨병 관련 합병증이나 사망률 증가와 젊은 층에서의 유병률 증가로 인해 자가면역 과정을 방지하거나 늦추기 위한 새로운 치료 전략의 중요성이 강조되고 있다.

T1D 발생기전: 예방 수단 정의의 업데이트

T1D 발생기전에 관여하는 3가지 요인으로 유전, 면역, 환경요인이 알려졌다(**그림 2.1**). 유전적 요인으로 다른 장기 특이적 자가면역질환처럼 T1D에서 특정 사람백혈구항원(HLA)과의 관련성이 알려졌다.

6번 염색체에 위치하는 HLA 복합체는 질병과 관련이 있는 것으로 밝혀진 첫 번째 유전자이며, T1D 가족력의 거의 절반을 설명할 수 있다.

HLA 홑배수체형(haplotype)에서 특히 중요한 2가지 조합은 DR4-DQ8와 DR3-DQ2이며 T1D 소아의 90%에서 나타난다.[5] 세번째 홑배수체형 DR15-DQ6는 일반 인구의 20% 이상에서 나타나며 T1D 소아의 1% 미만에서 발견되므로 보호 효과가 있는 것으로 생각된다.

감수성 홑배수체형(DR4-DQ8/DR3-DQ2) 2개가 복합된 유전자형은 질병의 가장 큰 위험이며 일찍 발생한 소아에서 자주 나타난다. 이 소아의 1촌 친족은 나중에 질병이 발생한 소아에 비해 T1D 위험이 더 크다.

다른 후보 유전자도 알려지고 있다. 11번 염색체의 인슐린 유전자가 T1D의 유전 감수성의 10%를 차지하는 중요한 유전 감수성 인자로 알려졌다.[6] 또한 2q33 염색체에 위치한 T세포 활성화 음성조절자 역할 유전자의 대립유전자, 세포독성 T림프구항원 4 (CTLA-4)는 T1D의 또 다른 감수성 유전자로 알려졌다.[7]

T세포 활성화를 억제하는 림프인산가수분해효

소(lymphoid phosphatase, LYP)를 암호화하는 유전자 PTPN22 변이가 또 다른 감수성 유전자로 알려졌다.[8]

IL-2 수용체의 α-chain을 암호화하는 IL2RA 변이도 T1D와 관련이 있다[9]. T1D의 감수성 유전자가 모두 T 세포에 항원 제시에 중요한 역할을 한다는 관찰은 이런 상호 작용을 표적으로 하는 치료 전략의 잠재적 중요성을 강조한다.[10]

T1D 감수성 유전자를 발견하기 위한 유전학 연구에서 특성화된 대규모 집단의 중요성을 알게 되었다. T1D 환자와 그 가족을 대규모로 모으면 다양한 질병 관련 유전자를 발견할 수 있는 통계적으로 강력한 코호트가 될 수 있다. 일부 유전자는 질병 감수성에 상대적으로 작은 영향을 주지만 장차 개발될 예방요법에 많은 단서를 제공할 수 있다.

베타세포에 대한 자가항체 존재는 T1D의 특징이다(**그림 2.1**). 감수성에 민감한 개체에서 T 세포 매개 면역 체계의 비정상적 활성화는 췌도 안에 염증반응과 베타세포 항원에 대한 항체를 만들어 체액반응을 일으킨다. 췌도세포 항체(ICA)가 가장 먼저 기술되었으며 이어서 인슐린(IAA), 글루탐산 탈카르복실라제(GAD), 단백질 티로신포스파타제(IA-2), 그리고 Zinc Transporter 8 (ZnT8A)에 대한 특이적 자가항체가 알려졌다.

이런 항체는 모두 민감한 방사면역분석법으로 쉽게 검출되며, T1D 발생 위험이 있는 대상을 발견할 수 있다.[11] 자가항체는 소아와 성인 발생 T1D 모두에서 발견되며, 많은 대상에서 여러 자가항체가 양성이다. 면역 반응 형태는 연령에 따라 다르며, 다양한 자가항체의 양성으로 전환은 일반적으로 시간에 따라 집중되어 나타나며, 유전 위험과 관련이 있다.

하나 이상의 항체 존재는 T1D의 임상적 발생보다 수년 또는 수십 년 앞설 수 있다. 이런 자가항체는 일반적으로 지속적이지만, 일부에서는 임상적 당뇨병으로 진행되지 않고 혈청 음성으로 돌아갈 수 있다. 여러 항체에 양성이며 지속적으로 존재하면 임상적 당뇨병으로 진행할 가능성이 높다.

새로 진단된 T1D의 대부분에서 산화적 번역 후 변형인슐린(oxidative post-translationally modified insulin, oxPTM-INS)에 대한 특이 항체가 존재하며, 천연 인슐린(nativ insulin, NT-INS)에 대한 자가항체 보다 훨씬 많다고 알려졌다.[12] 또한 후속 연구에서 90% 이상에서 oxPTM-INS에 대한 자가면역반응이 당뇨병 진단 전에 나타났으며, 이것은 oxPTM-INS-Ab가 T1D 예측의 생물표지자 역할을 할 가능성이 있다.[13]

인슐린 분비 예비능의 점진적 감소는 정맥 포도당내성검사에 대한 반응에서 1단계 인슐린 분비 손실로 알 수 있으며 이어서 절대적 인슐린 결핍 상태가 된다. T1D 발생률이 증가하고 있으며 이런 증가 반응을 유전 배경의 변화로 설명하기에는 너무 빠르므로 환경 변화 결과일 가능성이 높다는 점에서 환경 요인과의 관련성을 생각한다.

1형당뇨병을 일으키는 환경요인은 무엇일까?

특정 바이러스감염이 사람의 T1D 발생에 중요한 역할을 할 수 있다. 선천풍진은 바이러스에 의한 당뇨병 발생의 전형적 예이지만, 대부분의 서구 국가에서 효과적 예방 접종 프로그램으로 선천풍진이 퇴치되었다. 현재 당뇨병을 일으키는 바이러스 유발인자의 주요 후보는 엔테로바이러스군 구성이다.[14]

이들은 피코나바이러스(Picornavirus) 계열에 속하는 외피가 없는 작은 RNA 바이러스다. 이들은 60개 이상의 서로 다른 혈청형으로 구성되어 있으며, 대표적으로 가장 잘 알려진 것은 폴리오바이러스다.

엔테로바이러스 감염은 소아와 청소년에서 빈번하게 발생하여, 무균뇌수막염, 심근염, 발진, 수족구병, 마비, 호흡기감염, 신생아의 중증 전신감염 등을 일으킨다. 그러나 대부분의 감염은 무증상이거나 가벼운 호흡기 증상으로 나타난다. 바이러스의 1차 복제는 인두와 소장의 림프 조직에서 일어나며, 다음 바이러스 발생 단계에서 바이러스가 베타세포를 포함한 다양한 장기로 확산된다.

엔테로바이러스는 이론적으로 2가지 기전으로 베타세포 손상을 일으킬 수 있다. 베타세포를 감염시켜 직접 파괴하거나 베타세포에 대한 자가면역 반응을 유도한 간접 손상이다. 바이러스에 의한 직접 손상의 근거는 중증 전신 엔테로바이러스 감염으로 사망한 환자의 베타세포에 엔테로바이러스가 존재하며, 이런 환자에서 췌도세포가 손상되는 연구에 의해 뒷받침되었다. 엔테로바이러스는 시험관 내에서 베타세포 감염과 손상을 일으킬 수 있으며, 베타세포에서 인터페론-알파와 HLA-클래스 I 분자의 발현을 유도하여 T1D가 발생된 환자의 췌장에서 관찰되는 상황을 나타낼 수 있다.

T1D에서 엔테로바이러스 감염의 관련은 이미 30여 년 전에 보고되었으며, T1D 발생의 계절적 변화가 엔테로바이러스 감염의 계절적 변화를 따른다는 것에서 알 수 있었다. 콕사키바이러스 B 혈청형에 대한 항체가 새로 진단된 T1D에서 대조군 보다 빈번하게 나타나는 것이 알려졌다.[14]

엔테로바이러스가 새로 진단된 T1D 환자에서 분리되었다. 당뇨병 케토산증으로 사망한 소아의 췌장에서 콕사키바이러스 B4 분리 증례가 보고되었으며, 이 바이러스에 감염된 쥐에서 당뇨병이 유발되었다. 당뇨병 환자의 베타세포는 바이러스감염에 의해 유도되는 사이토카인 인터페론-알파를 발현하며, 이것은 베타세포에 일부 바이러스의 존재를 시사한다. 베타세포 손상 과정의 모든 단계를 다루는 전향적 연구는 바이러스 유발인자 평가에 중요하다.

엔테로바이러스가 T1D 발생기전에 관여하는 유일한 바이러스는 아니다. 유행성 이하선염, 홍역, 거대세포바이러스, 레트로바이러스 등도 T1D와 관련이 있는 것으로 알려졌지만 엔테로바이러스에 대한 증거보다 설득력이 떨어진다.

우유의 역할

우유 수유가 베타세포에 대한 자가면역 반응을 일으키는 인자로 알려진 연구가 있다. 우유 단백질이 베타세포를 파괴하는 자가면역 과정을 일으키는 요인으로 작용할 수 있다는 증거가 있다.[15] T1D의 우유 가설에는 다음을 포함하여 몇 가지 주장이 있다.

① 역학 연구에서 모유 수유 기간이 짧고, 생후 3-4개월 이전에 우유를 먹이면 T1D 위험이 증가했다.

② 탈지 분유가 당뇨병 발생이 쉬운 BB 쥐에서 당뇨병을 일으킬 수 있다.

③ T1D 환자에서 우유 성분에 대한 항체 수치가 증가되어 있다.

④ 우유 알부민과 베타-카제인은 각각 췌도 자가항원 ICA69 및 GLUT-2와 구조적 유사성을 갖고 있다.

우유의 병인에 대한 역할을 설명하기 위해 많은 가설이 제시되었다. 가장 설득력 있는 것은 미성숙한 장점막이 췌장 베타세포와 분자 모형을 공유한 고분자량의 잠재적 항원 단백질 통과를 허용한다는 것이다.

우유에 들어 있는 당뇨병 유발 단백질 중에서 베타-카제인, 베타-락토글로불린, 알부민 등이 잠재적 항원의 공급원으로 알려져 있다. 카제인은 우유의 주요 단백질이다. 사람과 소의 베타-카제인은 약 70%는 상동성이며 30%는 동일하다.

베타-카제인이 젖소의 우유 소비와 T1D 발생 사이의 관련성을 설명하기에 좋은 후보라고 생각하는 다음과 같은 몇 가지 이유가 있다.

① 사람의 상동 단백질과 구조적 차이가 적다.
② 카제인은 NOD 마우스에서 당뇨병을 일으키는 우유 분획물으로 생각하며, 이 단백질이 없는 식사는 당뇨병을 예방하는 반면 카제인이 단백질의 유일한 공급원인 식사는 같은 동물에서 당뇨병을 일으키기 때문이다.
③ 소의 베타-카제인과 베타세포 자가항원 사이에 염기서열 상동성이 많다.
④ 소의 베타-카제인에 대한 특이적 세포와 체액 면역 반응이 대부분의 T1D 진단 시에 검출될 수 있어 이 단백질이 질병을 일으키는 면역 반응에 관여함을 시사한다.
⑤ 카제인 가수분해물은 BB 쥐와 NOD 마우스 모델에서 당뇨병을 일으키지 않았으므로 이런 식사 중재는 질병 예방뿐 아니라 사람에게도 도움이 될 수 있다고 생각되었다.

T1D 1차 예방을 위해 우유 가수분해물을 이용하는 근거가 여러 역학연구와 실험 연구에서 알려졌으며, 온전한 젖소 우유를 생후 3개월 이전에 투여하면 베타세포에 대한 면역 반응을 유도할 수 있었다. TRIGR 임상연구(T1D의 1차 예방 항목 참조)에서 우유 가수분해물 투여에 의한 T1D 발생 예방이나 지연을 조사했다.

비타민 D 결핍의 역할

여러 역학 연구에서 T1D 발생률과 지리적 위도 사이에 흥미로운 상관 관계가 있으며, 월간 일조 시간과 당뇨병 발생률 사이의 반비례 상관 관계가 알려졌다. T1D 발생의 계절적 양상도 있으며 햇빛과 질병 사이의 반비례 상관관계를 다시 시사한다.[16]

비타민 D는 이런 햇빛 작용을 설명하는 명확한 후보다. 비타민 D 결핍을 예방하기 위해 임신부와 소아에게 비타민 D 보충제 섭취가 필요하다. 생후 1년간 섭취한 대구 간유가 소아기 발생 T1D 위험을 감소시키는 것으로 알려졌으며, 다기관 증례 대조군 연구에서도 유아기의 비타민 D 보충제와 T1D 위험 감소 사이에 관련이 있었다.

후향적 연구 2개의 메타분석에서 칼시트리올을 보충한 소아는 그렇지 않은 소아에 비해 T1D 위험이 낮았다.[17] 이런 관찰이 비타민 D를 생리적 수준 이상으로 보충한 결과인지 아니면 단순히 비타민 D 결핍을 예방한 결과인지 아직 밝혀지지 않았다. 다른 임상 연구에서는 신규 발생 T1D에서 비타민 D 보충제가 베타세포 기능에 주는 영향이 없다고 보고했다.[18]

이상을 요약하면, 자가면역과 T1D 예방을 위한 잠재적 치료로 비타민 D 보충제에 대한 지속적 관심에도 불구하고, 전향적 출생 코호트 연구에서 이를 뒷받침하는 근거는 아직 없다.

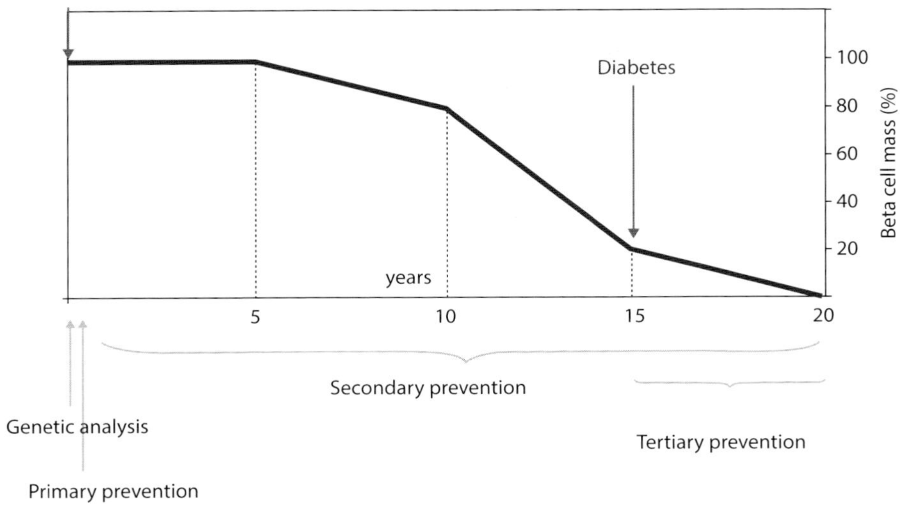

그림 2.2 T1D에서 베타세포 질량을 보존하기 위한 전략.

질병 예방의 기초가 되는 T1D 예측

T1D 위험이 높은 대상을 발견하기 위한 다양한 접근 방식이 있다. 이런 접근법은 T1D의 가족력, 유전질환 지표, 자가면역 지표, T1D의 대사 지표 등을 이용한다(**그림 2.2**). 또한 이런 방법은 선별검사 전략의 예측 특성을 향상시키기 위해 다양한 방식으로 결합하여 이용할 수 있다.

면역 반응을 통한 당뇨병 전단계의 자연사 이해는 예방 전략의 개발에 중요하다. 많은 무작위 임상 중재 시험이 시행되었으며 이런 결과는 T1D로 진행될 위험이 높은 대상에서 보다 개선되고 단순한 발견에 의존한 것이다.

임상연구에서 연구 기간 동안 중재 효과 평가에 충분한 통계적 검정력에 필요하며, 이런 이해는 T1D가 발생하지 않는 대상에서 중재에 의한 부작용 위험 노출을 피하기 위해서도 필요하다.

T1D 방지: 현황

췌장 베타세포가 파괴되는 구체적 과정은 잘 알려져 있지 않지만, 일부 위험인자와 관련된 면역 지표는 T1D가 발생할 수 있는 1도 친족을 정확하게 구분하는 것으로 알려져 있다.

이렇게 T1D의 발생을 예측할 수 있으므로 연구자들은 이런 대상에서 베타세포 파괴를 멈추거나 때로 방지하기 위한 중재요법 시도를 시작했다.

T1D의 자가면역 발생기전에 따라 발생 방지를 위한 대책을 생각할 수 있다. 감수성이 있는 대상에서 베타세포에 대한 자가면역 활성 증거를 검색하여 발견하면 좋다.

T세포 활성의 직접 평가가 바람직할 수 있지만, 일반적으로 항체 측정 분석이 더욱 강력하여 선별검사에 이용된다. 항체 역가는 주로 HLA 분석으로 평가하는 유전 감수성 평가와 함께 시행한다. 향후

oxPTM-INS-Ab 검사가 당뇨병으로 진행될 소아의 식별에 도움이 될 수 있을 것이다.

예방 중재는 일반적으로 면역 발생 기전의 일부 단계에 영향을 주어 T1D를 지연시키거나 방지하도록 설계되었다. 현재의 임상연구는 병인 추정 경로를 따라 여러 지점에서 질병 진행 과정을 교정하려고 시도하고 있다.

대부분의 예방 임상연구에는 위험 예측 전략이 잘 확립된 T1D 환자의 친족이 포함된다. 유전적으로 위험이 높은 영아 대상의 임상연구는 T1D에 대한 추정 환경적 유발인자 중 하나를 피하여 발생을 지연시키거나 예방할 수 있는지 평가한다.

1차 예방

1차 예방은 T1D 발생 위험이 높은 대상을 발견하여 보호하기 위한 시도이며 당뇨병 치료 필요성과 당뇨병 관련 합병증 치료 필요성을 모두 줄일 수 있다(**그림 2.2**). T1D의 질병 동물 모델에서는 비교적 쉽게 예방할 수 있었으며 다양한 치료법이 효과적이었다.

그러나 예방 기전은 아직 충분히 규정되지 않았으며 어떤 치료법이 사람의 당뇨병을 예방할 가능성이 있는지 알기 위한 면역 반응에 대한 분석 지표도 부족하다. 분석 지표를 규정할 수 없는 것은 아마도 면역 체계의 미세한 균형에서 비롯된 것일 수 있으며, 근친 교배된 동물을 이용해도 일부 집단에서만 당뇨병으로 진행되며 면역 기능의 비교적 작은 변화만 질병을 예방할 수 있다.

이런 관찰에서 베타세포에 대한 자가면역이 측정 가능할 정도로 나타나기 전에 당뇨병에 대한 유전 위험이 높은 소아를 발견하여 그 시점에서 치료

표 2.1 T1D 예방

	연구
1차 예방	DAISY: 젖소의 우유 섭취량과 IA 발생 TRIGR: 카제인 가수분해물 vs 조제분유 Babydiet: 식이 글루텐 드입 지연 TEDDY: 글루텐 함유 시리얼 도입 시기 조절 DIPP: 비강 내 인슐린
2차 예방	ENDT: 니코틴아마이드 DPT-1: 인슐린/경구 인슐린 DIPP: 비강 내 인슐린 INIT: 비강 내 인슐린 시험
3차 예방	사이클로스포린 니코틴아마이드 비타민 D 인슐린 Anti-CD3 Anti-CD20 항TNF 알파 CTLA4-Ig GAD- 명반 항 IL-1 항 IL-6 항 IL-8 CXCR1/2 억제제

하는 것이 당뇨병 예방에 보다 효과적 방법일 수 있다는 가설로 이어졌다.

T1D의 1차 예방, 즉 췌드 자가항체가 발현되기 전에 시행하기 위한 연구가 설계되고 있다. 이 연구는 T1D에 대한 유전 위험이 높은 어린 소아를 대상으로 안전한 치료법을 제안할 것이다. 연구를 위해 고위험군을 식별하기 위한 대규모 선별검사와 질병의 대리 표지자인 항췌도 자가면역 결과와 주요 종점인 고혈당 발생을 관찰하기 위해 장기간에 걸친 추적 관찰이 필요하다(**표 2.1**).

앞에서 설명했듯이 T1D 위험을 조절하기 위한 다양한 영양 성분이 제안되었다. 여러 역학과 체외 연구에 의하면 젖소의 온전한 우유를 생후 3개월 이전에 투여하면 베타세포에 대한 면역 반응을 유도

할 수 있었다.

DAISY연구*는 IA와 T1D 발생 위험이 높은 소아의 추적에서 우유 단백질 섭취는 저위험/중등도 위험 HLA-DR 유전자형을 가진 소아에서 IA 위험 증가와 관련이 있었지만[위험비 HR 1.41 95% 신뢰구간(CI) 1.08-1.84], 위험도가 높은 HLA-DR 유전자를 가진 소아에서는 그렇지 않았다. 또한 우유 단백질 섭취는 췌도자가항체(islet autoimmunity, IA)가 있는 소아에서 T1D로 진행(HR: 1.59, CI: 1.13-2.25)과 관련이 있었다.[15]

TRIGR연구**는 2 치료군에서 췌도세포 자가항체 발생률과 임상적 당뇨병의 발생을 알기 위한 대규모 국제 무작위 이중맹검 중재 연구다.[19]

이 임상연구 목적은 유전질환 감수성(당뇨병 유발 HLA 대립유전자와 T1D가 있는 1도 친족)이 있는 신생아에 우유 복합 식사 단백질에 대한 조기 노출이 T1D 위험 증가 여부와 우유 가수분해물 이용이 질병에서 보호할 수 있는지 여부를 알기 위한 조사였다.

대상자는 유럽 9개국, 미국 6개 주요 센터, 캐나다 12개 센터, 호주 3개 센터에서 5년에 걸쳐 모집되었다. 통계적 고려 사항에서 고위험 HLA 유전자형의 빈도, 동의와 중도탈락률에 의해 8,000건의 임신에 초기 접근이 필요했으며, 최종적으로 무작위 배정에 필요한 5,156명의 영아를 계산했다. 1,081명은 가수분해 카제인 분유로, 1,078명은 카제인 가수분해물 20%를 보충한 기존 분유로 무작위로 나누었다. 대상자는 중앙값 11.5년간 관찰되었다.

이 임상연구의 강점은 대상자 수가 많았다는 것이며 이전 연구에 비해 보다 이질적 모집단에서 통계적으로 큰 검정력을 제공하여 가수분해된 분유가 당뇨병을 예방할 수 있는지 보다 명확한 대답이 기대되었다.

임상연구 결과 T1D 위험이 있는 영아에서 기존 조제분유에 비해 가수분해 조제분유가 T1D의 누적 발생률을 감소시키지 못했다. T1D의 절대 위험은 카제인 가수분해물에 무작위 배정된 대상자에서 8.4%였으며, 기존 제제에 무작위 배정된 대상자에서 7.6%였다. HLA 위험군, 모유 수유 기간, 연구 분유 섭취 기간, 성별, 무작위 배정 임상연구센터지역 등에 따라 보정된 T1D 위험비는 1.1(95% CI 0.8-1.5; p=0.46)이었다. 1형당뇨병 진단 평균 연령은 2개군에서 비슷했다(6.0세[Q1-Q3, 3.1-8.9] vs 5.8세[Q1-Q3, 2.6-9.1]).[19]

결론적으로, 환경요인으로 우유를 조사한 연구는 일관성 없는 결과였으며, 현재 T1D 위험이 있는 영아에 대한 식사 권고 사항을 교정해야 할 필요성을 지지하지 않는다. 다른 중요한 의문은 글루텐 도입 시기와 IA 발생의 관련성이다. BABYDIET연구는 식사 글루텐의 지연 도입을 통해 1차 중재가 가능하므로 T1D 고위험 1도 친족에서 IA 발생률을 줄일 수 있는지 알기 위한 중재 연구였다.[20]

이 연구는 생후 3개월 이전에 글루텐이나 시리얼 함유 식품을 섭취하면 어린 나이에 IA 위험이 증가한다는 전제에 근거했다. 생후 3개월 미만이며 T1D 환자의 자녀 또는 형제자매에서 T1D 위험이 높은 HLA 유전자형을 가진 경우를 대상으로 했다. 이 연구 결과 글루텐 노출 지연에 의해 3세에 당뇨병과 셀리악병과 관련된 자가면역의 이점을 발견하지 못했다.

* DAISY (The Diabetes Autoimmunity Study in the Young): 젊은 당뇨병의 자가면역 연구

** TRIGR (Trial to Reduce Insulin dependent diabetes mellitus in the Genetically at Risk): 유전적 위험에서 인슐린의존당뇨병 감소 연구

BABYDIET 연구의 후속 연구 결과에서도 글루텐 지연 도입에 의한 중재가 T1D 관련 자가면역 발생 위험 감소를 입증하지 못하여 이전 연구 결과를 확인하였다.[21]

한편 TEDDY연구*는 미국, 핀란드, 독일, 스웨덴에서 T1D 유전 위험이 높은 8,676명의 소아를 전향적으로 추적하여 Cox 회귀모델을 이용하여 글루텐 함유 시리얼의 후기 도입 IA 위험 증가와 관련이 있음을 관찰했다.[22] 이 연구에서 글루텐 도입 1개월 지연마다 HR은 1.05 (95% CI 1.01-1.10; p=0.02)과 1.08 (95% CI 1.00-1.16; p=0.04)이었다.

생후 4개월 이전의 글루텐 도입에서 IA 발생 위험은 낮았지만(HR 0.68; 95% CI 0.47-0.99), 생후 9개월 이후 글루텐 도입에서 IA 발생 위험은 생후 4개월에서 9개월 사이 도입에서 보다 높았다(HR 1.57; 95% CI 1.07-2.31). TEDDY 대상자에서 시행된 다른 세부분석에서 생후 첫 27일 동안 프로바이오틱스 투여는 HLA-DQ2/8 유전자형을 가진 소아에서 베타세포 자가항체 출현 위험이 감소하였다.[23]

그러나 연구자들은 식사 섭취 또는 프로바이오틱스 이용 권고 전에 추가 연구를 통해 이런 결과의 확인 필요가 있음을 인정했다. 비타민 D와 장쇄 n-3 지방산이 면역 체계를 조절하여 T1D에 보호 작용을 한다는 관찰 연구도 주목할 만하다. 그러나 이런 임상연구는 아직 결론을 내리지 못하고 있다.[14, 24]

DIPP 연구**(임상연구 NCT03269084, www.clinicaltrials.gov)는 핀란드 투르쿠, 탐페레, 오울루의 대학병원에서 시행된 T1D 예측과 예방에 대한 종단 연구다. 이 연구 목적은 당뇨병 자가항체와 임상 T1D 발생에 관련된 식사요인을 종단적으로 조사하는 것이었다. 소아의 식단은 구조화된 설문지와 다양한 연령대에서 3일간의 식단 기록으로 추적하였다. 임신부와 수유부의 식사 섭취량을 연구하기 위해 음식 빈도 설문지를 이용했다.

이 프로젝트의 목적은 다음과 같다.

① 일반 인구에서 출생 시 T1D의 유전 위험이 증가한 유아를 식별한다.
② 당뇨병 관련 자가항체 출현 소아를 감시하여 질환 발생 위험이 높은 소아를 식별하여 T1D의 자연 경과를 밝힌다.
③ 유전 위험이 높은 소아에서 자가항체 양성으로 혈청전환이 일어나는 환경요인을 식별한다.
④ 인슐린을 비강으로 투여하여 임상적 T1D의 진행을 지연시키거나 예방할 수 있는지 평가한다.

①-④ 항목을 충족하는 유용한 정보를 얻었지만, 비강 내 인슐린 투여에 대한 임상연구는 자가항체 검출 직후에 시작되었으며, 이 치료법이 질병을 예방하거나 지연시키는 데 유익한 효과는 얻지 못했다.[25]

결론적으로, ENDIT과 DPT1 임상연구(2차 예방 참조)에서 베타세포 자가항체 양성 대상자에서 T1D 발생 예방을 실패한 이후, 관심은 췌도세포 자가면역이 발생되기 전에 시작하는 예방 임상연구로 전환되었다. T1D의 이런 1차 예방 임상연구는 이 질병의 발생 기전에 대한 우리의 지식을 어떻게 출생 시 개입 가능성으로 이어질 수 있는가에 대한 흥미로운 관점을 제공한다. 아직 갈 길이 멀다. 그러나 근거는 확실하고 전망은 좋아 보인다.

* TEDDY (The Environmental Determinants of Diabetes in the Young):

** DIPP (the Diabetes Prediction and Prevention Project): 당뇨병 예측과 예방 프로젝트

2차 예방

T1D 2차 예방은 징후가 있을 때 베타세포 파괴 진행을 중지하여 당뇨병 발생률 감소를 목표로 한다. 이 접근법은 베타세포 집단이 아직 기능하는 동안에 자가면역 반응을 차단하여 실제적으로 치료 가능한 대안이 될 수 있다.

지난 수십 년간의 예방 연구는 자가면역 과정이 시작되었지만 베타세포 집단이 아직 보존되어 있어 당뇨병 발생 위험이 있는 대상에 초점을 맞추었다.

이 단계의 T1D에서 가장 많이 이용된 접근법은 인슐린을 투여하는 항원 특이적 치료법이며 면역 관용을 만들려는 것이다. 이런 치료의 구조적 장기 효과는 T조절 세포(T-reg)의 확장에 의한 T세포 고갈에 따른다(그림 2.2).

자가항체 양성 친족에서 당뇨병을 예방하려는 3건의 대규모 다기관 임상연구는 ENDIT, DPT-1, DIPP 등이다. 그러나 이런 치료에 의해 T1D 발생을 임상적으로 예방한다는 이점은 발견되지 않았다(표 2.1).

ENDIT 연구

주로 유럽에서 시행된 ENDIT 연구*는 T1D 발생 위험이 높은 발단자의 친족에서 니코틴아미드가 T1D로 진행 속도를 늦출 수 있는지 조사했다. 5-40세의 1도 친족 40,000명 이상이 유럽과 북미의 센터에서 진료를 받았다.

이 연구는 ICA 역가 20 JDF 단위 이상인 422명의 대상자를 모집하여 니코틴아미드 또는 위약 치료군으로 무작위 배정하였다. 위약군에서 당뇨병으로 진행률이 40%로 예상되었으며, 5년의 관찰 기간에 90%의 검정력으로 질병 발생률 35% 감소를 기대했다.[26,27]

투여 용량 니코틴아미드 치료에 의한 T1D으로 진행 방지를 보는 1차 변수에 유의한 효과가 없었다. 총 159명의 대상자에서 무작위 배정 후 5년 이내에 당뇨병이 발생하였으며, 이 중 82명(30%)은 적극치료군, 77명(28%)은 위약군이었다. 치료 의도 기준으로 비보정 Cox 비례 위험 추정치는 위약군과 니코틴아미드군 사이에 차이가 없었다.

또한 기저 연령, OGTT의 2시간 혈당, 췌도 자가항체 수 등으로 보정 후에도 양군 사이에 차이가 없었다. 5년 이내에 당뇨병이 발생된 친족의 비율도 니코틴아마이드 치료군과 위약군에서 거의 같았다. 이 연구에서 치료 효과를 세부분석하기 위한 추가 위험 지표를 제시하지 않았다.

이 임상연구에서 유용한 메시지는 연구 진행에 대규모 협력이 필수적이며 단일기관 임상연구는 제한적이라는 것이다.

DPT-1** 임상연구

T1D를 지연시키거나 예방하는지 알기 위한 2개의 임상연구로 구성되었다. 미국과 캐나다의 9개 의료 센터와 350개 이상의 진료소가 DPT-1의 2개

* ENDIT (European Nicotinamide Diabetes Intervention Trial): 유럽 니코틴아마이드 당뇨병 중재시험

** DPT-1 (Diabetes Prevention Trail-Type 1): 당뇨병예방 임상연구-1형

임상연구에 참여했다.[28]

다음과 같은 대상자를 선별했다. 3-45세의 T1D에서 형제 또는 자매, 자녀 또는 부모, 3-20세의 T1D에서 사촌, 삼촌 또는 이모, 조카 또는 조카딸, 조부모 또는 이복 형제자매. 이들 중에서 ICA 항체를 측정하여 양성을 대상으로 했다.

동물 연구와 소규모 연구에서 인슐린 소량을 규칙적으로 투여하면 T1D 위험이 높은 대상에서 T1D를 예방하거나 지연시킬 수 있었다. DPT-1 임상연구는 5년 이내에 T1D 발생 위험이 높은 대상에서 저용량 인슐린 주사가 T1D 발생을 예방하거나 지연시킬 수 있는지 조사했다.

T1D 환자의 3-45세의 1도 친족과 3-20세의 2도 친족에서 췌도세포 항체의 선별검사를 시행했다. 10 JDF 단위 이상의 췌도세포 항체 역가인 대상에서 T1D 병기를 평가했다. T1D 위험이 높은 것으로 확인된 대상은 실험적 중재(비경구 인슐린치료) 또는 근접 관찰을 받은 대조군으로 무작위로 배정되었다.

연구 결과, T1D 위험이 있는 대상에서 인슐린 소량을 안전하게 투여할 수 있음을 알 수 있었다. 중재군 대상에서 예상된 명확한 저혈당 증가는 인지 기능에 부정적 영향을 주지 않았다.

당뇨병 고위험 친족에서 인슐린치료는 T1D 발생을 지연시키거나 예방하지 못했다.[27] 지금까지의 연구에서 인슐린치료의 효과가 없었던 이유에 대해 몇 가지의 가능한 설명이 있다.

① 개입이 질병 진행을 늦추기에 너무 늦은 시기에 이루어졌다는 점이다. 질병 진행 초기에 연구가 시행되었다면 성공적일 가능성이 있다.

② 임상연구에 이용한 저용량 인슐린이 베타세포에 충분한 효과를 주지 못했을 가능성이 있지만 저혈당 위험으로 투여량이 제한되었다. 따라서 다른 투여 방법이나 인슐린 또는 유사인슐린펩타이드를 이용한 다른 방법으로 당뇨병 발생 과정을 바꿀 가능성을 생각할 수 있다.

당뇨병 발생 위험이 중등도인 대상에서 T1D 예방을 위한 경구 인슐린 임상연구가 있다.[28]

T1D 환자의 1도(3-45세)와 2도(3-20세) 친족에서 ICA 검사로 선별하였다. ICA 역가 10 JDF 단위 이상인 사람의 병기를 평가하였다.

병기 결정은, ICA 양성, 인슐린 자가항체(IAA) 상태 측정, 정맥 포도당 투여에 대한 1단계 인슐린 반응(FPIR) 검사, 경구 포도당내성(OGTT) 검사, HLADQA1* 0102/DQB1*0602(대상자를 제외하기 위한 보호 홑배체형)검사 등이었다.

이 연구는 이중맹검, 위약대조, 무작위 임상연구로 시행되었으며, 대상자는 재조합 사람인슐린 결정 7.5 mg (Eli Lilly, Indianapolis, IN) 캡슐 경구 투여 또는 위약 캡슐 투여로 나누었다. 대상자는 캡슐(인슐린 또는 위약)을 매일 아침 식사 전에 복용하였으며, 캡슐을 삼킬 수 없으면 내용물을 주스나 음식에 뿌려 1일 1회 복용했다.

DPT-1의 1차 평가변수인 무작위 배정 친족에서 경구 인슐린은 당뇨병 발생을 지연시키거나 예방하지 못했다. IAA 분석에서 ≥80 nU/mL 보다 39-79 nU/mL에서 변동성이 컸으며, 특히 양성 결과에서 변동성이 더 컸다(≥80 nU/mL에서 98.7%에 비해 39-79 nU/mL에서 70.6%). 이런 결과에 따라 당뇨병 발생 속도를 기저 IAA 수준에 따라 비교하였다.

IAA ≥80 nU/mL 이상(최초 IAA 기준) 코호트는 IAA ≥80 nU/mL을 확인하지 않은 대상보다 더 빠른 속도로 당뇨병으로 진행되었다. 또한 IAA 80 nU/mL 이상은 나이가 더 어리고, 다른 항체가 있을 가능성이 높으며, 베타세포 기능이 더 많이 소실되

는 등 당뇨병으로 더 빨리 진행됨을 시사하는 다른 위험 특성을 갖고 있었다.[28]

이 세부군에서 개입 효과를 추가로 평가했다. IAA ≥80 nU/mL 이상군은 경구용 인슐린의 유익한 효과를 보인 반면, IAA ≥80 nU/mL 이상이 확인되지 않은 군은 경구용 인슐린에 해로운 효과를 시사하는 경향을 보였다.[28] 또한 이 군에서 전반적으로 당뇨병 발생률이 낮았다.

한편 경구 인슐린치료의 중단으로 당뇨병으로 진행 속도 증가가 있었으며, 이런 소견은 치료가 효과적일 수 있지만 지속적 투여가 필요함을 시사한다.[29] 이런 결과에 따라 예비 연구를 확인하기 위해 경구 인슐린을 이용하는 대규모의 합당한 후속연구가 계획되었다(임상연구 NCT00419562; www.clinicaltrials.gov).

결론적으로 T1D 발생 위험이 높은 대상에서 저용량 인슐린 주사 투여나 T1D 발생 위험이 중등도일 때 경구 투여 인슐린 캡슐은 질병을 예방하거나 지연시키기에 성공하지 못했다.

1형당뇨병 예측과 예방 연구(DIPP)*

이 연구는 HLA 유전자형과 자가항체가 있어 질병 위험이 높은 소아에서 비강 인슐린으로 T1D 발생률을 감소시키는지 조사한 무작위 이중맹검 시험이었다.[25] 비강 내로 인슐린을 매일 투여하였다. 그러나 1.8년 관찰 후 T1D으로 진행 속도에 차이가 없었다.

* Type 1 Diabetes Prediction and Prevention Study (DIPP): 1형당뇨병 예측과 예방 연구

INIT I**에서도 비슷한 결과였다. 호주와 뉴질랜드에 시행한 예비 연구에서 비강 내 인슐린으로 자가항체 양성 대상자를 치료했으며, 비강 내 인슐린이 T1D 발생을 예방하지 못한다는 것을 보여주었다.

그러나 연구자들은 비강 내 인슐린 투여가 인슐린에 대한 점막 내성에 해당하는 면역 변화를 유도한 것을 발견했으며, 이런 결과는 비강 내 인슐린이 면역 치료제이고 임상적으로 당뇨병 진행을 지연시키는지 확인하기 위한 연구 시행을 정당화하였다.[30]

INIT II 연구는 아직 진행 중이며 등록 대상자를 확대하고 있다. 당뇨병 예방을 위한 인슐린 투여를 평가하는 임상연구는 현재 질병 진행의 예방에 제한적 성공을 거둔 것으로 평가할 수 있다.

3차 예방

3차 예방은 이미 T1D가 발생된 대상자의 합병증 발생을 지연시키거나 방지하는 것을 목표로 한다. T1D 환자 대상 임상연구에서 혈당 조절이 잘 되고,[31] 혈당 변동성이 낮으며[32] 실명이나 신장질환을 일으키는 미세혈관합병증 가능성을 줄일 수 있지만, 대혈관질환 감소 경향은 통계적으로 유의하지 않은 것으로 알려졌다.

의료 전문가와 당뇨병 환자에 대한 당뇨병 교육은 당뇨병의 3차 예방에 중요한 역할을 시행한다. 3차 예방은 질병 발생 시에 남아 있는 베타세포 기능 유지에 의해 확인되며, T1D의 임상 진단 시점부터 면역억제 또는 면역조절에 의해 실현될 수 있다(그

** Intranasal Insulin Trial (INIT I): 비강 내 인슐린 임상연구

림 2.2).

이에 대한 가장 좋은 성적은 30년 전에 사이클로스포린을 이용하여 얻은 결과였지만 일시적 이점과 바람직하지 않은 부작용으로 포기했다.[33] 그 후 몇 년간 제안된 여러 치료법 중 어느 것도 니코틴아마이드를 제외하고는 주목할 만한 결과를 얻지 못했다(표 2.1).[34]

지난 수십 년간 T1D와 면역 발생과 관련하여 비타민 D와 비타민 D의 활성 대사산물에 대한 관심이 높아졌다. 비타민 D 대사산물은 여러 가지 면역조절 효과를 나타내며 1,25-디하이드록시비타민 D3[1,25-(OH)2D3]는 자가면역 뇌척수염, 염증장 질환과 기타 자가면역질환을 예방하거나 억제할 수 있다.

이런 근거를 바탕으로 T1D 치료에 비타민 D의 역할을 평가하기 위해 많은 무작위 대조시험이 시행되었으나 그 결과는 다양하다. 사람에서 시행한 과거의 연구에서 비타민 D 보충제 섭취는 T1D 발생 빈도를 감소시키지만, 비타민 D 보충제 섭취를 줄였을 때 오히려 질병 위험이 높아졌다.[35] 다른 연구에서 다양한 용량의 콜레칼시페롤 보충 T1D에서 T-reg세포의 증가가 있었다.[36,37] Treiber 등은 콜레칼시페롤 70 IU/kg을 12개월 동안 매일 투여하여 T-reg세포와 억제기능 증가를 보았다.[38]

다른 임상연구에서 다양한 형태의 비타민 D(콜레칼시페롤, 알파칼시디올, 칼시트리올)를 보충한 T1D 환자에서 남아있는 췌장 베타세포 기능이 더 잘 보존되는 것으로 나타났으며, 이것은 보충제 섭취군에서 공복 C-펩타이드 수치가 높거나 매일 필요한 인슐린 투여량이 낮다고 알려졌다.[37,39]

T1D 치료에 비타민 D가 중요한 역할을 하지 못한다는 연구 결과도 있다.

IMDIAB XI 임상연구는 T1D 진단 시 활성형 비타민 D(칼시트리올) 보충에 의한 혈당 조절을 개선하는지 알기 위해 시행된 개방형 무작위 임상연구였다.[40] 잔류 췌장 베타세포 기능 지표인 C-펩타이드 분비가 1차 종말점이었고, HbA1c와 인슐린 요구량이 2차 종말점이었다.

이 연구의 목적은 새로 발생 T1D에서 활성형 비타민 D(칼시트리올)를 보충하면 잔여 췌장 베타세포 기능을 보호하고 혈당 조절(HbA1c와 인슐린 요구량)을 개선하는지 조사하는 것이었다.

이 연구는 새로 발생한 T1D(평균 연령 13.6세 ±7.6세) 70명에 칼시트리올(격일로 0.25 μg) 또는 니코틴아미드(매일 25 mg/kg)로 무작위 배정하여 1년간 추적 관찰했다. 집중인슐린치료는 결정인슐린 매일 3회 주사+취침 전 NPH 인슐린 주사로 시행되었다. 진단 1년 후 기저/자극 C-펩타이드 또는 HbA1c는 칼시트리올과 니코틴아미드 치료군 사이에 차이가 없었으나, 3개월과 6개월의 인슐린 용량은 칼시트리올군에서 감소했다.

결론적으로 칼시트리올 이용 용량에서 남아있는 췌장 베타세포 기능에 경미한 영향을 미쳤으며 인슐린 용량을 일시적으로 감소시켰을 뿐이었다.[40]

이런 결과는 나중에 같은 대상의 다른 연구(IMDIAB XIII 시험)에서 확인되었으며, 새로 발생 T1D와 C-펩타이드가 높은 대상에서 2년간 추적 관찰하여 칼시트리올이 베타세포 기능 보호에 효과가 없었다.[41]

현재 예비 연구(POSEIDON)*로 T1D 발생자 대상으로 오메가-3 지방산과 콜레칼시페롤을 복합한 치료의 안전성과 효과를 조사하고 있다

* POSEIDON study: Pilot study of Omega-3 and Vitamin D high doses in T1D

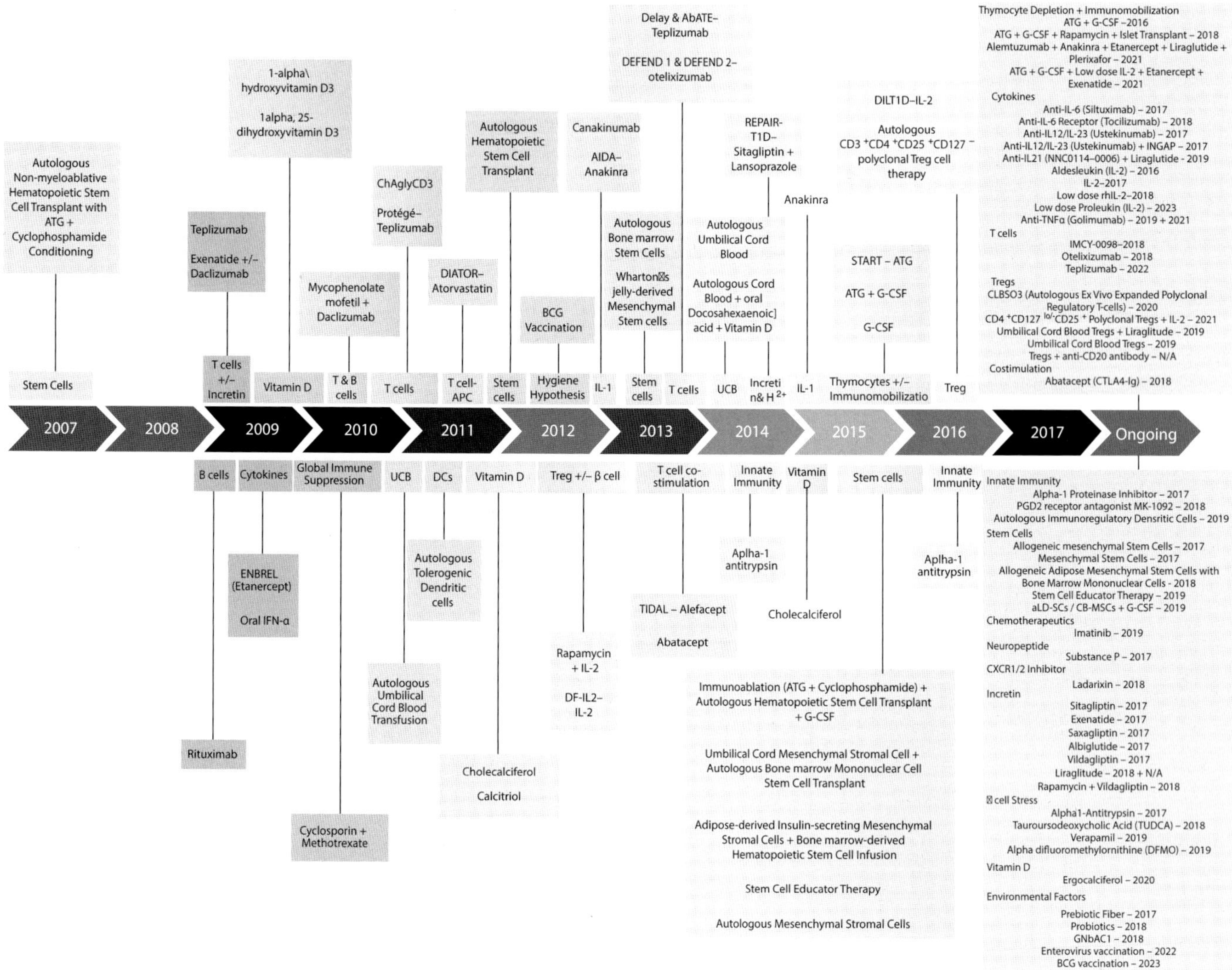

그림 2.3 지난 10년간의 T1D 임상 연구. Atkinson MA, 1형당뇨병에서 베타포 자가면역 조절의 도전.

표 2.2 Trialnet 연구 현황(www.trialnet.net)

연구	상태	설명
테플리주맙 예방 연구	완료	테플리주맙이 초기 T1D(2기)의 진행 지연이나 예방하여 임상 진단(3기)을 예방하는지 확인하기 위해 테플리주맙을 시험했다.
경구 인슐린 예방 연구	완료	경구 인슐린이 T1D(1단계)가 2단계로 진행 지연이나 예방하여 임상 진단(3단계) 예방을 확인하기 위해 테스트했다.
하이드록시클로로퀸(HCQ)	현재 등록 중	HCQ으로 초기 T1D(1기)이 내당능이상 (2기)으로 진행 지연, 예방으로 임상 진단(3기)을 예방할 수 있는지 본다.
ATG/GCSF 신규 발병 연구	완료	티모글로불린(ATG)과 페길화 과립구콜로니자극 인자(GCSF) 병용하여 T1D을 4개월에서 2년 치료하여 1년 이상 인슐린 생산이 유지된 예비 연구 결과를 바탕으로 설계되었다.
아바타셉트 예방 연구	현재 등록 중 아님	아바타셉트가 초기 단계(1기 또는 2기)의 T1D 진행을 지연, 예방하여 임상 진단(3기) 예방을 테스트한다.
예방으로 가는 길(Pathway To Prevention)	현재 등록 중	T1D 친족을 선별하여 질병 발생 과정을 알아본다.

(NCT03406897). 오메가-3 지방산은 여러 면역형에 영향을 주며 T-reg세포 분화를 증가시키는 것으로 알려져 있다. 대상자 모집이 진행 중이다.

T1D 진단 시 면역중재요법

질병 발생 시 면역중재를 통한 베타세포 손상 예방을 위한 다른 전략으로 면역관용(단클론 항체, 항원 기반 치료, 염증유도 사이토카인 기반 치료)이 있다(그림 2.3, 표 2.2, 2.3). 지난 수년간 시행된 2건의 연구(미국과 유럽에서 각각 하나)에서 항CD3단클론 항체를 이용하여 얻은 경험은 이런 치료에 대한 관심을 높였다.[42,43]

1차 접종 부작용을 최소화하기 위해 변형된 항CD3항체 치료를 받은 7-30세 12명과 약을 투여하지 않은 집단 내에서 같은 수의 대조군을 비교하는 연구가 시행되었다.

이는 항CD3 치료 1년 후 치료하지 않은 환자보다 더 많은 인슐린을 생산하여 인슐린치료 요구가 적었다. 항체 치료에서 HbA1c 수치의 개선도 있었다. 항CD3는 초기 당뇨병의 면역 개입에 대한 과거의 연구 보다 구체적 방식으로 면역체계의 T세포에 작용하는 것으로 생각되었다.

최근의 테플리주맙(Fc수용체 비결합 항CD3 단클론 항체)을 14일 동안 투여하는 2상 무작위, 위약대조, 이중맹검 시험에서 적어도 2개의 자가항체가 있는 당뇨병 고위험군, 비당뇨병 친족에서 임상적 T1D으로 진행 지연이 있었다.

임상연구 종료 시점에서 테플리주맙 투여군(57%)에서 당뇨병이 없는 사람의 비율은 위약군(28%)의 2배였다. 당뇨병 진단 지연의 중앙값은 2년이었다. 그러나 대상자가 비교적 적어 추정 검정력은 제한적이었다. 이 연구에서 테플리주맙에 대한 항체 발생 가능성을 평가하지 않으나 이것은 우려할 만한 일이다.[44]

표 2.3 현재 진행 중이거나 등록 중인 면역치료 임상시험. (www.clinicaltrials.gov)

임상시험 identifier	연구제목	치료제	1차변수
NCT02307695	The Effect of Saxagliptin on Glucose Fluctuation and Immune Regulation in Patients with Type 1 Diabetes	Saxagliptin	MAGE at 24 weeks
NCT01559025	Evaluation of Vildagliptin (Galvus®) as add-on to Insulin in Residual [3-cell Function and Inflammatory Markers in New-onset Type 1 Diabetes Mellitus	Vildagliptin	MMTT C-peptide at 3, 6, 9 and 12 month
NCT02442544	Effect of Prebiotic Fibre on Gut Microbiota, Intestinal Permeability and Glycaemic Control in Children with Type 1 Diabetes: A Pilot Randomized, Double Blind, Placebo Controlled Study	Prebiotic 1:1 oligofructose:inulin	HbA1C at 3 months
NCT02820558	A Phase I Study of Safety and Pharmacological Activity of Substance P in the Reversal of Recent-Onset Type 1 Diabetes	Substance P	Safety at 20-27 days
NCT02505893	A Monocentric, Open-label Pilot Study to Assess the Safety and Efficacy of Minimal Islet Transplantation in Patients with New-onset Type 1 Diabetes	ATG + pG-CSF + rapamycin + human pancreatic islet	Safety and MMTT C-peptide at 12 months
NCT02940418	Use of Stem Cells in Diabetes Mellitus Type 1	AD-MSCs + BM-MNCs	Safety at 6 months
NCT02293837	EXTEND	Tocilizumab	MMTT C-peptide at 12 months
NCT02617654	A Randomized, Double-blinded Placebo-controlled, Paralleled Designed, Investigator Sponsored Study of the Effect of the GLP-1 Receptor Agonist Liraglutide on B-cell Function in C-peptide Positive Type 1 Diabetic Patients	Liraglutide	MMTT C-peptide at 12 months
NCT03170544	A Single Ascending Dose Clinical Trial to Study the Safety, Tolerability, Pharmacokinetics, and Pharmacodynamics of MK-1092 in Healthy Subjects and in Subjects with Type 1 Diabetes Mellitus	MK-1092	Safety and maximal glucose infusion rate at 33 days
NCT02814838	A Phase 2, Multicentre, Randomized, Double-blind, Placebo-controlled Study in Patients with New-onset Type 1 Diabetes	Ladarixin	MMTT C-peptide at 13±1 weeks
NCT02411253	DIABIL-2	rhIL-2	MMTT C-peptide at 12 months
NCT02803892	MONORAPA	Rapamycin /+ Vildagliptin	MMTT C-peptide at 4±1, 12±2 weeks

(계속)

임상시험 identifier	연구제목	치료제	1차변수
NCT02218619	Clinical Investigation of Efficacy of Tauroursodeoxycholic Acid (TUDCA) to Enhance Pancreatic B-cell Survival in Type 1 Diabetes by Reducing Endoplasmic Reticulum Stress	Tauroursodeoxycholic Acid (TUDCA)	MMTT C-peptide at 6, 12, and 18 months
NCT03272269	A Phase I Placebo-controlled, Double-blind, Dose Escalation Clinical Trial to Evaluate the Safety and Immune Responses of Imcyse's IMCY-0098 in Patients with Recent Onset Type 1 Diabetes	IMCY-0098	Safety at 24 weeks
NCT03032354	Effect of Lactobacillus Rhamnosus GG and Bifidobacterium Lactis BB 12 on Beta-cell Function in Children with Newly Diagnosed Type 1 Diabetes - a Randomized Controlled Trial	Probiotics	MMTT C-peptide at 6 and 12 months
NCT02644759	Transplantation of Autologous Stem Cells for the Treatment of Type 1 Diabetes Mellitus	aLD-SCs/CB-MSCs + G-CSF	Insulin requirement at 1 month

항CD3항체 오텔릭시주맙(otelixizumab)의 3상 임상연구 DEFEND-1*과 DEFEND-2은 치료 범위가 좁았다. 저용량에서 베타세포 질량이 보존되지 않았다.[45]

18개월의 관찰에서 중증 부작용이 있었다. 오텔릭시주맙은 CD3/T세포 수용체 표적의 키메라 단클론항체이며, Fc도메인의 당화 부위를 유전적 변형으로 제거하여 보체 또는 Fc수용체 결합에 영향을 준다. 이렇게 사이토카인 방출에 의한 2차 반응을 감소시킨다. 오텔릭시주맙은 병인 T세포를 하향 조절하고, T-reg세포를 상향 조절하여 T1D의 자가면역 과정을 중단시킨다.

T1D를 리툭시맙(rituximab)으로 치료한 1건의 임상연구가 있으며 B세포 고갈에 의한 베타세포 기능을 보았다.[46] T1D는 T세포를 통한 자가면역질환이지만 B림프구는 항원 제시 세포(APC) 역할을 하고 췌도 환경을 조절하여 병리적 역할을 한다.

새롭게 발생한 T1D에 리툭시맙 투여는 1년간 C-펩타이드 수치가 보존되고, HbA1c 수치와 인슐린주사 요구량을 감소시켰다. 흥미로운 사실은 2년의 추적 관찰에서 리툭시맙은 C-펩타이드 수치 감소를 지연시켰으나 인슐린 용량에는 영향을 주지 않았다. 이것은 B세포 결손이 베타세포 내성 회복에 충분하지 않음을 시사한다.

면역억제제 이용이 당뇨병 진행을 늦추기 위해 가능한 접근법으로 제안되었다. 아바타셉트(abatacept, CTLA4-Ig)를 1일, 14일, 28일, 그리고 28일마다 10 mg/kg 용량을 30분 정맥 주입하는 다기관, 이중맹검, 무작위 대조시험이 시행되었다.[47]

이 연구 결과 아바타셉트는 위약에 비해 C-펩타이드 분비 반응이 증가되어 베타세포 질량 보존에 효과적이었다. 그러나 이런 효과는 시간 경과에 따

* DEFEND 1: Durable Response Therapy Evaluation for Early or New Onset Type 1 Diabetes

라 감소했다. 따라서 주입 중단 후에도 유의한 효과가 지속되는지 밝히기 위해서는 추가 연구가 필요하다. 아바타셉트는 3차 예방 임상연구에 이용될 수 있는 잠재적 후보 물질이며, 새로 발생 T1D 환자에서 병용요법으로 이용할 수 있는 후보물질이다.

GAD65(글루탐산 카복실기제거효소의 65kDa 동형)는 사람의 신경계에서 중요한 역할을 하는 효소이며, 여러 신경계질환(예: 파킨슨병과 만성 통증)과 관계가 있다. GAD65는 췌장의 인슐린 생산 베타세포에서 발견되지만, 이 부위에서 기능은 아직 완전히 확립되지 않았다.

그러나 GAD65가 자가면역 당뇨병에서 면역체계가 인슐린을 생산하는 베타세포를 공격할 때 가장 중요한 표적의 하나라는 점은 명확하다. 따라서 rhGAD65 치료는 GAD65에 대한 면역관용을 유도하여 자가면역 공격에 개입하여 자가면역 당뇨병 환자의 인슐린 생산 능력을 보존하는 것으로 파악된다.

rhGAD65를 새로 진단된 T1D 환자에서 베타세포 기능을 보존할 수 있는지 조사하는 연구가 진행 중이다. 현재까지 시행된 임상연구는 T1D으로 새로 진단된 소아와 젊은 성인(10-20세)에서 15개월에 자극 C-펩타이드 손실 감소를 볼 수 없었다.[48]

또한 NOD 마우스에 GAD65 투여는 GAD65 특이 T effector세포 수를 줄였으며,[49] NOD 마우스의 70%에서 정상 혈당에 도달했다. 이 연구 결과를 바탕으로 피하 GAD-alum을 이용한 항원 기반 면역요법으로 T1D로 새로 진단된 환자에서 인슐린 손실 과정을 늦추는지 조사되었다. 최근의 당뇨병예방 임상연구 DIAPREV-IT는 당뇨병 전단계 소아에서 1차와 2차 피하 주사제로서 GAD-alum이 안전했으나 T1D 진행에는 영향이 없었다.[50] GAD-alum의 T1D 예방에 대한 이점은 향후 예방 연구가 필요하다.

염증유발 사이토카인 기반 치료제는 다양한 자가면역질환 치료에서 안전하고 효과적이라고 알려졌다. 따라서 이런 분자의 발현 억제는 췌장 베타세포에 중요한 변화를 일으킬 수 있다.[51] 새로 진단된 T1D에 항인터루킨-1을 이용하는 목적은 T1D 환자의 베타세포 기능을 유지하거나 향상시키기 위해 항IL-1치료의 타당성, 안전성/내약성, 잠재적 효과를 보려는 것이다. 류마티스 관절염 환자에서 항IL-1 투여는 내약성이 좋았다.[52,53]

또한 IL-1은 T-helper세포를 활성화하고 순환하는 기억 T세포 수를 개선하여 T1D 진행에 관여할 수 있다.[54] 활성물질은 인터루킨-1이라는 면역 신호분자의 차단제인 인터루킨-1 수용체 대항제다. 인형단클론 항인터루킨-1 항체 카나키누맙(canakinumab) 또는 인형인터루킨-1 수용체 대항제 아낙-인라(anak-inra)가 새로 발생한 T1D에서 베타세포 기능을 개선하는지 평가하기 위한 2건의 무작위 위약대조 임상연구가 시행되었으나 효과를 확인할 수 없었다.[54,55]

현재 진행 중인 임상연구 EXTEND (Clinical trial NCT02293837; www.clinicaltrials.gov)는 항IL-6 수용체 항체 토실리주맙(tocilizumab)을 이용하여 IL-6 신호전달 차단이 T1D 환자(6-17세)에서 베타세포 기능을 보호할 수 있는지 조사하고 있다(**표 2.3**). 인터루킨-8은 T1D 진행에 또 하나의 중요한 매개체로 알려졌다.

순환 IL-8 수치는 당뇨병이 아닌 대조군에 비해 T1D 소아에서 높다. 또한 IL-8 수치는 혈당 조절과 상관관계가 있으며, 수치가 높을수록 혈당 조절 불량과 관련이 있다. 따라서 IL8 활성 조절 또는 억제는 T1D 진행 제어를 위한 새로운 치료법 개발에 표적이 될 수 있다.

CXCR1/2 IL-8 억제제(Ladarixin)의 다기관,

무작위, 이중맹검, 위약대조 2상 시험이 제80회 미국당뇨병학회(ADA)에 발표되었다(임상연구 NCT02814838; www.clinicaltrials.gov).

이 임상연구는 새로 발생한 T1D 환자 76명을 대상으르 무작위로(2:1) 라다릭신 치료(14일 이용/14일 중단의 3주기 동안 400 mg bid) 또는 위약(대조군)으로 나누었다. 연구 결과는 13주와 26주에 자극 C-펩타이드에 통계적으로 유의한 차이는 없었으나, 라다릭신 투여 환자의 76.6%에서 HbA1c 7% 미만이고 매일 인슐린 요구량이 0.50 IU/kg 미만이었으나, 위약 투여 환자는 45.8%에 불과했다.

또한 기저 공복 C-펩타이드가 중앙값 미만인 환자의 세부 분석에서 C-펩타이드의 MMTT AUC는 13주에 증가 경향이 있었고 26주에 통계적 유의성에 도달했다.

인크레틴 관련제

최근 베타세포 손상과 췌장 병변에 이질성이 있으더, 순환T세포와 자가항체 면역신호에 차이가 알려졌다. 인크레틴 치료는 남아있는 베타세포에서 인슐린 생산 능력을 높이며 글루카곤 분비를 억제하여 베타세포 기능 회복에 응용할 가능성이 있다. 또한 이미 증상이 시작된 T1D에서 자가면역 회복을 위해 면역조절요법과 병용하는 베타세포 스트레스를 줄이기 위한 치료제의 가능성도 있다.

따라서 2형당뇨병에만 적용된다고 생각했던 인크레틴 치료가 T1D에도 잠재적으로 도움이 될 수 있다. 이와 관련된 T1D 면역요법 임상연구가 진행 중이며, C-펩타이드 양성 조기 진단 T1D의 베타세포 기능에 대한 잠재적 이점을 조사하고 있다.

디펩티딜펩티다제 4 (DPP4) 억제제 삭사글립틴을 이용한 5건의 무작위 위약대조 연구의 추가 분석에서 성인잠복 자가면역당뇨병(LADA) 환자 대상으로 HOMA2로 평가한 베타세포 기능과 식후 C-펩타이드 개선이 있었다.[56]

또한 인슐린에 시타글립틴 추가하는 소규모 연구에서 인슐린 단독에 비해 C-펩타이드 감소에 유익한 효과가 있었다. 최근의 임상연구로 LADA 환자에 삭사글립틴과 비타민 D3 병용요법으로 유망한 결과가 있었다.[57]

T1D에서 삭사글립틴이 면역조절에 주는 영향의 4상 임상연구(NCT02307695)가 시행되었다. 또한 T1D로 새로 진단된 환자에서 진행성 베타세포 기능 장애 예방에 대한 빌다글립틴의 3상 무작위 대조시험이 있다(NCT01559025). 진행 중인 다른 연구로 4주간의 라파마이신 치료와 3개월의 빌다글립틴 치료를 위약과 비교하여 내인성 인슐린 생산 증가과 혈당 불안정성 교정을 연구하고 있다(NCT02803892).

글루카곤유사펩타이드(GLP1) 유사체는 2형당뇨병과 비만에서 베타세포와 당지질대사에 대한 다양한 이점을 입증하기 위한 대규모 임상 시험이 시행되었다.

T1D 환자에 응용에는 잠재적 우려가 제기되었다. 현재 장기간 지속된 1형당뇨병과 인슐린 생산이 남아 있는 환자에서 소규모 2상 무작위 대조 시험(NCT02617654)으로 리라글루타이드 1.8 mg/일 52주 치료하여 자극 C-펩타이드 농도에 의한 효과를 위약 대비 조사하고 있다(1차 평가변수는 12개월에 MMTT C-펩타이드).

인크레틴 관련제를 이용하여 베타세포 기능 보존에 대한 다른 연구가 현재 진행 중이며 더 이상 대상자를 모집하지 않고 있다(NCT02443155; NCT02127047). 이런 연구 결과 인크레틴 관련제에 의해 C-펩타이드 분비를 보존하기를 기대한다(표 2.3).

결론

현재 T1D 치료 목표의 하나는 진단 시에 이미 상당수 환자에서 나타나며, 질병의 임상 경과에 영향을 줄 수 있는 남아있는 C-펩타이드 분비의 보존이다. 많은 연구 결과 T1D 진단 후 C-펩타이드 분비는 유전요인, 당뇨병 진단 시 환자의 나이, 항췌도항체 수, 남아있는 C-펩타이드 분비에 따라 다르다고 알려졌다. 집중인슐린치료와 면역조절제가 이런 방향에 유용할 수 있다.

모든 치료 개입의 궁극적 목표는 병인이 되는 자가면역반응을 제거하고 베타세포 질량과 기능을 생리적으로 충분한 수준으로 보존 또는 복원하여 안정적 혈당 조절을 유지하여 T1D를 예방하거나 역전시키는 것이다.

T1D 조기 진단은 베타세포 질량의 회복과 보존에 중요하다. 항원 특이적 또는 비특이적 중재를 이용한 다양한 임상연구에서 T1D 조기 진단 후 단기적으로 자가면역 과정 조절과 인슐린 분비 손실의 예방이 어느 정도 이점이 있다고 알려졌다. 안타깝지만 중재의 성공을 예측하고 감시할 수 있는 적절한 지표의 부족, 장기적 부작용, 치료 효과 지속 기간에 대한 불확실성, 베타세포 질량 회복의 타당성 등으로 현재의 치료 전략은 아직 제한적이다.

무엇보다 T1D는 발생 연령이 유년기에서 성인기에까지 이어지는 이질적 질병이라는 점을 기억해야 한다.

가장 이상적 중재는 T1D에 특이적이고, 부작용이 없으며, 질병 발생 전에 효과적이고, 표준요법에 비해 장기적이며 임상적으로 의미 있는 개선이 있어야 한다. 이런 접근법의 성공은 결국 혈당 조절에 주는 영향에 의해 평가될 수 있으며, 이것이 질병의 장기적 경과에 결정 요인이기 때문이다.

결론적으로 T1D의 조기 진단은 매우 중요하며 허망한 승리가 아니라고 단언할 수 있다. 다윗과 골리앗의 만남에 비교할 수 있지만 조기 면역 개입이 T1D의 임상 과정을 극적으로 변화시키기를 기대한다.

참고문헌

1. Nam Han Cho. *IDF Diabetes Atlas*, 9th edn. Brussels: 2019. 2017.
2. de Ferranti SD, de Boer IH, Fonseca V et al. Type 1 diabetes mellitus and cardiovascular disease: a scientific statement from the American Heart Association Andamerican Diabetes Association. *Circulation*, 2014;**30**:1110–1130.
3. Dabelea D, Stafford JM, Mayer-Davis EJ et al. Association of type 1 diabetes vs type 2 diabetes diagnosed during childhood and adolescence with complications during teenage years and young adulthood. *JAMA*. 2017;**317**:825–835.
4. Hamman RF, Bell RA, Dabelea D et al. The SEARCH for diabetes in youth study: Rationale, findings, and future directions. *Diabetes Care*. 2014;**37**:3336–3344.
5. Cerolsaletti K, Hao W, and Greenbaum CJ. Genetics coming of age in type 1 diabetes. *Diabetes Care*. 2019;**42**:189–191.
6. Lee HS and Hwang JS. Genetic aspects of type 1 diabetes. *Annals of Pediatric Endocrinology and Metabolism*. 2019;**24**:143–148.
7. Forgetta V, Manousaki D, Istomine R et al. Rare genetic variants of large effect influence risk of type 1 diabetes. *Diabetes*. 2020;**69**:784–795.
8. Haider MZ, Rasoul MA, Al-Mahdi M et al. Association of protein tyrosine phosphatase non-receptor type 22 gene functional variant c1858t, HLA-dq/dr genotypes and autoantibodies with susceptibility to type-1 diabetes mellitus in Kuwaiti Arabs. *PLoS One*. 2018;**13**:e0198652.
9. Vella A, Cooper JD, Lowe CE et al. Localization of a type 1 diabetes locus in the IL2RA/CD25 region by use

cf tag single-nucleotide polymorphisms. *Am J Hum Genet* 2005;**76**(5):773–779.
10. Todd JA, Walker NM, Cooper JD et al. Robust associations of four new chromosome regions from genome-wide analyses of type 1 diabetes. *Nat Genet* 2007;**39**(7):857–864.
11. Regnell SE and Lernmark A. Early prediction of autoimmune (type 1) diabetes. *Diabetologia*. 2017;**60**:1370–1381.
12. Strollo R, Vinci C, Arshad MH et al. Antibodies to post-translationally modified insulin in type 1 diabetes. *Diabetologia*. 2015;**58**:2851–2860.
13. Strollo R, Vinci C, Napoli N et al. Antibodies to post-translationally modified insulin as a novel biomarker for prediction of type 1 diabetes in children. *Diabetologia*. 2017;**60**:1467–1474.
14. Rewers M and Ludvigsson J. Environmental risk factors for type 1 diabetes. *The Lancet*. 2016;**387**:2340–2348.
15. Lamb MM, Miller M, Seifert JA et al. The effect of childhood cow's milk intake and HLA-DR genotype on risk of islet autoimmunity and type 1 diabetes: The Diabetes Autoimmunity Study in the Young. *Pediatr. Diabetes*. 2015;**16**:31–38.
16. Schramm S, Lahner H, Jockel KH et al. Impact of season and different vitamin D thresholds on prevalence of vitamin D deficiency in epidemiological cohorts – a note of caution. *Endocrine*. 2017;**56**:658–666.
17. Chowdhury R, Kunutsor S, Vitezova A et al. Vitamin D and risk of cause specific death: Systematic review and meta-analysis of observational cohort and randomised intervention studies. *BMJ*. 2014;**348**:g1903.
18. Napoli N, Strollo R, Pitocco D et al. Effect of calcitriol on bone turnover and osteocalcin in recent-onset type 1 diabetes. *PLoS One*. 2013;**8**:e56488.
19. Knip M, Akerblom HK, Al Taji E et al. Effect of hydrolyzed infant formula vs conventional formula on risk of type 1 diabetes the TRIGR randomized clinical trial. *JAMA*. 2018;**319**:38–48.
20. Hummel S, Pfluger M, Hummel M et al. Primary dietary intervention study to reduce the risk of islet autoimmunity in children at increased risk for type 1 diabetes. *Diabetes Care*. 2011;**34**:1301–1305.
21. Beyerlein A, Chmiel R, Hummel S et al. Timing of gluten introduction and islet autoimmunity in young children: Updated results from the Babydiet study. *Diabetes Care*. 2014;**37**:e194–195.
22. Uusitalo U, Lee HS, Andren Aronsson C et al. Early infant diet and islet autoimmunity in the TEDDY study. *Diabetes Care*. 2018;**41**:522–530.
23. Uusitalo U, Liu X, Yang J et al. Association of early exposure of probiotics and islet autoimmunity in the TEDDY study. *JAMA Pediatr.* 2016;**170**:20–28.
24. Sørensen IM, Joner G, Jenum PA et al. Serum long chain n-3 fatty acids (EPA and DHA) in the pregnant mother are independent of risk of type 1 diabetes in the offspring. *Diabetes. Metab. Res. Rev.* 2012;**28**:431–438.
25. Nanto-Salonen K, Kupila A, Simell S et al. Nasal insulin to prevent type 1 diabetes in children with HLA genotypes and autoantibodies conferring increased risk of disease: a double-blind, randomised controlled trial. *Lancet*. 2008;**372**:1746–1755.
26. Bingley PJ and Gale EAM. Progression to type 1 diabetes in islet cell antibody-positive relatives in the European Nicotinamide Diabetes Intervention Trial: The role of additional immune, genetic and metabolic markers of risk. *Diabetologia*. 2006;**49**:881–890.
27. Beik P, Ciesielska M, Kucza M et al. Prevention of type 1 diabetes: Past experiences and future opportunities. *J. Clin. Med.* 2020;**9**.
28. Skyler JS, Krischer JP, Wolfsdorf J. Effects of oral insulin in relatives of patients with type 1 diabetes: The diabetes prevention trial-type 1. *Diabetes Care*. 2005;**28**:1068–1076.
29. Vehik K, Cuthbertson D, Ruhlig H et al. Long-term outcome of individuals treated with oral insulin: Diabetes Prevention Trial-Type 1 (DPT-1) oral insulin trial. *Diabetes Care*. 2011;**34**:1585–1590. 30. Ryhanen SJ, Harkonen T, Siljander H et al. Impact of intranasal insulin on insulin antibody affinity and isotypes in young children with HLA-conferred susceptibility to type 1 diabetes. *Diabetes Care*. 2011;**34**:1383–1388.
31. Gubitosi-Klug RA, Lachin JM, Backlund JYC et al. Intensive diabetes treatment and cardiovascular outcomes in type 1 diabetes: The DCCT/EDIC study 30-year follow-up. *Diabetes Care*. 2016;**39**(5):686–693.
32. Lachin JM, Bebu I, Bergenstal RM et al. Association of glycemic variability in type 1 diabetes with progression of microvascular outcomes in the diabetes control and complications trial. *Diabetes Care*. 2017;**40**:777–783.
33. Bone RN and Evans-Molina C. Combination immunotherapy for type 1 diabetes. *Current Diabetes Reports*. 2017;**17**:50 .
34. Atkinson MA, Von Herrath M, Powers AC, and Clare-Salzler M. Current concepts on the pathogenesis of type 1 diabetes-considerations for attempts to prevent and reverse the disease. *Diabetes Care*. 2015;**38**:979–988.
35. Rak K and Bronkowska M. Immunomodulatory effect of vitamin D and its potential role in the prevention and treatment of type 1 diabetes mellitus: A narrative review. *Molecules*. 2018;**24**:24.
36. Gabbay MAL, Sato MN, Finazzo C et al. Effect of cholecalciferol as adjunctive therapy with insulin on protective immunologic profile and decline of residual β-cell

function in new-onset type 1 diabetes mellitus. *Arch. Pediatr. Adolesc. Med.* 2012;**166**:601–607.
37. Bogdanou D, Penna-Martinez M, Filmann N et al. T-lymphocyte and glycemic status after vitamin D treatment in type 1 diabetes: A randomized controlled trial with sequential crossover. *Diabetes. Metab. Res. Rev.* 2017;**33**.
38. Treiber G, Prietl B, Frohlich-Reiterer E et al. Cholecalciferol supplementation improves suppressive capacity of regulatory T-cells in young patients with new-onset type 1 diabetes mellitus: A randomized clinical trial. *Clin. Immunol.* 2015;**161**:217–224.
39. Ataie-Jafari A, Loke SC, Rahmat AB et al. A randomized placebo-controlled trial of alphacalcidol on the preservation of beta cell function in children with recent onset type 1 diabetes. *Clin. Nutr.* 2013;**32**:911–917.
40. Pitocco D, Crino A, Di Stasio E et al. The effects of calcitriol and nicotinamide on residual pancreatic β-cell function in patients with recent-onset Type 1 diabetes (IMDIAB XI). *Diabet. Med.* 2006;**23**:920–923.
41. Bizzarri C, Pitocco D, Napoli N et al. No protective effect of calcitriol on β-cell function in recent-onset type 1 diabetes: The IMDIAB XIII trial. *Diabetes Care.* 2010;**33**:1962–1963.
42. Herold KC, Hagopian W, Auger JA et al. Anti-CD3 Monoclonal antibody in new-onset type 1 diabetes mellitus. *N. Engl. J. Med.* 2002;**346**:1692–1698.
43. Keymeulen B, Vandemeulebroucke E, Ziegler AG et al. Insulin needs after CD3-antibody therapy in new-onset type 1 diabetes. *N. Engl. J. Med.* 2005;**352**:2598–2608.
44. Herold KC, Bundy BN, Long SA et al. An anti-CD3 antibody, teplizumab, in relatives at risk for type 1 diabetes. *N. Engl. J. Med.* 2019;**381**:603–613.
45. Aronson R, Gottlieb PA, Christiansen JS et al. Low-dose Otelixizumab anti-CD3 monoclonal antibody DEFEND-1 study: Results of the randomized phase III study in recent-onset human type 1 diabetes. *Diabetes Care* 2014;**37**:2746–2754.
46. Pescovitz MD, Greenbaum CJ, Bundy B et al. B-lymphocyte depletion with rituximab and β-cell function: Two-year results. *Diabetes Care.* 2014;**37**:453–459.
47. Orban T, Bundy B, Becker DJ et al. Co-stimulation Modulation with abatacept in patients with recent-onset type 1 diabetes: A randomised double-masked controlled trial. *Lancet.* 2011;**378**:412–419.
48. Ludvigsson J, Krisky D, Casas R et al. GAD65 antigen therapy in recently diagnosed type 1 diabetes mellitus. *N. Engl. J. Med.* 2012;366:433–442.
49. Ludvigsson J. Autoantigen treatment in type 1 diabetes: Unsolved questions on how to select autoantigen and administration route. *International Journal of Molecular Sciences.* 2020;**21**.
50. Elding Larsson H, Lundgren M, Jonsdottir B et al. Safety and efficacy of autoantigen-specific therapy with 2 doses of alum-formulated glutamate decarboxylase in children with multiple islet autoantibodies and risk for type 1 diabetes: A randomized clinical trial. *Pediatr. Diabetes.* 2018;**19**:410–419.
51. Lopes M, Kutlu B, Miani M et al. Temporal profiling of cytokine-induced genes in pancreatic β-cells by meta-analysis and network inference. *Genomics.* 2014;**103**:264–275.
52. Sota J, Vitale A, Insalaco A et al. Safety profile of the interleukin-1 inhibitors anakinra and canakinumab in real-life clinical practice: a nationwide multicenter retrospective observational study. *Clin. Rheumatol.* 2018;**37**:2233–2240.
53. Cabello-Olmo M, Arana M, Radichev I et al. New insights into immunotherapy strategies for treating autoimmune diabetes. *International Journal of Molecular Sciences.* 2019;**20**.
54. Moran A, Bundy B, Becker DJ et al. Interleukin-1 Antagonism in type 1 diabetes of recent onset: Two multicentre, randomised, double-blind, placebo-controlled trials. *Lancet.* 2013;**381**:1905–1915.
55. Bundy BN and Krischer JP. A quantitative measure of treatment response in recent-onset type 1 diabetes. *Endocrinol. Diabetes Metab.* 2020;**3**:e00143.
56. Buzzetti R, Pozzilli P, Frederich R et al. Saxagliptin improves glycaemic control and C-peptide secretion in latent autoimmune diabetes in adults (LADA). *Diabetes. Metab. Res. Rev.* 2016;**32**:289–296.
57. Zhang Z, Yan X, Wu C et al. Adding vitamin D3 to the dipeptidyl peptidase-4 inhibitor saxagliptin has the potential to protect β-cell function in LADA patients: A 1-year pilot study. *Diabetes. Metab. Res. Rev.* 2020;**36**:e3298.

3

당뇨병의 재분류: 임상적 특성이 당뇨병 분류와 치료에 도움이 될 수 있을까?

Adrian Vella
Professor of Medicine, Division of Endocrinology, Diabetes, Metabolism, and Nutrition, Mayo Clinic, Rochester, MN, USA

요점

- 2형당뇨병이 1형당뇨병과 구별되는 특징은 인슐린 분비 세포의 면역 매개 파괴에 대한 증거가 없다는 것이다. 이렇게 지나친 단순화는 2형당뇨병이 가진 이질성을 놓칠 수 있다.
- 1형당뇨병과 2형당뇨병을 구별하는 현재의 방법은 상당히 제한적이며 민감도와 특이성이 낮다.
- 당독성과 지방독성은 단기적으로 인슐린 분비에 나쁜 영향을 주며 이런 상태가 반드시 영구적인 것은 아니다.
- 단일유전자에 의한 당뇨병의 진단 가능성에 대한 관심과 안전하고 효과적 혈당 조절 도달은 2형당뇨병을 세부적으로 분류하려는 현재의 시도보다 임상적 유용성이 있을 가능성이 높다.

고혈당의 병태생리: 1형당뇨병과 2형당뇨병

1형당뇨병과 2형당뇨병의 분류는 원래 다소 임의적이었으나 현재는 자가항체의 존재에 근거한 1형당뇨병의 '양성 진단'과 췌도 자가면역의 증거가 없다는 인식에서 '배제에 의한' 2형당뇨병 진단이 중요하다. 이런 접근법은 이용하는 검사의 부분적 특성이나 2형당뇨병의 이질성에 의해 상당히 제한된다.[1]

당뇨병의 면역 매개 원인을 궁극적으로 입증하려면 췌도 내 면역 침윤을 확인해야 한다.[2]

이것은 매우 침습적이며 중증 합병증의 위험이 커서 거의 시행되지 않는다. 일부 연구자는 당뇨병 관리의 궁극적 목표가 혈당을 안전하고 효과적으로 조절하는 것이므로 근본적 진단은 덜 중요할 수 있다고 주장한다.[1]

치료법이 없다면 진단이 중요하지 않을 수도 있겠지만, 당뇨병 약물치료를 위한 치료제가 크게 발전하고 있는 것을 고려하면 고혈당을 일으키는 병태생리 이상에 대한 이해는 가장 좋은 치료에 도움이 될 수 있다. 예를 들어 단일유전자 당뇨병이 설포닐유레아에 잘 반응하며 인슐린치료가 반드시 필요하지 않다는 사실에서 알 수 있다.[3]

혈색소증의 조기 발견과 치료는 췌장 췌도 기능 소실을 예방할 수 있으며, 렙틴요법에 반응하는 전신 지방이영양증과 관련된 당뇨병은 다른 예가 될 수 있다.

고혈당은 어떻게 발생하는가? 식후 상태에서 혈당 농도는 인슐린 분비 자극, 글루카곤 분비 억제, 인슐린(인슐린 작용)과 포도당(포도당 효과)의 내인성 포도당 생성 억제와 조직의 포도당 흡수 촉진 능력, 위 배출 속도 등에 의한 최종적 결과다.

1형당뇨병에서 모든 결함은 궁극적으로 인슐린 결핍에 의한 2차적 결과이지만 2형당뇨병에서 이런 여러 요인의 상대적 관여 정도는 가변적이다.[4,5]

인슐린 분비 결함 또는 지연은 모든 형태의 당뇨병에서 특징이며, 고혈당의 존재는 인슐린 분비 정도가 일반적 인슐린 작용에 부적절하다는 것을 의미한다.[6]

베타세포에서 인슐린을 조립하는 능력 이상으로 분비 요구가 증가하면 단백질의 잘못 접힘과 풀림 반응을 포함하는 일련의 기전이 나타나서 기능장애를 일으키며, 이것을 모르고 지내면 베타세포가 사멸될 수 있다.[7,8]

2형당뇨병과 관련된 흔한 유전 변이는 인슐린의 합성과 분비와 관련된 여러 경로의 식별에 도움이 되었다. 그러나 공복 고혈당에 대한 유전 소인은 포도당 불내성에 대한 유전 소인과 다르다는 점에 유의하는 것이 중요하다.[9,10]

이것은 공복혈당장애가 내당능장애와 관계없이 발생할 수 있으며 당뇨병 전단계에서 그 반대의 경우도 마찬가지라는 관찰과 일치한다.[11]

글루카곤 억제 이상은 1형당뇨병과 2형당뇨병 모두에서 관찰되며, 초기에는 췌도 내 인슐린 결핍에 기인한다.[12] 그러나 알파세포 분비에 의한 인슐린 억제는 과거에 생각했던 것처럼 중요하지 않을 수 있다.[13,14]

글루카곤 분비에는 다른 주변분비의 조절인자도 있다.[15] 비정상적 글루카곤 분비는 당뇨병 전단계 초기에 나타나며 인슐린 분비 결함과 관계없이 발생한다.[14] 당뇨병의 발생기전에서 글루카곤 분비의 중요성을 강조하는 것은 당뇨병 관련 유전 변이에서 알파세포 기능 결함이 있기 때문이다.[16,17]

인슐린과 포도당이 내인성 포도당의 생성을 억제하고(그리고 순환계로 방출) 흡수를 자극하는 능력을 변화시키는 요인에는 체중, 비만도, 신체 활동 등이 영향을 주지만 잘 알려지지 않았다.

예를 들어 인슐린 작용 결함에 관여하는 유전 소인은 잘 규명되지 않았다. 다낭난소증후군과 같은 특정 증후군은 인슐린저항성에 영향을 미쳐 당뇨병과 관련이 있다.[18,19]

혈당 조절에 영향을 주는 마지막 변수는 상부 위장관 기능이다. 위와 근위부 소장이 조화를 이루어 식후 십이지장과 공장에서 흡수되는 칼로리에 따라 변화 속도를 완화한다. 많은 신경이나 호르몬 신호가 위 용적과 위벽 긴장(섭취 음식의 수용 가능), 유문 긴장도, 위 배출 속도를 조절한다.[20]

이런 통합 시스템으로 포만감과 칼로리 섭취를 조절하지만 당뇨병 소인과 명확한 관련은 없다. 예를 들어, 비만대사수술의 이점은 대부분 칼로리 섭취량과 체중 감소 변화를 통해 나타나며[21], 루Y모양위우회술(roux-en-Y-gastric bypass, RYGB)에서 위 배출률이 높지만 위소매절제술의 결과는 대체로 비슷하다.[22]

질병 발현에 대한 유전과 환경 영향

당뇨병에 2가지 다른 형태가 있다는 개념에서

양 극단은 비교적 인식하기 쉽고 유전 소인이 다르게 보인다. 1형당뇨병과 2형당뇨병 모두 유전 소인이 있지만 2형당뇨병에서는 환경의 관여가 더 두드러진다.[23]

200개 이상 유전자좌위의 유전 변이가 2형당뇨병과 관련이 있다. 이런 변이의 대부분은 위험도가 작으며, 질병 위험에 실제로 영향을 주는 18개 유전자좌위의 유전 변이에 대한 지식이 신체 측정 정보나 가족력을 이용한 예측 모델 성능을 크게 변화시키지 못했다.[24]

추가로 알려진 유전자좌의 유전 정보를 통합한 모델에서 젊은 성인에서 예측 성능을 향상시켰지만, 유전 정보가 개인 수준에서 2형당뇨병 위험 예측에 크게 도움이 되지 못하고 있다.[25] 이와 대조적으로 사람 백혈구항원(HLA)의 유전 변이는 1형당뇨병에서 유전 위험의 절반 이상을 차지한다.

HLA는 항원 제시를 면역 체계에 결합하여 처리한다. 면역 반응 경로에 관여하는 일부 유전자좌는 추가 위험에 관여한다. 다른 변이(~50)는 보다 작은 효과를 준다. 1형당뇨병에 관련된 대부분의 유전자좌는 면역 조절을 변화시킨다.[26-28]

1형당뇨병에서 면역 매개 파괴의 연쇄 작용을 일으키는 환경적 영향은 충분히 알려져 있지 않다. 때로 고혈당이 발열질환에서 처음 발견되지만, 고혈당이 나타나는 시점에 이미 췌도의 상당한 파괴가 있다는 것은 잘 알고 있다. 과도한 칼로리 섭취와 신체 활동 부족은 2형당뇨병과 관련이 있다.

이런 현상이 균일한 것은 아니며 실제로 미국에서 비만대사수술을 받는 환자(BMI > 35 kg/m^2)의 1/3에서만 당뇨병이 있다. 이런 이질성의 이유는 아직 명확하지 않다.[29]

흥미로운 관찰은 교대 근무나 하루주기 불일치와 2형당뇨병 발생의 관계이며, 이것은 인슐린 합성과 분비에 주는 영향을 통하는 것으로 생각된다. 하루주기 신호전달의 핵심 부분인 멜라토닌 수용체(MTNR1B)의 유전 변이는 2형당뇨병과 관련이 있다.[30,31]

인슐린 분비 측정

인슐린은 다양한 자극에 반응하여 베타세포에서 분비된다. 말초 인슐린 농도는 2개의 서로 다른 과정의 합으로 나타나므로 인슐린 분비 척도가 되기에 적합하지 않다.

첫째는 문맥으로 인슐린의 분비이며, 둘째는 인슐린이 전신 순환에 도달하기 전에 간을 지나면 나타나는 인슐린의 간 추출이다. 간 추출이 능동적 과정인지 아니면 수동적 과정인지 아직 명확하지 않으며, 인슐린 분비 정도에 비례할 가능성이 높고[32] 베타세포 기능 감소에 따라 줄어든다.[33]

C-펩타이드는 인슐린이 프리프로인슐린으로 번역 후 처리되어 특정 이황화 결합을 만들어 연결하는(C-) 펩타이드이며 절단 후 이합체 구조를 만든다. 이 펩타이드는 인슐린과 1:1 비율로 분비되지만 간 추출을 거치지 않는다. 따라서 이론적으로 C-펩타이드 농도는 인슐린 농도 보다 인슐린 분비 평가에 더 좋은 척도가 된다.

그러나 신장에 의해 제거되는 C-펩타이드(따라서 신장기능 장애에서 이용할 수 없다)는 반감기가 ~30분이므로 인슐린(반감기 <5분)에 비해 길어 순환계에 축적된다. C-펩타이드 농도에서 인슐린 분비 속도를 추정하려면 C-펩타이드 제거율에 대한 지식이 필요하다.

이것은 Van Cauter 등의 연구에 의해 인체 측정 기준에서 추정할 수 있으므로 신장기능이 정상인 사람에서 인슐린 분비를 정확하게 평가할 수 있다.[34,35]

인슐린 분비 평가에서 고려해야 할 다른 요인은 자극의 특성이다. 일상 생활과 비슷한 상황의 생리적 자극(예: 경구 포도당내성검사 또는 혼합식사 내성검사)은 비생리적 자극에 비해 인슐린 분비 결함을 잘 감지할 수 있다. 비생리적 검사로 글루카곤 또는 아르기닌 자극검사는 최대 인슐린 분비 반응을 보기 위한 자극으로 이용한다.[36-38]

말초 혈당 농도를 매우 빠르게 변화시킬 수 있는 포도당 정맥주사(정맥 내 포도당내성검사; IVGTT)도 베타세포 분비에 대한 비생리적 자극이다. 정맥 내 포도당 부하는 건강한 피험자에서 초기 1형당뇨병 환자나 2형당뇨병 환자에서 관찰되지 않는 특징적 이상성 인슐린 분비 양상을 나타낸다.[39]

표준화된 자극에 대한 반응으로 인슐린 분비를 측정하면 베타세포 기능을 정성적으로 추정할 수 있지만, 진정한 정량적 측정은 인슐린 분비를 인슐린 작용의 함수로 표현해야 한다.

수학적 모델을 이용한 지수는 당뇨병 진행 위험을 예측하거나 중재에 대한 반응을 정량화 할 수 있다. 그러나 충분한 규범적 자료는 부족하며 개별적 효용성에는 제한되어 있다.[6]

그렇지만 공복 상태 또는 자극에 대한 반응으로 C-펩타이드 농도가 없거나 거의 없으면 내인성 인슐린 분비 부족의 평가에 도움이 될 수 있다.

자가항체

각종 자가항체를 임상에 이용하여 췌도 자가면역의 존재를 확인할 수 있다. 이런 항체는 글루탐산 탈카르복실라아제(GAD-65), 인슐린, 티로신인산 가수분해효소, 인슐린종 관련 단백질 2 (IA-2와 IA-2p), 아연 수송체(ZnT8) 등에 대한 항체다.

자가항체 수가 많고 항체의 역가가 높으면 자가면역이 존재할 가능성이 높다.[40] 그러나 1형당뇨병의 임상 소견이 있어도 항체는 음성일 수 있다. 때로 그 반대 상황도 있다.

40세 이전 1형당뇨병 환자의 벨기에 코호트에서 24%는 자가항체가 없었다.[41] 한편 Botnia연구에서 건강한 사람의 4.4%가 GAD 항체를 갖고 있었다.[42]

성인의 잠복자가면역 당뇨병(LADA)은 유전 소인이 낮을수록 발현 연령이 늦어지며, 자가항체 양성의 양과 정도가 감소하고, 내인성 인슐린 분비 지속성이 길어지는 1형당뇨병의 '불완전형'을 나타낼 가능성이 높다.

LADA 환자는 2형당뇨병 환자보다 BMI가 낮은 경향이 있다. 주목할 사실은 인슐린과 IA-2에 대한 항체는 후기 발생 당뇨병에서 거의 나타나지 않는다는 점이다. 췌도 자가항체는 1형당뇨병 환자의 가족 구성원에서 당뇨병 발생 위험 평가에 유용하다.[43]

"비정형" 당뇨병, 당독성, 허니문기간

비정형당뇨병 또는 '케톤증 경향 2형당뇨병'은 당뇨병의 첫 증상으로 당뇨병 케토산증이 나타나는 비만한 소수 민족(일반적으로 아프리카계 미국인) 환자의 설명에 이용되었다.[44]

이런 환자는 보통 급성 대사조절이 이루어지면 인슐린 없이(때로 식사요법만으로) 장기간 혈당 조절을 유지할 수 있다. 이런 관찰을 설명하기 위해 고혈당 자체가 인슐린 분비와 작용을 저해한다는 당독성 개념이 제시되었다.[45]

실제로 혈당이 정상으로 유지되면 인슐린 분비 관련 지수는 연령과 체중을 일치시킨 대조군의 지수와 차이가 없었다.[46] 단기간의 지방독성 노출은 베타세포 기능에 거의 영향을 주지 않는다.[47] 당뇨병이 처음 발생한 중국인 코호트에서 단기간의 집중인슐린치료는 기존 치료 환자에 비해 1년 후 인슐린 분비가 보존되는 당뇨병 '관해'가 나타났다.[48]

체중 감소와 무관한 당뇨병 관해는 비만대사수술 후에도 나타나며, 단기적으로는 칼로리 제한과 베타세포 '휴식'으로 설명할 수 있다.[49] 인슐린 과잉생산은 소포체스트레스를 일으킬 수 있으며, 이를 방치하면 베타세포 사멸로 이어질 수 있다는 개념과 일치한다.[50]

이런 요인은 1형당뇨병에서 허니문기간 동안 내인성 인슐린 분비 재개와 외인성 인슐린 요구량 감소 또는 중단을 설명할 수 있다. 허니문기간은 고혈당에서 대사와 혈당 조절이 회복된 후 다양한 기간으로 나타낸다. 일부 환자는 관해가 오래 지속되며, 엄격한 혈당 조절의 영향을 받은 환자에서 내인성 인슐린 분비 지속성이 연장되는 것으로 보인다.

낭포섬유증 관련 당뇨병

낭포섬유증에서 당뇨병은 폐 이외 장기에서 나타나는 가장 많은 합병증이며 나이가 들며 증가하여 30세 이상 환자의 50%에 당뇨병이 있다.[51]

인슐린 분비 이상이 알려져 있으며, 이것은 베타세포의 cystic fibrosis transmembrane regulator (CFTR) 작용 이상으로 설명한다. CFTR 기능을 개선하는 치료제는 인슐린 분비에 효과적이다.[52]

췌장의 외분비 기능 이상은 영양소의 내강 방출을 감소시켜 인크레틴 호르몬 분비 자극과 위 배출 지연으로 식후 고혈당을 일으킨다. 또한 췌장 외분비 파괴는 내분비 기능 장애를 일으킨다. 낭포섬유증에서 영양 결핍과 전신 염증은 낭포섬유증 관련 당뇨병의 특징인 인슐린 작용을 손상시킬 수 있다. 대혈관합병증은 드물며 미세혈관합병증은 전형적 1형이나 2형당뇨병보다 적다.[53]

당뇨병 재분류를 위한 새로운 접근

Ahlqvist 등은 새로 당뇨병 진단을 받은 스웨덴 코호트 자료의 클러스터 분석을 시행했다. 진단 시에 측정한 6가지 변수(진단 연령, BMI, HbA1c, GAD 항체, 베타세포 기능과 인슐린저항성에 대한 HOMA모델 등)를 이용하여 5개 군으로 나누었다.

① 군은 GAD항체 양성이며 대사 조절이 되지 않는 비교적 드문 군이었다.
② 군은 항체가 없는 점에서 ①군과 달랐고,
③ 군은 BMI와 인슐린저항성이 높았다.
④ 군은 비만이었지만 HOMA로 측정한 인슐린 작용 결함은 ③군만큼 심하지 않았다.
⑤ 군은 나이가 많았지만, ④군처럼 대사 이상이 심하지 않았다.

이런 분류는 다른 3개의 독립적 코호트에서 검증되었다. 추적 관찰에서 당뇨병 케토산증과 비알코올성 지방간질환 발생률은 각각 ①군과 ③군에서 높았다. 또한 ③군에서 만성 신장질환 위험이 높았다.[54]

HOMA 측정은 당뇨병 진행 예측에 제한적이며[55] 연구자는 베타세포 기능 추정에 인슐린 대신 C-펩타이드를 이용했다. 이런 분류가 치료 방침을 정해주고, 개별 환자의 경과 개선에 도움이 되는지는 아직 확인되지 않았다. 당뇨병을 세부분류하여 특성화하려는 다른 접근 방식은 유전 변이와 표준된 자극 반응인 포도당내성 같은 정량적 특성을 이용한다.

예를 들어, Dimas 등은 혈당 형질을 변화시키는 유전 위험 유전자좌의 5개 클러스터를 확인했다.[56] 비당뇨병 58,000명 정도의 자료를 분석한 연구에서 한 클러스터는 인슐린감수성을 변화시켰다.

두 번째 클러스터는 공복 포도당을 변화시켰고, 세 번째 클러스터는 공복 상태에서 프로인슐린과 인슐린의 비율을 변화시켰다. 네 번째 클러스터는 당부하 후 인슐린 분비 결함을 특징으로 했다.

다섯 번째 클러스터는 혈당 형질을 변화시키지 않았다. 이런 연구는 유전자형이 표현형에 주는 영향의 이해에 도움이 되지만, 일정한 표현형 형질에 대한 각 위험 대립유전자의 효과 크기는 너무 작아 개개 환자의 임상적 특성 예측에는 도움이 되지 않았다.

약유전체학(pharmacogenomics)은 당뇨병 분류 방법으로 유망한 분야다. 이런 견해는 싸이아졸리딘다이온과 설포닐유레아 표적이 2형당뇨병의 위험좌위라는 발견에 의해 제시되었다. 그러나 치료 반응을 개인 수준에서 식별하기 어려우며, PPARG과 KCNJ11 유전자형이 2형당뇨병 치료 선택에 영향을 주지 않는다.[57, 8]

결론

고혈당을 일으키는 병태생리적 결함 경로는 매우 다양하다. 자가면역 당뇨병은 쉽게 특징지을 수 있으나 나머지 환자는 더 이질적이다.

당뇨병을 재분류하려는 노력은 개별 환자 관리를 바꾸거나 지시하지 못했다. 그러나 주목할만한 예외는 단일유전자 형태의 당뇨병이다. 당뇨병의 구분이 명확하지 않고 동반질환이 있을 때 고혈당을 일으키는 근본적 결함과 자가항체를 식별하고 비록 제한이 있지만 베타세포 기능 검사는 환자 치료 개선에 도움이 될 것이다.

참고문헌

1. Gale EA. Declassifying diabetes. Diabetologia. 2006;49:1989 - 1995.
2. Kaestner KH, Powers AC, Naji A, Consortium H, Atkinson MA. NIH Initiative to Improve Understanding of the Pancreas, Islet, and Autoimmunity in Type 1 Diabetes: The Human Pancreas Analysis Program (HPAP). Diabetes. 2019;68:1394 - 1402.
3. Hattersley AT, Pearson ER. Minireview: pharmacogenetics and beyond: the interaction of therapeutic response, beta - cell physiology, and genetics in diabetes. Endocrinology. 2006;147:2657 - 2663.
4. Smushkin G, Vella A. What is type 2 diabetes? Medicine (Baltimore). 2010;38:597 - 601.
5. Vella A, Camilleri M, Rizza RA. The gastrointestinal tract and glucose tolerance. Curr Opin Clin Nutr Metab Care. 2004;7:479 - 484.
6. Cobelli C, Dalla Man C, Toffolo G, Basu R, Vella A, Rizza R. The oral minimal model method. Diabetes. 2014;63:1203 - 1213.
7. Haataja L, Manickam N, Soliman A, Tsai B, Liu M, Arvan P. Disulfide mispairing during proinsulin folding in the endoplasmic reticulum. Diabetes. 2016;.
8. Sun J, Cui J, He Q, Chen Z, Arvan P, Liu M. Proinsulin misfolding and endoplasmic reticulum stress during the development and progression of diabetes. Mol Aspects Med 2015;42:105 - 118.
9. Smushkin G, Vella A. Genetics of type 2 diabetes. Curr Opin Clin Nutr Metab Care. 2010;13:471 - 477.
10. Saxena R, Hivert MF, Langenberg C, Tanaka T, Pankow JS, Vollenweider P, Lyssenko V, Bouatia - Naji N, Dupuis J, Jackson AU, Kao WH, Li M, Glazer NL, Manning AK, Luan J, Stringham HM, Prokopenko I, Johnson T, Grarup N, Boesgaard TW, Lecoeur C, Shrader P, O'Connell J, Ingelsson E, Couper DJ, Rice K, Song K, Andreasen CH, Dina C, Kottgen A, Le Bacquer O, Pattou F, Taneera J, Steinthorsdottir V, Rybin D, Ardlie K, Sampson M, Qi L, van Hoek M, Weedon MN, Aulchenko YS, Voight BF, Grallert H, Balkau B, Bergman RN, Bielinski SJ, Bonnefond A, Bonnycastle LL, Borch - Johnsen K, Bottcher Y, Brunner E, Buchanan TA, Bumpstead SJ, Cavalcanti - Proenca C, Charpentier G, Chen YD, Chines PS, Collins FS, Cornelis

M, G JC, Delplanque J, Doney A, Egan JM, Erdos MR, Firmann M, Forouhi NG, Fox CS, Goodarzi MO, Graessler J, Hingorani A, Isomaa B, Jorgensen T, Kivimaki M, Kovacs P, Krohn K, Kumari M, Lauritzen T, Levy Marchal C, Mayor V, McAteer JB, Meyre D, Mitchell BD, Mohlke KL, Morken MA, Narisu N, Palmer CN, Pakyz R, Pascoe L, Payne F, Pearson D, Rathmann W, Sandbaek A, Sayer AA, Scott LJ, Sharp SJ, Sijbrands E, Singleton A, Siscovick DS, Smith NL, Sparso T, Swift AJ, Syddall H, Thorleifsson G, Tonjes A, Tuomi T, Tuomilehto J, Valle TT, Waeber G, Walley A, Waterworth DM, Zeggini E, Zhao JH, Illig T, Wichmann HE, Wilson JF, van Duijn C, Hu FB, Morris AD, Frayling TM, Hattersley AT, Thorsteinsdottir U, Stefansson K, Nilsson P, Syvanen AC, Shuldiner AR, Walker M, Bornstein SR, Schwarz P, Williams GH, Nathan DM, Kuusisto J, Laakso M, Cooper C, Marmot M, Ferrucci L, Mooser V, Stumvoll M, Loos RJ, Altshuler D, Psaty BM, Rotter JI, Boerwinkle E, Hansen T, Pedersen O, Florez JC, McCarthy MI, Boehnke M, Barroso I, Sladek R, Froguel P, Meigs JB, Groop L, Wareham NJ, Watanabe RM. Genetic variation in GIPR influences the glucose and insulin responses to an oral glucose challenge. Nat Genet. 2010;42:142-148.

11. Bock G, Dalla Man C, Campioni M, Chittilapilly E, Basu R, Toffolo G, Cobelli C, Rizza R. Pathogenesis of pre-diabetes: mechanisms of fasting and postprandial hyperglycemia in people with impaired fasting glucose and/or impaired glucose tolerance. Diabetes. 2006;55: 3536-3549.
12. Unger RH, Orci L. The essential role of glucagon in the pathogenesis of diabetes mellitus. Lancet. 1975;1:14-16.
13. Faerch K, Vistisen D, Pacini G, Torekov SS, Johansen NB, Witte DR, Jonsson A, Pedersen O, Hansen T, Lauritzen T, Jorgensen ME, Ahren B, Holst JJ. Insulin resistance is accompanied by increased fasting glucagon and delayed glucagon suppression in individuals with normal and impaired glucose regulation. Diabetes. 2016;65:3473-3481.
14. Sharma A, Varghese RT, Shah M, Man CD, Cobelli C, Rizza RA, Bailey KR, Vella A. Impaired insulin action is associated with increased glucagon concentrations in non-diabetic humans. J Clin Endocrinol Metab. 2018;103:314-319.
15. Ashcroft FM, Rorsman P. K(ATP) channels and islet hormone secretion: new insights and controversies. Nature Reviews. 2013;9:660-669.
16. Karanth S, Adams JD, Serrano MLA, Quittner-Strom EB, Simcox J, Villanueva CJ, Ozcan L, Holland WL, Yost HJ, Vella A, Schlegel A. A hepatocyte FOXN3-alpha cell glucagon axis regulates fasting glucose. Cell Rep. 2018;24:312-319.
17. Shah M, Varghese RT, Miles JM, Piccinini F, Dalla Man C, Cobelli C, Bailey KR, Rizza RA, Vella A. TCF7L2 Genotype and alpha-cell function in humans without diabetes. Diabetes. 2016;65:371-380.
18. Corbould A, Kim YB, Youngren JF, Pender C, Kahn BB, Lee A, Dunaif A. Insulin resistance in the skeletal muscle of women with PCOS involves intrinsic and acquired defects in insulin signaling. American Journal of Physiology Endocrinology and Metabolism. 2005;288:E1047-1054.
19. Urbanek M, Legro RS, Driscoll D, Strauss JF, 3rd, Dunaif A, Spielman RS. Searching for the polycystic ovary syndrome genes. J Pediatr Endocrinol Metab. 2000;13 Suppl 5:1311-1313.
20. Vella A, Camilleri M. The gastrointestinal tract as an integrator of mechanical and hormonal response to nutrient ingestion. Diabetes. 2017;66:2729-2737.
21. Ikramuddin S, Korner J, Lee WJ, Thomas AJ, Connett JE, Bantle JP, Leslie DB, Wang Q, Inabnet WB, 3rd, Jeffery RW, Chong K, Chuang LM, Jensen MD, Vella A, Ahmed L, Belani K, Billington CJ. Lifestyle intervention and medical management with vs without Roux-en-Y Gastric Bypass and control of hemoglobin A1c, LDL cholesterol, and systolic blood pressure at 5 years in the Diabetes Surgery Study. JAMA. 2018;319:266-278.
22. Schauer PR, Bhatt DL, Kirwan JP, Wolski K, Brethauer SA, Navaneethan SD, Aminian A, Pothier CE, Kim ES, Nissen SE, Kashyap SR. Bariatric surgery versus intensive medical therapy for diabetes - 3-year outcomes. The N Engl J Med. 2014;370:2002-2013.
23. Florez JC, Hirschhorn J, Altshuler D. The inherited basis of diabetes mellitus: implications for the genetic analysis of complex traits. Annu Rev Genomics Hum Genet. 2003;4:257-291.
24. Meigs JB, Shrader P, Sullivan LM, McAteer JB, Fox CS, Dupuis J, Manning AK, Florez JC, Wilson PW, D'Agostino RB, Sr., Cupples LA. Genotype score in addition to common risk factors for prediction of type 2 diabetes. N Engl J Med. 2008;359:2208-2219.
25. Khera AV, Chaffin M, Aragam KG, Haas ME, Roselli C, Choi SH, Natarajan P, Lander ES, Lubitz SA, Ellinor PT, Kathiresan S. Genome-wide polygenic scores for common diseases identify individuals with risk equivalent to monogenic mutations. Nat Genet. 2018;50:1219-1224.
26. Lowe CE, Cooper JD, Brusko T, Walker NM, Smyth DJ, Bailey R, Bourget K, Plagnol V, Field S, Atkinson M, Clayton DG, Wicker LS, Todd JA. Large-scale genetic fine mapping and genotype-phenotype associations implicate polymorphism in the IL2RA region in type 1 diabetes. Nat Genet. 2007;39:1074-1082.

27. Todd JA, Walker NM, Cooper JD, Smyth DJ, Downes K, Plagnol V, Bailey R, Nejentsev S, Field SF, Payne F, Lowe CE, Szeszko JS, Hafler JP, Zeitels L, Yang JH, Vella A, Nutland S, Stevens HE, Schuilenburg H, Coleman G, Maisuria M, Meadows W, Smink LJ, Healy B, Burren OS, Lam AA, Ovington NR, Allen J, Adlem E, Leung HT, Wallace C, Howson JM, Guja C, Ionescu-Tirgoviste C, Simmonds MJ, Heward JM, Gough SC, Dunger DB, Wicker LS, Clayton DG. Robust associations of four new chromosome regions from genome-wide analyses of type 1 diabetes. Nat Genet. 2007;39:857-864.
28. Smyth DJ, Howson JM, Payne F, Maier LM, Bailey R, Holland K, Lowe CE, Cooper JD, Hulme JS, Vella A, Dahlman I, Lam AC, Nutland S, Walker NM, Twells RC, Todd JA. Analysis of polymorphisms in 16 genes in type 1 diabetes that have been associated with other immunemediated diseases. BMC Med Genet. 2006;7:20.
29. Ikramuddin S, Billington CJ, Lee WJ, Bantle JP, Thomas AJ, Connett JE, Leslie DB, Inabnet WB, 3rd, Jeffery RW, Chong K, Chuang LM, Sarr MG, Jensen MD, Vella A, Ahmed L, Belani K, Schone JL, Olofson AE, Bainbridge HA, Laqua PS, Wang Q, Korner J. Roux-en-Y gastric bypass for diabetes (the Diabetes Surgery Study): 2-year outcomes of a 5-year, randomised, controlled trial. Lancet Diabetes Endocrinol. 2015;3:413-422.
30. Sharma A, Laurenti MC, Dalla Man C, Varghese RT, Cobelli C, Rizza RA, Matveyenko A, Vella A. Glucose metabolism during rotational shift-work in healthcare workers. Diabetologia. 2017;60:1483-1490.
31. Bouatia-Naji N, Bonnefond A, Cavalcanti-Proenca C, Sparso T, Holmkvist J, Marchand M, Delplanque J, Lobbens S, Rocheleau G, Durand E, De Graeve F, Chevre JC, Borch-Johnsen K, Hartikainen AL, Ruokonen A, Tichet J, Marre M, Weill J, Heude B, Tauber M, Lemaire K, Schuit F, Elliott P, Jorgensen T, Charpentier G, Hadjadj S, Cauchi S, Vaxillaire M, Sladek R, Visvikis-Siest S, Balkau B, Levy-Marchal C, Pattou F, Meyre D, Blakemore AI, Jarvelin MR, Walley AJ, Hansen T, Dina C, Pedersen O, Froguel P. A variant near MTNR1B is associated with increased fasting plasma glucose levels and type 2 diabetes risk. Nat Genet. 2009;41:89-94.
32. Meier JJ, Veldhuis JD, Butler PC. Pulsatile insulin secretion dictates systemic insulin delivery by regulating hepatic insulin extraction in humans. Diabetes. 2005;54:1649-1656.
33. Sathananthan A, Man CD, Zinsmeister AR, Camilleri M, Rodeheffer RJ, Toffolo G, Cobelli C, Rizza RA, Vella A. A concerted decline in insulin secretion and action occurs across the spectrum of fasting and post-challenge glucose concentrations. Clin Endocrinol (Oxf). 2012;76:212-219.
34. Varghese RT, Dalla Man C, Laurenti MC, Piccinini F, Sharma A, Shah M, Bailey KR, Rizza RA, Cobelli C, Vella A. Performance of individually measured vs population-based C-peptide kinetics to assess beta-cell function in the presence and absence of acute insulin resistance. Diabetes Obes Metab. 2018;20:549-555.
35. Van Cauter E, Mestrez F, Sturis J, Polonsky KS. Estimation of insulin secretion rates from C-peptide levels. Comparison of individual and standard kinetic parameters for C-peptide clearance. Diabetes. 1992;41:368-377.
36. Robertson RP, Bogachus LD, Oseid E, Parazzoli S, Patti ME, Rickels MR, Schuetz C, Dunn T, Pruett T, Balamurugan AN, Sutherland DE, Beilman G, Bellin MD. Assessment of betacell mass and alpha- and beta-cell survival and function by arginine stimulation in human autologous islet recipients. Diabetes. 2015;64:565-572.
37. Robertson RP, Raymond RH, Lee DS, Calle RA, Ghosh A, Savage PJ, Shankar SS, Vassileva MT, Weir GC, Fryburg DA, Beta cell project team of the foundation for the NIHBC. Arginine is preferred to glucagon for stimulation testing of beta-cell function. Am J Physiol Endocrinol Metab. 2014;307:E720-727.
38. Shankar SS, Vella A, Raymond RH, Staten MA, Calle RA, Bergman RN, Cao C, Chen D, Cobelli C, Dalla Man C, Deeg M, Dong JQ, Lee DS, Polidori D, Robertson RP, Ruetten H, Stefanovski D, Vassileva MT, Weir GC, Fryburg DA, Foundation for the National Institutes of Health beta-Cell Project T. Standardized mixed-meal tolerance and arginine stimulation tests provide reproducible and complementary measures of beta-cell function: results from the foundation for the National Institutes of Health Biomarkers Consortium Investigative Series. Diabetes Care. 2016;39:1602-1613.
39. Bergman RN. Lilly lecture 1989. Toward physiological understanding of glucose tolerance. Minimal-model approach. Diabetes. 1989;38:1512-1527.
40. Skyler JS, Bakris GL, Bonifacio E, Darsow T, Eckel RH, Groop L, Groop PH, Handelsman Y, Insel RA, Mathieu C, McElvaine AT, Palmer JP, Pugliese A, Schatz DA, Sosenko JM, Wilding JP, Ratner RE. Differentiation of diabetes by pathophysiolog, natural history, and prognosis. Diabetes. 2017;66:241-255.
41. Decochez K, Tits J, Coolens JL, Van Gaal L, Krzentowski G, Winnock F, Anckaert E, Weets I, Pipeleers DG, Gorus FK. High frequency of persisting or increasing islet-specific autoantibody levels after diagnosis of type 1 diabetes presenting before 40 years of age. The Belgian Diabetes Registry. Diabetes Care. 2000;23:838-844.

42. Tuomi T, Carlsson A, Li H, Isomaa B, Miettinen A, Nilsson A, Nissen M, Ehrnstrom BO, Forsen B, Snickars B, Lahti K, Forsblom C, Saloranta C, Taskinen MR, Groop LC. Clinical and genetic characteristics of type 2 diabetes with and without GAD antibodies. Diabetes. 1999;48:150-157.
43. Hummel M, Bonifacio E, Schmid S, Walter M, Knopff A, Ziegler AG. Brief communication: early appearance of islet autoantibodies predicts childhood type 1 diabetes in offspring of diabetic parents. Ann Intern Med. 2004;140:882-886.
44. Umpierrez GE, Smiley D, Kitabchi AE. Narrative review: ketosis-prone type 2 diabetes mellitus. Annals of Internal Medicine. 2006;144:350-357.
45. Poitout V, Robertson RP. Glucolipotoxicity: fuel excess and beta-cell dysfunction. Endocr Rev. 2008;29:351-366.
46. Gosmanov AR, Smiley D, Robalino G, Siqueira JM, Peng L, Kitabchi AE, Umpierrez GE. Effects of intravenous glucose load on insulin secretion in patients with ketosis-prone diabetes during near-normoglycemia remission. Diabetes Care. 2010;33:854-860.
47. Umpierrez GE, Smiley D, Robalino G, Peng L, Gosmanov AR, Kitabchi AE. Lack of lipotoxicity effect on {beta}-cell dysfunction in ketosis-prone type 2 diabetes. Diabetes Care. 2010;33:626-631.
48. Weng J, Li Y, Xu W, Shi L, Zhang Q, Zhu D, Hu Y, Zhou Z, Yan X, Tian H, Ran X, Luo Z, Xian J, Yan L, Li F, Zeng L, Chen Y, Yang L, Yan S, Liu J, Li M, Fu Z, Cheng H. Effect of intensive insulin therapy on beta-cell function and glycaemic control in patients with newly diagnosed type 2 diabetes: a multicentre randomised parallel-group trial. Lancet. 2008;371:1753-1760.
49. Laedtke T, Kjems L, Porksen N, Schmitz O, Veldhuis J, Kao PC, Butler PC. Overnight inhibition of insulin secretion restores pulsatility and proinsulin/insulin ratio in type 2 diabetes. Am J Physiol Endocrinol Metab. 2000;279:E520-528.
50. Arunagiri A, Haataja L, Cunningham CN, Shrestha N, Tsai B, Qi L, Liu M, Arvan P. Misfolded proinsulin in the endoplasmic reticulum during development of beta cell failure in diabetes. Ann N Y Acad Sci. 2018;.
51. Moran A, Dunitz J, Nathan B, Saeed A, Holme B, Thomas W. Cystic fibrosis-related diabetes: current trends in prevalence, incidence, and mortality. Diabetes Care. 2009;32: 1626-1631.
52. Bellin MD, Laguna T, Leschyshyn J, Regelmann W, Dunitz J, Billings J, Moran A. Insulin secretion improves in cystic fibrosis following ivacaftor correction of CFTR. a small pilot study. Pediatr Diabetes. 2013;14:417-421.
53. Moheet A, Moran A. CF-related diabetes: containing the metabolic miscreant of cystic fibrosis. Pediatr Pulmonol 2017;52:S37-S43.
54. Ahlqvist E, Storm P, Karajamaki A, Martinell M, Dorkhan M, Carlsson A, Vikman P, Prasad RB, Aly DM, Almgren P, Wessman Y, Shaat N, Spegel P, Mulder H, Lindholm E, Melander O, Hansson O, Malmqvist U, Lernmark A, Lahti K, Forsen T, Tuomi T, Rosengren AH, Groop L. Novel subgroups of adult-onset diabetes and their association with outcomes: a data-driven cluster analysis of six variables. Lancet Diabetes Endocrinol. 2018;6:361-369.
55. Xiang AH, Watanabe RM, Buchanan TA. HOMA and Matsuda indices of insulin sensitivity: poor correlation with minimal model-based estimates of insulin sensitivity in longitudinal settings. Diabetologia. 2014;57:334-338.
56. Dimas AS, Lagou V, Barker A, Knowles JW, Magi R, Hivert MF, Benazzo A, Rybin D, Jackson AU, Stringham HM, Song C, Fischer-Rosinsky A, Boesgaard TW, Grarup N, Abbasi FA, Assimes TL, Hao K, Yang X, Lecoeur C, Barroso I, Bonnycastle LL, Bottcher Y, Bumpstead S, Chines PS, Erdos MR, Graessler J, Kovacs P, Morken MA, Narisu N, Payne F, Stancakova A, Swift AJ, Tonjes A, Bornstein SR, Cauchi S, Froguel P, Meyre D, Schwarz PE, Haring HU, Smith U,Boehnke M, Bergman RN, Collins FS, Mohlke KL, Tuomilehto J, Quertemous T, Lind L, Hansen T, Pedersen O, Walker M, Pfeiffer AF, Spranger J, Stumvoll M, Meigs JB, Wareham NJ, Kuusisto J, Laakso M, Langenberg C, Dupuis J, Watanabe RM, Florez JC, Ingelsson E, McCarthy MI, Prokopenko I, Investigators M. Impact of type 2 diabetes susceptibility variants on quantitative glycemic traits reveals mechanistic heterogeneity. Diabetes. 2014;63: 2158-2171.
57. Florez JC, Jablonski KA, Kahn SE, Franks PW, Dabelea D, Hamman RF, Knowler WC, Nathan DM, Altshuler D. Type 2 diabetes-associated missense polymorphisms KCNJ11 E23K and ABCC8 A1369S influence progression to diabetes and response to interventions in the Diabetes Prevention Program. Diabetes. 2007;56:531-536.
58. Florez JC, Jablonski KA, Sun MW, Bayley N, Kahn SE, Shamoon H, Hamman RF, Knowler WC, Nathan DM, Altshuler D. Effects of the type 2 diabetes-associated PPARG P12A polymorphism on progression to diabetes and response to troglitazone. J Clin Endocrinol Metab. 2007;92:1502-1509.

4

2차당뇨병의 감별

Tomás P. Griffin, Aonghus O'Loughlin, and Sean F. Dinneen
Discipline of Medicine, NUI Galway, Galway, Ireland and Centre for Diabetes, Endocrinology and Metabolism, Galway
University Hospitals, Galway, Ireland

요점

- 당뇨병 진료지침은 2차적 원인에 의한 특정 당뇨병을 인구 집단에서 선별하는 검사를 다루지 않고 있다.
- 당뇨병 환자의 임상 특성에 따라 증례 분석(또는 기회 선별)이 (증례별로) 시행되어야 한다.
- 혈청 페리틴과 트랜스페린 포화도는 유전 혈색소증을 선별하기 위한 철분 저장 평가에 이용한다.
- 쿠싱증후군의 선별에는 24시간 소변 코티솔 2회 측정, 1 mg 덱사메타손 억제검사, 밤동안 타액 코티솔 2회 측정 등을 시행한다.
- 청소년과 성인의 낭포섬유증에서 매년 경구 포도당내성검사를 시행한다.
- 비정형 정신병약을 시작하기 전에 키, 몸무게(체질량지수 계산 포함), FPG, 공복 지질 등을 기본적으로 측정해야 한다.

서론

1990년대 초반에 당뇨병 분류에 사용한 용어는 당뇨병 치료 방법에 따라 '인슐린 의존형' 또는 '인슐린 비의존형' 당뇨병이었다. 한편 '기타 특정 유형'이라는 용어를 원인이 명확히 밝혀진 다른 형태의 당뇨병 기술에 이용되었다.

많은 "인슐린 비의존형" 당뇨병 환자가 인슐린 치료를 받게 되며 "인슐린 치료 인슐린 비의존 당뇨병"이라는 매우 기괴한 명칭을 갖게 되어 용어에 문제가 되었다.

미국당뇨병학회(ADA)지침은 당뇨병을 1형당뇨병(자가면역, 인슐린 결핍성), 2형당뇨병(인슐린 저항성, 인슐린 분비 베타세포 기능의 점진적 소실), 임신당뇨병(임신 전에는 당뇨병으로 진단되지 않은 사람의 당뇨병 진단), 기타 원인에 의한 특정 유형의 당뇨병 등의 4군으로 분류한다[3](표 4.1).

현재 전 세계에서 20세에서 79세 사이 성인 약 4억6,300만 명(이 연령 인구의 9.3%)에 당뇨병이 있

표 4.1 당뇨병 형태

당뇨병 형태			
1형당뇨병	**면역성**	**내분비질환**	**말단비대증**
	특발성		쿠싱 증후군e
2형당뇨병			갑상선 기능 항진증
임신당뇨병			글루카곤종
다른 원인에 의한 당뇨병			갈색세포종
베타세포의 유전적 이상	MODY 3 (HNF-1a)		소마토스타틴종
	MODY 1 (HNF-4a)		고알도스테론증
	MODY Y2 (GCK)		기타
	MODY 5 (HNF-10)	약 또는 화학물질 유도 당뇨병	면역관문억제제
	MODY 4 (IPF-1)		Glucocorticoids
	MODY 6 (ND1)		Thyroid hormone
	Other rarer forms of MODY		Diazoxide
	Transient neonatal diabetes		Statin
	Permanent neonatal diabetes		β-adrenergic agonists
	Mitochondrial diabetes		기타
	Other	감염	Congenital rubella
인슐린 작용의 유전적 이상	Type A insulin resistance		Cytomegalovirus
	Leprechaunism		기타
	Rabson-Mendenhall syndrome	기타 유전 증후군	Down's syndrome
	Lipoatrophic diabetes		Klinefelter syndrome
	기타		Turner syndrome
췌장 외분비 이상	췌장염		Wolfram syndrome
	외상/췌장절제		Friedreich ataxia
	종양		Myotonic dystrophy
	낭성섬유증		기타
	혈색소증		
	기타		

다.[4] 이런 경향은 2030년까지 5억 7,840만 명, 2045년까지 7억 20만 명으로 증가를 예상한다.[4]

이 중 약 90%는 2형당뇨병이며, 5-10%는 1형당뇨병이고, 나머지는 다른 원인에 의한 특정 유형의 당뇨병이다.[5] 이 장에서는 다른 원인에 의한 당뇨병(흔히 2차당뇨병이라고 한다)의 구체적 유형에 대해 알아본다.

특정 유형 당뇨병에 대한 인식과 진단은 임상적으로 치료 방침 결정에 크게 영향을 주므로 중요하다. 정확한 진단은 당뇨병 케토산증(DKA), 고혈당고삼투질상태(HHS)와 같은 합병증 또는 일부 단일유전자 당뇨병에서 불필요한 인슐린 치료 시작(삶의 질에 크게 영향을 줄 수 있다) 위험을 줄인다.

당뇨병의 원인을 검사하는 시기와 방법에 대한 임상의사의 합의가 부족한 편이다.

전통적 형태의 2차당뇨병 뿐 아니라 최근 몇 년간 밝혀진 새로운 유전증후군과 당뇨병 발생에 관여하는 새로운 치료법(면역관문억제제; ICI)에 대해 알아본다. 이 상태에서는 치료가 어려울 수 있으며, 이런 질환의 인식은 개별 환자나 그 가족에게 커다란 영향(치료나 다른 면에서)을 줄 수 있다.

2차 원인에 의한 특정 유형의 당뇨병은 여러 가지 방법으로 식별할 수 있다. 때로 새로 진단받은 당뇨병에서 근본적 원인을 찾을 필요도 있다는 것이 과제다. 비교적 흔한 1형과 2형당뇨병이 아닌 특정 유형의 당뇨병 진단은 그 원인이 매우 많지만 일부는 극히 드물다는 사실에서 의사에게 어려울 수 있다.

환자는 낭포섬유증처럼 당뇨병과의 관련성이나, 췌장 절제술 후 당뇨병 등은 쉽게 진단될 수 있으므로 이런 상태에서 의사는 당뇨병을 선별하여 진단해야 한다. 2차고혈압의 발견을 당뇨병에서 다른 원인 찾기와 비교해 볼 가치가 있다.

고혈압 코호트에는 대부분의 임상의가 경계하는 2차 원인에 대한 특정 '위험 신호'가 있다. 이런 지표에는 젊은 나이의 고혈압 시작, 혈압 조절의 어려움(예: 3가지 이상의 혈압약 필요), 초기 증상으로 특정 임상 소견(예, 발작성 고혈압), 생화학 소견(예, 저칼륨혈증) 등이 있다. 불행하지만 당뇨병에서는 어떤 "위험 신호"로 원인을 생각할 수 없다.

젊은 나이의 당뇨병 발생은 드문 일이 아니며, 마른 환자가 1형당뇨병이나 2형당뇨병으로 분류될 수 있다. 과체중에서 2형당뇨병을 생각하며 비만의 증가에 따라 더욱 인식되고 있으며 특히 소수 민족에서 일반적이다.

고혈압과 달리 경구제로 조절하기 어려운 당뇨병은 근본 원인을 찾기 보다 인슐린 치료로 넘어가는 일이 많다. 경구 당뇨병약의 '실패'는 드문 일이 아니며(순응도 저하 또는 상대적 인슐린 결핍을 생각해야 하지만) 2차 원인에 대한 '위험 신호'가 되지 않는다.

2차 고혈압과 2차당뇨병을 식별하려는 접근은 매우 비슷하여 임상적으로 중요한 영역이다. 실제로 쿠싱증후군이나 말단비대증과 같은 내분비질환에서 당뇨병과 고혈압을 일으킨다.

이런 질환은 비교적 드물기 때문에 임상적 통찰은 당뇨병에서 다른 원인의 식별에 중요한 요소가 된다. 글루코코티코이드 또는 면역관문억제제 등의 새로운 치료 시작에서 당뇨병 발생 가능성을 생각해야 한다.

이 장에서는 "당뇨병 환자에게 보다 체계적으로 증례를 분석해야 하는가?"라는 의문을 다룰 것이다. 인구 집단에서 질병의 선별은 복잡하며 비용이 많이 드는 노력이다.

영국 공중보건국(PHE)은 검진 프로그램 개발 조건에 대한 지침을 제시하였다. PHE의 선별검사

표 4.2 췌장질환 및 호르몬 과잉에 의한 2차당뇨병

	질환	DM에서 선별검사	집단 검사의 이익	DM에서 선별 검사
췌장질환	유전혈색소증	Serum ferritin Transferrin saturation Genotyping	++ – 	OGTT / FG
	CFRD	N/A	+	Annual OGTT
	췌장암	Abdominal CT scan +/– EUS	+	OGTT
호르몬 과잉	쿠싱증후군	24hour UFC 1 mg DST Late night salivary cortisol	-	OGTT
	말단비대증	IGF–1 +/– OGTT with growth hormone [70]	-	OGTT
	갈색세포종	Plasma metanephrines sampled following 30 minutes supine rest [142–144]	-	OGTT

EUS: 내시경 초음파; DST: 덱사메타손 억제검사; OGTT: 경구 포도당내성검사; IGF-1: 인슐린 유사 성장인자; FG: 공복 혈당
집단 선별검사 이익의 증거: ++ 매우 강력한 증거 및 치료를 통한 고혈당증 개선; + 강력한 증거; - 증거 거의 없음

프로그램 실행 가능성, 효과와 적합성을 평가하는 기준은 포괄적이다.[6]

구체적으로 ① 질병 관련된 질문(질환이 중요한 공중 보건 문제이며, 질환의 자연사에 잠복기에서 질병으로 진행이 포함되는가?), ② 검사(검사가 간단하고, 안전하며, 검증되고, 정확한가?, 검사 결과에 적절한 구분 수준이 있는가?), ③ 중재(선별검사를 받은 사람의 조기 치료가 일반 치료를 받는 사람보다 더 나은 경과로 이어진다는 증거가 있는가?), ④ 선별 프로그램 자체(선별 프로그램 자체가 비용 효율적이고 이환율이나 사망률을 감소시킨다는 무작위 대조시험 증거가 있는가?)등으로 구성되어 있다.[6]

영국 국가검진위원회(NSC)는 39개의 성인질환 중 5개에서 광범위한 검진을 인정하고 있다(유방암, 대장암, 자궁경부암, 당뇨병 망막병증, 복부대동맥류[7]).

영국 NSC는 인구 집단에서 당뇨병 선별검사를 권고하지 않지만, 미국 예방서비스 전문위원회(USPSTF)는 "과체중 또는 비만한 40-70세 성인에서 심혈관질환 위험 평가의 일환으로 비정상 혈당"의 선별검사를 권고한다.[8] 2차 당뇨병의 식별은 엄격히 말하자면 선별검사(건강한 인구에서 질병을 찾는 것)는 아니지만 매우 비슷한 과정이다.

표 4.2는 당뇨병에서 주요 2차 형태와 이를 식별하기 위해 이용하는 선별 방법을 요약한 것이다. 2차 당뇨병 식별에 대해 논의하기 전에 당뇨병 진단을 위한 현재 ADA 기준을 되돌아볼 가치가 있다.[3]

① 공복(8 시간 이상 금식) 혈장 포도당 > 7.0 mmol/L.
② WHO 기준에 따라 시행한 경구 포도당내성검사(OGTT)에서 2시간 혈장 포도당 >11.1 mmol/L.
③ HbA1c > 48 mmol/mol(NGSP 인증을 받고 DCCT 분석으로 표준화 방법을 이용한 검사 결과).

④ 고혈당 또는 고혈당위기의 전형적 증상이 있는 환자에서 무작위 혈장 포도당> 11.1 mmol/L이다.

고혈당위기나 고혈당의 전형적 증상이 없으며 무작위 혈장 포도당 >11.1 mmol/L이면 같은 샘플에서 2개의 다른 비정상 검사 결과나 다른 날에 시행한 2개의 비정상 검사 결과가 진단에 필요하다.[3]

유전 혈색소증

유전 혈색소증(HH)은 철분 과부하가 특징인 유전질환이며,[9] hepcidin의 결핍으로 위장관의 장세포에서 철분이 조절되지 않은 흡수에 의해 증가된다.[9]

HH는 HFE 유전자의 C282Y, H63D, S65C 등의 변이에 의해 상염색체 열성 유전된다. 혈색소증에서는 간, 췌장, 피부, 심장을 포함한 특정 장기의 실질세포에 철분이 과도하게 침착된다.

임상 증상으로 간효소 이상, 간 섬유증/간경변, 심근병증, 고혈당, 당뇨병, 피부의 구릿빛 모양 등이 나타난다. 관절통, 피로, 성욕 감퇴와 발기 부전은 다른 잠재적 문제다. 아래 증례는 혈색소증에 의한 2차 당뇨병의 전형적 예이다.

혈색소증의 자연사

역사적으로 HH는 조직의 철 침착 수준 증가에 의한 말단 장기 손상으로 알려졌다. 유전 결함은 태어날 때부터 존재하지만 HH는 40세 이전에는 거의 나타나지 않는다.[10]

여성에서는 징후와 증상이 늦게 나타나며 폐경 전에 철분 축적을 줄이기 때문이다. 과도한 알코올 섭취와 같은 요인이 있으면 증상이 일찍 나타난다.

임상 증례

43세 백인 남성이 3개월 간의 갈증, 다뇨, 4 kg의 의도하지 않은 체중 감소, 피로, 무기력증이 있었다. 무작위 혈당은 16 mmol/L였다. 그는 12년 전 혈색소증 진단을 받았으며, 당시 혈청 페리틴은 4000 ng/mL 이상이었고 간 생검에서 간 섬유증이 있었다. 정기적 정맥절개술을 시작했으나 최근 몇 년간 시행이 불규칙했다.

현재 복용약은 혈색소증 관련 관절염에 대한 메토트렉세이트와 엽산이었다. 환자는 1주에 24단위의 알코올을 마셨다. 심장 증상은 없었으며, 성욕과 발기 기능은 정상이었다.

진찰 소견에서 구릿빛 외모였으며, 만성 간질환 소견은 없었다. 체질량지수 26 kg/m^2, 혈압 135/87 mmHg였다. 심혈관, 호흡기, 위장관 소견은 정상이었다. 발목에는 과거 관절경 검사에 의한 흉터와 바깥쪽 발목 위가 부어 있었다.

말초혈관 맥박은 정상이었고, 진동각 손실은 없었다. 생화학 검사에서 HbA1c 133 mmol/mol, 간기능 검사와 알파태아단백은 정상, 혈청 페리틴 1340 ng/mL, 트랜스페린 포화도 97%, 혈청 테스토스테론과 성선자극호르몬은 정상이었다. 자기혈당측정을 지시하였고 일관되게 15 mmol/L 이상이었다.

인슐린글라진과 아스파르트 주사요법을 시작했다. 정기적 정맥절개술을 통해 혈청 페리틴을 50 ng/mL 이하를 유지했다.

HFE 유전자를 검사하기 전에 생화학 검사에서 과도한 철분 저장을 확인하고 정량적 방법으로 간 또는 골수의 철 수치를 측정하여 진단을 확인한다. 의심 증례의 초기 평가에는 혈청 철, 페리틴, 총 철 결합용량 측정과 트랜스페린 포화도 추정이 포함된다. 이런 검사는 쉽게 시행할 수 있지만 환자는 대부분 내원 시에 무증상이다.

진단 확정에는 흔한 변이(C282Y, H63D, 때로 S65C) 유전자 검사가 포함된다. C282Y 변이(가장 흔한 변이)의 동형접합 빈도는 미국 백인 1000명당 4.4명이다. 한편 히스패닉(1,000명당 0.27명), 아프리카계 미국인(1,000명당 0.14명), 아시아계 미국인(1,000명당 < 0.001명) 등에서는 흔하지 않다.[11]

C282Y 변이의 동형접합을 가진 모든 사람에서 완전한 임상 증상이 나타나지는 않는다.[12] C282Y 동형접합성을 가진 사람의 38-50%에서 철분 과부하가 나타나고, 10-33%에서만 HH 관련 질환이 나타난다.[13]

역사적으로 치료하지 않은 HH는 이환율과 사망률이 높았다(간경변, 당뇨병, 울혈심부전 등에 의해). 정맥절개술 시행으로 임상 경과는 철분 과부하의 정도와 필요시 적극적 치료에 따라 달라진다.

HH (C282Y 동형접합체)로 진단된 환자에서 혈청 페리틴 2000 μg/L 이상에서는 사망률이 증가한다(주로 간질환에 의해).[14] 정맥절개술의 목표는 혈청 페리틴 수치 50 ng/mL 이하 도달이다. 질병 진행 초기에 정맥절개술을 시작하면 말단 장기 손상의 일부를 되돌릴 수 있다.

'청동 당뇨병'이라고 부르는 HH에서 당뇨병 유병률은 13-23%로 추정된다.[15] HH의 당뇨병은 베타세포 기능 장애(췌도에서 철분 침착과 헵시딘 발현)와 인슐린 분비 감소에 의해 발생한다.[16]

C282Y HH 환자에서 당뇨병 진단과 섬유증 정도(성별, 알코올, 지방증, 간의 철분 과부하 등과는 무관) 사이에 관련성이 있다.[15] 흥미롭지만 당뇨병 자체는 지속 정맥절개술로 개선되지 않는다.[17] 정맥절개술이 당뇨병 발생을 예방한다는 근거는 부족하다.[17]

선별검사를 위한 증례

HH는 선별검사를 위한 완벽한 조건으로 생각된다. 즉, 수년에 걸쳐 잠복성으로 발생, 증례 검출 시 이용할 수 있는 우수한 생화학과 유전자 검사 효과가 있는 안전한 치료법이다.

이런 고려 사항에도 불구하고 USPSTF [13,18], UK NSC [19], European Association for the Study of the Liver (EASL)[20], American Association for the Study of Liver Diseases[21] 등은 인구 집단에서 HH 검사를 권고하지 않는다.

USPSTF는 다음과 같은 근거로 이런 결정을 내렸다.

① 모든 임상 증상을 나타내는 상태는 일반 인구에서 드물다.

② 고위험 유전자형을 가진 사람에서 질병 침투율이 낮다.

③ 선별검사로 진단된 환자에서 조기 정맥절개술 시행이 임상 검사로 진단된 환자의 정맥절개술에 비해 추가 이점이 있다는 근거가 부족하다.

④ 임상 질병이 발생하지 않을 가능성에도 불구하고 동형접합자를 "질병" 또는 "고위험군"으로 분류하여 해를 끼칠 가능성(불안, 생명보험 거부, 건강보험의 차별)이 있다.[22]

영국 NSC는 HH의 유전 감수성이 있으며 철분이 정상인 사람과 철분 과부하가 있는 HH에서 유전 감수성은 있지만 말단 장기 손상이 없는 사람 중에서 누가 모든 임상 증상이 나타나는지 알기 위한 추가 연구를 권고하였다. 이렇게 HH 환자의 가족(예: 1도 친족)에 선별검사를 권고한다.[23]

동형접합 친족은 질병에 대한 생화학적이나 임상적 증거를 갖고 있다.[24,25] 기존 당뇨병 대상의 HH 선별검사에 대한 근거는 부족하다. 당뇨병과 HH 유전 감수성의 관련성에 대해서는 논란이 있다.

이것은 당뇨병이 일반 인구에서 널리 퍼져 있고 HH의 유전 감수성이 항상 철분 축적으로 이어지는 것은 아니기 때문이다.[17]

HH 유전자형 유병률이 높다고 알려진 아일랜드에서는 새로 진단한 당뇨병 환자에서 철분 저장량을 측정한다. 이것은 선별검사의 인구 집단 차원 접근 방식은 아니다(새로 진단된 당뇨병 환자가 모두 병원에 의뢰되는 것은 아니다). 당뇨병과 HH의 다른 잠재적 증상(예: 비정상 간기능 검사 또는 피부의 구릿빛 소견)이 있는 환자에서 철분 저장량 측정이 일반적이다.

현재 새로 진단된 당뇨병 환자에서 HH 선별에 대한 공식적 권고는 없으며[17] 추가 연구가 필요하다. 철분 저장량 측정에서 혈청 페리틴이 급성기 반응물질로 상승하여(특히 새로 당뇨병 진단을 받은 환자에서) 철분 과부하를 반영하지 않음을 기억하는 것

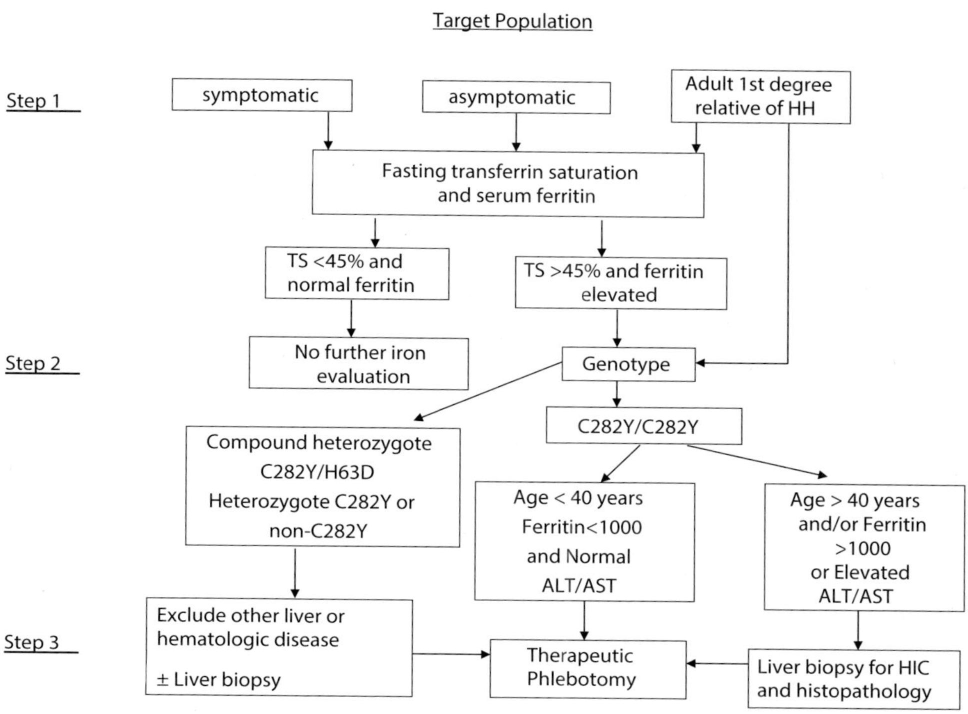

그림 4.1 당뇨병에서 혈색소증 선별 및 치료 알고리즘[23, 29] TS: 트랜스페린 포화도; HIC: 간 철분 농도.

도 중요하다. 혈청 페리틴과 트랜스페린 포화도의 조합은 생화학적 선별검사에서 선호되는 방법이다.

HH에서 당뇨병 검사는 간단하지 않다. HbA1c는 정맥절개술 시행에서 과소 평가될 가능성이 높다. 정기적으로 정맥절개술을 받고 있으면 당뇨병 진단에 공복 혈장 포도당(FPG)/OGTT 이용이 좋다.

HH에서 당뇨병 유병률을 고려하면 모든 HH 환자에서 진단 시 당뇨병 검사는 합리적이다. 그 후 HH가 잘 조절되고 있으면 ADA에서 권고한 무증상 성인의 당뇨병 또는 당뇨병 전단계 검사 기준을 따를 수 있다.[28]

그렇다면 당뇨병을 진료하는 임상의는 무엇을 해야할까? ADA에는 지침이 없지만 미국 소화기학회(ACG)는 일상 임상 진료에서 HH 선별검사에 대한 합리적 지침을 제공하고 있다.[29]

첫 번째 단계는 혈청 철분, 트랜스페린 포화도, 혈청 페리틴 측정이며, 유전질환이 있는 환자의 친족과 임상 증상 또는 징후가 있는 환자를 대상으로 한다. ACG 알고리즘은 **그림 4.1**과 같다.

낭포섬유증 관련 당뇨병(CFRD)

낭포섬유증(CF)은 백인 인구에서 가장 흔한 생명을 단축하는 상염색체 열성질환이다. 북유럽 혈통인 사람에서 CF 유병률은 출생아 2500-3000명 중 1명이며, 보인자 빈도는 25명 중 1명이다.[30]

낭포섬유증 막관통조절자(CFTR)라는 단백질을 암호화하는 CF 유전자 결함에 의해 발생한다. 유전 결함은 이온 수송 장애를 일으켜 땀샘, 외분비 췌장, 위장관, 호흡기의 기능에 영향을 준다.

전형적 임상 양상은 재발성 폐감염, 췌장 외분비 기능 이상, 영양실조, 조기 사망 등이다. 지난 20-30년간의 폐질환 대책, 항생제와 영양 관리 개선 등에 의한 CF 환자가 이제 30-40대 때로 50대까지 살아가게 되었다.

낭포섬유증 관련 당뇨병(CFRD)은 가장 흔한 동반질환이다(청소년의 20%, 성인의 40-50%).[31]

CFRD의 자연사

CFRD에서 주요 병태생리적 결함은 췌장 외분비 손상과 췌장 섬유증에 의한 인슐린 결핍이다. 글루카곤 결핍증도 있으며, 이것은 CFRD에서 케토산증이 드문 이유를 설명하고 있다.

CFRD가 어린 시절에 나타나는 것은 드물다. 인슐린 부족 정도가 다양하여 급성 또는 만성질환의 경과로 다양하게 발생한다.[32,33]

낭포섬유증에서 매년 OGTT를 시행한 북미의 한 센터 연구에서 소아의 2%, 청소년의 19%, 20대의 40%, 30세 이상에서 45-50%의 CFRD 발생을 보고하였다.[31] 30-39세 연령층에서 여성의 CFRD가 남성보다 많았지만 일반적으로 유병률에 성별 차이는 없다. 그러나 남성에 비해 여성에서 생존율이 감소하고 예후가 나쁘다.[33]

다른 형태의 당뇨병과 비교

CFRD는 1형이나 2형당뇨병과 비슷한 점이 많지만 독특한 당뇨병 형태를 나타낸다. CF에서 CFRD가 아닌 1형당뇨병 가능성을 배제하지 않는다. DKA는 CFRD에서 드물게 나타나므로 DKA가 있으면 1형당뇨병에 대한 당뇨병 자가항체 검사를

표 4.3 T1D, T2DM, CFRD의 임상적 특징[49]

	T1D	T2DM	CFRD
BMI	보통 정상	보통 증가	보통 감소
발생 양상	급성	아급성	아급성
발병 연령	소아 청년	성인	나이에 따라 증가
자가항체	있음	없음	대부분 없음
베타세포 기능	극도 저하/결핍	감소	중증 저하
인슐린작용	대부분 정상	저하	약간 저하*
치료	인슐린	식사, 혈당강하제, 인슐린	인슐린, 영양공급
미세혈관합병증	있음	있음	감소
대혈관합병증	있음	있음	없음
사망 원인	심혈관병, 신병증	심혈관병	폐질환

BMI: 체질량 지수, CFRD: 낭포섬유증 관련 당뇨병, T1D:1형당뇨병, T2DM: 2형당뇨병
* 급성 질환에서 인슐린 감수성 감소

받아야 한다.[32]

표 4.3은 CFRD의 특징을 일반인에서 볼 수 있는 2가지 주요 당뇨병과 비교한 것이다. 인슐린 결핍이 CFRD에서의 주요 결함이지만, 평균 생존 연령이 증가에 따라 인슐린저항성이 흔해지고 있다. 이것은 동반질환(예: 호흡기감염, 스테로이드요법)이 있을 때 특히 그렇다.

자가면역은 CFRD 발생 기전의 요인이 아닌 것으로 보인다. 낮은 체질량지수는 CF 조기 사망률과 관련이 있으며[34] 이것은 CFRD의 식사 관리에 갈등을 일으킬 수 있다. 2형당뇨병 관리에서는 일반적으로 칼로리 제한이 권고되지만 CFRD에서는 그렇지 않다. 그 대신 보다 자유로운 개별화된 식단을 권고하며 혈당 저하 치료(일반적으로 인슐린)에 의해 정상에 가까운 혈당에 도달하도록 조절한다.[32]

현재의 정설은 CFRD를 인슐린으로 치료해야 하며 경구 혈당강하제는 영양과 대사 조절의 최적화에 효과적이지 않을 수 있다는 것이다.[32] 인슐린 치료는 우수한 혈당 조절에 도달하여 유지할 뿐 아니라 동화작용으로 CFRD에 유리할 것으로 생각된다.

주요 관심사는 폐와 영양학적 경과이지만,[32] 1형 또는 2형당뇨병에서처럼 당뇨병의 미세혈관합병증에 대해 매년 검사를 받아야 한다. 합병증 검사는 최초 진단 후, 5년 후, 진단 날짜를 알 수 없으면 공복 고혈당이 처음 관찰되었을 때 시작한다.[32]

미세혈관합병증은 일반적으로 진단 후 처음 5년 이내에는 나타나지만, 미량알부민뇨와 같은 합병증은 4-21%에서 관찰되었으며,[35-37] 당뇨병 망막병증은 10-27%에서 관찰되었다.[35-38] 대혈관합병증은 드물게 발생한다. 많은 당뇨병 환자는 대혈관질환으로 사망하지만, CFRD 환자는 CF의 폐합병증으로

사망할 가능성이 가장 높다.[39]

선별검사를 위한 증례

CFRD에서 당뇨병 증상이 없을 때가 많다. CFRD는 폐질환 중증도와 관련이 있으며[40] 체중 유지의 어려움과 사망률 증가와 관련 때문에 CFRD 조기 진단과 관리는 필수적이다.

CFRD 선별검사가 진단이 아니라 증례를 찾아 조기 치료를 시작하여 경과를 개선할 수 있으면 이상적이다.

당뇨병을 새로 진단받은 환자에서 CF 검사는 하지 않는다. 낭포섬유증이 당뇨병 초기 증상으로 나타날 가능성은 낮다. 일반 당뇨병 클리닉에서 CF 증례 발견은 고려하지 않는다. 그러나 여기서 CF의 당뇨병 선별검사를 생각해보자. 낭포섬유증에서 혈당이 정상인 경우는 거의 없다.[41]

포도당내성상태는 CF 환자에 따라 다르다. 예를 들어, 중증 폐감염이 있거나 코티코스테로이드 치료에서 당불내성이 나타날 수 있지만 영구적이지 않을 수 있다.

CFRD는 CF 환자에서 다음과 같은 포도당 내성 스펙트럼 중의 하나로 나타난다.

① 정상 내당능(FPG < 5.6 mmol/l, OGTT 2시간혈당 < 7.8 mmol/l)

② 불확정 포도당 내성(INDET)(FPG < 5.6 mmol/l; 1시간 OGTT 혈당 > 11.1 mmol/l; OGTT 2시간혈당 < 7.8 mmol/l)

③ 내당능 장애(FPG < 5.6 mmol/l, OGTT 2시간혈당 < 7.8 mmol/l)

④ CFRD FH-(FPG < 7.0 mmol/l; OGTT 2시간혈당 < 11.1 mmol/l)

⑤ CFRD FH+(FPG > 7.0 mmol/l, OGTT 2시간혈당 < 11.1 mmol/l)

⑥ 공복 혈당 장애(FPG 5.6-6.9 mmol/l; OGTT 2시간혈당 N/A)[42]

ADA와 CF재단(CF Foundation)은 2시간 75 g OGTT를 선별검사로 권고한다.[32] 검사는 환자가 건강하고(급성 악화 후 6주 이상)[32], 지난 3일 동안 하루에 최소 600 kcal 또는 150 g의 탄수화물을 섭취하여 8시간 이상 금식하여 시행한다.[41]

OGTT는 다뇨증과 갈증 등 전형적 고혈당 증상이 없을 때 2일에 걸쳐 시행한다. 비정상 FPG 또는 HbA1c 증가에 의해 진단을 확인하며, 정상 소견에서는 OGTT를 반복한다.[41]

CFRD에서 매년 검진은 CFRD로 진단되지 않은 모든 환자에게 10년 후부터 권고한다.[3,32] HbA1c는 민감도가 낮아 선별 도구로 권고하지 않는다.[32]

급성질환 중 또는 글루코코티코이드 투여가 필요한 경우에 치료 처음 48시간 동안 공복과 식후 2시간의 혈당을 측정한다. CFRD는 지속 경장영양 또는 위루관 영양 시작에서 나타날 수 있으므로 이 시기에 CFRD 확인은 중요하다(2일에 걸친 식후 즉시 혈당 11.1 mmol/l이상 확인으로 진단).

CF에서 인슐린치료는 공복 고혈당 없이 만성 체중 감소를 역전시키는 안전하며 효과적 치료법이다.[44] 인슐린글라진 시작은 공복 고혈당 CF에서 폐질환 진행 감소와 관련이 있다.[45] CFRD에서 인슐린은 영양 상태를 개선하고 일시적으로 폐기능을 개선했으며[46] 단백질 합성을 개선했다.[47]

임상진료지침은 인슐린치료를 권고하고 경구혈당강하제가 최적의 치료법이 아닐 수 있음을 시사하지만, 체계적 문헌고찰에서는 양쪽 사이에 명확한 차이는 없었다.[43]

구체적 평가를 위해서는 무작위 대조시험이 필요하다. 고혈당 증상이 나타나거나 급성 폐감염이 있을 때 연속혈당측정을 이용하여 혈당의 보다 집중적 감시를 고려한다.

선별검사에서 발견된 CFRD에서 치료와 무치료 효과를 비교하는 임상연구에서 질병 진행 가능성이 거의 없었다. 이런 임상연구는 없어도 잘 기술된 일련의 증례에서 치료 효과를 알 수 있다.

이런 예의 하나가 CFRD 관리를 경험한 미네소타 대학교에서 보고되었다. 이 보고서는 지난 30년간 CFRD의 예후가 개선되었고 수명이 연장되는 일시적 추세를 강조하였다.[31]

여기서는 체계적 검진(6세부터 시행), CFRD에 대한 조기 인식, 인슐린과 영양 전략을 통한 보다 적극적 치료 덕분이라고 말하였다.

췌장암 관련 당뇨병

당뇨병은 췌장암의 위험인자다.[50] 췌장암을 새로 진단받은 환자에서 적어도 80%가 고혈당 또는 당뇨병을 갖고 있다.[51] 새로 진단된 당뇨병에서 췌장암이 발견될 수 있다.[52] 췌장암과 당뇨병의 관련은 오래 전부터 알려져 왔지만, 췌장암이 당뇨병을 일으키는지 또는 그 반대인지는 확인하기 어려웠다.[53]

이런 관련성은 양방향일 수 있다. 췌장암에서 당뇨병은 종양, 인슐린저항성, 베타세포 파괴 등에 의한 체액인자를 통해 일어날 가능성이 있다.[54]

흥미로운 사실은, 췌장-십이지장 절제술을 받은 췌장암에서 새로 발생한 당뇨병의 17/30 (57%)가 종양 절제 후 해소되었다.[54] 수술 전에 당뇨병이 없던 환자에서 췌장 절제술 후 당뇨병이 새로 발생할 위험이 있음을 알고 있어야 한다. 원위부 췌장 절제술을 받은 환자의 14-39%에서 수술 후 당뇨병이 진단되었다.[55]

당뇨병은 췌장암 발생 위험을 거의 2배 증가시킨다고 알려져 있다.[56,57] 50세 이후에 당뇨병으로 진단된 환자의 약 1%가 3년 이내에 췌장암 진단을 받게 된다.[58] 당뇨병 자체는 췌장암이 가장 흔한 연령대에서 유병률이 높다.[59]

췌장암의 5년 생존율이 매우 낮기 때문에[60], 새로 발생하는 당뇨병은 초기 암의 표지자가 될 수 있으며[51], 조기 발견으로 이어질 수 있으면 치료 가능성이 높아진다.

췌장암 가능성에 대한 임상 지표로, 50세 이상, 마른 체형, 2형당뇨병의 가족력 없음 등[61]을 제시하였다. 그러나 이런 임상 소견은 췌장암 관련 당뇨병 환자와 2형당뇨병 환자의 특성을 비교하면 차이가 없다.

메이요클리닉(Mayo Clinic)의 연구에 의하면 양 군은 환자 비율이 비슷하고 과체중과 비만이며 당뇨병 가족력이 있었다. 실제로 비만 자체는 췌장암의 위험인자다.[62]

당뇨병의 효과적 치료는 췌장암 위험 감소와 관련이 있다.[53] 새로 발생한 당뇨병이 췌장암의 잠재적 지표로 유용하려면 종양의 생물학적표지자와 결합해야 한다. 그러나 아직 그런 생물학적표지자는 확립되지 않았다.

췌장암의 공격성 증가와 adrenomedullin의 관련이 알려져[63] 췌장 관련 당뇨병의 원인이 될 수 있다.[64]

새로 발생한 당뇨병에서 췌장암 표지자로 잠재력을 알기 위한 연구가 진행 중이다.[65] 췌장암에서 황달, 복통, 식욕부진, 체중 감소 등의 증상이 나타나면 이미 종양을 절제할 수 없기 때문에 문제가 된다.

적절한 생물학적 표지자가 확립되지 않아 당뇨

병이 새로 발생한 고령 환자에서 광범위한 복부 영상 진단은 잠재 췌장암 진단 방법으로 권고하지 않는다. USPSTF도 무증상 인구 집단에서 췌장암 검진을 권고하지 않았다. 이 권고는 췌장암 위험이 있는 새로 발생한 당뇨병이나 기존 당뇨병에도 적용된다.[66]

호르몬 과잉에 의한 당뇨병

쿠싱증후군(글루코코티코이드 과잉), 말단비대증(성장호르몬 과잉), 고알도스테론증(알도스테론 과잉), 갑상선항진증, 갈색세포종/부신경절종(pheochromocytoma/paraganglioma, PPGL)(카테콜아민 과잉), 글루카곤종, 소마토스타틴종 등 호르몬 과잉에 의한 질환에서 당뇨병이 나타날 수 있다.

당뇨병은 자가면역다선증후군(1형보다 2형에서 흔함)과 POEMS증후군(다발신경병증, 기관비대증, 내분비병증, 단클론감마병증, 피부 변화)의 특징일 수 있다. 당뇨병에서 이런 상태를 조기에 식별하고 관리하여 내분비질환을 치료하면 포도당 불내성이 치료되거나 개선할 수 있다는 이점이 있다. 이런 내분비질환의 대부분은 당뇨병에서 미세혈관 및 대혈관합병증을 악화시킬 수 있는 고혈압[67]과 같은 다른 대사 합병증을 동반한다.

당뇨병에서는 말단비대증이나 갈색세포종의 일상적 선별검사는 시행하지 않으며 이런 질환이 비교적 드물기 때문이다(말단비대증의 연간 발생률은 0.2-1.1건/100,000명[68], PPGL의 연간 발생률 0.8/100,000명[69]).

선별검사에서 가짜양성 결과 비율이 높아 불필요한 검사에 의한 고통과 비용이 증가할 수 있다. 내분비질환에 해당하는 추가 임상 소견이 있으면 증례 발견에 노력해야 한다.

말단비대증에서는 손과 발의 비대, 얼굴 외모의 특징적 변화, 두통, 시각 장애, 다한증 등이 있다. 이런 변화는 때로 미세하여 뚜렷하게 나타나기까지 수년이 걸리며, 환자나 가족에게도 명확하지 않을 수 있다. 환자의 현재 외모와 오래된 사진의 모습과 비교해보거나 반지나 신발이 작아졌는지 알아보면 좋다.

말단비대증의 내분비학회 임상 진료지침은 전형적 증상이 없어도 폐쇄수면무호흡증후군, 2형당뇨병, 고혈압, 다한증, 손목터널증후군, 중증 관절염 등 몇 가지 관련질환이 있으면 IGF-1 측정을 권고한다.[70] 말단비대증이 있는 모든 환자는 당뇨병 진단을 받아야 한다. 당뇨병은 말단비대증의 11-38%에서 발견되며, 성장호르몬 증가는 인슐린저항성을 일으킨다.[70]

PPGL의 전형적 특징은 발작고혈압, 두근거림, 두통, 창백, 땀, 통증 등이다. **표 4.3**은 성장호르몬 또는 카테콜아민 과잉에 의한 임상적 의심으로 증례 발견을 정당화할 수 있을 때 시행할 초기 검사 항목이다.

말단비대증 검사에서 한 가지 주의할 점은 당뇨병이 잘 조절되지 않으면 성장호르몬 수치가 높아지고[71] IGF-1은 정상 또는 낮다는 것이다.[72]

쿠싱증후군은 당뇨병과 관련된 가장 흔한 내분비질환이므로 주의할 가치가 있다. 한편 다양한 염증질환이나 악성질환 치료에 외인성 글루코코티코이드의 광범위한 이용에 의한 의인성 쿠싱증후군은 매우 흔하다.

구체적 약 복용력이 외인성 스테로이드 진단에 중요하다. 글루코코티코이드는 처방전 없이 구입할 수 있는 약이나 허브제, 국소용 치료제 등에 들어 있거나 의사에게 알리지 않고 복용할 수 있다. 또한 글루코코티코이드 이외의 스테로이드(예, 메드록시프로게스테론 아세테이트[73]) 이용에 의한 쿠싱증후군도 있다.

글루코코티코이드 과잉이 당뇨병을 일으키는 기전에는 인슐린저항성 증가와 베타세포 기능 장애를 포함한 여러 요인이 관여한다. 외인성 글루코코티코이드 이용에 의한 쿠싱증후군을 제외하면 (내인성) 쿠싱증후군은 드물다(연간 100만 명당 3건의 새로운 내인성 쿠싱증후군 보고[74]).

그러나 쿠싱증후군 선별검사를 받은 당뇨병 집단에서 유병률은 3-5%로 알려졌다.[75, 76] Terzolo 등은 이탈리아 전역의 24개 당뇨병 클리닉에 다니는 환자를 대상으로 한 전향적 횡단연구에서 2형당뇨병에서 쿠싱증후군 선별을 뒷받침하는 증거를 찾지 못했다. 그러나 이 연구를 통해 쿠싱증후군이 과거에 생각했던 것보다 더 흔하다는 결론을 내렸다(쿠싱증후군으로 최종 진단은 813명 중 5명이었다).

이런 결과는 적극적 치료에도 불구하고 당뇨병과 고혈압이 조절되지 않는 환자에서 증례 발견 필요성을 뒷받침한다.[77] Budyal 등은 2형당뇨병에서 무증상 쿠싱증후군(쿠싱증후군의 전형적 징후와 증상이 없는 조절되지 않은 코티솔 생성) 선별검사 필요성을 결정하기 위해 단일센터에서 연구를 시행했다. 993명의 대상 코호트에서 무증상 쿠싱병은 없었으므로 임상적 의심이 있을 때 선별검사를 시행해야 한다고 주장했다.[78]

일부 연구자는 새로 진단된 당뇨병(병원 환경에서) 선별검사가 필요하다고 하며[75], 다른 연구에서는 쿠싱병의 선별검사가 당뇨병이 조절되지 않는 환자에게만 시행되어야 한다고 제안했다.

당뇨병은 쿠싱증후군 환자에게 광범위하게 나타나지만 쿠싱증후군은 당뇨병에서 비교적 드물다. 최근 내분비학회지침(Endocrine Society Guidelines)은 약 복용력이 없어 외인성 스테로이드 이용을 배제한 지역사회에서 흔한 잠복성 쿠싱증후군의 특징이 될 수 있는 '중첩질환' 환자군에서 쿠싱증후군 검사가 필요하다고 했다.[79]

중첩질환에는 골다공증, 고혈압, 다낭난소증후군, 당뇨병이 포함된다. 또한 지침은 젊은 나이에 이런 질환이 있으면 쿠싱증후군이 더 많다고 했다.

쿠싱증후군의 사전 검사 확률을 높이기 위한 다른 방법은 당뇨병에서 조직의 글루코코티코이드 과잉과 관련된 임상적 특징이 있는 환자에서 선별검사를 시행하는 것이다.

여기에는 안면 다혈증, 멍들기 쉬움, 근위부 근육병증, 피부 줄무늬 등이 포함되지만 이런 소견이 필수적은 아니다. 내분비학회에서 권고하는 검사는 **표 4.3**과 같다. 검사의 선택은 병용하는 약, 전문 검사실, 중증 쿠싱증후군에 대한 임상적 의심 등을 포함한 여러 요인에 따라 다르다.

쿠싱증후군을 시사하는 진단 기준은 24시간 소변에서 정상 이상의 유리 코티솔 2회 이상, 하룻밤 1 mg 덱사메타손 억제 검사에서 양성 반응(자정에 덱사메타손 1 mg 투여 후 08:00 코티솔 50 nmol/L 이상), 심야 타액 코티솔 수치 4 nmol/L 이상이 2회 이상 등이다.

일부 연구자는 가짜양성을 줄이기 위해 보다 높은 기준을 이용한다. 쿠싱증후군 선별검사는 쉽게 멍이 들고, 안면 과혈증, 근위부 근육병증, 피부 줄무늬 등의 "위험 신호"가 있을 때 시행하면 좋다. 한편 쿠싱증후군이 있는 모든 환자는 정기적으로 당뇨병 검사를 받아야 한다.

이식 후 당뇨병

이식 후 당뇨병(posttrasplantation diabetes mellitus, PTDM)은 이식받은 사람에서 나타난 당뇨병을 말한다. 이것은 이식 전에 있었으나 진단되지 않았거나 진단 시기와 관계가 없다.

한편 이식 후 신생 당뇨병(new-onset diabetes after transplantation, NODAT)은 이식 전에 당뇨병이 없었으나 이식 후에 새로 발생한 당뇨병에 이용하는 용어다. NODAT에는 이식 전에 당뇨병이 있었을 가능성이 있지만 진단받지 않은 환자는 포함하지 않는다.

다른 용어로 '이식 관련 고혈당'이 있다. 이렇게 PTDM은 다양하게 정의하며, 시간 경과에 따른 치료 전략, 이식 형태, 이용하는 면역억제제, 기증자와 수용자 특성 등에 따라 PTDM 유병률에는 큰 차이가 있다.[80]

고혈당은 수술 후 초기(면역억제제 투여량이 많을 때)에 나타날 수 있다. 이것이 정상 혈당으로 돌아가거나 장기적으로 지속 고혈당을 일으킬 수 있다.[81] PTDM은 신장이식의 4-25%, 간이식의 2.5-25%, 심장이식의 4-40%[82], 폐이식의 25-40%[83]에서 보고되었다.

위험인자로는 연령 증가, 인종, 이식 전 과체중 또는 비만, 이식 후 체중 증가, 성인 다낭신장질환, 당뇨병 가족력, 이전 포도당불내성(이식 전 모든 환자에서 평가해야 한다), 거대세포바이러스 또는 C형 간염감염 병력 등이 있다.[84]

C형 간염감염 자체는 2형당뇨병 위험 증가와 관련이 있다.[85] 직접 작용 항바이러스제로 C형 간염감염을 치료하면 당뇨병 조절이 개선되는 것으로 알려졌다.[86]

칼시뉴린억제제(타크로리무스 > 사이클로스포린), 코르티코스테로이드를 포함한 많은 면역억제제가 당뇨병을 일으킨다. 스테로이드는 인슐린저항성을 증가시키고, 포도당 신생과 지방 분해를 강화하며, 베타세포 반응이 저하된 환자의 골격근에서 포도당 흡수를 감소시켜 당뇨병을 일으킨다.[81]

칼시뉴린억제제는 베타세포 세포사멸, 인슐린 분비 장애, 인슐린저항성 등의 조합으로 당뇨병을 일으킬 가능성이 알려졌지만, 그 기전의 완전한 이해를 위해서는 추가 연구가 필요하다.[87]

임상적 특징

체중 증가는 이식 후 흔히 나타나며[81] PTDM 발생 위험은 60 kg 이상의 체중 증가에서 10 kg 증가마다 1.4배 증가한다.[88] 체중 증가 원인으로 여러 요인을 생각할 수 있으며, 스테로이드요법과 식사제한(예: 신장 이식 후 엄격한 식사요법이 더 이상 필요하지 않음)이 포함된다.[81] 면역억제제 관련 인슐린저항성 증가와 PTDM의 임상적 특징은 2형당뇨병과 비슷하다.

선별검사를 위한 증례

PTDM에서 이식 실패/기능[89], 사망률[90,91], 감염, 당뇨병의 미세혈관합병증[92]/대혈관합병증[93]을 예상할 수 있다. 이런 상태와 관련된 이환율과 사망률을 예방할 가능성이 있는 PTDM의 조기 인식이 중요하다.

ADA는 면역억제요법으로 안정되어 있고 활동 감염이 없을 때 선별검사를 권고한다.[94] PTDM 검사 시행 빈도에 대한 공식적 권고는 없다. 일부 연구자는 처음 4주 동안과 3, 5, 12개월에 매주 FPG를 측정하고 그 이후에는 매년 FPG 측정을 권고한다.[95]

OGTT를 진단 검사로 선택할 수 있다.[94] HbA1c

는 출혈, 수혈과 철분 투여 등의 영향을 받으므로 이식 직후 기간, 특히 신장질환이 있을 때 해석이 어려울 수 있다.[81]

PTDM 관리에 대한 무작위 대조군 임상연구의 근거가 없어 체계적 당뇨병 관리와 경구 혈당강하제, 인슐린 이용을 포함하는 2형당뇨병과 비슷하다.

2형당뇨병에서 적절한 치료법의 선택은, 고혈당 정도, 저혈당 위험, 체중 변화, 심혈관과 신장질환에 대한 영향, 비용, 투여 경로 등 약에 의한 요인과 환자 요인을 고려한다.

ADA는 NODAT 위험과 관계없이 가장 좋은 경과와 이식편 생존을 위해 면역억제요법 이용을 권고한다.[94] 또한 이식 후 환자에서 신장 또는 간장애가 나타날 수 있어 그 중증도에 따라 특정 약(예: 비구아나이드)의 용량 조절이나 금기가 있으며 면역억제제와 경구 혈당강제의 상호작용을 고려한다.[96]

면역억제제요법 변경을 특정 상황(예: 타크로리무스에서 시클로스포린 또는 미코페놀레이트 모페틸과 아자티오프린으로 변경[97])에 고려할 수 있으며, 이식편 거부 반응 위험과 균형을 이루어야 한다.

한편 코티코스테로이드 투여량을 줄이거나 칼시뉴린 억제제를 줄이거나 대체의 이점은 임상연구로 입증되지 않았다. 선별검사 프로그램으로 이식 전후 내당능 검사가 포함되어야 한다. 이식 전 위험인자에 대한 평가는 PTDM의 후속 위험을 결정에 필요하다.

비정형 정신병약 관련 당뇨병

정신병약은 조현병 및 정신질환에 이용한다. 조현병에서는 정신병약 치료와 관계없이 당뇨병 발생 위험이 증가한다. 당뇨병은 주로 앉아서 생활하는 생활습관, 부적절한 식습관[98] 등의 환경적, 생물학적 요인 및 질병이나 치료에 따른 영향[99] 등의 다양한 요인으로 발생한다.

1세대 정신병약은 환각, 망상 등의 정신병 양성 증상 완화에 유용했다. 그러나 사회적 위축, 언어 빈곤, 인지 문제 등 정신병의 음성 증상 관리에는 효과가 부족했다. 2세대(또는 비정형) 정신병약 도입은 양성과 음성 정신병 증상 모두에 효과적이므로 크게 환영받았다.

이런 약은 1세대보다 쇠약해지는 추체외로 부작용이 적지만 당뇨병 유발 효과는 강하다.[100]

아리피프라졸, 아세나핀, 클로자핀, 일로페리돈, 올란자핀, 케티아핀, 리스페리돈 등 2세대 정신병약은 많은 조현병 환자의 삶을 변화시켰으며, 정신병원에 입원하여 관리하는 대신 지역사회에서 생활할 수 있게 해주었다.

이런 약은 정신과 의사와 일반 개원의에게 인기를 얻었으며 현재 허가된 이외의 많은 정신질환(주의력결핍 과잉행동장애, 우울증, 섭식장애, 불면증, 강박장애 등)에 처방되고 있다. 예를 들어, 요양원 입주자(2004년 전국 요양원 조사에서)에게 처방된 2세대 정신병약의 86%가 적응증 이외의 처방이었다.[101]

부작용으로 클로자핀 관련 무과립구증(매우 드물지만 전혈구 수를 정기적으로 감시한다)에서부터 매우 흔한 대사장애까지 고려해야 한다.

자연사

비정형 정신병약을 처방하는 정신장애는 당뇨병의 위험인자 또는 합병증이다.[102]

비정형 정신병약을 이용하는 기저질환(조현병,

기타 정신병장애, 주요 우울증 등)은 주로 앉아서 생활하는 생활습관과 잘못된 식습관(과일과 채소 섭취 감소)과 관련된 경우가 많다.[103] 중증 정신질환에서 식사요법과 운동 중재와 같은 당뇨병 관련된 위험인자의 교정은 기분 저하, 판단력 장애 또는 사고장애 등에 의해 어려울 수 있다.

조현병이 있으면 약 복용과 관계없이 연령과 성별을 일치한 대조군보다 중추비만이 나타날 가능성이 높으며[104], 이것은 2형당뇨병 발생의 위험인자가 된다.[105] 2세대 정신병약을 처방받은 조현병에서 1세대 정신병약에 비해 당뇨병이 발생할 상대위험도는 1.32 (95% CI 1.15-1.51)였다.[106]

체계적 문헌고찰에 의하면 소아와 청소년(6-24세)에 처방받은 정신병약은 누적 용량 증가에 따라 2형당뇨병 위험이 증가하는 것으로 나타났다.[107]

좋은 코호트 연구는 시행하기 어렵지만 일반적으로 이런 질환에서 비만, 이상지질혈증, 당뇨병과 그에 의한 심혈관질환 이환율 증가 위험 증가와 관련이 있는 것으로 알려져 있다. 기저질환 영향 때문에 여기에 약에 의한 추가 작용의 정확한 기여도는 파악하기 어렵다.

임상 경험에 의하면 많은 비정형 정신병약이 체중 증가나 대사 이상과 관련이 있다. 정신병약을 복용하는 환자의 15-72%는 조현병이나 정서장애 치료의 급성 또는 유지 단계에서 체중 증가를 경험한다.[99] 지프라시돈을 제외한 비정형 정신병약도 체중 증가와 관련이 있다(클로자핀, 올란자핀, 케티아핀에서 체중 증가가 높았다).[108]

이런 약의 사용은 DKA를 포함한 중증 대사장애와 관련이 있다. 때로 DKA 후에 케톤증 빈발 2형당뇨병과 비슷한 베타세포 기능 회복이 있다.[109]

대사장애가 심하지 않아도 체중 증가와 이상지질혈증이 나타난다. 이런 약은 당뇨병이 없던 사람에서 새로운 당뇨병을 일으킬 뿐 아니라 기존 당뇨병을 악화시켜 혈당요법 강화가 필요할 수 있다. 최적화의 치료를 위해 정신의학과팀과 당뇨병센터가 공동진료 계획을 수립해야 한다.[99]

선별검사를 위한 증례

유럽당뇨병연구학회(European Association for the Study of Diabetes, EASD), 유럽심장학회(European Society of Cardiology, ESC), 유럽정신의학회(European Psychiatric Association, EPA)는 중증 정신질환에서 심혈관질환과 당뇨병 발생 위험 증가에 대한 견해를 발표했다.[99]

중증 정신질환에서는 일반인에 비해 신체 건강이 나쁘고 기대수명이 감소하며 사망률이 2-3배 증가한다.[99] 약에 따라 대사 위험 차이가 있어[110] 클로자핀과 올란자핀은 케티아핀과 리스페리돈보다 대사 부작용 위험이 높다.

메타분석에서 클로자핀(4.45 kg)과 올란자핀(4.15 kg)은 케티아핀과 리스페리돈(2.1 kg)보다 체중 증가 위험이 큰 반면, 아리피프라졸, 아미설프리드, 지프라시돈 등은 체중에 주는 영향이 적었다.[111]

체중 증가 원인은 여러 요인에 의해 나타나지만 충분히 규명되지는 않았다(식욕 증가와 에너지 소비 변화 등).[99] 한편 최근의 문헌고찰은 정신병약이 2형당뇨병의 새로운 발생 경향을 악화시키거나 직접 영향이 있는지 명확하지 않다고 결론지었다.[113]

EPA의 견해는 중증 정신질환이 있는 사람에게 치료 개선을 위해 관련 전문가의 협력을 강화하고 돌봄의 공유를 촉구했다.[99] 관리는 때로 기저질환(정신과 및 내과 모두)에 대한 통찰력 부족과 환자가 치료 프로그램을 따를 수 없어 복잡하다. 초기 내원에서 모든 환자의 자세한 병력(과거력, 가족력, 흡연, 운동, 식사 포함)을 조사한다.

임상 검사에는 키와 몸무게(체질량지수 계산), 허리둘레, 혈압 기록과 공복 혈당, HbA1c, 지질 수치의 생화학적 측정이 포함되어야 한다. 이런 검사를 당뇨병 클리닉에서 일상적으로 시행하지만 정신과에서는 일상적으로 시행하지 않는다. 그러나 이 약의 이용 증가에서 나타나는 대사 이상 방지를 위해 이런 검사는 중요한 첫걸음이 된다.

ADA는 당뇨병 전단계 또는 당뇨병에서 비정형 정신병약을 처방하면 매년 검진을 받도록 권고한다.[28] 또한 당뇨병이 없는 중증 정신질환에서 EPA는 치료 시작 6주와 12주에 공복 혈당과 지질의 반복 측정을 권고한다.[99]

HIV감염 관련 당뇨병과 치료

지난 40년간 안전하고 효과적인 항레트로바이러스요법(ART) 출현으로 선진국에서 사람면역결핍 바이러스(HIV)감염은 기회감염, 에이즈, 조기 사망 질환에서 장기 생존이 가능한 만성질환으로 바뀌었다.

HIV와 ART 환자의 기대 수명이 늘어나면서 만성질환 합병증으로 심장대사질환 특히 당뇨병과 심혈관질환 발생률이 증가했다.[115] 다기관 에이즈코호트 연구에서 당뇨병 유병률은 ART 이용 HIV감염 남성 411명(100인년당 4.7건)에서 14%로 HIV 음성 남성 711명(100인년당 1.4건)의 5%에 비해 높았다.[116]

HIV감염자에서 혈당이상 발생에 대한 주요 위험인자로는 당뇨병 가족력, 연령 증가, C형 간염감염, BMI 증가, 지방분포, 인디나비르와 로피나비르/리토나비르 이용 등이 알려졌다.[117]

당뇨병의 장기적 합병증은 HIV 환자의 당뇨병에서 현저하다.[117] 비정형 정신병약처럼 이런 약을 처방하는 임상의는 대사장애 위험이 약에 따라 다르다는 것을 알고 있어야 한다.[118]

고혈당에서 HIV를 효과적이며 안전하게 관리하면서 혈당에 영향을 주지 않는 대체 ART 이용의 고려가 필요하다. 그러나 ART와 당뇨병의 관련은 아직 논란이 있으며[119-121], 이것은 당뇨병 선별검사에 다양한 기준/방법 이용, 체계적 문헌고찰과 메타분석에 이용한 연구의 이질성, 장기 추적관찰 부족 등에 의해 발생한다[120].

ADA는 HIV에 항레트로바이러스요법 시작 전, 항레트로바이러스요법 변경, 항레트로바이러스요법 시작이나 변경 3-6개월에 공복 혈당 검사를 통해 당뇨병과 당뇨병 전단계를 선별하도록 권고한다. 초기 선별 결과가 정상이면 공복 혈당을 매년 확인한다.[28]

HbA1c는 고혈당을 1.6±0.2 mmol/L 과소평가하므로 HIV에서 적절한 선별 도구가 아니다.[122] Kim 등은 HbA1c가 뉴클레오티드유사체 역전사효소억제제, 특히 거대세포증 환자나 아바카비르에 특히 영향을 받는다고 했다.[122]

면역요법에 의한 2차당뇨병

다양한 암의 치료법으로 면역요법 개발은 임상경과(예후 개선)에 혁명을 일으켰다.[134]

이필리무맙 등의 CTLA-4억제제, 펨브롤리주맙, 니볼루맙 등의 PD-1억제제, 아테졸리주맙, 아벨루맙, 더발루맙 등의 PD-L1 억제제, 이필리무맙/니볼루맙의 병용요법(CTLA-4과 PD-1억제제)은 흑색종에서 신세포암, 호지킨스림프종에 이르기까지 많

은 질환 치료에 승인되었다.[134] 면역요법의 혜택을 받는 암의 수가 증가하고 있다.[135]

면역관문억제제(ICI)에 의한 갑상선저하증, 갑상선항진증, 뇌하수체질환 등의 내분비질환은 흔하며 2차당뇨병은 드물지만 첫 증상이 생명을 위협하는 DKA가 될 수 있어 면역요법에서 중요한 합병증이다.[136]

인슐린의존당뇨병은 PD-1 또는 PD-L1억제제 투여 환자에서 적어도 1%가 발생한다.[137] ICI 처음 투여 후 당뇨병 발생까지의 기간은 5-790일(중앙값 116일)로 다양하다.[138] 또한 당뇨병 발생까지 투여 횟수는 1-24회(중앙값 3)로 차이가 많다.[138]

FPG를 ICI 시작 전과 처음 6개월 동안 치료 시마다 측정하며, 다음 6개월 동안은 2회 치료 시마다, 또한 임상 징후와 증상에 따라 측정한다.[139]

내분비학회(Society for Endocrinology)는 ICI치료 중 전신 상태에 이상이 있는 모든 환자에 FPG 측정을 권고하였다.[135,140] 또한 자가항체와 C-펩타이드를 측정하고, 지침에 따라 DKA와 HHS를 관리하며[135], ICI 치료는 환자가 회복될 때까지 유지한다.[141]

ICI 치료 환자에서 때로 고용량의 스테로이드가 필요하며, 이 자체가 스테로이드 유발 당뇨병이 나타나기 쉽게 한다.[135] HbA1c는 급격히 발생하는 당뇨병에 의한 급성 고혈당에서 당뇨병 진단에 적합하지 않지만 FPG에 추가하여 ICI에서 나타나는 1형 또는 2형당뇨병 환자 감시에 이용한다.

임상 증례

23세 백인 남성이 급성 요폐와 신부전으로 입원했다. 지난 18개월 동안의 진행성 갈증, 다뇨증, 야간뇨를 호소했다. 과거력으로 10년 전에 당뇨병을 진단받았다. 당뇨병은 인슐린아스파르트와 인슐린글라진으로 관리하고 있었다. 어린 시절부터 시력이 좋지 않았으며 Leber 시신경위축으로 보인다.
가족력에서 어머니: 2형당뇨병(인슐린치료 중)과 임신당뇨병, 아버지: 고콜레스테롤혈증, 할머니: 당뇨병, 73세에 사망, 3자매는 당뇨병이며, 건강하게 생존.
진찰 소견에서 귀가 잘 들리지 않았고 혈압 170/95 mmHg이었다. 체질량지수가 29.8 kg/m^{2}로 높았다. 시력은 현저히 저하되었고, 안저소견에서 시신경유두 창백과 산발적 망막출혈이 있었다. 말초신경병증 소견은 없었다.
다른 신체 소견은 정상이었다. 초음파검사에서 양측 수신증이 있었으며 급성 신장손상은 치골 상부에 카테터를 삽입하여 해결되었다. 청력검사에서 양측 감각신경성 난청이 있었다. 수분제한 검사에서 중추성 요붕증이 확인되었다.
유전자 검사에서 4번 염색체 WFS1 유전자에서 C506G, c1611_1624del14 변이가 있는 이형접합체가 발견되어 Wolfram증후군 또는 DIDMOAD (Diabetes Insipidus, Diabetes Mellitus, Optic Atrophy and Deafness) 증후군의 임상 소견으로 생각되었다. 부모는 모두 보인자였으며, 가족은 상염색체 열성질환의 유전 상담을 받았다.

단일유전자 당뇨병

특정 원인에 의한 당뇨병 식별에 중요한 소견의 하나는 기저질환 치료를 통한 조절 가능성이다. 그러나 이것은 단일유전자 당뇨병에는 적용되지 않으며 그 대신 다음과 같은 근거가 필요하다.

① 단일유전자 당뇨병 치료에 적용할 수 있는 가능성(정밀의학을 향한 단계).
② 개별 환자와 가족에게 보다 정확한 예후를 제공

할 수 있는 능력(유전 상담).

③ 당뇨병을 일으키는 드문 분자나 세포 결함 규명을 통해 당뇨병에 대한 이해를 높일 가능성[124]

단일유전자 당뇨병은 여러 유전자에 의해 다양한 증상을 나타내는 질환의 대표적 예이다.[125] 앞에서 설명한 증례의 가족은 희귀질환(영국에서 770,000명 중 1명[126])이며, 50세 이전에 거의 사망하는 볼프람증후군[평균 사망 연령 39세(25-49세 범위)]의 특징을 인식하지 못했다.[126]

이런 가족에서 유전자 검사와 유전 상담을 통해 얻은 지식으로 평가할 수 있다.

단일유전자 당뇨병을 식별하여 당뇨병 치료가 성공적인 예에 젊은 나이 발병 성인당뇨병(maturity onset diabetes of the young, MODY)과 신생아 당뇨병 증후군이 있다. MODY는 상염색체 우성으로 유전하며 대부분 제대로 진단되지 못하여 전체 당뇨병의 1% 미만을 차지한다.[123]

MODY에서 몇 가지 유전자 결함이 확인되었다. 간세포핵인자 1-알파(HNFlα) 유전자 결함에 의한 MODY 3는 구미에서 흔한 형태의 MODY다(MODY의 30-65%). MODY의 다른 형태에는 MODY 2(GCK 변이, MODY의 30-50%), MODY 1(HNF4α변이, MODY의 5-10%), MODY 5(HNF1β변이, MODY의 < 5%) 등이 있다.[127]

MODY의 변이 진단에 유용한 임상 소견이 있다(예, 혈당에 대한 신장 역치 저하(HNFlα)[128], 거대 출생아(HNF4α)[129], 일과성 또는 지속성 신생아 저혈당(HNF4α)[130], 신장질환(HNF-lβ)[131]).

MODY 2는 치료가 필요하지 경우가 많지만(안정된 공복 고혈당), MODY 3와 MODY 1는 설포닐유레아를 1차 치료제로 이용하여 효과적으로 관리할 수 있다.

MODY당뇨병은 소아나 청소년기에 진단되므로 대부분 1형당뇨병으로 생각하여 인슐린 투여를 시작한다. 진단되지 않은 MODY의 인식으로 평생 인슐린 필요를 제거할 수 있으면 환자에게는 큰 이점이며 보다 비용 효율적 치료법으로 혈당을 조절할 수 있다.

이런 현상(수년간 인슐린 투여 후 인슐린의 중단)은 베타세포(KCNJ11변이)의 ATP민감성 칼륨 채널의 Kir6.2 서브유닛변이(자발적 변이 80% 또는 상염색체 우성)에 의한 신생아 당뇨병에서도 보고되었다.[125,132] 세포 기전은 변이된 채널이 열린 상태로 유지되어 베타세포막이 과분극 상태로 유지되어 인슐린이 분비되지 않는 것으로 생각한다.

설포닐유레아 채널을 닫으면 인슐린 분비가 가능하게 된다. 생후 6개월 이전에 나타나는 당뇨병은 대부분 (80-85%[133]) 일시적 또는 영구적으로 발생한 단일 원인에 기인한다. 다시 말하지만 일부 신생아 당뇨병은 설포닐유레아로 치료할 수 있지만 다른 형태는 집중인슐린치료가 필요하므로 조기에 엄격한 구별이 필요하다.

다른 단일유전자 당뇨병은 1형당뇨병(소아기 발생) 또는 2형당뇨병(성인 발생)으로 인식된다. 이런 단일유전자 당뇨병에는 미토콘드리아 DNA의 m.3243A-G변이, LMNA 유전자 변이에 의해 가족성 부분 지방이영양증을 일으키는 당뇨병 등이 있다.

임상의가 단일유전자 당뇨병 가능성을 생각하는 표현형 특성에는 ① 발생 연령이 어리다, ② 상염색체 우성 유전(예, MODY가족)이나 모계 유전(예, 미토콘드리아 당뇨병) 형태의 가족력, ③ 난청(예, 미토콘드리아 당뇨병), ④ 신경학적 또는 신경근장애(예, 프레데리히 운동실조증) 등이 있다.

ADA[3]는 다음 상황에서 단일 당뇨병 증후군의

선별검사를 권고한다.

① 출생 6개월 이내 당뇨병 진단(신생아 당뇨병).

② 상염색체 우성(MODY) 유전 양상 있는 소아와 청년기의 당뇨병 진단.

ADA는 변이를 분석하며 환자 치료를 최적화하고, 유전 상담이 가능하도록 단일 유전자 당뇨병 관리에 전문 지식이 있는 센터 진료 및 상담을 권고한다.[3]

참고문헌

1. Report of the Expert Committee on the Diagnosis and Classification of Diabetes Mellitus. Diabetes Care. 1997;20:1183–1197.
2. Gale EA. Declassifying diabetes. Diabetologia. 2006;49:1989–1995. DOI: 10.1007/s00125-006-0348-7.
3. Classification and diagnosis of diabetes: standards of medical care in diabetes – 2020. Diabetes Care. 2020;43:S14–S31. DOI: 10.2337/dc20-S002.
4. International Diabetes Federation. IDF Diabetes Atlas, 9th edn. Brussels, Belgium, 2019. Available at www.diabetesatlas.org.
5. McCulloch DK. Classification of Diabetes Mellitus and Genetic Diabetic Syndromes. Waltham, MA. UpToDate. 2020.
6. Public Health England. Guidance. Criteria for Appraising the Viability, Effectiveness and Appropriateness of a Screening Programme. 2015.
7. UK National Screening Committee (UK NSC). Current UK NSC recommendations.
8. U.S. Preventive Services Task Force. Abnormal Blood Glucose and Type 2 Diabetes Mellitus: Screening. 2015.
9. Brissot P, Pietrangelo A, Adams PC, de Graaff B, McLaren CE, Loreal O. Haemochromatosis. Nat Rev Dis Primers. 2018;4:18016. DOI: 10.1038/nrdp.2018.16.
10. Crownover BK, Covey CJ. Hereditary hemochromatosis. Am Fam Physician. 2013;87:183–190.
11. Adams PC, Reboussin DM, Barton JC, McLaren CE, Eckfeldt JH, McLaren GD et al. Hemochromatosis and iron-overload screening in a racially diverse population. N Engl J Med. 2005;352:1769–1778. DOI: 10.1056/NEJMoa041534.
12. Rossi E, Jeffrey GP. Clinical penetrance of C282Y homozygous HFE haemochromatosis. Clin Biochem Rev. 2004;25:183–190.
13. Whitlock EP, Garlitz BA, Harris EL, Beil TL, Smith PR. Screening for hereditary hemochromatosis: a systematic review for the U.S. Preventive Services Task Force. Ann Intern Med. 2006;145:209–223. DOI: 145/3/209 [pii].
14. Bardou-Jacquet E, Morcet J, Manet G, Laine F, Perrin M, Jouanolle AM et al. Decreased cardiovascular and extrahepatic cancer-related mortality in treated patients with mild HFE hemochromatosis. J Hepatol. 2015;62:682–689. DOI:10.1016/j.jhep.2014.10.025.
15. Wood MJ, Powell LW, Dixon JL, Ramm GA. Clinical cofactors and hepatic fibrosis in hereditary hemochromatosis: the role of diabetes mellitus. Hepatology. 2012;56:904–911. DOI:10.1002/hep.25720.
16. Barton JC, Acton RT. Diabetes in HFE Hemochromatosis. J Diabetes Res. 2017;2017:9826930. DOI: 10.1155/2017/9826930.
17. Utzschneider KM, Kowdley KV. Hereditary hemochromatosis and diabetes mellitus: implications for clinical practice. Nat Rev Endocrinol. 2010;6:26–33. DOI: 10.1038/nrendo.2009.241.
18. Screening for hemochromatosis: recommendation statement. Ann Intern Med. 2006;145:204–208. DOI: 145/3/204 [pii].
19. UK National Screening Committee. Screening for Haemochromatosis. 2015.
20. European Association For The Study Of The L. EASL clinical practice guidelines for HFE hemochromatosis. J Hepatol. 2010;53:3–22. DOI: 10.1016/j.jhep.2010.03.001.
21. Bacon BR, Adams PC, Kowdley KV, Powell LW, Tavill AS, American Association for the Study of Liver D. Diagnosis and management of hemochromatosis: 2011 practice guideline by the American Association for the Study of Liver Diseases. Hepatology. 2011;54:328–343. DOI: 10.1002/hep.24330.
22. Force USPST. Screening for hemochromatosis: recommendation statement. Ann Intern Med. 2006;145:204–208. DOI:10.7326/0003-4819-145-3-200608010-00008.
23. Kowdley KV, Brown KE, Ahn J, Sundaram V. ACG Clinical Guideline: hereditary hemochromatosis. Am J Gastroenterol. 2019;114:1202–1218. DOI: 10.14309/ajg.0000000000000315.
24. Bulaj ZJ, Ajioka RS, Phillips JD, LaSalle BA, Jorde LB, Griffen LM et al. Disease-related conditions in relatives of patients with hemochromatosis. N Engl J Med. 2000;343:1529–1535. DOI: 10.1056/NEJM200010233432104.

25. Jacobs EM, Hendriks JC, Marx JJ, van Deursen CT, Kreeftenberg HG, de Vries RA et al. Morbidity and mortality in first-degree relatives of C282Y homozygous probands with clinically detected haemochromatosis compared with the general population: the HEmochromatosis FAmily Study (HEFAS). Neth J Med. 2007;65:425-433.
26. O'Brien T, Barrett B, Murray DM, Dinneen S, O'Sullivan DJ. Usefulness of biochemical screening of diabetic patients for hemochromatosis. Diabetes Care. 1990;13:532-534.
27. Pilling LC, Tamosauskaite J, Jones G, Wood AR, Jones L, Kuo CL et al. Common conditions associated with hereditary haemochromatosis genetic variants: cohort study in UK Biobank. BMJ. 2019;364:k5222. DOI: 10.1136/bmj.k5222.
28. American Diabetes A. 2. Classification and diagnosis of diabetes: standards of medical care in diabetes - 2020. Diabetes Care. 2020;43:S14-S31. DOI: 10.2337/dc20-S002.
29. Tavill AS. Diagnosis and management of hemochromatosis. Hepatology. 2001;33:1321-1328. DOI: S0270913901325302 [pii] 10.1053/jhep.2001.24783.
30. Ioannou L, McClaren BJ, Massie J, Lewis S, Metcalfe SA, Forrest L et al. Population-based carrier screening for cystic fibrosis: a systematic review of 23 years of research. Genet Med. 2014;16:207-216. DOI: 10.1038/gim.2013.125.
31. Moran A, Dunitz J, Nathan B, Saeed A, Holme B, Thomas W. Cystic fibrosis-related diabetes: current trends in prevalence, incidence, and mortality. Diabetes Care. 2009;32:1626-1631. DOI: dc09-0586 [pii] 10.2337/dc09-0586.
32. Moran A, Brunzell C, Cohen RC, Katz M, Marshall BC, Onady G et al. Clinical care guidelines for cystic fibrosisrelated diabetes: a position statement of the American Diabetes Association and a clinical practice guideline of the Cystic Fibrosis Foundation, endorsed by the Pediatric Endocrine Society. Diabetes Care. 2010;33:2697-2708. DOI:10.2337/dc10-1768.
33. Milla CE, Billings J, Moran A. Diabetes is associated with dramatically decreased survival in female but not male subjects with cystic fibrosis. Diabetes Care. 2005;28:2141-2144. DOI: 10.2337/diacare.28.9.2141.
34. Chamnan P, Shine BS, Haworth CS, Bilton D, Adler AI. Diabetes as a determinant of mortality in cystic fibrosis. Diabetes Care. 2010;33:311-316. DOI: 10.2337/dc09-1215.
35. Schwarzenberg SJ, Thomas W, Olsen TW, Grover T, Walk D, Milla C et al. Microvascular complications in cystic fibrosisrelated diabetes. Diabetes Care. 2007;30:1056-1061. DOI:10.2337/dc06-1576.
36. Andersen HU, Lanng S, Pressler T, Laugesen CS, Mathiesen ER. Cystic fibrosis-related diabetes: the presence of microvascular diabetes complications. Diabetes Care. 2006;29:2660-2663. DOI: 10.2337/dc06-0654.
37. van den Berg JM, Morton AM, Kok SW, Pijl H, Conway SP, Heijerman HG. Microvascular complications in patients with cystic fibrosis-related diabetes (CFRD). J Cyst Fibros. 2008;7:515-519. DOI: 10.1016/j.jcf.2008.05.008.
38. Yung B, Landers A, Mathalone B, Gyi KM, Hodson ME. Diabetic retinopathy in adult patients with cystic fibrosisrelated diabetes. Respir Med. 1998;92:871-872. DOI: 10.1016/s0954-6111(98)90390-0.
39. Litvin M, Nwachukwu S. Cystic Fibrosis Related Diabetes: a Unique Challenge in Diabetes Care. Mo Med. 2016;113:384-389.
40. Koch C, Rainisio M, Madessani U, Harms HK, Hodson ME, Mastella G et al. Presence of cystic fibrosis-related diabetes mellitus is tightly linked to poor lung function in patients with cystic fibrosis: data from the European Epidemiologic Registry of Cystic Fibrosis. Pediatr Pulmonol. 2001;32:343-350. DOI: 10.1002/ppul.1142.
41. Moran A, Becker D, Casella SJ, Gottlieb PA, Kirkman MS, Marshall BC et al. Epidemiology, pathophysiology, and prognostic implications of cystic fibrosis-related diabetes: a technical review. Diabetes Care. 2010;33:2677-2683. DOI: 10.2337/dc10-1279.
42. Ode KL, Frohnert B, Laguna T, Phillips J, Holme B, Regelmann W et al. Oral glucose tolerance testing in children with cystic fibrosis. Pediatr Diabetes. 2010;11:487-492. DOI: 10.1111/j.1399-5448.2009.00632.x.
43. Onady GM, Stolfi A. Insulin and oral agents for managing cystic fibrosis-related diabetes. Cochrane Database Syst Rev. 2016;4:CD004730. DOI: 10.1002/14651858.CD004730.pub4.
44. Moran A, Pekow P, Grover P, Zorn M, Slovis B, Pilewski J et al. Insulin therapy to improve BMI in cystic fibrosisrelated diabetes without fasting hyperglycemia: results of the cystic fibrosis related diabetes therapy trial. Diabetes Care. 2009;32:1783-1788. DOI: 10.2337/dc09-0585.
45. Mozzillo E, Franzese A, Valerio G, Sepe A, De Simone I, Mazzarella G et al. One-year glargine treatment can improve the course of lung disease in children and adolescents with cystic fibrosis and early glucose derangements. Pediatr Diabetes. 2009;10:162-167. DOI: 10.1111/j.1399-5448.2008.00451.x.
46. Mohan K, Israel KL, Miller H, Grainger R, Ledson MJ, Walshaw MJ. Long-term effect of insulin treatment in cystic fibrosis-related diabetes. Respiration. 2008;76:

181–186. DOI: 10.1159/000110206.
47. Rafii M, Chapman K, Stewart C, Kelly E, Hanna A, Wilson DC et al. Changes in response to insulin and the effects of varying glucose tolerance on whole-body protein metabolism in patients with cystic fibrosis. Am J Clin Nutr. 2005;81:421–426. DOI: 10.1093/ajcn.81.2.421.
48. Moran A, Hardin D, Rodman D, Allen HF, Beall RJ, Borowitz D et al. Diagnosis, screening and management of cystic fibrosis related diabetes mellitus: a consensus conference report. Diabetes Res Clin Pract. 1999;45:61–73. DOI:10.1016/s0168-8227(99)00058-3.
49. O'Riordan SM, Robinson PD, Donaghue KC, Moran A, Consensus ICP. Management of cystic fibrosis-related diabetes. Pediatr Diabetes. 2008;9:338–344. DOI: 10.1111/j.1399-5448 .2008.00437.x.
50. Tan J, You Y, Guo F, Xu J, Dai H, Bie P. Association of elevated risk of pancreatic cancer in diabetic patients: a systematic review and meta-analysis. Oncol Lett. 2017;13:1247–1255. DOI: 10.3892/ol.2017.5586.
51. Pannala R, Basu A, Petersen GM, Chari ST. New-onset diabetes: a potential clue to the early diagnosis of pancreatic cancer. Lancet Oncol. 2009;10:88–95. DOI: 10.1016/S1470-2045(08)70337-1.
52. Patel R, Ede J, Collins J, Willens D. Pancreatic cancer presenting as new-onset diabetes. Case Rep Oncol. 2014;7:171–174. DOI: 10.1159/000360812.
53. Magruder JT, Elahi D, Andersen DK. Diabetes and pancreatic cancer: chicken or egg? Pancreas. 2011;40:339–351. DOI: 10.1097/MPA.0b013e318209e05d.
54. Pannala R, Leirness JB, Bamlet WR, Basu A, Petersen GM, Chari ST. Prevalence and clinical profile of pancreatic cancer-associated diabetes mellitus. Gastroenterology. 2008;134:981–987. DOI: 10.1053/j.gastro.2008.01.039.
55. De Bruijn KM, van Eijck CH. New-onset diabetes after distal pancreatectomy: a systematic review. Ann Surg. 2015;261:854–861. DOI: 10.1097/SLA.0000000000000819.
56. Ben Q, Xu M, Ning X, Liu J, Hong S, Huang W et al. Diabetes mellitus and risk of pancreatic cancer: a meta-analysis of cohort studies. Eur J Cancer. 2011;47:1928–1937. DOI: 10.1016/j.ejca.2011.03.003.
57. Li D, Tang H, Hassan MM, Holly EA, Bracci PM, Silverman DT. Diabetes and risk of pancreatic cancer: a pooled analysis of three large case-control studies. Cancer Causes Control. 2011;22:189–197. DOI: 10.1007/s10552-010-9686-3.
58. Chari ST, Leibson CL, Rabe KG, Ransom J, de Andrade M, Petersen GM. Probability of pancreatic cancer following diabetes: a population-based study. Gastroenterology. 2005;129:504–511. DOI: 10.1016/j.gastro.2005.05.007.
59. Fernandez-del Castillo C. Clinical manifestations, diagnosis, and staging of exocrine pancreatic cancer. Waltham, MA. UpToDate. 2020.
60. McGuigan A, Kelly P, Turkington RC, Jones C, Coleman HG, McCain RS. Pancreatic cancer: a review of clinical diagnosis, epidemiology, treatment and outcomes. World J Gastroenterol. 2018;24:4846–4861. DOI: 10.3748/wjg.v24.i43.4846.
61. Noy A, Bilezikian JP. Clinical review 63: diabetes and pancreatic cancer: clues to the early diagnosis of pancreatic malignancy. J Clin Endocrinol Metab. 1994;79:1223–1231. DOI: 10.1210/jcem.79.5.7962312.
62. Xu M, Jung X, Hines OJ, Eibl G, Chen Y. Obesity and pancreatic cancer: overview of epidemiology and potential prevention by weight loss. Pancreas. 2018;47:158–162. DOI: 10.1097/MPA.0000000000000974.
63. Ramachandran V, Arumugam T, Hwang RF, Greenson JK, Simeone DM, Logsdon CD. Adrenomedullin is expressed in pancreatic cancer and stimulates cell proliferation and invasion in an autocrine manner via the adrenomedullin receptor, ADMR. Cancer Res. 2007;67:2666–2675. DOI: 10.1158/0008-5472.CAN-06-3362.
64. Aggarwal G, Ramachandran V, Javeed N, Arumugam T, Dutta S, Klee GG et al. Adrenomedullin is up-regulated in patients with pancreatic cancer and causes insulin resistance in beta cells and mice. Gastroenterology. 2012;143:1510–1517 e1511. DOI: 10.1053/j.gastro.2012.08.044.
65. Antolino L, Rocca M, Todde F, Catarinozzi E, Aurello P, Bollanti L et al. Can pancreatic cancer be detected by adrenomedullin in patients with new-onset diabetes? The PaCANOD cohort study protocol. Tumori. 2018;104:312–314. DOI: 10.5301/tj.5000693.
66. Force USPST, Owens DK, Davidson KW, Krist AH, Barry MJ, Cabana M et al. Screening for pancreatic cancer: US Preventive Services Task Force Reaffirmation Recommendation Statement. JAMA. 2019;322:438–444. DOI: 10.1001/jama.2019.10232.
67. O'Shea PM, Griffin TP, Fitzgibbon M. Hypertension: the role of biochemistry in the diagnosis and management. Clin Chim Acta. 2017;465:131–143. DOI: 10.1016/j.cca.2016.12.014.
68. Lavrentaki A, Paluzzi A, Wass JAH, Karavitaki N. Epidemiology of acromegaly: review of population studies. Pituitary. 2017;20:4–9. DOI: 10.1007/s11102-016-0754-x.
69. Beard CM, Sheps SG, Kurland LT, Carney JA, Lie JT. Occurrence of pheochromocytoma in Rochester, Min-

nesota, 1950 through 1979. Mayo Clin Proc. 1983;58:802–804.
70. Katznelson L, Laws ER, Jr., Melmed S, Molitch ME, Murad MH, Utz A et al. Acromegaly: an endocrine society clinical practice guideline. J Clin Endocrinol Metab. 2014;99:3933–3951. DOI: 10.1210/jc.2014-2700.
71. Vigneri R, Squatrito S, Pezzino V, Filetti S, Branca S, Polosa P. Growth hormone levels in diabetes. Correlation with the clinical control of the disease. Diabetes. 1976;25:167–172. DOI: 10.2337/diab.25.3.167.
72. Lim DJ, Kwon HS, Cho JH, Kim SH, Choi YH, Yoon KH et al. Acromegaly associated with type 2 diabetes showing normal IGF-1 levels under poorly controlled glycemia. Endocr J. 2007;54:537–541. DOI: 10.1507/endocrj.k06-083.
73. Siminoski K, Goss P, Drucker DJ. The Cushing Syndrome induced by medroxyprogesterone acetate. Annals of Internal Medicine. 1989;111:758–760. DOI: 10.7326/0003-4819-111-9-758.
74. Wengander S, Trimpou P, Papakokkinou E, Ragnarsson O. The incidence of endogenous Cushing's syndrome in the modern era. Clin Endocrinol (Oxf). 2019;91:263–270. DOI:10.1111/cen.14014.
75. Reimondo G, Pia A, Allasino B, Tassone F, Bovio S, Borretta G et al. Screening of Cushing's syndrome in adult patients with newly diagnosed diabetes mellitus. Clin Endocrinol (Oxf). 2007;67:225–229. DOI: 10.1111/j.1365-2265.2007.02865.x.
76. Boscaro M, Arnaldi G. Approach to the patient with possible Cushing's syndrome. J Clin Endocrinol Metab. 2009;94:3121–3131. DOI: 94/9/3121 [pii] 10.1210/jc.2009-0612.
77. Terzolo M, Reimondo G, Chiodini I, Castello R, Giordano R, Ciccarelli E et al. Screening of Cushing's syndrome in outpatients with type 2 diabetes: results of a prospective multicentric study in Italy. J Clin Endocrinol Metab. 2012;97:3467–3475. DOI: 10.1210/jc.2012-1323.
78. Budyal S, Jadhav SS, Kasaliwal R, Patt H, Khare S, Shivane V et al. Is it worthwhile to screen patients with type 2 diabetes mellitus for subclinical Cushing's syndrome? Endocrine Connections. 2015;4:242–248. DOI: 10.1530/EC-15-0078.
79. Nieman L, Biller B, Findling J, Newell-Price J, Savage M, Stewart P et al. The diagnosis of Cushing's syndrome: an Endocrine Society Clinical Practice Guideline. Eur J Endocrinol. 2009. DOI: EJE-09-0695 [pii] 10.1530/EJE-09-0695.
80. Kuypers DR, Claes K, Bammens B, Evenepoel P, Vanrenterghem Y. Early clinical assessment of glucose metabolism in renal allograft recipients: diagnosis and prediction of post-transplant diabetes mellitus (PTDM). Nephrol Dial Transplant. 2008;23:2033–2042. DOI: 10.1093/ndt/gfm875.
81. Chowdhury TA. Post-transplant diabetes mellitus. Clin Med (Lond). 2019;19:392–395. DOI: 10.7861/clinmed. 2019-0195.
82. Munshi VN, Saghafian S, Cook CB, Werner KT, Chakkera HA. Comparison of post-transplantation diabetes mellitus incidence and risk factors between kidney and liver transplantation patients. PLoS One. 2020;15:e0226873. DOI:10.1371/journal.pone.0226873.
83. Hackman KL, Snell GI, Bach LA. Prevalence and predictors of diabetes after lung transplantation: a prospective, longitudinal study. Diabetes Care. 2014;37:2919–2925. DOI: 10.2337/dc14-0663.
84. Rodrigo E, Fernandez-Fresnedo G, Valero R, Ruiz JC, Pinera C, Palomar R et al. New-onset diabetes after kidney transplantation: risk factors. J Am Soc Nephrol. 2006;17:S291–S295. DOI: 10.1681/ASN.2006080929.
85. Lecube A, Hernandez C, Genesca J, Simo R. Glucose abnormalities in patients with hepatitis C virus infection: epidemiology and pathogenesis. Diabetes Care. 2006;29:1140–1149. DOI: 10.2337/diacare.2951140.
86. Hum J, Jou JH, Green PK, Berry K, Lundblad J, Hettinger BD et al. Improvement in glycemic control of type 2 diabetes after successful treatment of hepatitis C virus. Diabetes Care. 2017;40:1173–1180. DOI: 10.2337/dc17-0485.
87. Chakkera HA, Mandarino LJ. Calcineurin inhibition and new-onset diabetes mellitus after transplantation. Transplantation. 2013;95:647–652. DOI: 10.1097/TP.0b013e31826e592e.
88. Cosio FG, Pesavento TE, Kim S, Osei K, Henry M, Ferguson RM. Patient survival after renal transplantation: IV. Impact of post-transplant diabetes. Kidney Int. 2002;62:1440–1446. DOI: kid582 [pii] 10.1111/j.1523–1755.2002.kid582.x.
89. Elmagd MM, Bakr MA, Metwally AH, Wahab AM. Clinicoepidemiologic study of posttransplant diabetes after livingdonor renal transplant. Exp Clin Transplant. 2008;6:42–47.
90. Kasiske BL, Snyder JJ, Gilbertson D, Matas AJ. Diabetes mellitus after kidney transplantation in the United States. Am J Transplant. 2003;3:178–185. DOI: 10.1034/j.1600-6143.2003.00010.x.
91. Miles AM, Sumrani N, Horowitz R, Homel P, Maursky V, Markell MS et al. Diabetes mellitus after renal transplantation: as deleterious as non-transplant-associated diabetes? Transplantation. 1998;65:380–384. DOI: 10.1097/00007890-199802150-00014.
92. Londero TM, Giaretta LS, Farenzena LP, Manfro RC, Canani LH, Lavinsky D et al. Microvascular complica-

tions of posttransplant diabetes mellitus in kidney transplant recipients: a longitudinal study. J Clin Endocrinol Metab. 2019;104:557-567. DOI: 10.1210/jc.2018-01521.
93. Sharif A, Baboolal K. Complications associated with newonset diabetes after kidney transplantation. Nat Rev Nephrol. 2011;8:34-42. DOI: 10.1038/nrneph.2011.174.
94. American Diabetes A. 2. Classification and diagnosis of diabetes: standards of medical care in diabetes - 2019. Diabetes Care. 2019;42:S13-S28. DOI: 10.2337/dc19-S002.
95. Bodziak KA, Hricik DE. New-onset diabetes mellitus after solid organ transplantation. Transpl Int. 2009;22:519-530. DOI: TRI800 [pii] 10.1111/j.1432-2277.2008.00800.x.
96. Vanhove T, Remijsen Q, Kuypers D, Gillard P. Drug-drug interactions between immunosuppressants and antidiabetic drugs in the treatment of post-transplant diabetes mellitus. Transplantation Reviews (Orlando, Fla). 2017;31:69-77. DOI: 10.1016/j.trre.2016.09.001.
97. Oberholzer J, Thielke J, Hatipoglu B, Testa G, Sankary HN, Benedetti E. Immediate conversion from tacrolimus to cyclosporine in the treatment of posttransplantation diabetes mellitus. Transplant Proc. 2005;37:999-1000. DOI: 10.1016/j.transproceed.2004.12.085.
98. Rouillon F, Sorbara F. Schizophrenia and diabetes: epidemiological data. European Psychiatry. 2005;20:S345-S348. DOI: https://doi.org/10.1016/S0924-9338(05)80189-0.
99. De Hert M, Dekker JM, Wood D, Kahl KG, Holt RI, Moller HJ. Cardiovascular disease and diabetes in people with severe mental illness position statement from the European Psychiatric Association (EPA), supported by the European Association for the Study of Diabetes (EASD) and the European Society of Cardiology (ESC). Eur Psychiatry. 2009;24:412-424. DOI: 10.1016/j.eurpsy.2009.01.005.
100. Cohen D, Stolk RP, Grobbee DE, Gispen-de Wied CC. Hyperglycemia and diabetes in patients with schizophrenia or schizoaffective disorders. Diabetes Care. 2006;29:786-791. DOI: 10.2337/diacare.29.04.06.dc05-1261.
101. Kamble P, Sherer J, Chen H, Aparasu R. Off-label use of second-generation antipsychotic agents among elderly nursing home residents. Psychiatric Services. 2010;61:130-136. DOI: 10.1176/ps.2010.61.2.130.
102. Llorente MD, Urrutia V. Diabetes, Psychiatric disorders, and the metabolic effects of antipsychotic medications. Clinical Diabetes. 2006;24:18-24. DOI: 10.2337/diaclin. 24.1.18.
103. McCreadie R, Macdonald E, Blacklock C, Tilak-Singh D, Wiles D, Halliday J et al. Dietary intake of schizophrenic patients in Nithsdale, Scotland: case-control study. BMJ. 1998;317:784-785. DOI: 10.1136/bmj.317.7161.784.
104. Thakore JH, Mann JN, Vlahos I, Martin A, Reznek R. Increased visceral fat distribution in drug-naive and drugfree patients with schizophrenia. Int J Obes Relat Metab Disord. 2002;26:137-141. DOI: 10.1038/sj.ijo.0801840.
105. Freemantle N, Holmes J, Hockey A, Kumar S. How strong is the association between abdominal obesity and the incidence of type 2 diabetes? International Journal of Clinical Practice. 2008;62:1391-1396. DOI: 10.1111/j.1742-1241. 2008.01805.x.
106. Smith M, Hopkins D, Peveler RC, Holt RI, Woodward M, Ismail K. First- v. second-generation antipsychotics and risk for diabetes in schizophrenia: systematic review and metaanalysis. Br J Psychiatry. 2008;192:406-411. DOI: 10.1192/bjp.bp.107.037184.
107. Bobo WV, Cooper WO, Stein CM, Olfson M, Graham D, Daugherty J et al. Antipsychotics and the risk of type 2 diabetes mellitus in children and youth. JAMA Psychiatry. 2013;70:1067-1075. DOI: 10.1001/jamapsychiatry.2013.2053.
108. Taylor DM, McAskill R. Atypical antipsychotics and weight gain - a systematic review. Acta Psychiatrica Scandinavica. 2000;101:416-432. DOI:10.1034/j.1600-0447 .2000.101006416.x.
109. Hui Fang CE, Rafey MF, Cunningham A, Dinneen SF, Finucane FM. Risperidone-induced type 2 diabetes presenting with diabetic ketoacidosis. Endocrinol Diabetes Metab Case Rep. 2018;May 10. DOI: 10.1530/EDM-18-0031.
110. Consensus development conference on antipsychotic drugs and obesity and diabetes. Diabetes Care. 2004;27:w596-601.
111. Citrome L. Risk-benefit analysis of available treatments for schizophrenia. Psychiatric Times. 2007;24:27-30.
112. Ader M, Kim SP, Catalano KJ, Ionut V, Hucking K, Richey JM et al. Metabolic dysregulation with atypical antipsychotics occurs in the absence of underlying disease: a placebo-controlled study of olanzapine and risperidone in dogs. Diabetes. 2005;54:862-871. DOI: 54/3/862 [pii].
113. Whicher CA, Price HC, Holt RIG. Mechanisms in endocrinology: antipsychotic medication and type 2 diabetes and impaired glucose regulation. Eur J Endocrinol. 2018;178:R245-R258. DOI: 10.1530/EJE-18-0022.
114. Churchward S OS, Olotu VO, Thalitaya MD. Setting standards for physical health monitoring in patients on antipsychotics. Psychiatric Bulletin. 2009;33:451-454.

115. Morse CG, Kovacs JA. Metabolic and skeletal complications of HIV infection: the price of success. JAMA. 2006;296:844-854. DOI: 296/7/844 [pii] 10.1001/jama.296.7.844.
116. Brown TT, Cole SR, Li X, Kingsley LA, Palella FJ, Riddler SA et al. Antiretroviral therapy and the prevalence and incidence of diabetes mellitus in the multicenter AIDS cohort study. Arch Intern Med. 2005;165:1179-1184. DOI: 10.1001/archinte.165.10.1179.
117. Wohl DA, McComsey G, Tebas P, Brown TT, Glesby MJ, Reeds D et al. Current concepts in the diagnosis and management of metabolic complications of HIV infection and its therapy. Clin Infect Dis. 2006;43:645-653. DOI: 10.1086/507333.
118. De Wit S, Sabin CA, Weber R, Worm SW, Reiss P, Cazanave C et al. Incidence and risk factors for new-onset diabetes in HIV-infected patients: the Data Collection on Adverse Events of Anti-HIV Drugs (D:A:D) study. Diabetes Care. 2008;31:1224-1229. DOI: dc07-2013 [pii] 10.2337/dc07-2013.
119. Nduka CU, Stranges S, Kimani PK, Sarki AM, Uthman OA. Is there sufficient evidence for a causal association between antiretroviral therapy and diabetes in HIVinfected patients? A meta-analysis. Diabetes Metab Res Rev. 2017;33. DOI: 10.1002/dmrr.2902.
120. Echecopar-Sabogal J, D'Angelo-Piaggio L, Chanamé-Baca DM, Ugarte-Gil C. Association between the use of protease inhibitors in highly active antiretroviral therapy and incidence of diabetes mellitus and/or metabolic syndrome in HIV-infected patients: a systematic review and meta-analysis. Int J STD AIDS. 2018;29:443-452. DOI: 10.1177/0956462417732226.
121. Prioreschi A, Munthali RJ, Soepnel L, Goldstein JA, Micklesfield LK, Aronoff DM et al. Incidence and prevalence of type 2 diabetes mellitus with HIV infection in Africa: a systematic review and meta-analysis. BMJ Open. 2017;7:e013953. DOI: 10.1136/bmjopen-2016-013953.
122. Kim PS, Woods C, Georgoff P, Crum D, Rosenberg A, Smith M et al. A1C underestimates glycemia in HIV infection. Diabetes Care. 2009;32:1591-1593. DOI: 10.2337/dc09-0177.
123. Kleinberger JW, Pollin TI. Undiagnosed MODY. Time for Action. Curr Diab Rep. 2015;15:110. DOI: 10.1007/s11892-015-0681-7.
124. O'Rahilly S. Human genetics illuminates the paths to metabolic disease. Nature. 2009;462:307-314. DOI: nature08532 [pii] 10.1038/nature08532.
125. Philipson LH, Murphy R, Ellard S, Hattersley AT, Stoy J, Greeley SAW et al. Chapter 2 - genetic testing in diabetes mellitus: a clinical guide to monogenic diabetes. In: Weiss RE, Refetoff S, eds. Genetic Diagnosis of Endocrine Disorders. (First Edition). San Diego: Academic Press; 2010:17-26.
126. Barrett TG, Bundey SE, Macleod AF. Neurodegeneration and diabetes: UK nationwide study of Wolfram (DIDMOAD) syndrome. Lancet. 1995;346:1458-1463. DOI: 10.1016/ s0140-6736(95)92473-6.
127. Naylor R, Knight Johnson A, del Gaudio D. Maturity-Onset Diabetes of the Young Overview. 2018 May 24. In: Adam MP, Ardinger HH, Pagon RA et al. editors. GeneReviews® [Internet]. Seattle (WA): University of Washington, Seattle;1993-2020. Available from: https://www.ncbi.nlm.nih.gov/ books/NBK500456/.
128. McDonald TJ, Ellard S. Maturity onset diabetes of the young: identification and diagnosis. Ann Clin Biochem. 2013;50:403-415. DOI: 10.1177/0004563213483458.
129. Dickens LT, Naylor RN. Clinical management of women with monogenic diabetes during pregnancy. Curr Diab Rep. 2018;18:12. DOI: 10.1007/s11892-018-0982-8.
130. Kapoor RR, Locke J, Colclough K, Wales J, Conn JJ, Hattersley AT et al. Persistent hyperinsulinemic hypoglycemia and maturity-onset diabetes of the young due to heterozygous HNF4A mutations. Diabetes. 2008;57:1659-1663. DOI: 10.2337/db07-1657.
131. Malecki MT, Skupien J, Gorczynska-Kosiorz S, Klupa T, Nazim J, Moczulski DK et al. Renal malformations may be linked to mutations in the hepatocyte nuclear factor-1alpha (MODY3) gene. Diabetes Care. 2005;28:2774-2776. DOI: 10.2337/diacare.28.11.2774.
132. Hattersley A, Bruining J, Shield J, Njolstad P, Donaghue KC. The diagnosis and management of monogenic diabetes in children and adolescents. Pediatr Diabetes. 2009;10 Suppl 12:33-42. DOI: PDI571 [pii] 10.1111/j.1399-5448.2009.00571.x.
133. De Franco E, Flanagan SE, Houghton JA, Lango Allen H, Mackay DJ, Temple IK et al. The effect of early, comprehensive genomic testing on clinical care in neonatal diabetes: an international cohort study. Lancet. 2015;386:957-963. DOI: 10.1016/S0140-6736(15)60098-8.
134. Esfahani K, Roudaia L, Buhlaiga N, Del Rincon SV, Papneja N, Miller WH, Jr. A review of cancer immunotherapy: from the past, to the present, to the future. Curr Oncol. 2020;27:S87-S97. DOI: 10.3747/co.27.5223.
135. Higham CE, Olsson-Brown A, Carroll P, Cooksley T, Larkin J, Lorigan P et al. Society for Endocrinology Endocrine Emergency Guidance. Acute management of the endocrine complications of checkpoint inhibitor therapy. Endocr Connect. 2018;7:G1-G7. DOI:

10.1530/EC-18-0068.
136. de Filette JMK, Pen JJ, Decoster L, Vissers T, Bravenboer B, Van der Auwera BJ et al. Immune checkpoint inhibitors and type 1 diabetes mellitus: a case report and systematic review. Eur J Endocrinol. 2019;181:363-374. DOI: 10.1530/EJE-19-0291.
137. Stamatouli AM, Quandt Z, Perdigoto AL, Clark PL, Kluger H, Weiss SA et al. Collateral damage: insulin-dependent diabetes induced with checkpoint inhibitors. Diabetes. 2018;67:1471-1480. DOI: 10.2337/dbi18-0002.
138. Wright JJ, Salem JE, Johnson DB, Lebrun-Vignes B, Stamatouli A, Thomas JW et al. Increased reporting of immune checkpoint inhibitor-associated diabetes. Diabetes Care. 2018;41:e150-e151. DOI: 10.2337/dc18-1465.
139. Castinetti F, Borson-Chazot F. [Immunotherapy-induced endocrinopathies: insights from the 2018 French Endocrine Society Guidelines]. Bull Cancer. 2019;106:492-496. DOI: 10.1016/j.bulcan.2019.02.003.
140. Barroso-Sousa R, Barry WT, Garrido-Castro AC, Hodi FS, Min L, Krop IE et al. Incidence of endocrine dysfunction following the use of different immune checkpoint inhibitor regimens: a systematic review and meta-analysis. JAMA Oncol. 2018;4:173-182. DOI: 10.1001/jamaoncol.2017.3064.
141. Puzanov I, Diab A, Abdallah K, Bingham CO, 3rd, Brogdon C, Dadu R et al. Managing toxicities associated with immune checkpoint inhibitors: consensus recommendations from the Society for Immunotherapy of Cancer (SITC) Toxicity Management Working Group. J Immunother Cancer. 2017;5:95. DOI: 10.1186/s40425-017-0300-z.
142. Griffin TP, Bogdanet D, Navin P, Callagy G, O'Shea PM, Bell M. The importance of standardisation of measurement and reference intervals for detection of phaeochromocytoma and paraganglioma (PPGL). Ir J Med Sci. 2018;187:993-998.DOI: 10.1007/s11845-018-1756-7.
143. Casey R, Griffin TP, Wall D, Dennedy MC, Bell M, O'Shea PM. Screening for phaeochromocytoma and paraganglioma: impact of using supine reference intervals for plasma metanephrines with samples collected from fasted/seated patients. Ann Clin Biochem. 2017;54:170-173. DOI: 10.1177/0004563216646395.
144. Griffin TP, Casey R, Wall D, Bell M, O'Shea PM. Evaluating the optimum rest period prior to blood collection for fractionated plasma free metanephrines analysis. Pract Lab Med. 2016;5:39-46. DOI: 10.1016/j.plabm.2016.05.001.

5

단일유전자 당뇨병의 선별

Adrian Vella
Professor of Medicine, Division of Endocrinology, Diabetes, Metabolism, and Nutrition, Mayo Clinic, Rochester, MN, USA

요점

- MODY 용어는 이 질환의 근본적 병태생리와 이질성에 의해 "단일유전자 당뇨병(monogenic diabetes)"라는 용어로 대체되었다.
- 단일유전자 당뇨병의 흔한 형태는 GCK, HNF1A, HNF4A 등의 변이에 의해 발생하는 당뇨병이다.
- 췌장 이외의 증상은 단일유전자 당뇨병을 임상적으로 의심하여 유전 진단 시행에 도움이 될 수 있다.
- 인구통계적 자료와 병력을 이용한 논리회귀모델을 이용하면 유전자 검사 필요성을 예측할 수 있다.

MODY 당뇨병

당뇨병은 고혈당을 특징으로 하는 임상 증후군이다.[1] 당뇨병의 원인은 다양하지만 크게 인슐린 결핍 당뇨병(1형당뇨병)과 인슐린 비결핍 당뇨병(2형당뇨병)으로 구분한다.[2]

일부 환자는 당뇨병의 원인으로 단일유전자 변이를 갖고 있으며[3]. 'MODY당뇨병'이라고 불렀다.

이런 환자의 문제점은, 고가의 유전자 검사가 필요한가 결정과 MODY로 진단되지 못해 제대로 치료하지 않아 나타나는 피해다. 제대로 진단되면 개개 환자의 치료와 그 가족의 유전 상담에 유용하다.

환자는 상염색체 유전 형태와 인슐린 분비 잔류를 시사하는 가족력이 특징적이며, "성인 발생"이라는 용어는 질병이 어린 나이(25세 이전에 진단된 친족이 적어도 한 명)에 나타나지만 2형당뇨병의 소견을 나타냄을 시사한다.

최근까지 14개의 유전자 변이가 확인되었으며, 변이에 따라 발현 연령의 차이, 임상 소견의 이질성, 고혈당 양상의 차이(인슐린 결핍 중증도에 의해), 췌장 이외 증상 동반 등이 다르다.[4] 이제 과거 MODY라고 부르던 병명 대신 '단일유전 당뇨병'이 선호하는 용어가 되었다.[5]

단일유전자 당뇨병과 1형당뇨병의 감별

신생아 당뇨병(생후 6개월 이전) 진단은 이 장의 범위를 벗어난다.

이런 당뇨병에서도 단일 유전자 변이가 있으며 MODY와 비슷한 임상 소견을 나타낼 수 있다. 일부 단일유전자 신생아 당뇨병(예: KCNJ11변이)에서 일시적으로 당뇨병이 나타날 수 있다.[6]

1형당뇨병은 생후 6개월 이전 발생이 드물며, 실제로 생후 6개월 이전의 영구적 당뇨병에서 1형당뇨병에 대한 유전 감수성 증가는 없다.[7] 생후 6개월 이후에 나타나는 당뇨병에서는 1형당뇨병이 가장 흔한 원인이다.

이 책의 다른 부분에서 설명하지만 내인성 인슐린 분비 표지자인 C-펩타이드의 존재는 고혈당 또는 케톤증 동반 1형당뇨병 진단에 도움이 되지 않는다.

췌도의 자가면역 과정 관련 자가항체의 존재는 진단에 도움이 된다. 자가항체가 없고 2세대 또는 3대에 걸쳐 당뇨병 가족력이 있으면 유전 원인을 고려해야 한다. 내인성 인슐린 분비가 처음 진단하고 5년 이상 지속되어도 1형당뇨병 진단을 의심해야 한다.[8]

광범위 게놈의 염기서열을 분석하는 비용이 감소되며 다양한 형태의 단일유전자 당뇨병과 관련된 염기서열 변화를 동시에 검사할 수 있는 유전자 패널이 개발되었다. 단일유전자 당뇨병 발견을 위해 가능성이 높은 유전자 추정 필요성이 감소되었다. 그래도 HNF1A변이가 있는 환자를 1형당뇨병이라고 잘못 진단할 가능성이 있다.[5]

단일유전자 당뇨병과 2형당뇨병의 감별

2형당뇨병은 비만과 관계가 있으며 최근 젊은 나이에 비만 유병률이 증가하며 젊은 연령의 당뇨병을 그저 2형당뇨병이라고 잘못 진단할 수 있다.[1] 청소년과 젊은 성인에서 베타세포 기능 장애가 비교적 빠르게 중증으로 진행한다는 보고가 많다.[9]

비만이 없고, 여러 세대에 걸친 당뇨병 가족력이 있으며, 피부에 흑색가시세포증 같은 인슐린저항성 증거가 없으면 2형당뇨병이 아니라 다른 형태를 생각해야 한다.

GCK 또는 HNF4A변이에 의한 당뇨병에서 중성지방 증가 또는 지질대사장애가 나타날 수 있어 이런 소견이 있다고 단일유전자 당뇨병을 배제하면 안 된다.[5,10]

단일유전자 당뇨병은 언제 선별해야 할까?

당뇨병의 1-2%는 단일유전자 당뇨병이지만 포괄적 검사를 시행하지 않으면 이런 당뇨병을 진단할 수 없다. 유전자 패널 접근을 이용한 유전자 분석 비용 감소에 따라 유전적 소인을 명확히 정의할 필요성은 줄어들고 있다.

그러나 선택하지 않은 환자에서 검사 시행하면 단일유전자 당뇨병 진단 확률은 줄어들고 가짜양성은 높아질 가능성이 있다. 변이 양성에서도 유전자 변이의 구조적 이해가 없으면 당뇨병을 일으킨 변이가 아닐 수 있다.[11]

전통적으로 단일유전자 당뇨병 관련 임상 특징을 구별하기 위해 병력(및 가족력), 신체 검사, 검사 소견 등에 중점을 두었다. C-펩타이드와 췌도항

체 검사는 제한적이며 가족력은 특징이 아닐 수 있다.[12,13]

Shields 등은 진단 6개월 이내의 인슐린 검사 소견으로 1형당뇨병이라고 진단되었으나 유전자 분석(GCK, HNF1A, HNF4A 변이 검사) 자료를 이용하여 단일유전자 당뇨병 가능성이 높은 환자를 구별하는 임상 예측 모델을 개발했다. 이 모델을 이용하면 25세 이하 당뇨병 진단과 부모의 당뇨병이라는 과거 기준에 비해 진단의 민감도와 특이도가 향상되었다.[14]

1형당뇨병과 단일유전자 당뇨병을 구별하는 요인은, 진단 당시 나이가 많고, 혈당 조절이 잘 되고(HbA1c가 낮다), 성별이 여성이며, 부모의 당뇨병 등이었다.

2형당뇨병과 단일유전자 당뇨병을 구별하기 위한 모델은, 체질량지수(낮음), 성별, 혈당 조절 개선(HbA1c가 낮다), 인슐린 또는 경구혈당강하제로 치료하지 않음, 부모의 당뇨병 등이었다. 이런 논리회귀모델은 온라인(www.diabetesgenes.org)이나 모바일 플랫폼용 당뇨병 진단 앱에서 이용할 수 있다.

인슐린으로 치료하는 환자에서 단일유전자 당뇨병 가능성은 췌도 자가항체 검사, C-펩타이드 분석 등과 결합되어야 한다. 자가항체 또는 C-펩타이드 200 pmol/L 이하에서는 단일유전자 가능성이 낮다.[15]

단일유전자 당뇨병의 흔한 형태

Glucokinase 변이

글루코키나제는 포도당의 인산화를 촉매하며, 간, 골격근 베타세포에서 해당과정과 포도당 흡수의 속도제한 단계효소다. 또한 췌도에서 포도당 센서 역할을 한다.

이 효소의 이형접합 불활성화 변이는 인슐린 분비 설정점을 바꾸어 분비 역치를 증가시킨다. 이 변이가 있는 환자는 일반적으로 가벼운 고혈당을 나타내지만 증상은 없다.

이렇게 설정점 이상으로 경구 포도당 부하에 대한 베타세포 반응은 손상되지 않아 HbA1c 7.5%를 거의 넘지 않으며 미세혈관합병증도 드물다.

당뇨병 전단계의 일부는 공복 혈당과 정상 내당능이 손상되어 GCK변이처럼 보일 수 있다.[16] GCK 변이에서도 내당능장애와 같은 비율로 2형당뇨병으로 진행되므로 유전자 검사를 시행하여 상의할 필요도 있다.[17]

일반적으로 GCK변이에서 혈당강하제가 필요하지 않다. 그러나 이 변이를 가진 임신부에서 태아에 변이가 없으면 태아의 성장을 촉진하는 과도한 인슐린(산모의 고혈당에 의해 자극됨) 분비에 의해 거대아의 위험이 있다.[18]

hepatic nuclear factor 1α 변이

일반적으로 당뇨병이 10대에 발병하여 베타세포기능 저하가 진행된다. HNF1A는 췌도의 발달과 기능에 필요한 전사인자다. 당뇨병에서 미세혈관합병증 위험은 다른 당뇨병처럼 혈당 조절 불량과 관련이 있다. 베타세포의 인슐린 분비 기전은 유지되므로 인슐린으로 치료받는 환자에서도 설포닐유레아가 인슐린 분비를 자극할 수 있다.

hepatic nuclear factor 4α 변이

임상 소견이 HNF1A변이 환자와 비슷하며, 설포닐유레아 치료에 반응하고 진행성 베타세포 기능

장애가 특징이다. LDL-콜레스테롤이 높고 HDL-콜레스테롤이 감소하는 이상지질혈증이 흔히 동반된다. 상염색체 우성 유전하는 베타세포 기능 장애가 있는 가족의 약 10%는 유전자 변이가 발견되지 않는다.

비교적 드문 단일유전자 당뇨병에 베타세포 초기 발달에 중요한 전사인자를 암호화하는 유전자 NEURODI와 PAX1변이가 있다. 볼프람증후군은 WFS1변이에 의해 나타나며 당뇨병, 요붕증, 시신경위축 등이 특징이다. 이 유전자의 일반적 변이는 2형당뇨병과 관련이 있다.[19] 볼프람 증후군은 상염색체 열성질환이다.

HNF1B변이는 신장낭종, 이형성증, 또는 다른 형태의 신장 발달 이상 등 다양한 신장질환이 나타난다. 비뇨생식기 이상도 나타날 수 있다. HNF1B의 일부 변이에서는 2형당뇨병과 전립선암의 소인이 있다.[19] 설포닐유레아가 효과가 없을 때가 많아 췌장 내분비 기능 저하를 의미한다.

결론

단일유전자 당뇨병 진단은 흔히 간과되지만, 전형적이 아닌 나이가 아닌 1형 또는 2형당뇨병 진단, 여러 세대에 걸친 가족력이 있으며, 자가항체가 없고, 인슐린 분비능이 남아 있으면 고려해야 한다.

임상적으로 흔한 단일유전자 당뇨병은 GCK, HNF1A, HNF4A변이에 의해 발생한다.

단일유전자 당뇨병을 의심하여 확률모델[14]을 이용하면 합리적 선별 과정에 도움이 될 수 있다. 다른 상황에는 췌장 이외 이상에 대한 소견과 적절한 임상적 의심을 통해 유전자 검사를 시행하면 비교적 드문 형태의 단일유전자 당뇨병의 진단에 도움이 될 수 있다.

참고문헌

1. Smushkin G, Vella A. What is type 2 diabetes? Medicine (Baltimore). 2010;38:597-601.
2. Gale EA. Declassifying diabetes. Diabetologia. 2006;49:1989-1995.
3. Fajans SS, Bell GI, Polonsky KS. Molecular mechanisms and clinical pathophysiology of maturity-onset diabetes of the young. N Engl J Med. 2001;345:971-980.
4. Hattersley AT, Pearson ER. Minireview: pharmacogenetics and beyond: the interaction of therapeutic response, betacell physiology, and genetics in diabetes. Endocrinology. 2006;147:2657-2663.
5. Murphy R, Ellard S, Hattersley AT. Clinical implications of a molecular genetic classification of monogenic beta-cell diabetes. Nat Clin Pract Endocrinol Metab. 2008;4:200-213.
6. Stanley CA. Perspective on the Genetics and Diagnosis of Congenital Hyperinsulinism Disorders. J Clin Endocrinol Metab. 2016;101:815-826.
7. Flanagan SE, Patch AM, Mackay DJ, Edghill EL, Gloyn AL, Robinson D, Shield JP, Temple K, Ellard S, Hattersley AT. Mutations in ATP-sensitive K+ channel genes cause transient neonatal diabetes and permanent diabetes in childhood or adulthood. Diabetes. 2007;56:1930-1937.
8. Effect of intensive therapy on residual beta-cell function in patients with type 1 diabetes in the diabetes control and complications trial. A randomized, controlled trial. The Diabetes Control and Complications Trial Research Group. Ann Intern Med. 1998;128:517-523.
9. Mechanick JI, Adams S, Davidson JA, Fergus IV, Galindo RJ, McKinney KH, Petak SM, Sadhu AR, Samson SL, Vedanthan R, Umpierrez GE. Transcultural Diabetes Care. in the United States - a Position Statement by the American Association of Clinical Endocrinologists. Endocr Pract. 2019;25:729-765.
10. Agius L. Targeting hepatic glucokinase in type 2 diabetes: weighing the benefits and risks. Diabetes. 2009;58:18-20.
11. Awa WL, Thon A, Raile K, Grulich-Henn J, Meissner T, Schober E, Holl RW, DPV-Wiss. Study Group. Genetic and clinical characteristics of patients with HNF1A gene variations from the German-Austrian DPV database. Eur J Endocrinol. 2011;164:513-520.
12. Cousminer DL, Ahlqvist E, Mishra R, Andersen MK,

Chesi A, Hawa MI, Davis A, Hodge KM, Bradfield JP, Zhou K, Guy VC, Akerlund M, Wod M, Fritsche LG, Vestergaard H, Snyder J, Hojlund K, Linneberg A, Karajamaki A, Brandslund I, Kim CE, Witte D, Sorgjerd EP, Brillon DJ, Pedersen O, Beck-Nielsen H, Grarup N, Pratley RE, Rickels MR, Vella A, Ovalle F, Melander O, Harris RI, Varvel S, Grill VER, Bone Mineral Density in Childhood S, Hakonarson H, Froguel P, Lonsdale JT, Mauricio D, Schloot NC, Khunti K, Greenbaum CJ, Asvold BO, Yderstraede KB, Pearson ER, Schwartz S, Voight BF, Hansen T, Tuomi T, Boehm BO, Groop L, Leslie RD, Grant SFA. First genome-wide association study of latent autoimmune diabetes in adults reveals novel insights linking immune and metabolic diabetes. Diabetes Care. 2018;41:2396-2403.

13. Mishra R, Akerlund M, Cousminer DL, Ahlqvist E, Bradfield JP, Chesi A, Hodge KM, Guy VC, Brillon DJ, Pratley RE, Rickels MR, Vella A, Ovalle F, Harris RI, Melander O, Varvel S, Hakonarson H, Froguel P, Lonsdale JT, Mauricio D, Schloot NC, Khunti K, Greenbaum CJ, Yderstraede KB, Tuomi T, Voight BF, Schwartz S, Boehm BO, Groop L, Leslie RD, Grant SFA. Genetic discrimination between LADA and childhood-onset type 1 diabetes within the MHC. Diabetes Care. 2020;43:418-425.
14. Shields BM, McDonald TJ, Ellard S, Campbell MJ, Hyde C, Hattersley AT. The development and validation of a clinical prediction model to determine the probability of MODY in patients with young-onset diabetes. Diabetologia. 2012;55:1265-1272.
15. Hattersley AT, Patel KA. Precision diabetes: learning from monogenic diabetes. Diabetologia. 2017;60:769-777.
16. Bock G, Chittilapilly E, Basu R, Toffolo G, Cobelli C, Chandramouli V, Landau BR, Rizza RA. Contribution of hepatic and extrahepatic insulin resistance to the pathogenesis of impaired fasting glucose: role of increased rates of gluconeogenesis. Diabetes. 2007;56:1703-1711.
17. Han SJ, Kim HJ, Kim DJ, Lee KW, Cho NH. Incidence and predictors of type 2 diabetes among Koreans: a 12-year follow up of the Korean Genome and Epidemiology Study. Diabetes Res Clin Pract. 2017;123:173-180.
18. Spyer G, Hattersley AT, Sykes JE, Sturley RH, MacLeod KM. Influence of maternal and fetal glucokinase mutations in gestational diabetes. Am J Obstet Gynecol. 2001;185:240-241.
19. Smushkin G, Vella A. Genetics of type 2 diabetes. Curr Opin Clin Nutr Metab Care. 2010;13:471-477. c05.

제 2 부

당뇨병의 초기 평가와 관리

6

임신당뇨병의 임신 중 및 임신 후 관리

Aoife M. Egan[1] and Fidelma P. Dunne[2]

[1] Division of Endocrinology, Diabetes, Metabolism and nutrition, Mayo Clinic, Rochester, MN, USA

[2] Galway Diabetes Research Centre, National University of Ireland, Galway, Ireland

요점

- 임신당뇨병(gestational diabetes, GDM)은 임신에서 비교적 흔한 부작용이다.
- 진단 전략이 아직 확정되지 않았으며, 일반적으로 임신 24-28주에 경구 포도당내성 검사(OGTT)를 이용하여 진단한다.
- 대부분의 여성에서 생활습관 교정으로 GDM을 관리할 수 있다.
- GDM 여성은 향후 2형당뇨병이 나타날 위험이 높아 평생 감시가 필요하다.

서론

GDM은 임신 중에 발생하거나 처음 진단된 포도당 불내성으로 정의하며, 임신 전부터 명백한 당뇨병은 제외한다.[1] GDM은 임신의 약 13%에서 나타나며 임신 경과에 불리한 영향을 준다.[2]

GDM 발생 위험인자는 2형당뇨병의 위험인자와 비슷하여, 과체중 또는 비만, 체질량지수 증가, 이전 임신(또는 거대아 분만력)의 GDM, 연령 증가, 비유럽 민족, 2형당뇨병 가족력, 다낭난소증후군 같은 인슐린저항성 등이 포함된다.[3]

태아의 성장에 필요한 탄수화물 보충을 위해 임신 중기와 임신 중기 초반에 인슐린저항성이 증가한다.[4] GDM은 췌장의 보상 반응으로 인슐린 분비가 증가되지 못하여 나타난다. 포도당은 태반을 넘어 농도 기울기에 따라 이동하므로 산모의 고혈당은 태아 고혈당을 일으키고 이에 의한 태아의 고인슐린혈증은 임신 합병증 발생을 일으킨다.[5]

GDM에서 가장 많은 이상은 재태연령에 비한 체중증가(large for gestational age, LGA) 영아 비율의 증가다.[6] 그 밖에 GDM 진단에서, 산모에게 전자간증[7], 회음부 외상[8], 제왕절개 분만[9] 등의 합병증 위험이 증가한다.

신생아에는 출산 부상, 신생아 저혈당[10], 황달, 때로 사산[11]이 증가한다.

GDM은 산모에서 향후 2형당뇨병 발생의 강력한 위험인자이며[GDM이 아닌 여성에 비해 상대위험도(RR) 7.43, 95% 신뢰구간(CI) 4.79-11.51)][12], GDM 여성의 자손도 비만과 당뇨병을 포함한 대사 합병증 위험이 높다.[13,14]

GDM 진단

정확한 진단은 모든 의학적 상태의 최적 관리에 매우 중요하다고 주장하고 있다. 그러나 GDM 진단에는 어려움이 있다. 그 이유는 출생아의 체중 증가, 신생아의 저혈당, 1차 제왕절개 분만 등 중요한 부작용이 산모의 혈당 증가 정도와 일정한 관련이 없기 때문이다.[10]

즉 부작용 위험이 명확히 증가하는 임계값이 없으며 또한 치료의 임상적 이점과 비용-효율 같은 추가 요인을 고려하여 적절한 진단이 가능한 혈당 수치를 정하기 어렵다. 이에 따라 GDM을 선별하고 진단하기 위해 국가마다, 심지어 센터마다 다른 많

표 6.1 GDM 검사 및 진단을 위한 선택

	필요한 비정상 값의 수	Oral glucose load	Glucose cut-offs mg/dL (mmol/L)
두단계 전략:			
비공복 포도당 챌린지 테스트	1	50 g	≥ 130, 135 or 140 (7.2, 7.5 or 7.8)
그 다음에는 다음 중 하나를 선택			
1. Carpenter and Coustan	≥ 2[a]	100 g	Fasting ≥ 95 (5.3) 1 hour ≥ 180(10.0) 2 hour ≥ 155 (8.6) 3 hour ≥ 140 (7.8)
2. NDDG	≥ 2[a]	100 g	Fasting ≥ 105 (5.8) 1 hour ≥ 190(10.6) 2 hour ≥ 165(9.2) 3 hour ≥ 145(8.0)
한단계 전략:			
2010 IADPSG/2013 WHO	≥ 1	75 g	Fasting ≥ 92 (5.1) 1 hour ≥ 180(10.0) 2 hour ≥ 153 (8.5)
2015 NICE	≥ 1	75 g	Fasting ≥ 100 (5.6) 2 hour ≥ 140 (7.8)
EASD	≥ 1	75 g	Fasting ≥ 108 (6.0) 2 hour ≥ 162 (9.0)

GDM: Gestational diabetes mellitus; IADPSG: International Association of Diabetes in Pregnancy Study Groups; NICE: National Institute for Health and Care Excellence; OGTT: oral glucose tolerance test; WHO: World Health Organization; EASD: European Association for the Study of Diabetes.

[a] ACOG notes that one elevated value may be used for diagnosis.

은 전략을 이용하고 있다.[15,16] 표 6.1은 전 세계에서 일반적으로 이용하는 접근 방식의 간단한 요약이다.

IADPSG/WHO의 진단 기준은 HAPO연구에 따라 24-28주에 평균 혈당인 여성에 비해 최소 1.75의 부작용 승산비를 기준으로 선택되었다.[10,17,18] 임신 경과에 근거한 이 기준은 EBCOG[19], FIGO[20], EAPM[21]를 비롯한 여러 조직에서 인정하고 있다.

ADA도 이 접근법을 지지하지만 대안적 2단계 접근법도 허용하고 있다.[22] 2단계 접근법에 이용된 혈당 기준 수치는 임신 경과보다는 산모 당뇨병의 후속 발생 예측 능력을 최적화한 역치를 기준으로 한다.[23]

대부분의 임상센터는 임신 24-28주에 GDM 검사를 시행하지만, GDM 여성에서 임신 초기에 태아 성장이 가속화될 수 있다고 알려져 있다.[24] 임신 초기의 GDM 진단과 치료에 의한 임신 경과 개선에 대한 대규모 무작위 대조시험을 포함한 연구가 진행 중이다.[25]

ACOG는 임신 24주에 100 g 경구 포도당내성 검사(OGTT)에 의한 혈당 기준을 이용하지만, 이 방법을 뒷받침하는 근거는 없으며, IADPSG는 이 기준의 임신 초기 이용이 적합하지 않다고 지적했다.[26,27]

명확한 사실은 2형당뇨병 위험인자가 있는 여성은 초기 산전 방문 시에 표준 진단 기준을 이용하여 진단되지 않은 임신 전 당뇨병 검사를 받아야 한다는 것이다.[22,26]

GDM관리

혈당 조절 목표

GDM에 권고하는 혈당 목표는 공복혈당 95 mg/dL(5.3 mmol/L) 이하, 식후 1시간혈당 140 mg/dL(7.8 mmol/L) 이하, 식후 2시간혈당 120 mg/dL(6.7 mmol/L) 이하 등이다.[22,26,28]

생활습관 교정

2단계 접근법으로 GDM으로 진단된 여성의 70% 이상이 생활습관 교정만으로 치료할 수 있으며[22], 보다 엄격한 IADPSG 기준을 이용하면 이 비율이 증가한다.[9] GDM 관리에 익숙한 영양사가 참여하여[22] 기준 BMI, 문화 및 식사 선호도를 고려하여 개별화된 계획을 시행하면 좋다.

임신부는 탄수화물 175 g, 단백질 71 g, 식품섬유 28 g을 섭취하면 좋다.[22] 이상적 총 칼로리 섭취량에 대한 명확한 지침은 없지만 내분비학회(Endocrine Society)는 탄수화물을 하루 총 칼로리의 34-45%로 제한하도록 권고했다.[29]

식단에 채소, 혈당지수가 낮은 과일, 통곡물 등을 탄수화물 공급원으로 중점을 두며 첨가당과 정제 탄수화물은 제한한다.[30]

- IADPSG (International Association of Diabetes and Pregnancy Study Groups): 국제당뇨병과 임신연구군
- WHO (World Health Organization): 세계보건기구
- HAPO (Hyperglycemia and Neonatal Outcomes): 고혈당과 신생아 경과
- EBCOG (European Board and College of Obstetricsan Gynecology): 유럽 산부인과학회
- FIGO (International Federation of Gynecology and Obstetrics): 국제 산부인과연맹
- EAPM (European Association of Perinatal Medicine): 유럽 주산기의학회
- ACOG (American College of Obstetricians and Gynecologists): 미국산부인과학회

GDM 여성에서 가벼운 식후 운동만으로도 식후혈당 변동이 줄어들며[31], 신체 활동은 체력 유지나 향상, 체중 관리에 도움이 된다. 대부분의 여성에서 하루 20-30분의 중증도 운동을 목표로 하는 운동 프로그램을 이용하면 좋다.[32]

임상 진료에 생활습관 교정을 도입하여 재태 체중 증가에 대한 권고 지침의 유지에 의해 재태 연령에 비해 큰 영아 감소와 임상 경과가 개선된 관찰연구가 있다.[33,34]

생활습관 중재 관련 임상연구의 메타분석에서도 중재에 의해 신생아의 재태 연령 대비 거대아와 신생아 체지방량 감소가 있었다.[35]

GDM 진단 여성에게 공복과 식후의 자기혈당 측정을 권고한다.[22] 생활습관 중재에 의해 혈당 조절 목표보다 15-20% 높으면 1-2주 이내에 치료를 강화해야 한다. 또한 공복 혈당이 126 mg/dL (7.0 mmol/L) 이상이면 2형당뇨병의 가능성이 높아 진단 시 약물치료 시작이 일반적이다.[36]

인슐린치료

인슐린은 GDM 치료에 가장 많이 이용하는 치료제이며 태반을 통과하지 않아 안심할 수 있다.[37-39] 과거 중간작용 인슐린(중성프로타민Hagedorn; NPH)을 하루 2-3회 주사하였으나 최근에는 지속작용인슐린 디터머(detemir)와 글라진(glargine)을 많이 이용하고 있으며 안전한 것으로 생각한다.[40,41]

아스파르트와 리스프로는 임신 전 당뇨병에서 광범위하게 연구되었으며 임신 중에도 안전하여 GDM 치료에 이용한다.[42,43] 이미 당뇨병으로 진단된 여성에서 아스파르트와 속효성 아스파르트인슐린(Fiasp)을 비교한 무작위대조 개방 임상연구가 시행되었다.[44]

1형당뇨병 임신부에서 인슐린데글루덱과 인슐린디터머를 비교하는 위한 무작위 임상연구가 시행되었다.[45] 이런 임상연구 결과는 GDM 여성에서 새로운 인슐린 선택의 고려 시 유용하다.

인슐린치료는 산모의 고혈당 양상에 따라 조정한다. 예를 들어, 공복 고혈당이 주요 조절 대상이면 중간 또는 지속작용 인슐린을 투여하며, 식후 고혈당 관리에는 속효인슐린을 투여한다.

ACOG는 처음부터 지속/중간작용 인슐린과 속효인슐린 조합이 필요할 때 하루 0.7-1.0 units/kg으로 시작을 권고하며 이것을 여러 번으로 나누어 주사할 수 있다.[26]

기저 인슐린치료가 필요하면 인슐린 주사양 조절을 위해 공복, 식전과 식후 혈당을 감시한다.[22] 임신 진행에 따라 포도당 대사 지연으로 식후 고혈당이 나타날 수 있으며[46], 최대 인슐린 농도 도달까지의 시간이 점차 지연된다.[47] 따라서 식사 전 15-30분에 식사 인슐린을 투여하면 식후 혈당 변동을 개선할 수 있다.

인슐린치료는 고혈당 조절에 효과적이며, "실제" 임상에서 GDM이 아닌 여성 정도로 재태 연령 대비 거대아 발생 비율을 감소시킨다.[48] 인슐린치료에서 임상적 우려는 산모의 저혈당 위험이며, 자기주사와 저혈당 인식 및 치료에 대한 추가 교육이 필요하다.

경구 혈당강하제

임신 중 사용은 승인되지는 않았지만 메트포민과 글리벤클라마이드를 GDM 치료에 이용한다.[49]

메트포민은 보통 저녁 식사와 함께 500 mg을 투

여하고 하루 2회 최대 1,000 mg을 이용한다. 메트포민은 당신생을 억제하며 간에서 내인성 포도당 생산을 억제하는 인슐린 작용을 강화하여 혈당 강하 효과를 나타낸다. 또한 말초조직에서 포도당 흡수와 이용을 개선하고, 장내 포도당 흡수를 감소시킬 수 있다.[50]

메트포민 복용량을 서서히 증가시키면 위장 장애 위험을 줄일 수 있다. 메트포민은 1970년대 후반부터 2형당뇨병과 GDM 여성 특히 남아프리카에서 이용되었다. 다낭난소증후군 여성에서는 임신 전과 임신 중에 이용한다.[51,52] 메트포민은 많은 양이 태반을 통과하므로 이것이 장기적으로나 단기적으로 태아에 영향을 줄 우려가 있다.[53]

대규모 증례 대조 연구(선천기형이 있는 대조군 이용)에서 임신 초기 메트포민 노출에 의해 모든 비유전 선천기형 위험 증가는 없었지만, 메트포민에 노출된 아이에서 폐판막폐쇄증 위험이 증가했다(비유전 기형이 있는 대조군에 비한 보정 위험비 3.54, CI 1.05-12.00).[54]

MiG* 연구에서 751명의 여성을 메트포민 또는 인슐린을 무작위로 배정하여 조사한 결과 종합 태아 경과(신생아 저혈당, 호흡 곤란, 광선요법 필요성, 출생 외상, 5분 아프가점수 7이하, 조산 등)에서 유의한 차이가 없었다. 그러나 메트포민에 노출 영아에서 조산율이 높았다(RR 1.6, CI 1.02-2.52, p=0.04).[55]

한 가지 주목해야 할 점은 메트포민 투여군의 46.3%에서 인슐린 보충이 필요했지만, 여성은 인슐린 치료보다 메트포민을 선호했다는 점이다. MiG 연구 대상자의 후속 연구에서 메트포민(또는 인슐린과 메트포민 조합)에 노출 소아는 인슐린에만 노출 소아에 비해 7-9세에 총지방률, 복부지방률, 대사지표가 비슷했다. 그러나 9세가 되었을 때 메트포민에 노출 자손에서 체중, 팔과 허리 둘레 측정값이 더 컸다.[56]

메트포민과 인슐린 치료로 무작위 배정된 GDM의 임신 경과를 조사한 메타분석(연구 28건, 대상자 3,976명)에서 메트포민 노출 아동의 평균 출생 체중은 낮았지만(평균 차이 -107.7 g, 95% 신뢰구간 -182.3 to -32.7, p=0.005), 출생 후 성장이 가속화되어 아동기 중반까지 BMI가 높아졌다(평균 차이 0.78kg/m^2, 95% 신뢰구간 0.23 - 1.33, p=0.005).[57]

이런 차이가 장기적으로 심장대사 경과에 영향을 줄 것인지 알려지지 않았다. 현재 모집 중인 GDM의 위약 대조 메트포민 임상연구 결과를 기다리고 있다.[58]

설포닐유레아의 하나인 글리벤클라마이드는 췌장 베타세포에서 인슐린 분비를 자극하여 혈당 저하 작용을 나타낸다. 주요 기전은 베타세포의 세포막에서 APT에 민감한 칼륨 채널을 닫는 것이며 인슐린 분비 절정에 이르기까지 일련의 과정을 시작한다.[59] 글리벤클라마이드는 보통 하루 2.5-20.0 mg을 이용하지만 임신 중의 용량-반응 관계는 명확하지 않다.[60]

2000년에 시행한 최초의 무작위 대조시험은 GDM 404명에서 글리벤클라마이드와 인슐린을 비교했다.[61] 글리벤클라마이드를 투여한 산모 4명은 인슐린 보충이 필요했으며, 임신 연령에 비한 거대아, 저혈당, 신생아 중환자실 입원 등의 부작용에 유의한 차이가 없었다.

이 연구는 유아의 탯줄 혈청에서 글리벤클라마이드가 검출되지 않았다고 보고했지만, 후속 연구

* Metformim in gestational diabete (MiG):메트포민 임신당뇨병 임상연구

에서는 글리벤클라마이드의 태반 통과가 알려졌다.[62]

앞의 무작위 대조 임상연구에서 안심할 수 있다는 결과에 따라 미국에서 GDM 치료에 글리벤클라마이드 사용이 2000년 7.4%에서 2011년 64.5%로 증가하여 인슐린을 대신하는 일반적 약물치료로 자리 잡았다.[49]

최근 임신 중 글리벤클라마이드 이용의 안전성에 대한 우려가 제기되었다.[60] 2,509명의 무작위 대조 임상연구 대상자 대상의 메타분석에서 글리벤클라마이드는 인슐린치료에 비해 출생 시 체중이 높은 거대아와 신생아 저혈당이 많았다.[63]

흥미로운 사실은, 같은 연구에서 메트포민은 글리벤클라마이드에 비해 산모의 체중 증가, 거대아, 저체중아 출산 등은 적었지만 조산 위험은 증가하였다.[63] 자궁 내에서 글리벤클라마이드에 노출된 영아의 장기적 경과에 대한 자료는 없다.

GDM의 약물치료는 진료지침이나 접근 방식에 따라 다르다. ADA는 인슐린을 1차요법으로 권고하며, 인슐린을 투여할 수 없는 상황에서 글리벤클라마이드보다 메트포민을 강조하지는 않는다.

메트포민은 임신 중 고혈압질환 감소와 관련이 있을 가능성이 있으며[64], 전자간증, 고혈압, 자궁 내 성장 제한 위험 등에서는 권고되지 않는다.[22] ACOG도 인슐린을 1차요법으로 권고하지만 합리적 대안으로 메트포민(또는 드물게 글리벤클라마이드)을 제안한다.[26]

영국의 NICE (National Institute for Health and Care Excellence)는 메트포민을 1차요법으로 권고하며, 다음 단계로 인슐린을 권고하고 있다.[65]

임신 체중 증가

당뇨병 여성은 혈당 조절이 잘 되어도 거대아 위험이 있다.[66] 이것은 표준된 포도당내성검사에서 고혈당 존재가 간과될 수 있기 때문이다. 고혈당 이외에 임신 전 BMI와 임신 중 과도한 체중 증가는 태아 성장에 중요한 영향을 준다(그림 6.1).

GDM이 잘 조절된 과체중 여성에서 GDM이

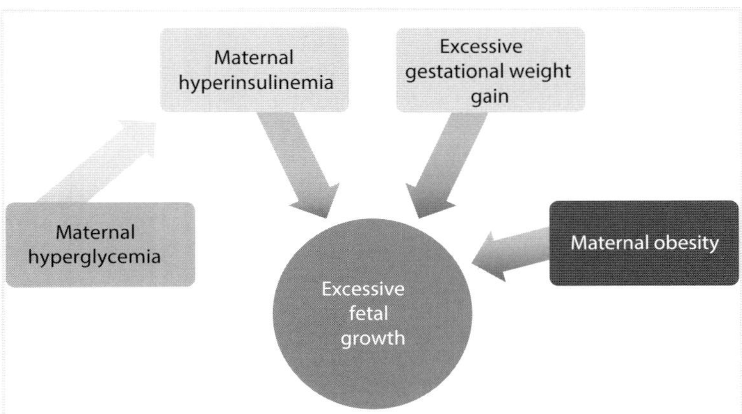

그림 6.1 태아 과잉 성장 관여 요인.

잘 조절된 정상 체중 여성보다 거대아를 낳을 위험이 50% 더 높다는 연구에서 알려졌다.[67] 포도당 이외의 요인이 태아의 과잉 증식 조절에 중요한 역할을 한다는 증거가 증가하고 있으며, 여기에는 모체의 지질도 포함된다.[68]

임신 성립 후 체중 감량은 권고하지 않지만, 임신 중 체중 증가 방지는 특히 기저에 과체중 또는 비만한 여성에서 태아의 과도 성장 위험 완화에 도움이 될 수 있다. GDM 여성에서 의학한림원 지침(Institute of Medicine Guidelines)[69] (표 6.2) 범위의 체중 증가는 재태 연령에 비해 큰 영아 출산 위험과 임신성 고혈압을 가질 위험이 낮다.[33]

표 6.2 임신 전 BMI에 따른 기준 임신 중 체중 증가 권고.

단위: BMI (kg/m^2):	총 체중 증가 권고(kg)
< 18.5	12.5–18.0
18.5–24.9	11.5–16.0
25.0–29.9	7.0–11.5
> 30.0	5.0–9.0

BMI: body mass index

임신부 관리를 시행했다. 이 연구에서 검증력은 약했지만 양군의 출산 경과에 차이는 없었다.[70]

과거 문헌의 체계적 고찰(무작위 임상연구 1건과 관찰 연구 4건 포함)에서는 GDM에서 만삭 분만의 기대 관리보다 능동적 관리가 임신 연령 대비 거대아 비율을 감소시킬 수 있었다. 이 연구에 포함된 자료의 이질성이 문제점이었다.[71]

GDM에서 간단하며 합리적 접근 방식은 임신 39+0에서 40+6주 사이에 분만이 유도되도록 만기까지 예상하여 관리하는 것이다. 약물치료가 필요하면 일반적으로 39+0주에서 39+6주 사이의 분만이 허용된다. 추가 합병증이 있으면 증례별로 조기 분만을 고려한다.

초음파 검사에서 태아 체중이 4500 g 이상으로 추정되면 선택적 제왕절개 분만을 논의한다.[26] 임신 3기에 마취과 상담은 출산 계획을 논의하여 분만과 분만 중 통증 관리 선택에 도움이 된다. 병적 비만을 포함한 추가 합병증이 있으면 특히 고려해야 한다. 당뇨병이 있으면 신생아 소생술을 제공할 수 있는 병원에서 출산해야 한다.[65]

태아 감시

GDM이 잘 조절되지 않거나 약물치료가 필요한 여성에서는 다른 합병증이 없어도 산전 태아 검사를 임신 28-32주에 시작한다.[26,65] 생활습관 개선으로 조절되는 GDM의 감시에 대해 명확한 진료지침은 없다. 산전 태아 검사는 일반적으로 임신 28주부터 시작한다.[26,65]

GDM 여성에서 최적 분만 시간은 명확하지 않다. 최근의 임상연구는 GDM 425명을 무작위로 배정하여 임신 38주의 유도 분만 또는 임신 41주까지

글루코코티코이드요법

글루코코티코이드를 조기 분만이 예상될 때 태아의 폐 성숙 촉진에 이용하지만, GDM이 있으면 고혈당을 크게 악화시킬 수 있다. 고혈당은 보통 글루코코티코이드를 투여하고 약 6시간 후에 시작되지만 마지막으로 투여하고 24시간 동안 지속된다.

스테로이드 투여 후 추가 혈당 감시를 권고하며, 인슐린을 정맥주사하여 혈당 70-126 mg/dL (3.9-7.0 mmol/L)을 목표로 주입 속도를 조정한다.[72] 신생아 저혈당 여부에 대해 의료진의 주의 깊은 관찰

이 중요하며, 특히 글루코코티코이드의 분만 직전 투여에서 더욱 주의한다.

분만 중 관리

분만 중 고혈당은 신생아 저혈당과 관련이 있어 대부분의 진료지침이 혈당 70-126 mg/dL (3.9-7.0 mmol/L) 범위를 권고하고 있다.[73] 임신 중 인슐린 치료가 필요하면 인슐린 정맥주사를 이용하며 앞의 혈당 범위를 벗어나면 인슐린을 시작한다.

2019년 발표된 무작위 대조시험은 GDM 76명을 임의 혈당 관리군과 집중치료 목표군으로 나누었다. 집중치료는 매시간 혈당을 측정하여 60 mg/dL (3.3 mmol/L) 미만으로 임의 혈당 관리는 100 mg/dL (5.6 mmol/L) 미만으로 혈당을 조절했다.

임의 혈당 관리에서는 4시간마다 혈당을 측정하여 산모의 혈당을 60 mg/dL (3.3 mmol/L)에서 120 mg/dL (6.7 mmol/L)의 조절이 포함되었다. 1차 평가변수인 신생아 혈당 수치는 양군이 비슷했다[53 mg/dL (2.9 mmol/L) vs 58 mg/dL (3.2 mmol/L), 평균 차이 -4.18, 95% CI -12.66 to 4.29].

그러나 생후 처음 24시간의 평균 신생아 혈당은 집중치료군에서 더 낮았다[54 mg/dL (3.0 mmol/L) vs 58 mg/dL (3.2 mmol/L), 평균 차이 -3.39, 95% CI -7.07 to 0.29].[74]

산후 신생아 관리

분만 동안 신생아가 산모와 함께 있으면 이상적이며 출생 후 되도록 빨리 수유를 시행한다. 모세혈관 혈당 검사를 출생 2-4시간에 시행하며, 혈당이 2회 연속 36 mg/dL (2 mmol/L) 이하이거나 비정상 임상 징후가 있으면 포도당 정맥주사 또는 튜브 공급 등의 추가 지원이 필요하다.[65]

캐나다에서 시행한 후향 코호트연구는 GDM에서 입원 중이나 퇴원 후 모유 수유 빈도가 낮았다.[75] 모유 수유는 아기에게 영양과 면역학적 이점이 있으며, 산모에서 출산 후 혈당장애 위험 감소와 관련이 있으므로 GDM에서 수유에 대한 지원이 필요하다(전향 코호트 연구에서는 8.2% vs 18.4%, $p<0.001$).

모유 수유의 이점은 30년간의 CARDIA 연구에서도 알려졌으며 수유 기간은 당뇨병 발생률과 반비례 관계를 보여 모유 수유를 하지 않은 경우에 비해 보정 위험비는 0-6개월에 0.75 (95% CI, 0.51-1.09), 6-12개월에 0.52 (95% CI, 0.31-0.87, 12개월 이상에서 0.53 (0.29-0.98) 등이었다.[77]

산후 산모 관리

출산 후 인슐린저항성이 급속히 감소하므로 혈당 저하치료를 중단한다. GDM 진단에서는 고혈당 지속을 알기 위해 퇴원 전에 반드시 혈당을 검사한다.[65]

출산 후 당뇨병 선별검사를 일반적으로 출산 후 4-12주에 시행한다. 이때 당뇨병 또는 당뇨병 전단계 진단에 표준 기준이 있는 75 g OGTT를 이용한다.[26] 당뇨병이 지속되면 적절한 치료가 필요하며, 당뇨병 전단계에서 메트포민이 2형당뇨병 진행을 지연시킬 수 있으므로 메트포민 이용을 고려한다.[78]

실제 출산 후 혈당 검사 시행률은 매우 낮다. 전화 또는 편지를 통해 연락을 취하는 전담 코디네이터 프로그램의 이용으로 75%의 참여율에 도달할

수 있었다.[79]

GDM의 평균 11.4년(중앙값) 추적에서 포도당 대사장애는 52.2%였으며 GDM이 아닌 여성에서는 20.1%였다(승산비 3.44, 95% CI 2.85-4.14). GDM에서 1-3년 간격으로 평생 정기적으로 혈당 상태를 평가해야 한다.[22] 임신 중 체중 증가는 GDM, 전자간증, 사산 등을 포함한 산과적 경과 위험을 높인다.[80]

산후 방문에서 다음 임신 계획을 논의하고, 피임방법의 선택과 필요에 따라 체중 감량에 도움을 줄 수 있는 좋은 기회다.

향후의 방향

2형당뇨병이 전 세계에서 유행하고 있으며 GDM 유병률도 계속 증가하므로 GDM 예방을 위한 중재를 개발하기 위해 임상연구가 시도되고 있다.[6]

GDM 예방을 위한 식사요법과 운동 중재 조합을 평가한 임상연구에 대한 2017년 코크란 메타분석은 중재군에서 GDM 위험이 감소할 가능성이 있었으나(상대위험비 0.85, 95% CI 0.71-1.01, 6,633명의 무작위 배정 비교 임상연구 19건) 이질성이 커서 정보 제공 능력은 제한적이었다.[81]

GDM 위험이 있는 여성은 때로 생활습관 변화를 꺼리며, 임상연구에서도 권고하는 중재의 준수가 어려웠다.[6] 2건의 무작위 대조 임상연구에서 메트포민의 GDM 예방 가능성을 조사했으나 효과가 없었다.[82,83]

사실 GDM은 발생 시기, 인슐린저항성이나 인슐린 분비 장애 또는 양자가 포함되는 등 근본적 병태생리가 매우 이질적 장애다. 따라서 "모든 접근방식에 적합한 하나의 대책"을 예상하기는 어려우며, 예방과 치료 성공을 위해서는 개별 표현형에 따라 개인화된 프로그램이 필요할 수 있다.

GDM 진단에 가장 좋은 방법이 계속 논의되고 있으며, 여러 진단법이 서로 다른 정도의 고혈당과 부작용 위험을 식별한다.[60]

임신 초기의 고혈당이 임신 중기에 해소될 수 있기 때문에 임신 초기의 GDM 확인은 특히 어려우며[84], 임신 초기에 치료 시작의 임상적 이점은 명확하지 않다. GDM 검출을 위한 산모의 혈장과 소변의 생물학적 표지자가 연구되고 있다.[85]

한 예로 혈장의 당화CD59를 임신 24-28주에 측정하여 재태 기간 대비 거대아 위험 식별에 민감도와 특이도가 높았다.[86] 다른 진단 옵션은 기계학습을 이용한 GDM의 예측이다. 이것은 번거로운 OGTT를 시행할 필요 없는 비용-효율적 선별검사가 될 잠재력이 있다.[87]

GDM 치료의 새로운 접근법의 개발과 현재 치료 전략의 장기적 효과를 평가하기 위해 많은 연구가 필요한 것은 명확하지만, 앞으로의 노력은 2형당뇨병 위험도 해결해야 한다. GDM 후 베타세포 손상 또는 회복을 일으키는 요인에 대한 이해는 제한적이며[88], 산후 췌도세포 기능을 평가하기 위한 추가 연구가 필요하다.

예를 들어, 일부 선행 연구는 GDM에서 임신 중과 산후 8-14주에 GDM이 아닌 여성에서 비해 공복 프로인슐린 수치가 높았다.[89,90] 공복 인슐린에 대한 프로인슐린 비율의 증가는 베타세포 손상의 표지자로 이용되어 왔으며 당뇨병 전단계에서 2형당뇨병으로 빠른 전환과 관련이 있다.[91]

이를 고려하여 프로인슐린과 인슐린 분비가 어떻게 변하는지, 그리고 시간 경과에 따라 프로인슐린과 인슐린 비율 변화를 측정하여 산후 베타세포 기능 변화를 예상할 가능성이 있다.

산후 베타세포 상태를 평가할 수 있는 표지자를 이용하면 GDM에서 2형당뇨병을 예방하는 프로그램의 개발에 도움이 될 것이다.

결론

GDM 유병률은 높으며 중대한 공공 보건 문제가 되었다. GDM에서 태아의 정상 성장을 유지하고 산모의 합병증을 줄이기 위해 다학제적 접근 방식의 치료가 필요하다. 산후 당뇨병 발생에 대한 지속적 선별을 통해 2형당뇨병 위험 감소에 초점을 두어야 한다.

현재 진행 중인 연구가 GDM의 진단과 치료 전략 개발에 도움이 되기를 바란다.

참고문헌

1. Egan AM, Vellinga A, Harreiter J et al. Epidemiology of gestational diabetes mellitus according to IADPSG/WHO 2013 criteria among obese pregnant women in Europe. Diabetologia. 2017;60(10):1913–1921.
2. International Diabetes Federation. IDF Atlas. Brussels, Belgium 2013.
3. Avalos GE, Owens LA, Dunne F, Collaborators AD. Applying current screening tools for gestational diabetes mellitus to a European population: is it time for change? Diabetes Care. 2013;36(10):3040–3044.
4. Catalano P, Huston L, Amini S, Kalhan S. Longitudinal changes in glucose metabolism during pregnancy in obese women with normal glucose tolerance and gestational diabetes. Am J Obstst Gyneol. 1999;180(4):903–916.
5. Pedersen J. Diabetes and pregnancy: blood sugar of newborn infants (PhD Thesis). Copenhagen, Danish Science Press; 1952.
6. Egan AM, Simmons D. Lessons learned from lifestyle prevention trials in gestational diabetes mellitus. Diabet Med. 2019;36(2):142–150.
7. Yogev, Chen, Hod et al. Hyperglycemia and Adverse Pregnancy Outcome (HAPO) study: preeclampsia. Am JObstet Gynecol. 2010;202(3):255.e251–257.
8. Jastrow N, Roberge S, Gauthier RJ et al. Effect of birth weight on adverse obstetric outcomes in vaginal birth after cesarean delivery. Obstet Gynecol. 2010;115(2 Pt 1):338–343.
9. O'Sullivan EP, Avalos G, O'Reilly M et al. Atlantic Diabetes in Pregnancy (DIP): the prevalence and outcomes of gestational diabetes mellitus using new diagnostic criteria. Diabetologia. 2011;54(7):1670–1675.
10. Metzger BE, Lowe LP, Dyer AR et al. Hyperglycemia and adverse pregnancy outcomes. N Engl J Med. 2008;358(19):1991–2002.
11. Sweeting AN, Ross GP, Hyett J et al. Gestational diabetes mellitus in early pregnancy: evidence for poor pregnancy outcomes despite treatment. Diabetes Care. 2016;39(1):75–81.
12. Bellamy L, Casas JP, Hingorani AD, Williams D. Type 2 diabetes mellitus after gestational diabetes: a systematic review and meta-analysis. Lancet. 2009;373(9677):1773–1779.
13. Guerrero-Romero F, Aradillas-García C, Simental-Mendia LE, Monreal-Escalante E, de la Cruz Mendoza E, Rodríguez-Moran M. Birth weight, family history of diabetes, and metabolic syndrome in children and adolescents. J Pediatr. 2010;156(5):719–723, 723.e711.
14. Whincup PH, Kaye SJ, Owen CG et al. Birth weight and risk of type 2 diabetes: a systematic review. JAMA. 2008;300(24):2886–2897.
15. Benhalima K, Mathieu C, Van Assche A et al. Survey by the European Board and College of Obstetrics and Gynaecology on screening for gestational diabetes in Europe. Eur J Obstet Gynecol Reprod Biol. 2016;201:197–202.
16. Bilous R. Diagnosis of gestational diabetes, defining the net, refining the catch. Diabetologia. 2015;58(9):1965–1968.
17. Metzger BE, Gabbe SG, Persson B et al. International association of diabetes and pregnancy study groups recommendations on the diagnosis and classification of hyperglycemia in pregnancy. Diabetes Care. 2010;33(3):676–682.
18. World Health Organization. Diagnostic criteria and classification of hyperglycaemia first detected in pregnancy: a World Health Organization guideline. 2013. Available at: https://apps.who.int/iris/bitstream/handle/10665/85975/WHO_NMH_MND_13.2_eng.pdf. Accessed 27 March, 2020.
19. Benhalima K, Mathieu C, Damm P et al. A proposal for the use of uniform diagnostic criteria for gestational diabetes in Europe: an opinion paper by the European

Board & College of Obstetrics and Gynaecology (EBCOG). Diabetologia. 2015;58(7):1422-1429.
20. Hod M, Kapur A, Sacks DA et al. The International Federation of Gynecology and Obstetrics (FIGO) Initiative on gestational diabetes mellitus: a pragmatic guide for diagnosis, management, and care. Int J Gynaecol Obstet. 2015;131 Suppl 3:S173-211.
21. Hod M, Pretty M, Mahmood T, FIGO, EAPMand EBCOG. Joint position statement on universal screening for GDM in Europe by FIGO, EBCOG and EAPM. Eur J Obstet Gynecol Reprod Biol. 2018;228:329-330.
22. American Diabetes Association. 14. Management of diabetes in pregnancy: standards of medical care in diabetes -2020. Diabetes Care. 2020;43(Suppl 1):S183-S192.
23. Ferrara A, Hedderson M, Quesenberry C, Selby J. Prevalence of gestational diabetes mellitus detected by the National Diabetes Data Group or the Carpenter and Coustan plasma glucose thresholds. Diabetes Care. 2020;25(9):1625-1630.
24. Sovio U, Murphy HR, Smith GC. Accelerated fetal growth prior to diagnosis of gestational diabetes mellitus: a prospective cohort study of nulliparous women. Diabetes Care. 2016;39(6):982-987.
25. Simmons D, Hague WM, Teede HJ et al. Hyperglycaemia in early pregnancy: the Treatment of Booking Gestational diabetes Mellitus (TOBOGM) study. A randomised controlled trial. Med J Aust. 2018;209(9):405-406.
26. ACOG Practice Bulletin No. 190 Summary: gestational diabetes mellitus. Obstet Gynecol. 2018;131(2):406-408.
27. McIntyre HD, Sacks DA, Barbour LA et al. Issues with the diagnosis and classification of hyperglycemia in early pregnancy. Diabetes Care. 2016;39(1):53-54.
28. Metzger BE, Buchanan TA, Coustan DR et al. Summary and recommendations of the Fifth International Workshop-Conference on Gestational Diabetes Mellitus. Diabetes Care. 2007;30 Suppl 2:S251-260.
29. Blumer I, Hadar E, Hadden DR et al. Diabetes and pregnancy: an endocrine society clinical practice guideline. J Clin Endocrinol Metab. 2013;98(11):4227-4249.
30. Castorino K, Jovanovič L. Pregnancy and diabetes management: advances and controversies. Clin Chem. 2011;57(2):221-230.
31. García-Patterson A, Martín E, Ubeda J, María MA, de Leiva A, Corcoy R. Evaluation of light exercise in the treatment of gestational diabetes. Diabetes Care. 2001;24(11):2006-2007.
32. Gynecologists TACoOa. Committee Opinion Number 650: Physical Activity and Exercise During Pregnancy and the Postpartum Period. 2015.
33. Egan AM, Dennedy MC, Al-Ramli W, Heerey A, Avalos G, Dunne F. ATLANTIC-DIP: excessive gestational weight gain and pregnancy outcomes in women with gestational or pregestational diabetes mellitus. J Clin Endocrinol Metab. 2014;99(1):212-219.
34. Kgosidialwa O, Egan AM, Carmody L, Kirwan B, Gunning P, Dunne FP. Treatment With Diet and Exercise for Women With Gestational Diabetes Mellitus Diagnosed Using IADPSG Criteria. J Clin Endocrinol Metab. 2015;100(12):4629-4636.
35. Brown J, Alwan NA, West J et al. Lifestyle interventions for the treatment of women with gestational diabetes. Cochrane Database Syst Rev. 2017;5:CD011970.
36. Egan AM, Dunne FP. Optimal management of gestational diabetes. Br Med Bull. 2019;131(1):97-108.
37. Suffecool K, Rosenn B, Niederkofler EE et al. Insulin detemir does not cross the human placenta. Diabetes Care. 2015;38(2):e20-21.
38. McCance DR, Damm P, Mathiesen ER et al. Evaluation of insulin antibodies and placental transfer of insulin aspart in pregnant women with type 1 diabetes mellitus. Diabetologia. 2008;51(11):2141-2143.
39. Boskovic R, Feig DS, Derewlany L, Knie B, Portnoi G, Koren G. Transfer of insulin lispro across the human placenta: in vitro; perfusion studies. Diabetes Care. 2003;26(5):1390-1394.
40. Callesen NF, Damm J, Mathiesen JM, Ringholm L, Damm P, Mathiesen ER. Treatment with the long-acting insulin analogues detemir or glargine during pregnancy in women with type 1 diabetes: comparison of glycaemic control and pregnancy outcome. J Matern Fetal Neonatal Med. 2013;26(6):588-592.
41. Mathiesen ER, Hod M, Ivanisevic M et al. Maternal efficacy and safety outcomes in a randomized, controlled trial comparing insulin detemir with NPH insulin in 310 pregnant women with type 1 diabetes. Diabetes Care. 2012;35(10):2012-2017.
42. Mathiesen ER, Kinsley B, Amiel SA et al. Maternal glycemic control and hypoglycemia in type 1 diabetic pregnancy: a randomized trial of insulin aspart versus human insulin in 322 pregnant women. Diabetes Care. 2007;30(4):771-776.
43. Garg SK, Frias JP, Anil S, Gottlieb PA, MacKenzie T, Jackson WE. Insulin lispro therapy in pregnancies complicated by type 1 diabetes: glycemic control and maternal and fetal outcomes. Endocr Pract. 2003;9(3):187-193.
44. Insulin Fiasp vs. Insulin Novorapid during pregnancy and lactation in women with pre-existing diabetes. ClinicalTrials.gov. Available at: https://clinicaltrials.gov/ct2/show/NCT03770767. Accessed 27 March, 2020.
45. Research Study Comparing Insulin Degludec to Insulin

Detemir, Together With Insulin Aspart, in Pregnant Women With Type 1 Diabetes (EXPECT). clinicaltrials.gov. Available at: https://clinicaltrials.gov/ct2/show/NCT03377699. Accessed 27 March, 2020.
46. Murphy HR, Elleri D, Allen JM et al. Pathophysiology of postprandial hyperglycaemia in women with type 1 diabetes during pregnancy. Diabetologia. 2012;55(2):282–293.
47. Goudie RJ, Lunn D, Hovorka R, Murphy HR. Pharmacokinetics of insulin aspart in pregnant women with type 1 diabetes: every day is different. Diabetes Care. 2014;37(6):e121–122.
48. Bogdanet D, Egan AM, Reddin C et al. ATLANTIC DIP. Insulin Therapy for Women With IADPSG-Diagnosed Gestational Diabetes Mellitus. Does It Work? J Clin Endocrinol Metab. 2017;102(3):849–857.
49. Camelo Castillo W, Boggess K, Stürmer T, Brookhart MA, Benjamin DK, Jonsson Funk M. Trends in glyburide compared with insulin use for gestational diabetes treatment in the United States, 2000–2011. Obstet Gynecol. 2014;123(6):1177–1184.
50. Foretz M, Guigas B, Bertrand L, Pollak M, Viollet B. Metformin: from mechanisms of action to therapies. Cell Metab. 2014;20(6):953–966.
51. Coetzee EJ, Jackson WP. Metformin in management of pregnant insulin-independent diabetics. Diabetologia. 1979;16(4):241–245.
52. Feig DS, Moses RG. Metformin therapy during pregnancy: good for the goose and good for the gosling too? Diabetes Care. 2011;34(10):2329–2330.
53. Vanky E, Zahlsen K, Spigset O, Carlsen SM. Placental passage of metformin in women with polycystic ovary syndrome. Fertil Steril. 2005;83(5):1575–1578.
54. Given JE, Loane M, Garne E et al. Metformin exposure in first trimester of pregnancy and risk of all or specific congenital anomalies: exploratory case-control study. BMJ. 2018;361:k2477.
55. Rowan JA, Hague WM, Gao W, Battin MR, Moore MP, Investigators MT. Metformin versus insulin for the treatment of gestational diabetes. N Engl J Med. 2008;358(19):2003–2015.
56. Rowan JA, Rush EC, Plank LD et al. Metformin in gestational diabetes: the offspring follow-up (MiG TOFU): body composition and metabolic outcomes at 7–9 years of age. BMJ Open Diabetes Res Care. 2018;6(1):e000456.
57. Tarry-Adkins JL, Aiken CE, Ozanne SE. Neonatal, infant, and childhood growth following metformin versus insulin treatment for gestational diabetes: a systematic review and meta-analysis. PLoS Med. 2019;16(8):e1002848.
58. Dunne F. A Clinical Trial of the Effectiveness of Metformin in Addition to Usual Care in the Reduction of Gestational Diabetes Mellitus (EMERGE). clinicaltrials.gov Available at: https://clinicaltrials.gov/ct2/show/NCT02980276. Accessed 27 March, 2020.
59. Ashcroft FM. Mechanisms of the glycaemic effects of sulfonylureas. Horm Metab Res. 1996;28(9):456–463.
60. Wexler DJ, Powe CE, Barbour LA et al. Research gaps in gestational diabetes mellitus: executive summary of a national institute of diabetes and digestive and kidney diseases workshop. Obstet Gynecol. 2018;132(2):496–505.
61. Langer O, Conway DL, Berkus MD, Xenakis EM, Gonzales O. A comparison of glyburide and insulin in women with gestational diabetes mellitus. N Engl J Med. 2000;343(16):1134–1138.
62. Hebert MF, Ma X, Naraharisetti SB et al. Are we optimizing gestational diabetes treatment with glyburide? The pharmacologic basis for better clinical practice. Clin Pharmacol Ther. 2009;85(6):607–614.
63. Balsells M, García-Patterson A, Solà I, Roqué M, Gich I, Corcoy R. Glibenclamide, metformin, and insulin for the treatment of gestational diabetes: a systematic review and meta-analysis. BMJ. 2015;350:h102.
64. Kalafat E, Sukur YE, Abdi A, Thilaganathan B, Khalil A. Metformin for prevention of hypertensive disorders of pregnancy in women with gestational diabetes or obesity: systematic review and meta-analysis of randomized trials. Ultrasound Obstet Gynecol. 2018;52(6):706–714.
65. Excellence NIfHaC. Diabetes in pregnancy: management from preconception to the postnatal period. In:2015.
66. Evers IM, de Valk HW, Mol BW, ter Braak EW, Visser GH. Macrosomia despite good glycaemic control in Type I diabetic pregnancy; results of a nationwide study in The Netherlands. Diabetologia. 2002;45(11):1484–1489.
67. Langer O, Yogev Y, Xenakis EM, Brustman L. Overweight and obese in gestational diabetes: the impact on pregnancy outcome. Am J Obstet Gynecol. 2005;192(6):1768–1776.
68. Catalano PM, Hauguel-De Mouzon S. Is it time to revisit the Pedersen hypothesis in the face of the obesity epidemic? Am J Obstet Gynecol. 2011;204(6):479–487.
69. Institute of Medicine (US) and National Research Council (US) Committee to Reexamine IOM Pregnancy Weight Guidelines. In: Rasmussen KM, Yaktine AL, ed. Weight Gain During Pregnancy: Reexamining the Guidelines. Washington, DC. National Acadamies Press (US); 2009.
70. Alberico S, Erenbourg A, Hod M et al. Immediate delivery or expectant management in gestational diabetes

at term: the GINEXMAL randomised controlled trial. BJOG. 2017;124(4):669-677.
71. Witkop CT, Neale D, Wilson LM, Bass EB, Nicholson WK. Active compared with expectant delivery management in women with gestational diabetes: a systematic review. Obstet Gynecol. 2009;113(1):206-217.
72. Egan AM, Murphy HR, Dunne FP. The management of type 1 and type 2 diabetes in pregnancy. QJM. 2015;108(12):923-927.
73. Ryan EA, Al-Agha R. Glucose control during labor and delivery. Curr Diab Rep. 2014;14(1):450.
74. Hamel MS, Kanno LM, Has P, Beninati MJ, Rouse DJ, Werner EF. Intrapartum glucose management in women with gestational diabetes mellitus: a randomized controlled trial. Obstet Gynecol. 2019.
75. Finkelstein SA, Keely E, Feig DS, Tu X, Yasseen AS, Walker M. Breastfeeding in women with diabetes: lower rates despite greater rewards. A population-based study. Diabet Med. 2013;30(9):1094-1101.
76. O'Reilly MW, Avalos G, Dennedy MC, O'Sullivan EP, Dunne F. Atlantic DIP. high prevalence of abnormal glucose tolerance post partum is reduced by breast-feeding in women with prior gestational diabetes mellitus. Eur J Endocrinol. 2011;165(6):953-959.
77. Gunderson EP, Lewis CE, Lin Y et al. Lactation duration and progression to diabetes in women across the childbearing years: the 30-year CARDIA study. JAMA Intern Med. 2018;178(3):328-337.
78. Ratner RE, Christophi CA, Metzger BE et al. Prevention of diabetes in women with a history of gestational diabetes: effects of metformin and lifestyle interventions. J Clin Endocrinol Metab. 2008;93(12):4774-4779.
79. Carmody L, Egan AM, Dunne FP. Postpartum glucose testing for women with gestational diabetes mellitus: improving regional recall rates. Diabetes Res Clin Pract. 2015.
80. Villamor E, Cnattingius S. Interpregnancy weight change and risk of adverse pregnancy outcomes: a population-based study. Lancet. 2006;368(9542):1164-1170.
81. Shepherd E, Gomersall JC, Tieu J, Han S, Crowther CA, Middleton P. Combined diet and exercise interventions for preventing gestational diabetes mellitus. Cochrane Database Syst Rev. 2017;11:CD010443.
82. Chiswick C, Reynolds RM, Denison F et al. Effect of metformin on maternal and fetal outcomes in obese pregnant women (EMPOWaR): a randomised, double-blind, placebocontrolled trial. Lancet Diabetes Endocrinol. 2015;3(10):778-786.
83. Syngelaki A, Nicolaides KH, Balani J et al. Metformin versus placebo in obese pregnant women without diabetes mellitus. N Engl J Med. 2016;374(5):434-443.
84. Zhu WW, Yang HX, Wei YM et al. Evaluation of the value of fasting plasma glucose in the first prenatal visit to diagnose gestational diabetes mellitus in china. Diabetes Care. 2013;36(3):586-590.
85. Lorenzo-Almorós A, Hang T, Peiró C et al. Predictive and diagnostic biomarkers for gestational diabetes and its associated metabolic and cardiovascular diseases. Cardiovasc Diabetol. 2019;18(1):140.
86. Ghosh P, Luque-Fernandez MA, Vaidya A et al. Plasma glycated CD59, a novel biomarker for detection of pregnancyinduced glucose intolerance. Diabetes Care. 2017;40(7):981-984.
87. Artzi NS, Shilo S, Hadar E et al. Prediction of gestational diabetes based on nationwide electronic health records. Nat Med. 2020;26(1):71-76.
88. Xiang AH, Peters RK, Kjos SL et al. Effect of pioglitazone on pancreatic beta-cell function and diabetes risk in Hispanic women with prior gestational diabetes. Diabetes. 2006;55(2):517-522.
89. Genova M, Todorova-Ananieva K, Atanasova Bea. Proinsulin in healthy pregnancy, pregnancy with gestational diabetes and after delivery. Acta Medica Bulgarica. 2014(41):13-21.
90. Kautzky-Willer A, Thomaseth K, Ludvik B et al. Elevated islet amyloid pancreatic polypeptide and proinsulin in lean gestational diabetes. Diabetes. 1997;46(4):607-614.
91. Haffner SM, Gonzalez C, Mykkänen L, Stern M. Total immunoreactive proinsulin, immunoreactive insulin and specific insulin in relation to conversion to NIDDM. the Mexico City Diabetes Study. Diabetologia. 1997;40(7):830-837.

7

당뇨병에서 혈당 자기감시의 역할은 무엇인가? 식후혈당 감시는 어떤 역할이 있는가? 연속혈당측정을 임상 진료에 어떻게 통합할 것인가?

Rami Almokayyad[1] and Robert Cuddihy[2]

[1] Endocrine Fellow Division of Endocrinology, Department of Medicine, University of Minnesota Medical School, University of Minnesota, Minneapolis, MN, USA

[2] Medical Director, International Diabetes Center, World Health Organization Collaborating Center for Diabetes Education, Translation and Computer Technology, Minneapolis, MN, USA

요점

- 대부분의 1형당뇨병과 인슐린으로 치료하는 2형당뇨병에서 자기혈당측정(self-monitoring of blood glucose, SMBG)의 유용성을 인정한다.
- 인슐린으로 치료하지 않는 2형당뇨병에서 SMBG 이점은 논란의 여지가 있다.
- 식후혈당 감시의 역할은 임신당뇨병에서는 확립되었으나 1형당뇨병이나 2형당뇨병에서는 논란의 여지가 있다.
- 연속혈당측정(continuous glucose monitoring, CGM)은 인슐린펌프 치료 1형당뇨병 성인의 치료에 도움이 인정되었다.
- 인슐린으로 치료하는 2형당뇨병에서 SMBG의 가치를 평가하기 위한 임상연구가 필요하다.
- SMBG와 CGM 자료를 단순하고 쉽게 해석할 수 없어 1차 진료에서 적절한 이용에 지장이 있다.

자기혈당측정

SMBG는 인슐린이나 당뇨병약 발견 이후 당뇨병 관리를 크게 발전시킨 수단의 하나가 되었다. 침상에서 혈당 측정은 1920년대 중반 인슐린 이용 이후 필수적 방법이 되었다.

처음에 혈당 조절을 감시하는 유일한 방법은 정성적 요당 측정이었고 1-2일 동안 환자의 소변당 수치에서 추정하였으며 혈당이 신장 배설 역치(-200 mg/dL)를 넘어 소변으로 나오면 고혈당으로 생각했다.

포도당 측정에는 20분 걸렸으며, 이것은 Maclean의 1924년 저서 <요당과 당뇨병의 진단과 치료의 현재적 방법(Modern Methods in the Diagnosis and Treatment of Glycosuria and Diabetes)>에 설명되었다.[1]

이 방법은 임상의만 이용하도록 제한되었다.

1940년대 초에 반정량 요당측정키트가 판매되며 집에서 당을 측정하는 주요 방법이 되었다. 1960년대 중반 검사 띠를 이용하여 모세관 전혈 혈당을 측정하는 반정량 방법이 도입되었다. 검사 띠에 혈액 한 방울을 떨어트려 포도당산화효소가 반응하여 나타나는 색깔 변화를 표준 차트와 비교하여 혈당의 대략 추정치를 알 수 있었다.

이 검사 띠는 처음에 병원에서만 이용하였으며 집에서 환자의 접근은 제한되었다. 1960년대 후반에는 광원이 검사 띠에서 반사되는 빛을 읽는 반사율 측정기가 도입되어 눈으로 보는 대신 광전자에서 읽어 혈당을 추정하게 되었다(당시에는 움직이는 바늘 이용). 환자용 측정기가 개발된 것은 1970년대 후반이다.

기술의 발전으로 전기화학 측정기가 도입되었으며, 더욱 발전하여 측정기의 크기가 줄었고, 반응과 판독 시간이 짧아졌다. 또한, 혈액 채취 방법이 간단해졌고, 혈액 채취와 관련된 불편함이 줄어들도록 개선되었다.[2]

오늘날 혈당 측정기는 당뇨병 관리에 중심적 역할을 하고 있으며, 당뇨병 환자의 거의 70%가 SMBG를 시행하고 있다.[3] 1형당뇨병(T1D)에서 시행한 DCCT연구와 후속 EDIC 연구 및 2형당뇨병(T2DM)에서 10년간 장기적으로 추적한 UKPDS 연구 결과 고혈당을 조기에 집중적으로 조절하면 당뇨병의 미세혈관합병증과 대혈관합병증 위험이 감소된다는 명확한 증거를 제시하였다.

초기의 좋은 혈당 조절 효과는 그 후의 혈당 조절과 관계없이 수년간 지속하는 것으로 알려졌다. 이 현상을 '대사 기억' 또는 '유산 효과'라고 한다.[4-6] 그러나 엄격한 혈당 조절에는 희생이 따르며, DCCT연구(T1D)와 ACCORD연구*에서 중증 저혈당 위험이 3배 증가되었다.[7,8]

또한 ACCORD연구에서는 정상 혈당에 가까운 조절 목표에서 사망 위험이 증가되었다. 그러나 이런 위험은 HbA1c 감소율과 반비례하여, HbA1c가 빠르게 교정된 환자에서 낮았고, HbA1c를 천천히 낮추거나 전혀 낮추지 않은 환자에서 높았다. ACCORD연구에서 표준 혈당 조절군과 집중 혈당 조절군 모두에서 HbA1c 증가 환자에서 사망률이 높았다(ACCORD 자료[9]).

많은 연구 결과가 당뇨병 진단 초기에 되도록 '엄격한' 혈당 조절을 유지하고 가능하면 엄격한 수준의 혈당 조절 계속 유지를 권고한다.[10]

ADA 지침은 중증 저혈당의 과도한 위험에 노출하지 않고 안전하게 시행할 수 있는 HbA1C 7.0% 이하(한편 IDF와 AACE는 6.5% 이하)를 조절 목표로 한다.[10] 적절하게 이용하는 SMBG는 당뇨병 자기 관리를 향상시키는 보조 도구로서 중추 역할을 할 수 있다.

SMBG는 혈당 조절에 대한 일상적 자료를 제공하며, 영양, 신체 활동, 당뇨병약이 혈당에 주는 영향에 대해 즉각적 피드백을 제공한다. 이를 통해 저혈당 또는 고혈당을 신속하게 판단할 수 있어 환자의 안전을 개선할 수 있을 뿐 아니라 개인이 식단, 운동, 당뇨병약을 적절하게 변경하도록 동기를 부여할 수 있다.

SMBG에서 수집한 정보는 식사와 활동 양상을 일정하게 만들고, 적절한 당뇨병약 투여에 대한 피드백을 제공하는 동시에 잠재적 저혈당 발생이나

* ACCORD (Action to Control Cardiovascular Risks in Diabetes): 당뇨병에서 심혈관질환위험 조절행동

위험에 대한 정보를 제공하여 엄격한 혈당 조절의 이점과 의험 사이의 미세한 균형의 최적화에 도움이 될 수 있다.

당뇨병 관리에 SMBG의 유용성을 알아보고, 다양한 환자에서 SMBG 이용의 근거에 대해 논의한다.

1형당뇨병과 인슐린이 필요한 2형당뇨병에서 SMBG

1형당뇨병 환자와 집중인슐린치료 또는 매일 다회인슐린주사(MDI) 치료 2형당뇨병 환자에 SMBG 이용은 여러 가지 이유에서 논리적이며, 임상연구 자료에 의해 뒷받침되므로 논란의 여지가 없다.

SMBG는 전반으로 혈당 조절의 최적화를 위해 인슐린 용량 조정에 도움이 되는 일상적 정보를 제공한다. 식사 관련(bolus) 인슐린을 투여하는 환자는 식전 SMBG 자료를 이용하여 인슐린 용량을 조정하고, 섭취한 탄수화물 양과 원하는 목표 범위(소위 교정 용량 인슐린)의 혈당 변동을 보정한다.

인슐린 조정 방법은 상황에 따라 다르지만 대부분 식전 SMBG를 이용하여 식전 인슐린 투여량을 조정하여 혈당을 보다 엄격하게 조절할 수 있다. 혈당 조절 개선을 위한 SMBG의 효과를 입증한 최초의 연구는 1982년에 시행되었다.[11]

이 개념은 DCCT연구에서 확인되었으며 집중인슐린치료는 혈당 조절을 개선하고 미세혈관합병증을 감소시켰고, SMBG를 이용한 인슐린치료 강화에 의해 도달되었다.[7]

SMBG는 인슐린치료 환자, 특히 저혈당을 인식하지 못하는 환자에서 저혈당을 감지하는 중요한 안전 도구이다.

DCCT의 권고는 SMBG를 하루 4번 시행하는 것이었다. 그러나 관찰 연구에 의하면 집중적(생리적) 인슐린치료를 받는 대부분의 1형당뇨병 환자에서 이런 권고 빈도가 되지 못하였다.[12]

인슐린이 필요하지 않은 2형당뇨병의 SMBG

SMBG가 현재 인슐린을 투여하지 않는 2형당뇨병 환자 관리의 일부로 널리 받아들여지고 있지만, 그 효과와 근거는 논란의 여지가 있다. 2형당뇨병에서 SMBG 효과에 대한 자료의 대부분은 후향적 횡단연구 결과이며 빈번한 SMBG에서 효과가 좋았다.[13-15]

많은 무작위배정 임상연구(RCT)가 소규모 환자 집단을 대상으로 시행되었다. 대상자는 지역 사회의 대표 인구 집단에서 모집되지 않았으며 SMBG 결과를 이용하는 전략이 명확히 정의되지 않았다.

무작위 임상연구에서 HbA1c 감소는 0.25-0.6% 정도로 적었으나 이런 연구를 종합한 메타분석에서는 SMBG가 효과적이었다. 대규모 환자 자료를 이용한 역학 연구에서 빈번한 감시에 의해 혈당 조절 개선이 있었으며, 빈번한 SMBG와 혈당 조절 개선의 관련은 알 수 있지만 인과관계는 시사할 수 없다.

선택 편향이나 다른 교란 변수도 이런 결과에 영향을 줄 수 있다.[16] 프리맨틀 당뇨병연구(Fremantle Diabetes Study)와 같은 횡단연구에서는 SMBG 이용이 혈당 조절에 이점이 없었다.[17]

인슐린으로 치료하지 않은 2형당뇨병에서 SMBG 이용에 대한 Cochrane Collaborative의 근거기반 문헌고찰은 SMBG 이용을 지지하였으나 더 많은 근거가 필요하다고 언급했다.[18]

Farmer 등의 무작위 대조시험(당뇨병 혈당 교육과 감시[DiGEM] 연구)은 인슐린 치료를 받지 않은 당뇨병 환자에서 SMBG가 표준화된 일반 치료와 비교하여 혈당 조절을 개선하는가의 조사였다.[19]

모두 453명의 환자를 다음 3군에 무작위 배정하였다: ① 표준화된 일반 치료를 시행하고 3개월마다 HbA1c 측정(대조군), ② 임상의가 SMBG검사 결과를 해석하여 환자 교육(비집중적 자기 감시), ③ 동기 부여를 강화하고 건강한 생활습관을 지키기 위해 SMBG결과 해석과 적용에 대한 환자 추가 교육 시행(집중적 자기 감시). 12개월 후 3군 사이에 혈당 조절에 차이가 없었다(HbA1c의 1차 평가변수에 차이가 없었다).

또한 당뇨병 기간, 치료, 당뇨병 관련 합병증 등으로 나눈 세부분석에서도 자기 감시가 혈당 조절에 영향을 주지 않았다. 집중적으로 SMBG를 시행한 환자에서는 더 많은 저혈당을 감지했다. 경제적 분석에서 SMBG는 추가 의료 비용이 필요하여 일상적 이용에서 비용-효과에 이득이 없었다. 빈번한 SMBG는 삶의 질에 부정적 영향을 주었다.[20]

이런 연구 결과는 임상적으로 커다란 파급 효과가 있었으며, 인슐린치료를 받지 않는 2형당뇨병에서 유용성, 비용-효과, 삶의 질에 주는 영향에 의문이 제기되었다. 2형당뇨병이 유행하지만 재정 긴축으로 의료비 지출 억제를 시도하는 시대에 DiGEM 연구와 후속 보고는 인슐린 치료를 받지 않은 환자에서 SMBG 유용성의 재평가로 이어졌다.

영국의 국민보건서비스(National Health Service, NHS)나 미국의 메디케어와 메디케이드 서비스 센터(Centers for Medicare and Medicaid Services, CMS) 등 국가 단체는 인슐린으로 치료하지 않는 2형당뇨병 환자에게 SMBG 검사용품 부담 필요성을 재평가하였다. 따라서 DiGEM 연구에 대한 몇 가지 잠재적 우려 또는 비판을 주의 깊게 살펴볼 필요가 있다.

이 연구는 혈당 조절이 잘 되는 식사요법 또는 경구혈당강하제로 치료하는 비교적 최근 당뇨병이 발생한 사람(평균 HbA1c 7.5%)과 SMBG를 전혀 시행하지 않거나 일주일에 한 번 이상 SMBG를 시행하지 않는 환자를 선택했다.

따라서 이 연구는 SMBG 감시에 적합하지 않거나 시행하지 않아도 혈당 조절이 개선될 수 있는 비교적 편향된 모집단을 선택했을 잘못이 있다. 우려되는 점은 집중 SMBG 코호트에서 비집중 코호트보다 더 많은 환자에서 SMBG의 중단이었다. 또한 생활습관이나 당뇨병약을 교정하기 위해 SMBG 결과를 이용해야 하는 환자에서 SMBG 자료의 구체적 이용에 대한 설명이 되지 않았다. 이 군에서 HbA1c 0.17% 저하가 있었으나 통계적으로 유의하지 않았다.

또 다른 우려는 이 연구에서 HbA1c 감소는 SMBG의 효과를 평가한 다른 무작위 배정 비교 임상연구의 보고 보다 훨씬 적었다는 점이다.

이런 비판에 관계없이 이 연구는 인구 집단에서 혈당 조절 개선을 위한 SMBG의 가치를 평가하려는 신중한 시도였으며, 적어도 SMBG 지지자들이 인슐린 치료를 받지 않은 인구 집단에서 그 가치를 입증할 수 있는 기반이 되었다.

2형당뇨병에서 SMBG의 역할과 유용성을 보다 잘 평가하기 위해 대규모 RCT의 필수 구성 요소가 포함된 여러 군이 구성되었다.[16,21]

이론적 관점에서 SMBG를 혈당 조절 목표로 하는 직접 치료 개입이 아니라 당뇨병 환자의 자기 관리 향상에 유용한 진단 도구로 이용한다는 것의 이해가 매우 중요하다. 따라서 SMBG에서 만들어진 자료가 정확하고, 혈당 조절에 유익하며, 환자가 직접 이용하기 위해서는 SMBG 이용에 다양한 측면을 고려해야 한다.

SMBG 이용을 가로막는 잠재적 장벽에는, ① 적절한 기술, ② 검사 띠와 혈당 측정기의 코딩 일치, ③ SMBG 검토를 위해 다운로드 된 측정기 자료의 시간과 날짜, ④ 가장 중요한 환자 교육과 SMBG 시행 시간에 대한 이해, ⑤ 환자가 자기 관리를 교정하기 위한 자료 이용 등이다. 이런 장벽이 해결되어야 측정한 자료가 치료 교정으로 이어지는 실행 가능한 항목이 될 수 있다(행동 변화를 통한 식단 또는 활동의 변화 또는 당뇨병약 조정으로 이어진다).

이상적으로 SMBG 효과를 극대화하기 위해서는 환자 스스로가 SMBG를 적절하게 이용할 수 있는 방법에 대해 교육을 받아야 한다.

이런 교육으로, ① 하루 종일 관리를 최적화하고, ② 식단과 활동에서 필요한 행동 교정을 발견하고, ③ 현저한 고혈당 또는 저혈당의 잠재적 문제에 대한 피드백을 받으며, ④ 환자에게 동반된 질환 또는 스테로이드 이용과 같은 상황에 따른 혈당 조절 악화를 조기에 감지 등 다양한 시점에서 SMBG를 이용할 수 있다.

2형당뇨병은 서서히 진행한다는 특성이 있으며 SMBG 정보는 적시에 혈당 조절 목표 수준을 재설정하기 위한 최적의 치료 필요성을 알려줄 수 있다. 환자가 SMBG 자료에 반응하여 당뇨병 관리 또는 치료를 변경하려면 무엇을 해야 하는지 지시해주는 특정 알고리즘이 필요하다.

일부 초기 연구에 의하면 SMBG를 이용한 환자 중심 알고리즘이 의료 제공자 또는 임상의가 자료를 검토하여 치료 변경을 권고하는 관리보다 목표 도달에 효과적이었다. 예를 들어 아침 공복혈당은 잘 조절되지만 HbA1c가 목표치보다 높은 환자는 하루 중 다른 시점에서 혈당이 더 높을 가능성이 있다.

Bergenstal 등은 인슐린과 탄수화물 투여량을 일치시키는 엄격한 탄수화물 계산 이용 대신 식전 SMBG만으로 식전 인슐린을 조정하는 알고리즘을 이용하여 인슐린으로 치료하는 2형당뇨병에서 혈당 조절에 효과적이었다고 한다.[22]

SMBG 이용의 장벽 가능성이 있는 혈당 측정기의 기술적 측면은 교정하기 쉬우며, 실제로 검사 띠와 혈당 측정기의 코딩을 일치시킬 필요가 없는 측정기를 이용하고 있다. 측정기에 SMBG 수치가 시간과 날짜에 따라 자동적으로 저장된다.

식사에 따라 공복 또는 식후 혈당 변화 해석에 도움이 되도록 일부 측정기는 식사 마커를 이용할 수 있다. 많은 측정기는 혈액 샘플양이 정확한 검사 결과에 적합하지 않으면 환자에게 알려 준다.

SMBG의 적절한 이용을 포함하여 당뇨병 자기 관리에 대한 환자 교육과 훈련의 부족은 개선을 위해 더 많은 노력이 필요한 중요한 장벽으로 남아 있다. 임상에 메트포민 단독요법과 생활습관 교정으로 치료하는 환자가 많으며 이들은 SMBG를 시행하여 매일 아침 공복혈당을 충실히 측정하도록 지시받는다.

아침 공복혈당이 목표 내에 있지만 HbA1c가 목표 이상으로 유지되면 추가 검사가 필요하다. 정확하게 일주일에 7번의 공복혈당 정상 수치 보다는 같은 1주에 7번 측정을 하루 중 다른 시간에 시행하도록 교육하면 SMBG의 유용성은 더 좋아질 것이다.

즉 월요일에는 오전 공복 혈당, 화요일에는 아침 식사 후에 식후 2시간 혈당, 수요일에는 점심 전 혈당, 목요일에는 점심 후 2시간 혈당, 금요일에는 저녁 전 혈당, 토요일에는 저녁 식사 후 혈당, 일요일에는 취침 전 혈당을 측정하면 실행 가능한 정보가 풍부해질 것이다.

예를 들어 특정 식사 후에 식후혈당이 크게 올라

가면 환자는 하루 동안 섭취하는 탄수화물의 양이나 섭취 시간을 바꾸거나 식사 전에 신체 활동을 추가하라는 신호를 파악할 수 있다. 식사요법이나 활동의 변화로 이런 문제를 해결할 수 없으면 환자는 식후 혈당을 표적으로 하는 다른 당뇨병약 추가를 의사와 상의할 수 있다.

환자는 SMBG 반응을 통해 다양한 식사나 식사 구성이 혈당에 어떤 영향을 주는지, 다양한 활동이 혈당에 어떤 영향을 주는지 '학습'할 수 있으며, 이것은 유익한 행동 교정을 위한 유용한 도구와 강화 역할을 한다. 식후혈당 상승이 특정 식사 후에 두드러질 때 환자는 '특정 문제 영역에 작업'하며 SMBG 측정 양상을 잠시 바꿀 수 있으며, 특정 식사 전후의 다양한 중재 시도 결과를 평가하기 위해 SMBG를 이용하여 "문제가 해결"되거나 교정되면 평소의 SMBG 양상으로 되돌아갈 수 있다.

SMBG에 의한 혈당 조절의 미세한 조정은 다른 문제가 발생했을 때도 이용할 수 있어야 한다.

설포닐유레아처럼 저혈당을 일으킬 수 있는 당뇨병약 복용에서는 저혈당 위험이 증가할 문제가 있는 시간인 늦은 오후, 식전, 밤 등에 SMBG를 시행할 수 있으면 저혈당 위험을 줄이기 위한 교정 개입이 가능하다. 당뇨병 자기 관리에 대한 지속적 감시와 품질 개선에 SMBG를 이용하면 당뇨병과 같은 비급성 만성질환의 관리에 적절하도록 설계되지 않은 현재 의료 시스템에서 볼 수 있는 임상적 타성 대응에 도움이 될 수 있다.

Brown 등[23]은 이런 타성으로 환자가 8-10년간

		BREAKFAST			LUNCH			DINNER			BEDTIME			
Date	Night BG	BG	Med	BG	BG	Med	BG	BG	Med	BG	BG	Med	Notes/Ketones	SMBG values tranlated in
		mg/dL						mg/dL			mg/dL			mmol/L
2/24		179						199			227			9.9-11.0-15.1
2/25		198						177		189			Shopping	11.0-9.8-10.5
2/26		165						188		182				9.2-10.4-10.1
2/27		195						209		248				10.8-11.6-13.8
2/28		187						225						10.4-12.5
3/1		153						167		288			20 min walk	8.5-9.3-16.0
3/2		182						159		219				10.1-8.9-12.1
3/3		197						155		203				10.9-8.6-11.3
3/4		189						182		199			20 min walk	10.5-10.1-11.1
3/5		210						153			262		20 min walk	11.7-8.5-14.6
3/6		173												9.6
3/7														

그림 7.1. 혈당 기록 수첩의 예

중증 만성 고혈당에 노출될 수 있으며, 이에 의해 합병증 위험이 증가할 수 있다고 했다. 환자는 당뇨병 치료를 바꾸어야 하며, 교정 시도에 반응하지 않는 고혈당을 발견하는 즉시 의사에게 연락할 수 있어야 한다. 3-6개월 후 정기적으로 예정된 다음 진료를 기다리는 대신 혈당 목표 또는 치료 목표가 도달될 때까지 치료법을 신속하게 최적화할 수 있다.

당뇨병 관리에서 환자의 SMBG 자료를 최적으로 이용하기에 방해되는 또 다른 장벽은 진료실에서 나타난다. 의사가 환자를 만나는 시간이 점점 줄어들고 있는 오늘날의 진료환경에서 때로 3분에서 5분 안에 모든 진료를 끝내야 한다. 이런 상황에서 혈당 기록을 보며 치료 권고 사항을 알려주기에는 문제가 있다.

바쁜 의사가 지저분하게 손으로 휘갈겨 쓴 혈당 검사를 훑어보거나, 당뇨병 수첩 여러 페이지를 넘기며 혈당 변화 양상을 이해하려는 시도는 어렵다 (그림 7.1). 한편 혈당 측정기 자료를 다운로드하여 혈당 자료를 검증하여 기본 통계 요약과 함께 체계적 방식으로 제시하는 기능을 이용할 수 있다.

측정기에서 자료의 다운로드에 필요한 소프트웨어 프로그램과 기종에 따라 다른 프로그램과 표시 형식으로 이런 도구의 광범위한 이용은 제한되어 대부분의 1차 진료 환경에서 이용하지 못한다. 심전도(ECG) 같은 진단 도구는 동일하며 표준화된 범용 출력 자료를 보여주지만 SMBG 자료에 공통된 형식과 범용 출력은 없다.

따라서 표준 12-리드 ECG 추적은 임상 진료에

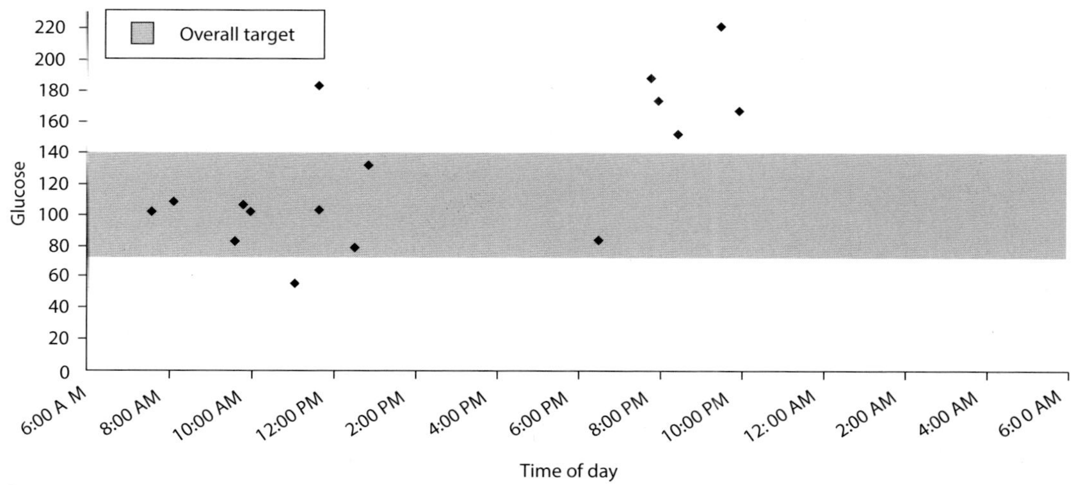

Statistics

Glucose average:	127	Target type:	Personal
% Within target:	50	Before meal target:	70–110
# of glucose readings:	16	After meal target:	90–140
# of hypo. readings:	1	Hypoglycemic:	67
Standard deviation:	48		

그림 7.2 어떤 날의 자기혈당측정 결과

서 널리 이용하지만 SMBG는 손으로 기록한 당뇨병수첩이 널리 이용되고 있다. 그 결과 환자나 임상의에게 혈당 변동 양상을 인식시키기에 힘이 들고, 치료에 개입하여 전반적 개선에 도움이 될 수 있는 SMBG의 가능성을 심각하게 저해한다. 하루 24시간 동안 측정한 모든 SMBG 자료를 표현하여 공통적으로 출력하려는 시도가 있으며 많은 자료가 이 형식으로 표현될 수 있다(그림 7.2).

이런 출력 방식을 광범위하게 이용하여 유용할 수 있는 1차 진료 진료에 보편화되지 않았다.

SMBG의 적절한 이용에 많은 장벽이 있으며 인슐린을 투여하지 않는 2형당뇨병 환자에서 SMBG 유용성에 대한 논란으로 흥미로운 의문이 제기되었다.

식사와 활동 조절을 포함한 많은 치료법이나 메트포민, 디펩티딜펩티다아제-4 (DPP-4)억제제, 글루카곤유사펩타이드-1 (GLP-1) 수용체작용제, 싸이아졸리딘다이온(TZD) 등의 치료제가 모두 혈당 조절을 개선하고 저혈당 위험을 증가시키지 않으므로 SMBG 없이 이런 치료를 단독으로 또는 병용하여 이용할 수 있는가?

이런 환자에서 혈당 조절 목표 도달을 확인하기 위해 정기적으로 HbA1c를 측정할 수 있다.

고가의 혈당 검사 띠를 하루 한 번 또는 여러 번 이용할 필요가 없는 비용 절감과 당뇨병의 일상적 자기 관리의 용이성과 삶의 질 개선 가능성에 대한 인식에서 그런 접근 방식을 정당화할 수 있는가?

따라서 인슐린으로 치료하지 않는 2형당뇨병에서 SMBG의 이점이 무엇인지 평가하기 위해 적절하게 설계되고 관리된 무작위배정 비교임상연구 연구가 시급하게 필요하다. 당뇨병 인구가 증가하여 SMBG 시장에 영향을 줄 가능성이 높으므로 이런 연구 결과는 공공 의료 정책에 매우 중요할 것이다.

식후 SMBG

식후 SMBG의 역할은 임신당뇨병(GDM)에서 확고하게 확립되었다. GDM 산모에서 식후혈당에 근거한 인슐린치료는 HbA1c 개선, 출생아 체중 감소(즉, 거대아 감소), 신생아 저혈당 감소, 분만 시 제왕절개 필요성이 감소하였다.[24]

식후 SMBG는 당뇨병에 의한 임신 경과 개선에 유용한 도구이며 태아의 주산기 경과를 개선했다.[25] 이런 결과는 인슐린치료 환자에서 더 현저하였고 식사요법만으로 조절한 환자에서는 명확하지 않았지만[26], SMBG는 혈당 조절의 적절성과 목표 범위를 벗어났을 때 치료 강화의 필요성에 대한 행동 교정과 감시를 위한 피드백 제공에 유용할 수 있다.

또한 환자가 자신의 치료에 적극적 참여하도록 격려한다. 식후 SMBG의 역할은 T1D과 특히 2형당뇨병에서 논란의 여지가 있다. DCCT-EDIC과 UKPDS 10년 추적 같은 획기적 임상연구에서 HbA1c로 측정한 전반적 혈당 조절 개선으로 만성 고혈당 노출을 줄이면 미세혈관합병증과 대혈관합병증 위험이 감소하는 것으로 알려졌다.[4-7]

따라서 ADA의 권고는 대부분의 당뇨병 환자에서 HbA1c 7% 이하를 치료 목표로 하고 있다.[27] 이 임상연구에서는 식후 SMBG를 분석하지 않아 합병증 감소에 대한 식전 SMBG와 식후 SMBG 효과는 비교하지 않았다.

인슐린펌프를 이용한 연속피하인슐린주입(CSII) 치료를 시행하는 T1D에서는 속효인슐린이나 MDI 프로그램에서 볼루스로 투여하는 인슐린의 적절성을 평가하기 위해 식후 SMBG의 정기적 감시는 드물지 않다.

식후 SMBG 감시는 이런 환자에서 인슐린 투여량과 탄수화물을 계산하는 인슐린 대 탄수화물 비율 같은 자기 관리 행동에 피드백을 제공한다.

그러나 많은 1형 또는 2형당뇨병 환자가 혈당 조절을 위한 식전 인슐린 투여 또는 다른 치료 효과를 알기 위해 2시간 혈당이 아니라 식전 SMBG 이용이 임상적 관행으로 남아 있다. 이것은 식전 SMBG가 목표 범위 안에 있으면 식후 혈당이 '허용 가능'할 가능성이 높다는 가정에 의한다.

식전 SMBG는 혈당 조절에 대한 대략적이고 간접적 추정치를 제공하지만, 혈당 변동이나 전반적 혈당 노출을 잘 반영한다고 보장할 수 없다. 이 방법은 노력이 들지 않아 환자의 '삶의 질' 측면에서 적절한 절충안이 될 수 있지만, HbA1c가 조절 목표 범위 안에 있지 않으면 식후 혈당을 포함한 보다 집중적 SMBG 감시가 필요하다.

2형당뇨병에서 식후 SMBG의 역할은 명확하지 않다. 2형당뇨병은 일반적으로 포도당 불내성 단계를 거쳐 명백한 당뇨병으로 서서히 진행하며 대사증후군과 이에 의한 심혈관질환 위험 증가와 관련이 있다.

DECODE 등의 많은 연구에서 식후혈당 증가와 심혈관질환 위험의 상관 관계가 있으며, 실제로 공복혈당 보다 식후혈당 증가가 심혈관질환 위험과 더 큰 관련성을 나타냈다.[28,29]

대부분의 임상연구는 HbA1c로 측정한 만성 혈당 노출 개선과 장기적 합병증 위험 감소의 상관관계를 보였다. 일부 연구에서 식후 또는 당부하 후 혈당, HbA1c와 사망률의 상관관계가 공복혈당보다 크다고 하지만[30], 다른 연구에서는 이런 경향이 없어 논란의 여지가 있다. Acarbose처럼 식후혈당을 표적으로 하는 치료에 의한 Stop-NIDDM 임상연구에서 심혈관질환과 총사망률이 감소되었다.[31,32]

Ceriello 등은 혈당 변동성(보통 식사 직후에 두드러진다)이 ① 산화스트레스, ② 활성산소 생성, ③ 폴리올경로 활성화, ④ PKC β, ⑤ 당화종산물(AGEs) 형성 등을 통해 당뇨병합병증에 직접 관여한다는 증거를 제시했다.[33,34] 장기적으로 당뇨병 합병증 발생에 대한 식후혈당의 역할은 논란의 여지가 있다. 식후혈당이 T1D에서 합병증 발생에 중요한 역할을 한다는 증거로 자주 인용되는 논문은 DCCT 임상연구에서 집중 혈당 치료군 환자에서 HbA1c가 일치하여도 표준 치료군 환자보다 당뇨병 관련 합병증이 적었다는 사실이지만 이것은 실제로 잘못된 가정이다.[35]

이것은 사실 자료의 가설적 외삽 또는 모델링이며 임상 자료 자체를 대표하지 않는다.[36] 논란이 계속되고 있지만 국제당뇨병연맹(IDF)은 식후혈당 관리에 대한 지침을 발표했다.[37] 식후 SMBG와 공복 또는 식전 SMBG 측정의 이점을 비교한 무작위배정 비교임상연구 자료가 상대적으로 부족하지만 인슐린으로 치료하지 않는 2형당뇨병에서 식후 SMBG 측정이 중요한 이유는 무엇일까? 더 많은 환자가 혈당 조절 목표에 도달하기 위해서 식후혈당을 이용해야 할 수도 있다.

Monnier 등은 인슐린으로 치료하지 않는 2형당뇨병 집단에서 전체 혈당 노출에 대한 식후혈당의 관여 정도가 HbA1c 7% 이하에 가까울수록 점차 증가한다는 것을 보여주었다.[38]

HbA1c 7.6% 이하에서 식후혈당이 전체 혈당 노출에 기여하는 비율은 약 70%다. 이것은 특정 목표 범위(일반적으로 100 mg/dL 미만) 안의 아침 공복혈당 도달을 목표로 하는 여러 무작위배정 비교임상연구에서 이 목표에 도달한 많은 환자가 아직 HbA1c 7% 이상을 유지하는 이유의 설명에 도움이 될 수 있다.

미국 당뇨병 환자의 거의 40%가 HbA1c 목표에 도달하지 못하고 있으므로 식후 SMBG 감시와 목표치에 도달하지 못할 경우 취해야 할 조치에 대한 환자 교육을 통해 식후혈당에 더 많은 관심을 기울여야 한다!

앞에서 언급한대로 IDF는 식후 SMBG 목표화에 대한 지침을 발표했으며[37], ADA과 AACE 지침도 식후 목표 혈당을 권고하고 있다. 합리적 접근은 당뇨병 유지요법에서 HbA1c가 목표 범위 안에 있지 않은 환자나 처음에 HbA1c가 높았던 환자에서 치료에 의해 HbA1c가 7%에 근접함에 따라 표적식후혈당 또는 SMBG 강화를 권고하는 것이다.

요점은 SMBG가 치료법을 교정하기 위한 실행 가능한 항목으로 또는 적절한 혈당 조절이 유지되고 있는지 확인하기 위한 감시에 신중한 목적으로 이용한다는 것이다.

연속혈당측정 시스템

간질액 포도당을 지속적으로 측정하는 연속혈당측정(CGM) 출현은 당뇨병의 자기 관리에 유용한 도구로 추가되었다. 현재 3개 이상의 업체에서 발매하는 기기가 당뇨병 관리의 보조 도구로 이용 가능하며 MDI 또는 CSII 인슐린치료를 받는 T1D에서 널리 이용하고 있다.

FDA는 모세관 전혈 측정이 승인된 혈당 측정기의 정확도에 비해 CGM의 정확도가 확립되지 않았다고 CGM 판독값을 이용한 인슐린 용량 계산은 인정하지 않았으나 최근 DexcomG7, Freestyle Libre3 등을 인슐린 용량 조절을 위한 대체(glucose management indicator)로 승인했다.

CGM에서 생성된 자료는 혈당의 순차적 실제 추세를 반영하므로 SMBG 검사 시기 결정에 유용할 수 있으며, 예를 들어 추가 인슐린 보충이 필요한 고혈당 악화를 SMBG로 확인할 수 있다. 또한 급격한 혈당 저하로 저혈당을 일으켜 치료가 필요한 상황을 알게 한다.

CGM 시스템은 고혈당 또는 저혈당 출현에 대한 주의를 주어 시정 조치를 촉구하는 경보를 제공한다. CGM에 대한 많은 연구는 MDI 또는 CSII 인슐린치료를 받는 T1D에게 시행되었으며, 실시간 혈당 추세 자료를 이용하여 인슐린치료를 미세하게 조정했다. SMBG에서처럼 CGM은 당뇨병 자기 관리에 이용하는 도구일 뿐이며 그 자체가 고혈당에 개입하는 것은 아니다.

CGM이 HbA1c에 주는 영향은 비교적 경미하지만 실제적이었다. JDRF CGM연구[39]는 CSII를 이용하는 성인(25세 이상) T1D에서 CGM 이용으로 HbA1c 개선되었으나, 적절한 CGM 이용(예, 센서 부착)이나 제공된 자료의 치료 결정에 이용 등의 순응도가 낮은 소아와 청소년에서는 개선이 없었다.

Star 1 임상연구[40]에서는 CGM의 이용이 CSII이용 T1D에서 HbA1c 저하가 없었다. 한편 CGM을 이용하는 환자에서 이용이 증가하면 HbA1c 저하 가능성이 높아지는 것으로 알려졌다. CGM 이용을 평가한 다른 중간 규모의 임상연구(n=100-200)에서도 비슷한 결론이었으며, CGM 장치 이용 증가에 의해 CGM이 제공한 자료와 HbA1c 감소 가능성의 관련이 있었다.

Star 3 임상연구는 센서증강펌프(sensor augmented pump, SAP)치료와 기존 MDI 프로그램 이용을 비교했다.[41] 이 임상연구에서 HbA1c 0.8% 감소한 반면, 대조군은 0.2% 감소했다.

물론 이 연구에서 CGM과 CSII가 결과에 주는 영향은 구분할 수 없었다. 다른 중재와 같이 CGM 이용 T1D에도 "단점"이 있다. 일부 환자는 장치에서 계속 높은 판독 값에 대한 반응으로 추가 인슐린

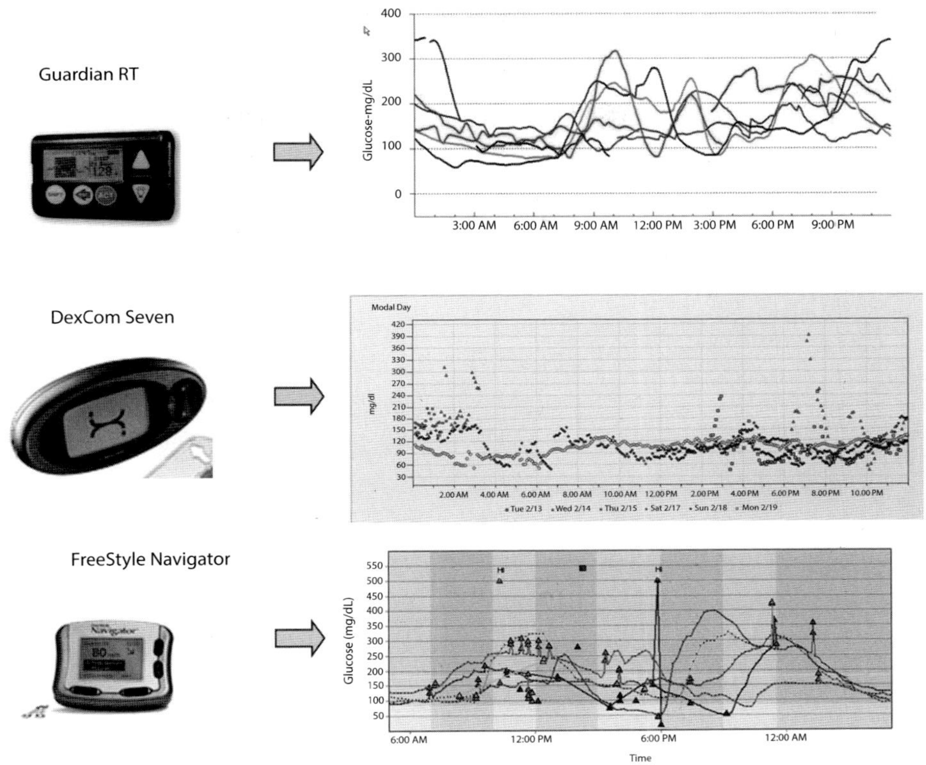

그림 7.3 연속혈당측정기와 측정 결과

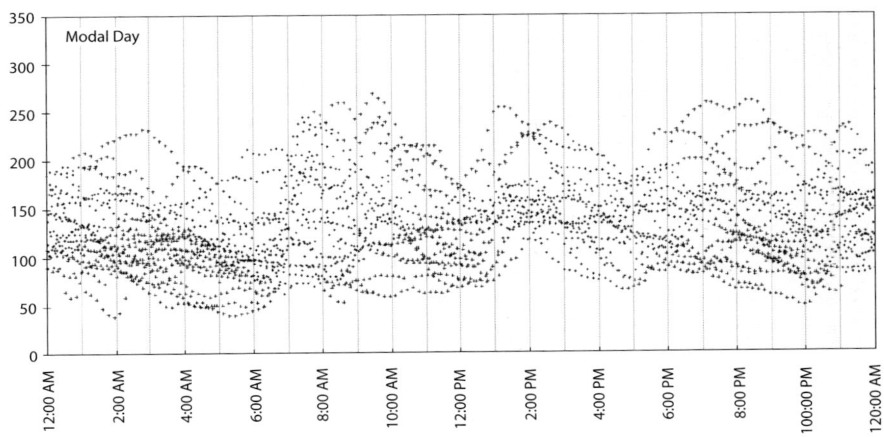

그림 7.4 모달 데이터로 출력된 CGM 장치

을 투여하는 경향이 있다.

CGM 장치는 1-5분마다 새로운 판독값을 제공하므로 고혈당을 보는 환자는 속효인슐린으로 자주 추가해야 한다고 느낀다. 이런 조급함은 인슐린 투여 후 충분한 시간이 지나지 않았을 때 나타나는 고혈당에 인슐린 축적으로 이어질 수 있다. 지속작용 인슐린 효과가 남아있을 때 추가 인슐린은 저혈당을 일으킬 수 있다.

CGM의 효과를 기대하기 위해서는 적절한 환자를 선택하여 충분한 교육과 훈련이 필요하다. 흔히 관찰되는 또 다른 영향으로 '센서 소진(burnout)'이 있으며, 장치에서 제공하는 방대한 자료에 "실시간"

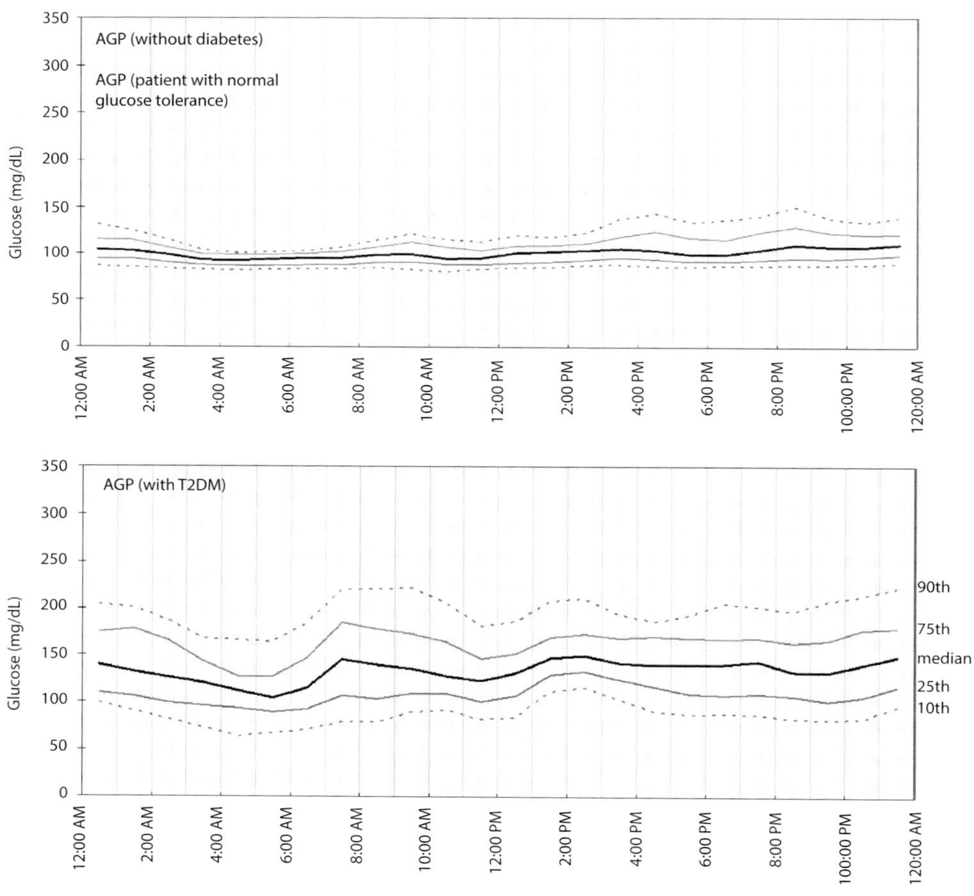

N	TARGETS		ABOVE	WITHIN	BELOW	ME N	SD	MAX	MIN	AUC	DAY
3632	140	70	43.0	53.1	4.0	137.3	44.2	279.0	39.0	3213.5	2372
Days	Basal	Bolus	HbA1c	10th	25th	50th	75th	90th	IQ Range	NRM	NORM
30	40 LA	45 RA	7.20%	87.0	107.9	134.0	164.0	198.1	56.0	133.89583	139.52941

그림 7.5 연속혈당측정의 활동혈당개요(ambulatory glucose profile, AGP) a. 당뇨병이 아닌 환자, b. 2형당뇨병

으로 반응하려는 노력의 유지가 어려워지는 것이다. 이것은 개별적 조치가 필요할 수도 있고 필요하지 않을 수도 있다.

일부 연구는 CGM 이용으로 HbA1c가 처음 3-9개월 동안은 개선되지만, CGM 정보를 더 이상 같은 정도로 이용하지 않아 장기간의 추적 관찰에서는 평균 수준으로 되돌아간다고 하였다. 지난 10년간 CGM 장치에서 생성된 연속 자료에 의해 제어되는 인슐린펌프 치료에 많은 발전이 있었다. 현재 이용하는 장치와 이 분야에 진행 중인 연구는 별도의 장에서 설명한다.

CGM의 미래 성장 가능성은 2형당뇨병(또는 T1D)에서 '혈당 양상 인식'을 위해 간헐적 이용에 의한 대량의 혈당 자료 수집과 요약이다. 주기적으로 CGM을 이용하면 HbA1c보다 더 자세하고 잠재적으로 유용한 정보를 이용하여 '진단적 생검(diagnostic biopsy)'으로 기능할 수 있다. 단기간의 CGM에서 얻은 혈당 양상 자료는 적절한 치료 변화의 표적이 되며, SMBG 시행에 적합한 시기 결정에도 도움이 될 것이다.

그러나 SMBG처럼 CGM에서도 각 회사가 자료 다운로드를 위한 자체 소프트웨어를 이용하여 임상적 이용에 장벽이 되고 있다. 표준화된 범용 출력은 없으며 적어도 3개의 서로 경쟁하는 회사가 서로 다른 소프트웨어를 출력하므로 2형당뇨병에서 CGM 도구를 광범위하게 채택하려고 해도 특히 1차 진료에서 SMBG의 효과적 이용 시와 비슷한 장벽에 직면하고 있다.

CGM에서 이렇게 다양한 결과를 이용하기 위해서는 바쁜 의사 진료에 필요한 노력의 증가, 물류 문제, 복잡한 훈련과 교육이 필요하여 결과적으로 CGM의 광범위한 이용은 지연될 것이다. CGM 장치에서 생성되는 자료의 양(2주 동안 최대 15K 혈당값)에 의해 더 복잡해지므로 임상적으로 관련성이 있는 자료의 날짜별 구성조차 도전이다(그림 7.3-7.5).

간헐 혈당 감시 시스템

간헐 혈당 감시 시스템은 간헐적으로 스캔하는 CGM장치이며 2017년부터 임상에 이용하고 있다. 대규모 무작위 대조 임상연구로 저혈당을 피하고 혈당 변동성의 감소에 기존 SMBG보다 우월했다.[42,43] 스캔 빈도와 그에 따라 혈당 관리에 이용할 수 있는 정보의 양은 환자에 따라 다르며, 최적의 효과를 보려면 신중한 환자 선택과 자료 이용 방법에 대한 교육이 필요하다.[44]

이 시스템은 CGM의 많은 이점을 복잡하지 않게 제공한다. 그러나 혈당 농도가 떨어질 때 환자에게 경고하는 기존 CGM의 감시 기능을 시행할 수 없다.

SMBG와 CGM은 모두 당뇨병 자기 관리를 돕고 환자와 의료인에게 실행 가능한 자료를 제공하는 도구일 뿐이라는 점을 명심하는 것이 중요하다. 그 자체가 전반적으로 혈당 조절 개선을 기대하는 치료 개입이 아니다.

SMBG 또는 CGM의 이점을 최대화하려면 이런 도구에서 수집한 정보를 이용하여 현재의 치료법을 감시하고 필요한 경우 변경하는 방법을 적절하게 이해해야 한다. 이런 도구는 환자의 지식, 능력, 재정 자원과 이런 도구를 적절하게 이용하려는 의욕이라는 보다 큰 맥락에서 볼 필요가 있다.

특히 인슐린으로 치료하지 않는 2형당뇨병에서 SMBG 이용에 대한 자료는 논란의 여지가 있다. 일부 견해는 소규모이며, 때로 잘못 설계된 임상 시험이나 다양한 메타분석에 의한 모순된 결론에 의해

주도된다.

이런 질문에 답하기 위해서는 잘 관리되고 신중하게 설계된 무작위 대조 임상연구가 필요하다. 이제 그런 임상연구에 포함될 대상군의 특성을 정의하려는 시도가 있다.[16,21]

참고문헌

1. MacLean H. Modern Methods in the Diagnosis and Treatment of Glycosuria and Diabetes. London: Constable, 1924.
2. Dufaitre-Patouraux L, Vague P, Lassmann-Vague V. History, accuracy and precision of SMBG devices. Diabetes Metab. 2003;29(2 Pt 2):S7-14.
3. Centers for Disease Control and Prevention. MMWR selfmonitoring of blood glucose among adults with diabetes -United States, 1997-2006. Morb Mortal Wkly Rep. 2007;56(43):1133-1137.
4. The Diabetes Control and Complications Trial/Epidemiology of Diabetes Interventions and Complications (DCCT/EDIC) Study Research Group. Intensive diabetes treatment and cardiovascular disease in patients with type 1 diabetes. N Engl J Med. 2005;353:2643-2653.
5. The Diabetes Control and Complications Trial/Epidemiology of Diabetes Interventions and Complications Research Group. Sustained effect of intensive treatment of type 1 diabetes mellitus on development and progression of diabetic nephropathy. JAMA. 2003;290: 2159-2167.
6. Holman RR, Paul SK, Bethel MA et al. 10-year follow-up of intensive glucose control in type 2 diabetes. N Engl J Med. 2008;359:1577-1589.
7. The Diabetes Control and Complications Trial Research Group. The effect of intensive treatment of diabetes on the development and progression of long-term complications in insulin-dependent diabetes mellitus. N Engl J Med. 1993;329:977-986.
8. The Action to Control Cardiovascular Risk in Diabetes Study Group. Effects of intensive glucose lowering in type 2 diabetes. N Engl J Med. 2008;358:2545-2559.
9. Riddle MC, Ambrosius WT, Brillon DJ, Buse JB, Byington RP, Cohen RM, Goff DC Jr, Malozowski S, Margolis KL, Probstfield JL, Schnall A, Seaquist ER, and for the Action to Control Cardiovascular Risk in Diabetes (ACCORD) Investigators. Diabetes Care. 2010;33(5):983-990.
10. Del Prato S, LaSalle J, Matthaei S, Bailey CJ, on behalf of the Global Partnership for Effective Diabetes Management. Tailoring treatment to the individual in type 2 diabetes practical guidance from the Global Partnership for Effective Diabetes Management. Int J Clin Pract. 2010;64:295-304.
11. Schiffrin A, Belmonte M. Multiple daily self-glucose monitoring: its essential role in long-term glucose control in insulin-dependent diabetic patients treated with pump and multiple subcutaneous injections. Diabetes Care. 1982;5:479-484.
12. Hansen MV, Pedersen-Bjergaard U, Heller SR et al. Frequency and motives of blood glucose self-monitoring in type 1 diabetes. Diabetes Res Clin Pract. 2009;85(2):183-188. Epub 2009 Jun 3.
13. Evans JM, Newton RW, Ruta DA et al. Frequency of blood glucose monitoring in relation to glycaemic control: observational study with diabetes database. BMJ. 1999;319(7202):83-86.
14. Davidson PC, Bode BW, Steed RD, Hebblewhite HR. A cause-and-effect-based mathematical curvilinear model that predicts the effects of self-monitoring of blood glucose frequency on hemoglobin A1c and is suitable for statistical correlations. J Diabetes Sci Technol. 2007;1(6):850-856.
15. Murata GH, Shah JH, Hoffman RM et al. Intensified blood glucose monitoring improves glycemic control in stable, insulin-treated veterans with type 2 diabetes: the Diabetes Outcomes in Veterans Study (DOVES). Diabetes Care. 2003;26(6):1759-1763.
16. Klonoff DC, Bergenstal R, Blonde R et al. Consensus report of the coalition for clinical research - self-monitoring of blood glucose. J Diabetes Sci Technol. 2008;2(6):1030-1053.
17. Davis WA, Bruce DG, Davis TME. Does self-monitor of blood glucose improve outcome in type 2 diabetes? The Fremantle Study. Diabetologia. 2007;50:510-515.
18. Welschen LMC, Bloemendal E, Nijpels G et al. Self-monitoring of blood glucose in patients with type 2 diabetes mellitus who are not using insulin. Cochrane Database Syst Rev. 2005;2 (Art. No.: CD005060). DOI: 10.1002/14651858. CD005060.pub2.
19. Farmer A, Wade A, Goyder E et al. Impact of self monitoring of blood glucose in the management of patients with noninsulin treated diabetes: open parallel group randomized trial. BMJ. 2007;335(7611):132.
20. Farmer A, Wade A, French DP et al. Blood glucose self-monitoring in type 2 diabetes: a randomised controlled trial Health Technol Assess. 2009;13(15).
21. Hirsch IB, Bode BW, Childs BP et al. Self-Monitoring of Blood Glucose (SMBG) in insulin- and non-insulinusing adults with diabetes: consensus recommendations for improving SMBG accuracy, utilization, and

research. Diabetes Technol Ther. 2008;10(6):419-439.

22. Bergenstal R, Johnson M, Powers M et al. Adjust to target in type 2 diabetes. Diabetes Care. 2008;31(7):1305-1310.
23. Brown LB, Nichols GA, Perry A. The burden of treatment failure in type 2 diabetes. Diabetes Care. 2004;27:1535-1540.
24. DeVeciana M, Major C, Morgan M et al. Postprandial versus preprandial blood glucose monitoring in women with gestational diabetes mellitus requiring insulin therapy. N Engl J Med. 1995;333(19):1237-1241.
25. Wecher DJ, Kaufmann RC, Amankwah KS et al. Prevention of neonatal macrosomia in gestational diabetes by the use of intensive dietary therapy and home glucose monitoring. Am J Perinatol. 1991;8:131-134.
26. Homko CJ, Sivan E, Reece EA. The impact of self-monitoring of blood glucose on self-efficacy and pregnancy outcomes in women with diet-controlled gestational diabetes. Diabetes Educ. 2002;28(3):435-443.
27. 2010 ADA Clinical Practice Recommendations.
28. The DECODE Study Group. Glucose tolerance and mortality: comparison of WHO and American Diabetes Association diagnostic criteria. The DECODE study group. European Diabetes Epidemiology Group. Diabetes epidemiology: collaborative analysis of diagnostic criteria in Europe. Lancet. 1999;354:617-621.
29. Ohkubo Y, Kishikawa H, Araki E et al. Intensive insulin therapy prevents the progression of diabetic microvascular complications in Japanese patients with non-insulindependent diabetes mellitus: a randomized prospective 6-year study. Diabetes Res Clin Pract. 1995;28:103-117.
30. Avignon A, Radauceanu A, Monnier L. Nonfasting plasma glucose is a better marker of diabetic control than fasting plasma glucose in type 2 diabetes. Diabetes Care. 1997;20: 1822-1826.
31. Chiasson JL, Josse RG, Gomis R et al. Acarbose treatment and the risk of cardiovascular disease and hypertension in patients with impaired glucose tolerance: the STOP-NIDDM trial. JAMA. 2003;290:486-494.
32. Hanefeld M, Cagatay M, Petrowitsch T et al. Acarbose reduces the risk for myocardial infarction in type 2 diabetic patients: meta-analysis of seven long-term studies. Eur Heart J. 2004;25(1):10-16.
33. Ceriello A, Ihnat M, Thorpe J. Clinical review 2: the "metabolic memory": is more than just tight glucose control necessary to prevent diabetic complications? Journal Of Clinical Endocrinology And Metabolism. 94(2):410-415, 2009.
34. Brownlee M, Hirsch I. Glycemic variability: a hemoglobin A1c-independent risk factor for diabetic complications. JAMA. 295(14):1707-1708, 2006.
35. DCCT Study Group. The relationship of glycemic exposure (HbA1c) to the risk of development and progression of retinopathy in the diabetes control and complications trial. Diabetes. 1995;44:968-983.
36. Lachin JM, Genuth S, Nathan DM, Zinman B, Rutledge BN and for the DCCT/EDIC Research Group. Effect of glycemic exposure on the risk of microvascular complications in the diabetes control and complications trial - Revisited. Diabetes. 2008;57:995-1001.
37. Guideline for Management of Postmeal Glucose. International Diabetes Federation, 2007; www.idf.org.
38. Monnier L, Lapinski H, Colette C. Contributions of fasting and postprandial plasma glucose increments to the overall diurnal hyperglycemia of type 2 diabetic patients: variations with increasing levels of HbA1c. Diabetes Care. 2003;26:881-885.
39. Juvenile Diabetes Research Foundation Continuous Glucose Monitoring Study Group. Continuous glucose monitoring and intensive treatment of type 1 diabetes. N Engl J Med. 2008;359:1464-1476. DOI: 10.1056/NEJMoa0805017.
40. Hirsch IB, Abelseth J, Bode BW et al. Sensor-augmented insulin pump therapy: results of the first randomized treatto- target study. Diabetes Technol Ther. 2008;10:377-383.
41. Bergenstal et al. Effectiveness of sensor-augmented insulinpump therapy in type 1 diabetes. N Engl J Med. 2010;363:311-320.
42. Bolinder et al. Novel glucose-sensing technology and hypoglycaemia in type 1 diabetes: a multicentre, non-masked, randomised controlled trial. Lancet. 2016;388(10057):2254-2263.
43. Haak et al. Flash glucose-sensing technology as a replacement for blood glucose monitoring for the management of insulin-treated type 2 diabetes: a multicenter, open-label randomized controlled trial. Diabetes Ther. 2017;8(1):55-73.
44. Kudva et al. Approach to using trend arrows in the FreeStyle Libre flash glucose monitoring systems in adults. J Endocr Soc. 2018;2(12):1320-1337.

8

HbA1c는 당뇨병 외래 환자 관리에서 가장 중요한 치료 목표로 남아 있는가?

Kristen Gonzales[1] and Steve A. Smith[2]

[1] Department of Internal Medicine, Division of Endocrinology, Diabetes, and Metabolism, University of New Mexico Health Sciences Center, Albuquerque, NM, USA

[2] Professor of Medicine, Division of Endocrinology, Diabetes, Metabolism, and Nutrition, Mayo Clinic, Rochester, MN, USA

요점

- HbA1c는 당뇨병의 진단과 만성 고혈당의 영향을 예측하는 유용한 정보다.
- 다양한 임상 상황이 HbA1c의 정확한 해석을 방해할 수 있다.
- 당뇨병 환자 관리 개선의 포괄적 평가에 HbA1c 이외의 새로운 혈당 측정 이용이 필요하다.

혈관질환 위험의 혈당 가설

고혈당은 당뇨병에서 미세혈관합병증 및 대혈관합병증 모두와 밀접한 관련이 있다. DCCT연구와 구마모토연구는 각각 1형과 2형당뇨병에서 혈당 조절 목표 개선의 효과를 입증한 임상연구다.[1,2]

이런 초기 연구 이후, 많은 무작위 대조군 임상연구에서 혈당 조절 개선이 심혈관질환과 신장질환 경과에 긍정적 영향을 준다고 알게 되었으며 그 결과 혈당 조절이 혈관질환 위험과 밀접한 관련이 있다는 개념이 확인되었다.[3-8]

간헐적 또는 지속되는 고혈당에 의해 혈관합병증이 발생된다는 다양한 가설이 제시되었다.[9]

여기에는 내피세포 기능장애[10], 내피의존이완, 내피세포 사멸[11], 산화질소, 알도스환원효소 변화, 산소유래 활성산소[12,13], 단백키나제 C, Na^+/K^+-ATPase, 당화종산물[14] 등이 포함된다. 고혈당에 의한 미세혈관 손상에 알도스 환원효소, 당화종산물, 활성산소 중간경로, 단백키나아제 C 경로 등이 관여한다.

그러나 이런 기전의 관여에 대한 임상적 근거가 부족하여 표적 치료제 개발이 어렵다.[9] 따라서 혈당 조절을 통한 혈관합병증의 최소화와 방지가 중요하며 이를 위해서는 고혈당의 정확한 측정이 필수적이다.

임상에서 고혈당 측정으로 환자와 임상의의 관리에 정보를 제공하고 단기적 및 장기적 혈관합병증을 모두 예측할 수 있으면 이상적이다.

당뇨병 관리의 혈당 조절에 지금까지의 혈당 평가나 향후의 혈당 평가에 대한 이해가 중요하다. 이상적 혈당 조절에는, ① 만성 및 간헐 고혈당, ② 저혈당, ③ 혈당 변동성 등을 알아낼 수 있는 정확한 방법이 필요하다. 혈당 조절의 표준 측정법이나 새로운 평가법의 근거가 모아지고 있다.

당뇨병의 임상적 관리에서 혈당 조절 측정

HbA1c의 발견과 임상 진료에 이용

당뇨병 관리에서 당화혈색소(HbA1c)의 역할에 대한 이해는 최적의 혈당 조절 측정 방법 조사에 중요하다. HbA1c는 1968년 발견되어 1977년 임상 진료에 도입되어[15,16] 장기간의 혈당 노출 관련 위험 예측에 가치가 알려지며 당뇨병 관리의 임상과 연구에 주요 변수로 이용되어 왔다.[17]

역사적으로 ADA는 혈당 조절 척도에 자기혈당측정(SMBG)과 HbA1c 포함을 주장해 왔다. 그러나 연속혈당측정(CGM) 출현과 CGM으로 측정한 간질포도당이 혈당과 상관관계가 높다고 인식되어 ADA는 2008년 CGM을 혈당 조절 표준 척도로 통합했다.[18]

CGM은 혈당 측정의 정밀도를 높일 수 있는 길을 열었으며 임상 경과 개선과 관련이 알려졌다. 당뇨병 치료에서 HbA1c의 과거와 현재의 역할에 대해 알아보고 이어서 다양한 혈당 측정법에 대해 설명한다. HbA1c는 비효소적 케토아민결합을 통해 혈색소 베타고리 N-말단의 발린 당화(valine glycosylation) 구조로 되어있다. 이 케토아민결합은 적혈구 수명 동안 서서히 그리고 지속적으로 형성되는 안정적 HbA1c 복합체를 만들어 2-3개월 동안의 혈색소 당화를 반영한다. 따라서 평균적 혈당 노출의 간접적 측정이다.

Rhabar와 Trivelli는 당뇨병이 없는 사람에 비해 당뇨병이 있으면 이 구조가 2배 증가함을 발견하여 당뇨병에서 중요성을 처음으로 알아냈다.[16,19]

또한 Trivelli 등은 평균 혈당 및 당뇨병의 장기적 합병증의 관계를 설명하여 HbA1c가 당뇨병에 특징적일 뿐 아니라 만성 고혈당 영향의 예측 정보를 전달하는 척도라고 했다.[19] 그러나 HbA1c 측정의 검증과 표준화는 분석 방법이 힘들고 일관성이 없어 일상적 임상 진료 수용까지 수십 년이 걸렸다.[15]

HbA1c 측정 표준화에 대한 추진은 DCCT의 획기적 발견에서 비롯되었다. 이 연구는 HbA1c를 혈당 조절의 1차 평가변수로 이용했으며, 고성능 액체 크로마토그래피를 사용하는 중앙 실험실에서 측정값을 얻었다. 혈당 조절 개선을 통한 미세혈관합병증 경과에 현저한 이점이 입증되면서 HbA1c는 당뇨병 치료의 핵심 대상으로 빠르게 인식되었다.

그 결과 미국, 일본, 스웨덴 등에서 국가프로그램을 시작하여 측정 기법과 결과를 DCCT와 비교하는 측정법이 표준이 되었다. 이어서 HbA1c 표준화에 대해 IFCC*는 HPLC, 질량분석법, 모세관 전기영동 등을 이용하는 HbA1c 분석법을 확립했다. IFCC는 당화 비율 단위 또는 mmol/dL를 이용하는 보고 시스템도 만들었다.[15]

이런 노력으로 실험실 사이의 편차가 줄어들며 HbA1c는 혈당 조절에 의미 있는 척도로 발전되었다.

* IFCC (International Federation of Clinical Chemistry and Laboratory Medicine): 임상화학 및 검사실의학 국제 연맹

HbA1c의 미세혈관합병증 및 대혈관합병증 예측에 대한 역할

많은 전향 임상연구에서 장기간의 고혈당 결과의 평가에 혈당 조절 척도로 HbA1c를 이용했다.

DCCT (1982-1993)는 T1D 환자를 무작위 배정하여 추적한 결과 집중인슐린치료군의 평균 HbA1c 7.1%, 기존 인슐린치료군의 평균 HbA1c 9.1%였다. 주요 변수는 망막병증, 신장병증, 신경병증의 발생과 진행이었으며, 집중 치료군에서 망막병증의 예방과 진행 방지는 HbA1c 감소 사이에 강한 상관관계가 있었으며, 진행에서는 HbA1c 수치 상승과 기하급수적 관계가 있었다.[1]

DCCT 코호트를 장기적으로 추적 관찰한 EDIC 연구에서 HbA1c은 양군 사이에 차이가 없었다. 그러나 20년간의 추적 관찰 기간에 집중 치료군에서 기존 치료군에 비해 미세혈관합병증 위험이 현저하게 감소되었다. 치명적 및 비치명적 심근경색과 뇌졸중도 유의하게 감소했다. 이런 결과는 조기에 HbA1c를 집중적으로 낮춘 T1D에게 '대사기억'이라고 알려진 현상에 의해 장기적 혈관질환 방지를 예상할 수 있음을 시사한다.[20]

조기에 HbA1c 저하가 도달된 2형당뇨병에서 미세혈관합병증 및 대혈관합병증이 감소되는 비슷한 결과가 UKPDS에서 알려졌다.[21,22]

DCCT와 UKPDS연구에서는 미세혈관질환 진행 발생 가능성이 있는 HbA1c 역치를 결정하도록 설계되지 않았다. 이런 HbA1c 역치는 집중인슐린치료나 기존 인슐린치료를 무작위 배정한 2형당뇨병을 6년간 추적한 구마모토연구에서 알려졌다.

예상한 대로 집중인슐린치료군에서 미세혈관합병증 발생률이 감소했으며, 미세혈관합병증 진행 역치는 평균 HbA1c 6.5%, FPG 110 mg/dL, 식후 2시간혈당 180 mg/dL이었다.[2]

스톡홀름 당뇨병중재연구(Stockholm Diabetes Intervention Study)는 7.5년 추적한 소규모 전향적 임상연구이며, 연구 시작 당시 경증 망막병증 환자가 연구 기간 동안 평균 HbA1c 7% 이하 유지에 의해 중증 망막병증, 신장병증, 진행성 안질환이 발생되지 않았다.[23] 역학 자료를 종합한 결과에서도 HbA1c는 망막병증 발생 예측에 유용하며, 6.5% 이상의 HbA1c에서 망막병증 위험이 크게 증가하는 변곡점이므로 이를 당뇨병 진단 기준으로 이용하고 있다.[24]

혈관질환 위험이 감소하는 HbA1c 역치의 확인에 따라 당뇨병 관리의 혈당 조절에서 새로운 과제로 저혈당 문제가 대두되었다. HbA1c의 집중적 저하에 의한 저혈당 위험 강조는 2형당뇨병 대상 임상연구 VADT, ADVANCE, ACCORD에서 알려졌다.

이런 임상연구에서는 집중 치료군의 HbA1c 목표를 7% 미만으로 하여 저혈당 비율이 유의하게 높았다.[25-27] 따라서 미세혈관합병증 발생으로 확립된 HbA1c 저하의 이점은 일부 집단에서 저혈당 위험과 균형을 맞추어 혈당 조절 범위가 넓어져야 한다.

HbA1c의 임상적 유용성

HbA1c가 만성 혈당 조절과 당뇨병합병증에 관여한다는 사실의 확립에는 몇 가지 이유가 있다. 혈색소 당화 척도인 HbA1c는 지난 2-3개월의 평균 혈당 노출 정도와 관계가 있다.[28] HbA1c와 SMBG를 척도로 혈당을 저하시키면 미세혈관합병증과 대혈관합병증이 감소한다는 사실은 널리 받아들여지고 있으며, HbA1c는 일반적으로 당뇨병합병증 발생의 좋은 예측인자 역할을 한다.[1,2,20,21,25]

2009년 국제 당뇨병전문가위원회(International

Expert Committee on diabetes)는 당뇨병 진단 기준에 HbA1c를 공식적으로 포함시켰으며, 미세혈관합병증 위험 증가와 관계 있는 HbA1c 6.5%를 절단치로 정했다.[24]

HbA1c가 혈당 노출 정도에 중요한 척도라는 현재까지의 근거는 앞으로도 계속될 것이다. HbA1c의 임상적 유용성은, ① 분석이 편리하고, ② 언제든지 측정할 수 있으며, ③ 금식이 필요하지 않고, ④ 측정 안정성이 높으며, ⑤ 다른 대사요인의 간섭을 받지 않는다.

인구 집단 건강의 관점에서 HbA1c는 혈당 목표 설정에 적합한 도구일 수 있으며, 환자의 조건에 따라 개별화가 가능하다. 그러나 개별적 치료 목표 설정을 위한 HbA1c 이용에는 제한점이 있다. 다음에 살펴보겠지만, HbA1c 목표만으로는 당뇨병 관리의 최적화나 혈관질환 방지에 충분하지 않을 수 있기 때문이다.

HbA1c의 제한점

HbA1c는 혈색소 당화를 측정하므로 HbA1c의 정확한 해석에 지장을 주는 다양한 임상 상황이 있다. 낫모양적혈구빈혈, 임신과 출산 후, 포도당-6-인산탈수소효소 결핍, HIV, 혈액투석, 최근의 출혈 또는 수혈, 에리트로포이에틴 치료, B12·철분·엽산 결핍 등의 상태는 보고된 수치에 영향을 줄 수 있다.[29]

이런 경우에는 HbA1c만으로 혈당 관리가 충분하지 않을 수 있다. 임상에서는 공복혈당 또는 다른 혈당 다른 척도를 이용해야 한다.

HbA1c는 급속한 혈당 변화를 반영하지 못하여 일상적 자기 관리 대처에 제한이 될 수 있다. 일상적 자기 관리에는 보통 SMBG나 CGM에서 생성된 자료를 같이 이용하므로 이런 수치와 HbA1c의 상관관계를 이용하면 당뇨병 관리에 유용할 수 있다.

혈당 노출에 대한 전통적 측정

고혈당은 임상 소견과 생화학적 검사를 통해 검출할 수 있다. 다뇨, 갈증, 야간뇨 등은 고혈당에서 가장 흔한 증상으로 나타날 수 있다. 고혈당 기간과 중증도에 따라 피로, 무기력, 시력 저하, 체중 감소, 케톤증, 감염 등의 임상적으로 특징적 소견이 나타날 수 있다. 그러나 임상 증상에만 의존하면 혈당 조절의 평가에 충분하지 않다.[30]

1970년대 중반 이전에는 주로 소변 검사를 통해 혈당 조절 정도를 추정했다. 무작위 또는 24시간 소변의 요당으로 혈당 부담을 짐작할 수 있으나 상대적으로 부정확하며 치료 목표를 충분히 알려주지 못한다. 신장의 포도당 배설 역치는 사람에 따라 크게 다르며, 요당이 없을 때 저혈당, 정상 혈당, 또는 가벼운 고혈당인지 알 수 없다.[31] 따라서 요당과 혈당 사이는 상관 관계가 좋지 않다.

1980년대 모세혈관 혈당 검사가 개발되어 집에서 요당 측정을 대체했으며 혈당 조절 목표 도달이 가능해지며 당뇨병 관리의 혁명이 되었다.[31] 모세관 혈당을 측정하는 SMBG는 혈당 조절 평가의 핵심으로 남아 있으며 관리 결정을 위한 일상적 지침을 제공한다. SMBG에 대한 증거는 다음에 설명한다.

1990년대에 당화단백질 프럭토사민의 발견은 혈당 조절을 위한 대안적 측정 방법이 되었다. 순환 중인 단백질 반감기가 약 14일이므로 프럭토사민은 보다 단기간의 포도당 노출에 대한 평가를 제공한다.[31]

1,5-안하이드로글루시톨은 고혈당을 인식하는 다른 척도이며, 진행성 고혈당 혈청에서 감소하고 혈당 조절이 개선되면 올라간다.[32] 이런 측정은 정확한 HbA1c 측정을 방해할 수 있는 의학적 상황에서

합리적이지만 당뇨병합병증 예후와의 관계가 확립되지 않아 혈당 조절에 대한 이상적 측정법으로 유용성이 제한된다.

자기혈당측정(SMBG)

휴대용 혈당계를 이용하여 측정하는 SMBG는 당뇨병 환자의 일상 진료에서 기존 혈당 측정을 대체했다.[33,34]

SMBG를 이용하여 혈당을 자주 측정하면 하루 동안 혈당 변동 양상에 대한 세부 정보를 얻을 수 있으므로 환자와 임상의는 특정 혈당 조절 목표에 적합하도록 치료법을 조정할 수 있다. 이런 혈당의 "단면"은 임상적으로 당뇨병 관리에 깊이 관여하며 빈번한 혈당 측정은 HbA1c 감소와 관련이 있다.

ADA는 집중인슐린치료 환자에게 식사나 간식 전, 공복, 취침 전, 필요한 경우 식후, 운동 전, 혈당 저하 경험, 저혈당 해소, 운전 전 등에 SMBG 시행을 권고한다. 빈번한 SMBG 측정은 의학영양요법, 신체 활동, 인슐린 용량 조절, 저혈당의 예방/치료 등에 도움이 되는 것으로 알려져 있다.[35]

DCCT연구에서 집중치료군으로 무작위 배정된 대상은 매일 최소 4회 SMBG 측정 이외에 일주일에 한 번 오전 3시 검사와 3개월에 한 번 매일 7회 검사를 시행했다.[1,36] 한편 기존치료군은 하루 두 번 SMBG를 시행했다. SMBG 빈도는 임상연구의 1차 평가변수와 직접적 상관관계가 없었으나 집중치료군에서 미세혈관합병증 발생과 진행이 지연되었다.[1]

이런 결과는 SMBG 빈도가 실제로 혈당 조절 개선에 중요한 구성 요소임을 시사한다. 그후 대규모 연구에서 SMBG 빈도와 인슐린펌프나 인슐린다회요법(multiple daily injection, MDI)을 시행하는 모든 연령에서 HbA1c 감소 관계가 알려졌다.

1형당뇨병 소아와 성인 20,555명 대상의 1형당뇨병 교환레지스트리(Type 1 Diabetes Exchange Registry) 연구는 매일 3-4회 검사에서 평균 HbA1c 8.6%인 반면, 매일 10회 이상 검사에서 평균 HbA1c는 7.6%였다. HbA1c 감소는 SMBG 측정 빈도 증가와 상관관계가 있으나 매일 10-12회 검사에서 정체기가 되었다.[37]

1형당뇨병과 2형당뇨병 오스트리아 환자의 자료를 이용한 연구에서도 HbA1c 감소는 SMBG 빈도와 상관관계가 있었다. 이 연구에서 1일 1회 SMBG 추가에 의해 HbA1c 0.26% 감소되었다($p < 0.0001$). 이런 효과는 특히 인슐린치료 환자에서 나타났다. 실제로 경구혈당강하제로 치료하는 2형당뇨병에서는 SMBG 시행 빈도와 혈당 조절에 음의 상관관계가 있었다.[38]

SMBG 빈도가 혈당 조절 개선과 상관관계가 있지만, 이것만이 HbA1c 개선의 유일한 요인은 아니다. 측정치의 정확한 해석과 SMBG에서 얻은 자료를 일상 관리에 통합이 당뇨병 관리의 필수 요소다. 혈당 조절 척도로 SMBG에서 추가로 고려해야 할 요소는 환자의 검사 기법, 장치 정확도, 빈번한 감시에 대한 환자의 부담 등이다.

SMBG 측정을 통해 얻은 정보가 당뇨병의 전반적 경과에 어떻게 연결되며 이런 정보가 혈관질환 경과에 영향을 줄 가치가 있을까?

당뇨병 외래 환자 관리에서 고혈당에 대해 고려해야 할 추가 치료 표적

'당화혈색소 넘어(beyond HbA1c)'이라는 용어가 최근 당뇨병 환자 관리의 포괄적 평가를 위한 혈당 측정 발전을 설명하는 개념으로 도입되었다.

SMBG는 다양한 상황에서 혈당 측정이 가능하여, 공복, 식전 및 식후에 혈당 수준 지표를 알려준다. SMBG는 당뇨병 경과와 관련하여 추가 측정할 수 있으며, HbA1c에만 초점을 맞추면 다른 치료 표적이 모호해질 수 있다.

식후혈당(PPG)

인구 집단 연구에서 심혈관질환 발생 위험과 식후 고혈당의 관계가 알려졌다.[39,40] 이런 관계를 조사하기 위해 고안된 초기 연구는 혼합 식사나 실제 포도당 노출 대신 경구포도당 내성 검사(OGTT)에서 2시간 혈당 증가의 단면 관찰이었다.[41-43] 환자에서 식후혈당을 조사한 연구인 메글리티나이드(NAVIGATOR)[44], 알파-글루코시다아제 억제제(STOP-NIDDM)[45], 기저 인슐린 단독(HEART2D) 등은 혈당 노출 기간을 평가하는 기술적 문제가 있었다.[42]

San Luigi Gonzaga 당뇨병 연구는 14년간의 추적 관찰에서 HbA1c와 점심 식사 후 2시간 혈당이 처음 심혈관질환 발생과 총사망률을 예측했다.[46]

Hopper 등의 당내인성 장애 23,152명의 메타분석은 식사요법, 운동, 경구혈당강하제를 무작위로 나누어 평균 3.75년 추적한 결과 총사망률이나 심혈관질환에 의한 사망률 감소가 없었다.[47]

구마모토연구는 6년간의 추적 기간 동안 평균 HbA1c 6.5% 이하 유지 환자에서 미세혈관합병증 진행 감소를 보았으며 이런 경향은 식후 2시간 혈당 180 mg/dL 이하와도 상관관계가 있었다. 식후혈당 증가는 망막병증이나 신병증 악화와도 관련이 있다.[2]

식후혈당은 HbA1c처럼 혈당 변동성을 평가할 수 없어 HbA1c를 넘는 추가 정보는 알 수 없다. 식후혈당 조절을 예측하는 좋은 인자는 식전혈당 수치라는 관찰에 의해 고혈당의 치료 접근법으로 식후 고혈당보다는 식전 공복 고혈당을 낮추고 저혈당이 발생되지 않게 하는 것이 좋다는 주장이 제기되어 왔다.[48]

연속혈당측정(CGM)과 혈당 조절

SMBG는 당뇨병 관리에 필수적이며, 이용 빈도 증가에 따라 혈당 조절이 좋아지지만 인슐린을 투여하는 환자에서도 하루 4번의 SMBG 감시로 혈당 목표 도달이 어려울 수 있다.

그런 이유 중의 하나는 가정용 혈당계로 검사하는 표준 SMBG 측정으로 식후와 밤 동안 혈당 양상을 충분히 알 수 없기 때문이다. 지난 수십 년간 CGM이 기존 SMBG 측정의 제한을 극복하기 위한 노력으로 개발되었다.

CGM은 1999년 처음 이용되었으며 그 이후의 기술 발전으로 정확도와 편리성이 크게 향상되었다.[49] 그 결과 혈당 조절 관리에 실시간 CGM 이용이 증가하고 있다. 또한 손가락을 찌르는 SMBG 검사의 부담을 줄이는 간헐적으로 스캔하는 CGM 장치도 임상 진료에 도입되었다.

이런 장치는 모두 혈당 측정의 이용도를 높이는 동시에 당뇨병 환자에서 매일의 질병 부담을 줄일 수 있다. CGM은 간질 포도당(혈장 포도당과 상관관계가 있음)을 측정하여 혈당 추정치를 수학적으로 계산하여 하루에 최대 288번의 혈당 측정치를 알려준다.

초기 모델은 측정치를 SMBG 결과로 보정하였다.

T1D에서 CGM 이용에 대한 많은 연구가 시행되었으며 2형당뇨병에서도 연구가 시행되고 있다.

인슐린펌프와 CGM을 함께 이용하면 혈당 조절에 도움이 되는 것으로 알려졌으나 MDI를 시행하는 T1D에서 CGM 연구는 적다. T1D 환자의 대부분이 펌프치료 대신 MDI를 이용하므로 이것은 중요한 문제다.

DIAMOND연구는 MDI치료 T1D에서 CGM의 역할을 규명하기 위해 시행되었다. CGM 이용 환자는 6개월 후 HbA1c가 1% 감소하였으나 대조군(CGM 없이 MDI 시행) 또는 1일 4회 SMBG 검사에서는 0.4% 감소되었다. 이 임상연구에서는 혈당 변동성(CV), 범위 내 시간(70-180 mg/dL), 저혈당 시간 및 고혈당 시간 등을 포함하여 여러 2차 변수가 측정되었다.[50] SWITCH 연구에서는 CGM에서 6개월간의 HbA1c 개선 정도가 대조군에 비해 컸다.

CGM과 인슐린펌프 이용 환자에서 CGM을 이용하지 않는 환자와 HbA1c 평균 차이는 0.43%였다. SWITCH의 2차 평가변수에는 혈당 양상의 변화와 저혈당, 고혈당 및 정상 혈당 유지 시간이 포함되었다.[51] 집중 치료에서 혈당 조절 개선과 HbA1c 감소뿐 아니라 저혈당의 균형이 중요하다.

CGM과 저혈당

CGM의 효과와 안전성을 조사한 일부 임상연구에서 CGM 이용자의 HbA1c 저하에도 불구하고 CGM을 이용하지 않은 사람에 비해 저혈당 발생의 증가나 감소는 없었다. 청소년 당뇨병연구 재단(JDRF) 연구는 HbA1c 7.0% 이하 T1D에서 CGM 이용과 표준 감시로 무작위로 나누어 조사한 최초의 연구다.

이 연구는 CGM 이용자에서 혈당 70 mg/dL 이하 시간이 적었지만(54분 vs 91분/일) 그 차이는 통계적 유의성에 도달하지 못했다.[52]

SWITCH 임상연구에서 HbA1c의 전반적 개선이 있었으며 CGM 이용자와 비이용자 사이에 저혈당 발생에 차이가 없었다.[51] 또한 STAR3 임상연구는 T1D에서 센서증강펌프(SAP)치료와 표준 MDI 치료를 비교하여 저혈당에 차이 없이 SAP군에서 HbA1c가 더 크게 감소하였다.[53]

ASPIRE 임상연구는 CGM을 시행하지 않는 표준 펌프치료와 SAP치료를 무작위로 배정한 T1D 대상이었다. 이 연구에서 중재군은 3개월 치료에서 야간 저혈당 빈도가 31.8% 감소했으나 표준 치료군과 HbA1c 차이는 없었다.[54]

최근 CGM에서 저혈당을 감소시킨 중요한 요인의 하나는 자동저혈당유예(low glucose suspend, LGS)이다. LGS는 SAP치료에서 간질혈당 수치가 정해진 역치 아래로 내려가면 인슐린 주입이 자동으로 중단되는 자동화 기능이다. ASPIRE 연구는 이 LGS 기능을 이용했다.[53]

T1D 소아 대상의 다른 연구에서도 저혈당 시간 감소(70 mg/dL 이하 101±68 vs 58±33분/일, $p < 0.002$)와 낮 동안 저혈당 변동 횟수 감소가 있었다(70 mg/dL 이하, 1.27±0.75 vs 0.95±0.49, $p < 0.01$, 40mg/dL 이하 0.28±0.18 vs 0.13±0.14, $p < 0.005$).[55]

당뇨병 관리에 CGM 지표의 유용성

CGM 이용은 HbA1c를 1차 평가변수로 이용한 혈당 조절 개선과 밀접한 관련이 있다.

이런 이점은 손가락을 찌르는 표준 SMBG에서 얻을 수 없는 혈당 변동과 자세한 정보를 즉시 감지할 수 있기 때문이다. CGM 자료와 혈당 조절과의 상관 관계를 보기 위해 여러 지표가 개발되었다.

일반적으로 범위 내/초과/미만 시간, 변동계수(CV), 표준편차(SD) 등의 혈당 변동성 측정과 CGM 이용 기간을 이용한다. **표 8.1**은 CGM에서 보고하는 표준화된 측정 목록이다.[56]

CGM 관련 최신 기술은 하이브리드 폐쇄고리펌프에 CGM에서 기원한 개별화 알고리즘으로 기저 인슐린주입 속도가 자동으로 결정되고 또 조정되는 시스템이다. 이런 펌프를 이용하여 HbA1c 호전뿐 아니라 새로운 CGM 지표도 개선되었다; 목표 범위 내 시간의 64%에서 70% 이상으로 증가, 목표 범위 미만 시간(70 mg/dL 이하)의 30% 감소, 변동계수의 33%에서 30%로 감소.[57]

이런 지표가 혈당 조절과 어떻게 관련되는지 이해하는 것은 당뇨병 치료가 HbA1c 너머로 발전됨에 따라 중요하다. 다음에 당뇨병 치료에 이용하는 몇 가지 주요 지표와 증거에 대해 알아보자.

표 8.1 연속혈당 측정의 국제적 합의

평균 혈당	eA1c
% time level 2 TBR	Glucose metrics
< 54 mgm% (3 mmol/L)	Sleep, Wake, 24 hours
% time level 1 TBR	Data sufficiency (2 weeks)
< 70–54 mgm% (3.9–3.0 mmol/L)	
% time TIR	Data sufficiency
70–180mgm% (3.9–10 mmol/L)	70–80% CGM data over 2 weeks
% time level 1 TAR	Hypoglycemia standard definition
> 180mgm% (10 mmol//L)1	Hyperglycemia standard definition
% time level 2 TAR	Hypoglycemia index
> 250mgm% (13.9 mmol/L)	
Glycemic variability	Hyperglycemia index

지표 1: CGM 이용 기간

CGM과 관련된 연구에서 나타나는 이점에서 한 가지 주의 사항은 CGM 장치의 충분한 이용이 필요하다는 것이다. SWITCH 임상연구에 참여한 CGM 이용자에서 평균 센서 이용은 요구 시간의 80%였으며, 70% 이하 이용자는 HbA1c 감소가 적었다.[51]

JDRF 연구에서 CGM으로 가장 큰 HbA1c 감소군은 25세 이상이었으며 이들의 약 83%는 일주일에 최소 6일 CGM을 이용했다. 젊은 연령층(8-24세)에서는 이용 시간이 적었으며, 이들 중에서 CGM 이용자와 비이용이자(대조군) 사이에 혈당 조절에 차이가 없었다.[58]

CGM 이용 기간은 혈당 조절에 대한 이점 이외에 장기적 혈당 조절과도 상관관계가 있었다. Xing 등은 12-15일간의 CGM 이용과 3개월간의 혈당 조절(평균 혈당, 71-180 mg/dL의 퍼센트, 70 mg/dL 이하, 혈당 변동성)에 상관관계가 있었다(r^2=0.66-0.75)[59].

최신 CGM 기술을 이용한 연구에서는 14일간의 CGM 이용과 3개월간의 혈당 조절의 상관관계가 더 좋았다(r^2= 0.84-0.86).[60] 그러나 14일 이상 이용에서 장기적 경과의 상관관계가 더 이상 증가하지 않았다. 따라서 10일에서 14일간의 센서 이용이 평균 혈당과 HbA1c 변화를 보기 위한 자료에 합리적 목표다.

지표 2: 범위 내 시간(time in range, TIR)

TIR은 CGM을 이용하는 당뇨병의 일상적 관리에서 실현 가능한 치료 목표로 인정하는 중요한 지표다. 일반적으로 70-180 mg/dL 사이의 혈당 값을 나타낸다. **표 8.1**에 나열된 지표에는 TIR뿐 아니라 범위 위 시간(time over range, TAR), 범위 아래 시간(time under range, TUR)도 있지만 최근 가장 많이 분석하는 것은 TIR 지표다.

실제 임상에서 TIR 목표 도달에는 중증 저혈당을 방지하기 위한 TBR 평가가 우선이고 그 다음에 TAR 감소에 중점을 둔다. 이런 접근 방법은 결국 TIR 증가르 이어진다.

TIR의 중요성은 T1D의 DCCT연구에서 TIR과 미세혈관합병증 관계의 평가에서 비롯되었다. DCCT연구의 사후분석은 분기별로 수집한 1일 7회 혈당 측정 자료를 이용하여 합병증 발생의 Cox 비례위험모델을 개발했다.

분석 결과 TIR 10% 감소마다 망막병증과 미량알부민뇨 진행 위험비가 각각 64%와 30% 증가했다.[36] 2형당뇨병에서 수집한 비교적 적은 자료에서도 혈당 변동성이 증가한 TIR 감소는 당뇨병 망막병증 중증도와 상관관계가 있었다.[61]

외래 환자에서 CGM 지표를 이용한 관찰 연구에서 식전이나 식후 고혈당과 혈당 변동이 HbA1c 수치 및 혈관질환 위험 추정에 동등하게 관여하였다.[62] 이런 관찰 자료가 있지만 DCCT/EDIC연구에서 혈당 측정의 2차 분석에서 평균 혈당과 HbA1c 이상은 심혈관질환 위험에 대한 독립적 요인은 아니었다.[63]

CGM의 발전으로 임상적 혈당의 보다 광범위한 인식이 가능해지면 '빅데이터' 분석으로 HbA1c를 넘어서는 예측 방법과 도구에 의한 정량화와 편리성이 제공될 것으로 예상된다. 임상 진료에서 환자에게 TAR, TIR, TBR 목표 제공은 CGM으로 수집된 자료의 최적화에 중요하다.

이런 목표는 안전하고 도달 가능해야 하며 환자에 따라 개별화되어야 한다. 연령, 동반질환, 임신 등은 TIR의 목표 혈당에 영향을 준다. ADA과 EASD는 CGM 자료에서 TIR 이용을 권고하였다.

지표 3: 혈당 변동성

당뇨병 치료에서 혈당 조절 목표는 저혈당을 피하며 정상 혈당 양상을 유지하는 것이다.[64] **표 8.2**에 혈당 변동성을 나타내는 14가지 척도를 제시하였

표 8.2 혈당 변동의 정량적 평가[64]

Lability index	mean +3 SD of the urinary glucose in m/hr
Mean glucose	Arithmetic mean within a time frame
Glucose index	Low/High glucose index
Risk index	Blood glucose risk index
Rate of change	Blood glucose rate of change
M value	Stability of glucose compared to ideal
MAGE	Each blood glucose decreases from peak to nadir
MODD or Across	The absolute value of the difference
Day Variation	between glucose values at the same time on
(ADV)	consecutive days
J index	J = 0.001 (MBG + SD)^2 for BG measurements in mg/dl, J = 0.324(MBG + SD)^2 for BG measurements in mmol/l.
VGA	Variable Grid Analysis (VGA) – minimum/maximum plot over a certain period of observation
CONGA $_n$ or	Continuous Overall Net Glycemic Action
Within Day	(CONGA and CONGA $_n$) or Within Day
Variation (WDV)	Variation (WDV) of the standard deviation of the difference between two time points (e.g. work, school, meals, other)
TIR	Time In Range 4 to 12 mmol/l 70–180 mg%
TBR	Time Below Range < 4 mmol/l < 70 mg%
TAR	Time Above Range > 12 mmol/l > 180 mg%

다. 혈당 변동성의 개념은 직관적이지만, 이런 측정치의 계산과 해석은 자료에 익숙하지 않은 임상의와 환자에게 명확하거나 직관적이지 않다. 따라서 환자나 임상의에게 혈당 관리 지침의 제공에 일반적으로 이용되지 않고 있다.[65]

혈당 변동성을 정량화하려는 수학모델은 통계적 평균에 초점을 맞추지만 혈당 측정 범위의 자료가 정규 분포하지 않기 때문에 비모수분석을 이용한다.[66]

시간 경과에 따른 추세를 그래픽으로 표현하면 의사 결정을 위한 교정 행동의 해석과 식별에 도움이 된다. 예를 들어 **그림 8.1A**는 하루 동안 빈번한 인슐린 투여에 따른 변동의 예이며(ADV), **그림 8.1B**는 쿠싱증후군에서 코티솔 상승과 관련된 하루 중 변동(WDV)이다. 그리드분석변이(variability grid analysis, VGA) 또는 Poincare Plot은 임상의와 환자의 관리 결정에 도움이 되도록 혈당의 정량 및 정성 평가에 중요하다.

혈당 변화는 고혈당과 저혈당의 예측에 진폭과 시간의 2가지 구성 요소로 나타나지만 이런 지표는 주로 고혈당을 나타내고 당뇨병의 임상적 관리에 널리 이용되지 못하고 있다.[65]

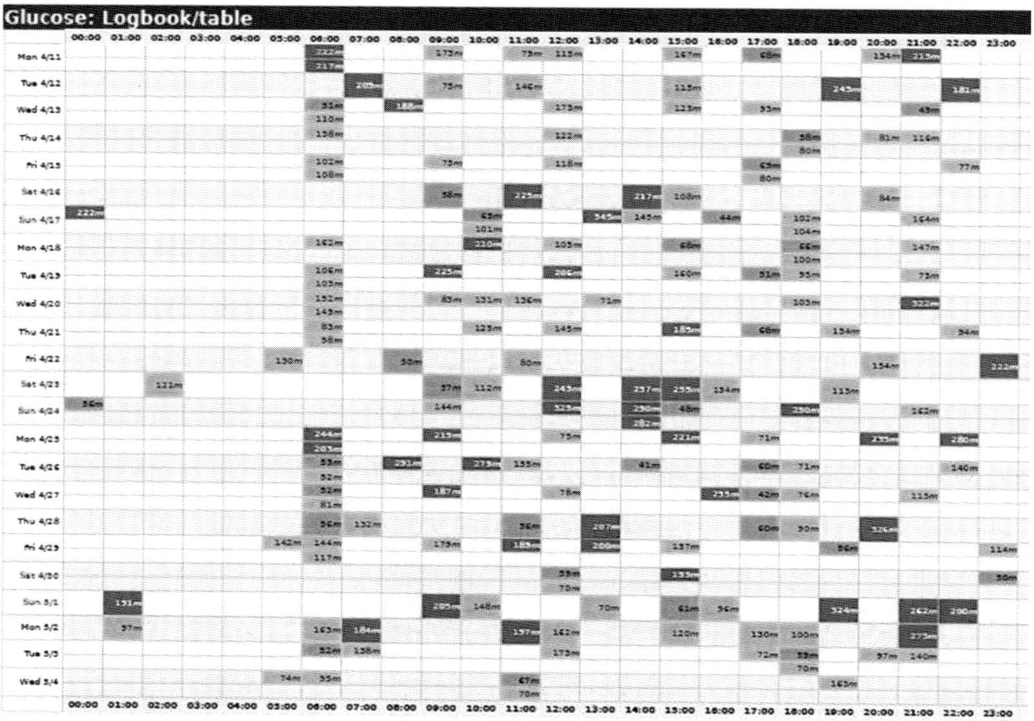

그림 8.1A 빈번한 인슐린 주사에 의한 혈당 변동. 인슐린 다회주사(MDI)를 시행하는 40세 1형 당뇨병. 비슷한 식단과 활동량에도식전 및 식후 혈당 측정에서 매일 같은 시간에 상당한 변동이 있음. 반응성 인슐린 보충이 하루 종일 변동(across day variation, ADV)의 원인으로 생각한다.

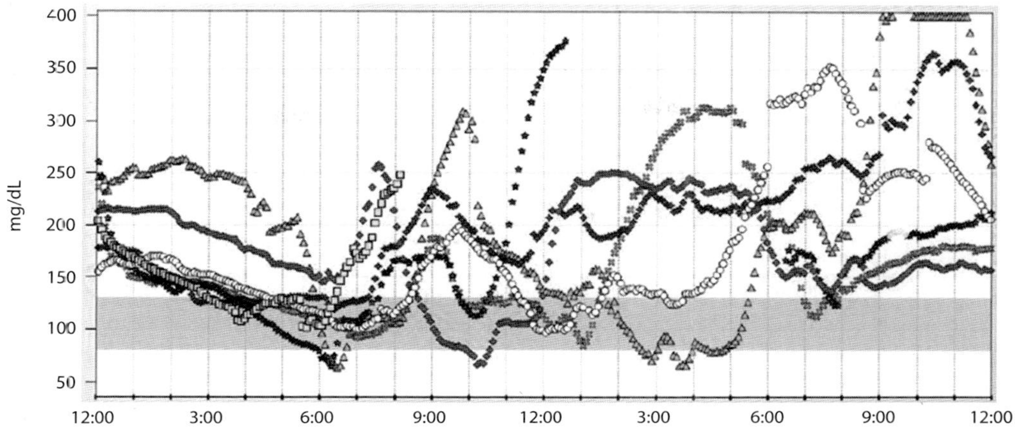

그림 8.1B 스테로이드에 의한 하루 중 변동(within day variation, WDV)에 의한 혈당 변동.

혈당 변동의 정량 평가에 일별차이평균(MODD), 일별변동(MODD 또는 ADV), 연속중첩순혈당 작용(CONGAn), 일별 변동(CONGn 또는 WDV) 등을 이용하며 그래픽으로 표시하면 정성 평가도 가능하다. 이런 지표가 개개 환자에서 관리 행동을 검토하여 논의하는 임상 도구 역할을 할 수 있으면 좋다. 예를 들어 **그림 8.1A**는 고혈당 방지를 위해 인슐린 용량을 슬라이딩 스케일로 조절하는 환자다. **그림 8.1B**는 스테로이드의 작용으로 식후 고혈당(WDV)이 높은 모습을 보여준다.

30세 남성이 2형당뇨병에 대해 매일 지속작용인슐린 주사를 맞고 있었으며 부신선종에 의한 쿠싱 증후군으로 진단되었다. 그의 일별 변동(WDV)은 식후 혈당이 점차 증가하여 하루가 끝날 때 가장 높다가 밤 동안 점진적으로 내려가서 이른 아침 저혈당 위험이 있었다.

HbA1c넘어 작업군(Beyond HbA1c Working Group)은 혈당 변동이 환자와 투약을 포함하여 다양한 원인에 의해 나타나므로 종합 혈당 오각형(Comprehensive Glucose Pentagon)과 혈당 위험 매개변수(GRP)라고 부르는 지표를 이용하여 혈당 조절 예측을 정량화하려는 시도를 제안했다.

GRP는 혈당을 조절하는 5가지 요인이 범위를 벗어난 시간, 변동 계수, 고혈당 중증도, 저혈당 중증도, 평균 혈당 등을 나타낸다.[67] 여기서 HbA1c는 주요 요인이 아니므로 HbA1c보다 예후의 예측에 더 좋은지 확인하기 위한 검증이 필요하다. 이 연구는 GPR 이용을 설명하기 위해 3개의 증례를 제시하였다. CGM과 양상 분석에서 수집한 정보는 매우 광범위하므로 이런 측정의 평가에는 보다 장기간의 연구가 필요하다.

요약

장기적 혈당 조절과 혈관질환 발생의 지표로서 HbA1c의 증거는 강력하며 T1D과 2형당뇨병 관리에서 중요한 수단이다. 그러나 당뇨병에서 CGM과 인슐린 전달의 폐쇄고리시스템이 개발되고 기술의 발전에 따라 HbA1c의 제한이 알려지고 있다. 임상의, 환자, 연구자는 CGM을 통해 환자의 상태에 따른 특정 목표의 관리 조정이 가능한 지표를 이용할 수 있게 되었다.

TIR, 혈당 변동성, 변동 폭 등의 지표를 이용한 집중적 접근 방식은 저혈당 위험 없이 고혈당을 감소시켰다. 현재 알려진 연구에서 변동성이나 TIR 등의 지표가 미세혈관합병증 위험 감소에 일정한 역할이 알려졌으나 향후 대혈관질환이나 당뇨병 관련된 다른 경과에 혈당 변동성의 역할 규명이 필요하다.

표준화된 CGM 지표는 기존 HbA1c을 보완하며 환자와 임상의의 일상적 당뇨병 관리에 유용한 도구를 제공할 것이다.

참고문헌

1. Diabetes C, Complications Trial Research G, Nathan DM, Genuth S, Lachin J, Cleary P, Crofford O, Davis M, Rand L, Siebert C. The effect of intensive treatment of diabetes on the development and progression of long-term complications in insulin-dependent diabetes mellitus. N Engl J Med. 1993;329(14):977-986. Epub 1993/09/30. doi: 10.1056/NEJM199309303291401. PubMed PMID: 8366922.
2. Ohkubo Y, Kishikawa H, Araki E, Miyata T, Isami S, Motoyoshi S, Kojima Y, Furuyoshi N, Shichiri M. Intensive insulin therapy prevents the progression of diabetic microvascular complications in Japanese patients with noninsulin-dependent diabetes-mellitus – a randomized prospective 6-year study. Diabetes Res Clin Pr. 1995;28(2):103-117. doi: 10.1016/0168-8227(95)01064-K. PubMed PMID: WOS:A1995RR63400004.
3. Mann JFE, Orsted DD, Brown-Frandsen K, Marso SP, Poulter NR, Rasmussen S, Tornoe K, Zinman B, Buse JB, LEADER Steering Committee and Investigators. Liraglutide and renal outcomes in type 2 diabetes. N Engl J Med. 377(9):839-848. PubMed PMID: 28854085.
4. Marso SP, Daniels GH, Brown-Frandsen K, Kristensen P, Mann JF, Nauck MA, Nissen SE, Pocock S, Poulter NR, Ravn LS, Steinberg WM, Stockner M, Zinman B, Bergenstal RM, Buse JB, LEADER Steering Committee, LEADER Trial Investigators. Liraglutide and Cardiovascular Outcomes in Type 2 Diabetes. N Engl J Med. 375(4):311-322. PubMed PMID: 27295427.
5. Tamborlane WV, Barrientos-Perez M, Fainberg U, Frimer-Larsen H, Hafez M, Hale PM, Jalaludin MY, Kovarenko M, Libman I, Lynch JL, Rao P, Shehadeh N, Turan S, Weghuber D, Barrett T, Ellipse Trial Investigators. Liraglutide in children and adolescents with type 2 diabetes. N Engl J Med. 381(7):637-646. PubMed PMID: 31034184.
6. Verma S, Bhatt DL, Bain SC, Buse JB, Mann JFE, Marso SP, Nauck MA, Poulter NR, Pratley RE, Zinman B, Michelsen MM, Monk Fries T, Rasmussen S, Leiter LA, LEADER Publication Committee on behalf of the LEADER Trial Investigators. Effect of liraglutide on cardiovascular events in patients with type 2 diabetes mellitus and polyvascular disease: results of the LEADER trial. Circulation. 137(20):2179-2183. PubMed PMID: 29760228.
7. Zinman B, Wanner C, Lachin JM, Fitchett D, Bluhmki E, Hantel S, Mattheus M, Devins T, Johansen OE, Woerle HJ, Broedl UC, Inzucchi SE for the EPMPA-REG OUTCOME Investigators. Empagliflozin, cardiovascular outcomes, and mortality in type 2 diabetes. N Engl J Med. 2015;Nov 26;373(22):2117-2128
8. Zinman B, Marso SP, Christiansen E, Calanna S, Rasmussen S, Buse JB, Investigators LEADER Publication Committee on behalf of the LEADER Trial Investigators. Hypoglycemia, cardiovascular outcomes, and death: the LEADER experience. Diabetes Care. 41(8):1783-1791. PubMed PMID:29903847.
9. Sheetz MJ, King GL. Molecular understanding of hyperglycemia's adverse effects for diabetic complications. JAMA. 2002;288(20):2579-2588. Epub 2002/11/28. doi: 10.1001/jama.288.20.2579. PubMed PMID: 12444865.
10. Cohen R. Dysfunction of vascular endothelium in diabetes mellitus. Circulation. 1993;87(Suppl V):V67-V76.
11. Risso A, Mercuri F, Quagliaro L, Damante G, Ceriello A. Intermittent high glucose enhances apoptosis in human umbilical vein endothelial cells in culture. American Journal of Physiology – Endocrinology & Metabolism. 281(5):E924-930. PubMed PMID: 11595647.
12. Nishikawa T, Edelstein D, Du XL, Yamagishi S, Matsumura T, Kaneda Y, Yorek MA, Beebe D, Oates PJ, Hammes HP, Giardino I, Brownlee M. Normalizing mitochondrial superoxide production blocks three pathways of hyperglycaemic damage. Nature.

404(6779):787-790. PubMed PMID: 10783895.
13. Piconi L, Quagliaro L, Assaloni R, Da Ros R, Maier A, Zuodar G, Ceriello A. Constant and intermittent high glucose enhances endothelial cell apoptosis through mitochondrial superoxide overproduction. Diabetes/Metabolism Research Reviews. 22(3):198-203. PubMed PMID: 16453381.
14. Quagliaro L, Piconi L, Assaloni R, Martinelli L, Motz E, Ceriello A. Intermittent high glucose enhances apoptosis related to oxidative stress in human umbilical vein endothelial cells: the role of protein kinase C and NAD(P)H-oxidase activation. Diabetes. 52(11):2795-2804. PubMed PMID: 14578299.
15. John WG, Mosca A, Weykamp C, Goodall I. HbA1c standardisation: history, science and politics. Clin Biochem Rev. 2007;28(4):163-168. Epub 2008/04/09. PubMed PMID: 18392123; PMCID. PMC2282401.
16. Rahbar S. An abnormal hemoglobin in red cells of diabetics. Clin Chim Acta. 1968;22(2):296-298. Epub 1968/10/01. PubMed PMID: 5687098.
17. Smith SA. HbA1c: Is it the most important therapeutic target in outpatient management of diabetes? In: Vella A and Rizza RA (eds) Clinical Dilemmas in Diabetes. Blackwell Publishing; 2011.
18. American Diabetes A. Standards of medical care in diabetes -2008. Diabetes Care. 2008;31(Suppl 1):S12-54. Epub 2008/01/10. doi: 10.2337/dc08-S012. PubMed PMID: 18165335.
19. Trivelli LA, Ranney HM, Lai HT. Hemoglobin components in patients with diabetes mellitus. N Engl J Med/ 1971;284(7):353-357. Epub 1971/02/18. doi: 10.1056/NEJM197102182840703. PubMed PMID: 5539916.
20. Diabetes Control and Complications Trial/Epidemiology of Diabetes Interventions and Complications Research Group, Lachin JM, Genuth S, Cleary P, Davis MD, Nathan DM. Retinopathy and nephropathy in patients with type 1 diabetes four years after a trial of intensive therapy. N Engl J Med. 2000;342(6):381-389. Epub 2000/02/10. doi: 10.1056/NEJM200002103420603. PubMed PMID: 10666428; PMCID. PMC2630213.
21. Effect of intensive blood-glucose control with metformin on complications in overweight patients with type 2 diabetes (UKPDS 34). UK Prospective Diabetes Study (UKPDS) Group. Lancet. 1998;352(9131):854-865. Epub 1998/09/22. PubMed PMID: 9742977.
22. Intensive blood-glucose control with sulphonylureas or insulin compared with conventional treatment and risk of complications in patients with type 2 diabetes (UKPDS 33). UK Prospective Diabetes Study (UKPDS) Group. Lancet. 1998;352(9131):837-853. Epub 1998/09/22. PubMed PMID: 9742976.
23. Reichard P. Are there any glycemic thresholds for the serious microvascular diabetic complications. J Diabetes Complicat. 1995;9(1):25-30. doi: 10.1016/1056-8727(94)00008-C. PubMed PMID: WOS:A1995RK84900004.
24. International Expert Committee. International Expert Committee report on the role of the A1C assay in the diagnosis of diabetes. Diabetes Care. 2009;32(7):1327-1334. Epub 2009/06/09. doi: 10.2337/dc09-9033. PubMed PMID: 19502545; PMCID. PMC2699715.
25. Patel A, MacMahon S, Chalmers J, Neal B, Billot L, Woodward M, Marre M, Cooper M, Glasziou P, Grobbee D, Hamet P, Harrap S, Heller S, Liu LS, Mancia G, Mogensen CE, Pan CY, Poulter N, Rodgers A, Williams B, Bompoint S, de Galan BE, Joshi R, Travert F, Grp AC. Intensive blood glucose control and vascular outcomes in patients with type 2 diabetes. New Eng J Med. 2008;358(24):2560-2572. PubMed PMID: WOS:000256593600004.
26. Ismail-Beigi F, Craven T, Banerji MA, Basile J, Calles J, Cohen RM, Cuddihy R, Cushman WC, Genuth S, Grimm RH, Hamilton BP, Hoogwerf B, Karl D, Katz L, Krikorian A, O'Connor P, Pop-Busui R, Schubart U, Simmons D, Taylor H, Thomas A, Weiss D, Hramiak I, for the ACCORD trial group. Effect of intensive treatment of hyperglycaemia on microvascular outcomes in type 2 diabetes: an analysis of the ACCORD randomised trial. Lancet. 2010;376(9739):419-430. doi: 10.1016/S0140-6736(10)60576-60574. PubMed PMID: WOS:000281012900027.
27. Duckworth W, Abraira C, Moritz T, Reda D, Emanuele N, Reaven PD, Zieve FJ, Marks J, Davis SN, Hayward R, Warren SR, Goldman S, McCarren M, Vitek ME, Henderson WG, Huang GD, VADT Investigators. Glucose control and vascular complications in veterans with type 2 diabetes. New Eng J Med. 2009;360(2):129-39. doi: 10.1056/NEJMoa0808431. PubMed PMID: WOS:000262258300006.
28. Sacks DB, Bruns DE, Goldstein DE, Maclaren NK, McDonald JM, Parrott M. Guidelines and recommendations for laboratory analysis in the diagnosis and management of diabetes mellitus. Clin Chem. 2002;48(3):436-472. Epub 2002/02/28. PubMed PMID: 11861436.
29. Beck RW, Connor CG, Mullen DM, Wesley DM, Bergenstal RM. The fallacy of average: how using HbA1c alone to assess glycemic control can be misleading. Diabetes Care. 2017;40(8):994-999. Epub 2017/07/25. doi: 10.2337/dc17-0636. PubMed PMID: 28733374; PMCID. PMC5521971.
30. Nathan DM, Singer DE, Hurxthal K, Goodson JD.

The clinical information value of the glycosylated hemoglobin assay. N Engl J Med. 1984;310(6):341-346. Epub 1984/02/09. doi: 10.1056/NEJM198402093100602. PubMed PMID: 6690962.

31. Goldstein DE, Little RR, Lorenz RA, Malone JI, Nathan D, Peterson CM. Tests of glycemia in diabetes. Diabetes Care. 1995;18(6):896-909. Epub 1995/06/01. doi: 10.2337/diacare. 18.6.896. PubMed PMID: 7555528.
32. Kishimoto M, Yamasaki Y, Kubota M, Arai K, Morishima T, Kawamori R, Kamada T. 1,5-Anhydro-D-glucitol evaluates daily glycemic excursions in well-controlled NIDDM. Diabetes Care. 1995;18(8): 1156-1159. Epub 1995/08/01. doi: 10.2337/diacare.18.8.1156. PubMed PMID: 7587851.
33. Judd SL, Sonksen PH. Teaching diabetics about self-management. Diabetes Care. 1980;3(1):134-139.
34. Sonksen PH, Judd SL, Lowy C. Home monitoring of bloodglucose. Method for improving diabetic control. Lancet. 1978;1(8067):729-732. PubMed PMID: 76745.
35. American Diabetes A. 6. Glycemic targets: standards of medical care in diabetes - 2019. Diabetes Care. 2019;42(Suppl 1):S61-S70. Epub 2018/12/19. doi: 10.2337/dc19-S006. PubMed PMID: 30559232.
36. Beck RW, Bergenstal RM, Riddlesworth TD, Kollman C, Li Z, Brown AS, Close KL. Validation of time in range as an outcome measure for diabetes clinical trials. Diabetes Care. 2019;42(3):400-405. Epub 2018/10/26. doi: 10.2337/dc18-1444. PubMed PMID: 30352896.
37. Miller KM, Beck RW, Bergenstal RM, Goland RS, Haller MJ, McGill JB, Rodriguez H, Simmons JH, Hirsch IB, T1D Exchange Clinic Network. Evidence of a strong association between frequency of self-monitoring of blood glucose and hemoglobin A(1c) levels in T1D Exchange Clinic Registry participants. Diabetes Care. 2013;36(7):2009-2014. doi: 10.2337/dc12-1770. PubMed PMID: WOS:000321472700034.
38. Schutt M, Kern W, Krause U, Busch P, Dapp A, Grziwotz R, Mayer I, Rosenbauer J, Wagner C, Zimmermann A, Kerner W, Holl RW, DPV Initiative. Is the frequency of self-monitoring of blood glucose related to long-term metabolic control? Multicenter analysis including 24,500 patients from 191 centers in Germany and Austria. Exp Clin Endocrinol Diabetes. 2006;114(7):384-388. Epub 2006/08/18. doi: 10.1055/s-2006-924152. PubMed PMID: 16915542.
39. Brownlee M. The pathobiology of diabetic complications: a unifying mechanism. Diabetes. 54(6):1615-1625. PubMed PMID: 15919781.
40. Hirsch IB, Brownlee M. Should minimal blood glucose variability become the gold standard of glycemic control? Journal of Diabetes & its Complications. 19(3):178-181. Pub Med PMID: 15866065.
41. Ceriello A. Postprandial hyperglycemia and diabetes complications: is it time to treat? Diabetes. 54(1):1-7. PubMed PMID: 15616004.
42. Ceriello A. Point: postprandial glucose levels are a clinically important treatment target. Diabetes Care. 2010;33(8):1905-1907.
43. Meier JJ, Baller B, Menge BA, Gallwitz B, Schmidt WE, Nauck MA. Excess glycaemic excursions after an oral glucose tolerance test compared with a mixed meal challenge and self-measured home glucose profiles: is the OGTT a valid predictor of postprandial hyperglycaemia and vice versa? Diabetes, Obesity & Metabolism. 11(3):213-222. Pub Med PMID: 18564177.
44. NAVIGATOR Study Group, Holman RR, Haffner SM, McMurray JJ, Bethel MA, Holzhauer B, Hua TA, Belenkov Y, Boolell M, Buse JB, Buckley BM, Chacra AR, Chiang FT, Charbonnel B, Chow CC, Davies MJ, Deedwania P, Diem P, Einhorn D, Fonseca V, Fulcher GR, Gaciong Z, Gaztambide S, Giles T, Horton E, Ilkova H, Jenssen T, Kahn SE, Krum H, Laakso M, Leiter LA, Levitt NS, Mareev V, Martinez F, Masson C, Mazzone T, Meaney E, Nesto R, Pan C, Prager R, Raptis SA, Rutten GE, Sandstroem H, Schaper F, Scheen A, Schmitz O, Sinay I, Soska V, Stender S, Tamas G, Tognoni G, Tuomilehto J, Villamil AS, Vozar J, Califf RM. Effect of nateglinide on the incidence of diabetes and cardiovascular events. New Eng J Med. 362(16):1463-1476
45. Chiasson JL, Gomis R, Hanefeld M, Josse RG, Karasik A, Laakso M. The STOP-NIDDM Trial: an international study on the efficacy of an alpha-glucosidase inhibitor to prevent type 2 diabetes in a population with impaired glucose tolerance: rationale, design, and preliminary screening data. Study to prevent non-insulin-dependent diabetes mellitus. Diabetes Care. 21(10):1720-1725. PubMed PMID: 9773737.
46. Cavalot F, Pagliarino A, Valle M, Di Martino L, Bonomo K, Massucco P, Anfossi G, Trovati M. Postprandial blood glucose predicts cardiovascular events and all-cause mortality in type 2 diabetes in a 14-year follow-up: lessons from the San Luigi Gonzaga Diabetes Study. Diabetes Care. 34(10):2237-2243. PubMed PMID: 21949221.
47. Hopper I, Billah B, Skiba M, Krum H. Prevention of diabetes and reduction in major cardiovascular events in studies of subjects with prediabetes: meta-analysis of randomised controlled clinical trials. European Journal of Cardiovascular Prevention & Rehabilitation. 18(6):813-823. PubMed PMID: 21878448.
48. Davidson MB. Counterpoint: postprandial glucose levels are not a clinically important treatment target. Dia-

betes Care. 2010;33:1908–1910.

49. Liebl A, Henrichs HR, Heinemann L, Freckmann G, Biermann E, Thomas A, Continuous Glucose Monitoring Working Group of the Working Group Diabetes Technology of the German Diabetes A. Continuous glucose monitoring: evidence and consensus statement for clinical use. J Diabetes Sci Technol. 2013;7(2):500–519. Epub 2013/04/10. doi: 10.1177/193229681300700227. PubMed PMID: 23567009; PMCID. PMC3737652.

50. Beck RW, Riddlesworth T, Ruedy K, Ahmann A, Bergenstal R, Haller S, Kollman C, Kruger D, McGill JB, Polonsky W, Toschi E, Wolpert H, Price D, DIAMOND Study Group. Effect of continuous glucose monitoring on glycemic control in adults with type 1 diabetes using insulin injections. The DIAMOND Randomized Clinical Trial. JAMA. 2017;317(4):371–378. doi: 10.1001/jama.2016.19975. PubMed PMID: WOS:000392509600019.

51. Battelino T, Conget I, Olsen B, Schutz-Fuhrmann I, Hommel E, Hoogma R, Schierloh U, Sulli N, Bolinder J, SWITCH Study Group. The use and efficacy of continuous glucose monitoring in type 1 diabetes treated with insulin pump therapy: a randomised controlled trial. Diabetologia. 2012;55(12):3155–3162. doi: 10.1007/s00125-012-2708-9. PubMed PMID: WOS:000310381800003.

52. Juvenile Diabetes Research Foundation Continuous Glucose Monitoring Study G, Beck RW, Hirsch IB, Laffel L, Tamborlane WV, Bode BW, Buckingham B, Chase P, Clemons R, Fiallo-Scharer R, Fox LA, Gilliam LK, Huang ES, Kollman C, Kowalski AJ, Lawrence JM, Lee J, Mauras N, O'Grady M, Ruedy KJ, Tansey M, Tsalikian E, Weinzimer SA, Wilson DM, Wolpert H, Wysocki T, Xing D. The effect of continuous glucose monitoring in well-controlled type 1 diabetes. Diabetes Care. 2009;32(8):1378–1383. Epub 2009/05/12. doi: 10.2337/dc09-0108. PubMed PMID: 19429875; PMCID. PMC2713649.

53. Bergenstal RM, Tamborlane WV, Ahmann A, Buse JB, Dailey G, Davis SN, Joyce C, Peoples T, Perkins BA, Welsh JB, Willi SM, Wood MA, STAR3 Study Group. Effectiveness of sensor-augmented insulin-pump therapy in type 1 diabetes. N Engl J Med. 2010;363(4):311–320. Epub 2010/07/01. doi: 10.1056/NEJMoa1002853. PubMed PMID: 20587585.

54. Bergenstal RM, Klonoff DC, Garg SK, Bode BW, Meredith M, Slover RH, Ahmann AJ, Welsh JB, Lee SW, Kaufman FR, ASPIRE In-Home Study Group. Threshold-based insulinpump interruption for reduction of hypoglycemia. New Eng J Med. 2013;369(3):224–232. doi: 10.1056/NEJMoa1303576. PubMed PMID: WOS:000321945800008.

55. Danne T, Kordonouri O, Holder M, Haberland H, Golembowski S, Remus K, Blasig S, Wadien T, Zierow S, Hartmann R, Thomas A. Prevention of hypoglycemia by using low glucose suspend function in sensor-augmented pump therapy. Diabetes Technol Ther. 2011;13(11):1129–1134. Epub 2011/08/11. doi: 10.1089/dia.2011.0084. PubMed PMID: 21827318.

56. Danne T, Nimri R, Battelino T, Bergenstal RM, Close KL, DeVries JH, Garg S, Heinemann L, Hirsch I, Amiel SA, Beck R, Bosi E, Buckingham B, Cobelli C, Dassau E, Doyle FJ, 3rd, Heller S, Hovorka R, Jia W, Jones T, Kordonouri O, Kovatchev B, Kowalski A, Laffel L, Maahs D, Murphy HR, Norgaard K, Parkin CG, Renard E, Saboo B, Scharf M, Tamborlane WV, Weinzimer SA, Phillip M. International consensus on use of continuous glucose monitoring. Diabetes Care. 2017;40(12):1631–1640. Epub 2017/11/23. doi: 10.2337/dc17-1600. Pub Med PMID: 29162583; PMCID. PMC6467165.

57. Vigersky RA. Going beyond HbA1c to understand the benefits of advanced diabetes therapies. Journal of Diabetes. 2019; 11(1):23–31. doi: 10.1111/1753-0407.12846. PubMed PMID: WOS:000451868200005.

58. Tamborlane WV, Beck RW, Bode BW, Buckingham B, Chase HP, Clemons R, Fiallo-Scharer R, Fox LA, Gilliam LK, Hirsch IB, Huang ES, Kollman C, Kowalski AJ, Laffel L, Lawrence JM, Lee J, Mauras N, O'Grady M, Ruedy KJ, Tansey M, Tsalikian E, Weinzimer S, Wilson DM, Wolpert H, Wysocki T, Xing DY, Continuous JDRF. continuous glucose monitoring and intensive treatment of type 1 diabetes. New Eng J Med. 2008;359(14):1464–U65. PubMed PMID: WOS:000259631700007.

59. Xing D, Kollman C, Beck RW, Tamborlane WV, Laffel L, Buckingham BA, Wilson DM, Weinzimer S, Fiallo-Scharer R, Ruedy KJ, Juvenile Diabetes Research Foundation Continuous Glucose Monitoring Study Group. Optimal sampling intervals to assess long-term glycemic control using continuous glucose monitoring. Diabetes Technol Ther. 2011;13(3):351–358. Epub 2011/02/09. doi: 10.1089/ dia.2010.0156. PubMed PMID: 21299401; PMCID. PMC6468940.

60. Riddlesworth TD, Beck RW, Gal RL, Connor CG, Bergenstal RM, Lee S, Willi SM. Optimal Sampling duration for continuous glucose monitoring to determine long-term glycemic control. Diabetes Technol Ther. 2018;20(4):314–316. Epub 2018/03/23. doi: 10.1089/dia.2017.0455. PubMed PMID: 29565197.

61. Lu J, Ma X, Zhou J, Zhang L, Mo Y, Ying L, Lu W, Zhu W, Bao Y, Vigersky RA, Jia W. Association of time in range, as assessed by continuous glucose monitoring,

with diabetic retinopathy in type 2 diabetes. Diabetes Care. 2018;41(11):2370-2376. Epub 2018/09/12. doi: 10.2337/dc18-1131. Pub Med PMID: 30201847.

62. Faerch K, Alssema M, Mela DJ, Borg R, Vistisen D. Relative contributions of preprandial and postprandial glucose exposures, glycemic variability, and non-glycemic factors to HbA1c in individuals with and without diabetes. Nutrition & Diabetes. 2018;8(1):38. PubMed PMID: 29855488.
63. Siegelaar SE, Kerr L, Jacober SJ, Devries JH. A decrease in glucose variability does not reduce cardiovascular event rates in type 2 diabetic patients after acute myocardial infarction: a reanalysis of the HEART2D study. Diabetes Care. 2011;34(4):855-857. PubMed PMID: 21447661.
64. McDonnell CM, Donath SM, Vidmar SI, Werther GA, Cameron FJ. A novel approach to continuous glucose analysis utilizing glycemic variation. Diabetes Technology & Therapeutics. 2005;7(2):253-263. PubMed PMID: 15857227.
65. Cobelli C, Facchinetti A. Yet another glucose variability index: time for a paradigm change? Diabetes Technology & Therapeutics. 2018;20(1):1-3. PubMed PMID: 29320256.
66. Zhou T, Knopp JL, Chase G. The state of variability: a vision for descriptors of glycaemia. Annual Reviews in Control. 2019;48:472-484. doi.org/10.1016/j.arcontrol.2019.06.004.
67. Thomas A, Heinemann L. Prediction of the risk to develop diabetes-related late complications by means of the glucose pentagon model: analysis of data from the Juvenile Diabetes Research Foundation continuous glucose monitoring study. Journal of Diabetes Science & Technology. 2012;6(3):572-580. PubMed PMID: 22768888.

9

연속혈당측정, 인슐린펌프, 폐쇄고리 제어 등의 기술적 문제

Ravinder Jeet Kaur, Shafaq R. Rizvi and Yogish C. Kudva
Division of Endocrinology, Diabetes, Metabolism and Nutrition, Mayo Clinic, Rochester, MN

요점

- 1형당뇨병의 최적 관리에 연속혈당측정이 필요하다는 충분한 증거가 있다.
- 1형당뇨병과 중증 인슐린 결핍에 가장 좋은 치료법은 폐쇄고리 혈당 인슐린 조절(closed loop glucose insulin control, CLC) 시스템이다.
- 폐쇄고리시스템은 중증 고혈당이나 1형당뇨병 III기에 주로 이용하고 있다.
- 1형당뇨병의 I, II기에 CLC에 대한 많은 연구가 없다.
- 현재 CLC는 1형당뇨병의 임신 같은 특정 세부군에서 연구되고 있다.
- CLC는 고가이며 특정 국가에서만 이용할 수 있다.
- 2형당뇨병에서 CLC 이용에는 더 많은 연구가 필요하다.

서론

1형당뇨병(T1D)은 인슐린을 만드는 췌장 베타세포의 면역 매개 파괴에 의해 인슐린 결핍과 고혈당을 일으키며[1,2], 혈당 조절을 위해 평생 인슐린치료가 필요하다. 복잡한 인슐린치료에도 불구하고 T1D은 높은 혈당 변동성(GV)이 특징이다. GV는 인슐린 분비의 중증 결핍과 인슐린 조정의 즉각적 변화를 가능하게 하는 빈번한 혈당 측정이 없어 충분한 인슐린을 공급하기 어렵기 때문에 나타난다.

T1D는 인슐린 분비 결핍 정도의 경과에 따라, 정상 혈당인 I기, 정밀 검사에서 이상혈당증(고혈당)을 발견하는 II기, 고혈당 증상이 있는 III기 등으로 나눈다.[3,4]

II기 이후에는 인슐린의 매일다회주사(MDI)나 혈당 상태에 따라 인슐린펌프로 인슐린 투여량을 조정하는 지속피하인슐린주입(CSII)을 이용한다.

T1D에서 모세혈관 혈액 검체를 매일 4회 이상(식사 전과 취침 전) 자기혈당측정(SMBG)을 하여

혈당을 적절하게 유지하는 MDI (basal-bolus)를 40년 이상 이용해 왔다. 이런 관리에서 빈번한 저혈당, 저혈당무감지증, 중증 저혈당 등이 자주 나타나서 연속혈당측정(CGM) 개발이 필요했다.

인슐린을 지속적으로 공급하는 인슐린펌프는 1970년대에 개발되었다. 이런 장치의 기술적 발전으로 인슐린 공급을 자동적으로 조정할 수 있는 제어 알고리즘이 개발되며 지난 10년간에 폐쇄고리제어(CLC)의 시도와 승인이 이루어졌다.[5] 최근 국제위원회는 CGM에 의해 범위 내 시간(TIR)의 도달을 위한 당뇨병 관리에 대한 합의를 도출했다.

T1D에서 CGM은 TIR (70-180 mg/dL) 증가와 저혈당(< 70 mg/dL) 및 고혈당(> 250 mg/dL)을 줄여 치료 최적화에 이용된다. 2형당뇨병은 병태생리가 다양한 질병이며 혈당 관리를 위한 최신 기술의 이용이 T1D과 차이가 있다. 또한 이런 기술의 역할에 대한 연구가 초기 단계에 있어 2형당뇨병 치료에 새로운 기술에 대해 이 장에서 제공하는 정보의 양은 제한적이다.

이 장에서는 주로 외래 진료에 대한 내용을 설명하며 입원 환자의 당뇨병 관리를 위한 기술적 이용은 논의하지 못했다.

당뇨병 관리를 위한 연속혈당측정(CGM)

CGM은 장치에 따라 5-15분마다 실시간 혈당 수치를 알려준다. CGM은 간질포도당 농도를 측정하여 혈당 농도와 추세를 실시간으로 평가한다. 간질포도당 농도는 혈당 농도가 안정적이면 몇 분 정도 지연되지만 혈당 농도와 가깝지만 음식 섭취 후나 운동 중과 같이 혈당이 급격히 변할 때는 차이가 클 수 있다.

CGM 시스템에는 간헐적으로 혈당을 보는 방법과 연속적으로 혈당이 표시되는 방법이 있다.

혈당 측정 센서는 피하에 삽입하여 7-14일마다 교체하거나 3-6개월 동안 이식(Eversense장치)한다. 피하 센서 시스템은 혈당을 SMBG에 의해 보정하거나 제품 출고시에 이미 보정된 형태로 되어 있다.

CGM 자료는 MDI나 CSII 또는 CLC 시스템의 이용에서 극단적 혈당 변동을 방지하여 혈당 조절의 개선에 이용할 수 있다. 즉 저혈당과 고혈당을 경고하여 중증 저혈당이나 고혈당을 예방하고 감소시킨다.

CGM이 MDI나 CSII에 주는 영향

CGM이 당뇨병 관리에 주는 영향이 T1D과 2형당뇨병에서 연구되었다. 실시간 CGM은 2005년부터 이용되었으며 JDRF가 후원한 다기관 무작위 대조 JDRF CGM 임상연구가 2008년 발표되었다.[6]

이 임상연구 결과 성인(>25세)에서 26주까지 HbA1c와 저혈당 감소가 있었으며, 연령과 관련된 이점이 있었다(표 9.1).[6] 즉 HbA1c 7.0% 이하는 젊은 연령군(8-14세)에서 27%로 대조군의 12%보다 저하되었고, 성인에서 34%로 대조군의 9% 보다 크게 감소하였다.

다른 무작위배정 비교 임상연구는 HbA1c 7.5-9.9%인 158명의 T1D에서 MDI와 CGM군(Dexcom G4, n=105)과 통상 치료군(대조군, n=53)으로 나누었다. 24주 추적에서 TIR 증가, 70 mg/dL 미만 시간 감소, 혈당 변동성 감소가 있었으며, CGM 이용 만족도가 높을수록 HbA1c가 더 감소하였다(표 9.1).

스웨덴에서 MDI를 이용하는 T1D 성인 161명의 연구에서도 CGM (Dexcom G4 PLATINUM)에

표 9.1 연속혈당측정의 당뇨병에 대한 영향(주작위 대조연구)

Studies	Number of subjects	Insulin delivery	CGM	Groups	Control	Hypoglycemia (≤70mg/dL) (control vs CGM group)	HbA1C
JDRF [6]	322	Pump ad MDI users (Predominately pump)	Dexcom Seven, Medtronic Paradigm, Abbott FreeStyle Navigator	8–14 yr 15–24 yr ≥25 yr (CGM users=165)	8–14 yr 15–24 yr ≥25 yr (SMBG users =157)	Decreased (9% vs 34%) (age group ≥25 yr)	Decreased (0.02±0.45% vs –0.50±0.56%) (age group ≥25 yr)
WISDM [10]	203	Pump and MDI	Dexcom G5	CGM (N=103)	BGM (N=100)	Decreased (BGM: 4.9% vs CGM –2.7%) Baseline: 5.1% – CGM, 4.7% – BGM	Decreased (BGM: 7.4% vs CGM – 7.2%) Baseline: 7.65 – CGM, 7.5% – BGM
HypoDE [9]	149	100%MDI	Dexcom G5 mobile system	rtCGM (N=75)	SMBG (N=74) (N=66 in follow up phase)	Decreased (6.4% vs 1.6%)	Improved Slightly but not significant (from 7.4 to 7.3% (rtCGM) vs from 7.6 to 7.4%(SMBG))
DIAMOND [7]	158	100% MDI	Dexcom G4 with software 505	CGM users with MDI	Usual care with MDI (home blood glucose monitoring at least 4 times daily – Bayer Contour Next USB meter)	Decreased (minutes per day < 70mg/dL – median of 80 vs 43)	Decreased (8.2 vs 7.7%)

BGM – Blood glucose monitoring, MDI – Multiple daily injections, CGM – Continuous glucose monitoring.

서 일반 치료에 비해 HbA1c 감소가 있었다(7.92% vs 8.35%).

고위험군에 대한 영향: 저혈당무감지증 T1D

저혈당무감지증이나 MDI 치료에서 중증 저혈당이 있는 성인 T1D 성인에 CGM (Libre, n=75)을 이용하여 임상적 저혈당 발생(20분 이상 혈당 54 mg/dL 이하)을 대조군(n=74)과 비교한 무작위 임상연구가 시행되었다.[9]

저혈당 발생(혈당 54 mg/dL 이하)이나 선행 혈당 농도 54 mg/dL 이에서 20분 이상 저혈당은 CGM군(시작에서 추적 기간에 10.8 vs 3.5건)과 SMBG군(14.4 vs 13.7건)이었다. CGM 이용에서 혈당 변동성 감소와 HbA1c개선이 있였다(표 9.1).

노인에서 CGM 효과(WISDM 연구)

60세 이상의 T1D 203명에서 무작위배정 비교 임상연구가 시행되었다.[10] CGM (103명)과 표준

BGM (100명) 이용을 1:1로 무작위 배정하고 6개월 관찰하여 GM군에서 저혈당(70 mg/dL이하) 개선(표 9.1)과 평균 HbA1c 저하(기저 7.6%에서 6개월에 7.2%)가 있었다. 또한 CGM 이용으로 고혈당 시간 단축과 TIR이 개선되었다(56%에서 63%로).

임신 중 CGM

CGM (Medtronic iPRO2)을 임신 T1D에서 시행하여 HbA1c 저하, TIR 개선, 고혈당 시간 단축, 신생아 경과 개선 등이 있었다.[11]

이식형 CGM

Eversense CGM(180일간 피하 이식) 연구가 71명의 T1D과 2형당뇨병에서 시행되었다.[12] 센서 수명의 중앙값은 149일, 기준 혈당 75 mg/dL에 비해 평균 절대 상대 차이(MARD)는 11.1%였다. 혈당 40-400 mg/dL에서 MARD는 21.7%였으나 저혈당 범위(75 mg/dL이하)에서는 11.6%로 정확도가 떨어졌으나 HbA1c는 7.5%에서 7.2%로 개선되었다.

CGM 정확도는 사용 마지막 달에 감소했지만 전반적으로 전체 센서 수명 기간 동안 안전성과 정확성이 있었다. 이식형 Eversense XL CGM은 2017년 유럽(180일 버전)과 2018년 미국(90일 버전)에서 승인되었다.

CGM은 지난 10년간 기능이 개선되어, 센서 수명 연장(7일-6개월), 제조 공장에서 교정(Dexcom G7, Abbott FreeStyle Libre)이나 하루 2번 교정(Medtronic Guardian Sensor나 Senseonics Eversense), 알람과 경고 향상, 피하 삽입의 간편함, 실시간 혈당 공유 등이 가능해졌다.

이런 발전으로 T1D 환자의 삶의 질이 향상되었으며[13], 저혈당(70 mg/dL이하) 감소[6,7,10], HbA1c 개선[13]이 있었다.[13] 지난 10년간 T1D Exchange등록에 의하면 CGM은 7%(2010-2012)에서 30%(2016-2018)로 증가했으며[14], 특히 12세 이하에서 10배 이상으로) 소아에서 크게 증가했다.[12]

2형당뇨병에서 CGM 이용에 대한 근거는 매우 적다. 2형당뇨병에서 구형 CGM 장치를 이용한 연구가 발표되었다.[15] 병원에서 요청한 실시간 CGM을 시행한 무작위배정 비교임상연구 4건의 메타분석에서 식사요법, 생활습관, 치료 조절에 도움이 되어 HbA1c 0.3%가 개선되었다.[16] 2형당뇨병에서 CGM이 유용할 것으로 생각하며 많은 연구가 시행되고 있다.

T1D에 승인된 CLC

T1D이나 중증 인슐린 결핍증 환자에서 가장 좋은 치료법은 CLC 시스템이다. 그러나 CLC는 T1D의 I단계와 II단계에서는 연구되지 않았다. 현재 2개의 하이브리드 CLC 시스템이 미국 FDA에서 승인되었다. 이들은 모두 III기 T1D에서 연구되었으며 상업적으로 이용하고 있다.

이런 시스템은 저혈당 예측-인슐린 유예 기능이 있으며, 실시간 CGM에서 수신된 고혈당 예상 또는 고혈당 신호에 반응하는 알고리즘으로 기저 인슐린 공급 속도를 증가시킨다. 이런 조절이 SAP치료나 CSII처럼 식사 후 시간 동안에 일어나므로 하이브리드라고 부른다.

미니메드 670G

MiniMed 670G (Medtronic)는 124명의 T1D에서 3개월의 안전성 시험을 시행하여 미국에서 승인된 최초의 하이브리드 CLC 시스템이다.[17] 이 연구에서 환자는 SMBG를 이용하여 주기적으로 CGM을 보정하고 식사 인슐린을 투여했다. 이용한 제어 알고리즘은 PID (proportional integrated derivative)였다.

대상자가 폐쇄고리모드로 지낸 시간은 약 87.2%였으며 HbA1c와 모든 CGM 지표가 개선되었다(표 9.2). 이 연구 기간 동안 중증 저혈당과 DKA 발생은 없었다. 이 연구의 주용 제한점은 대조군이 없었다는 것이다. 하이브리드 폐쇄고리의 승인에는 다른 3가지 치료법(MDI, CII, SAP)과 비교하는 무작위배정 비교임상연구(RCT) 시행이 필요하다.

최근 Dexcom G6 CGM을 이용하여 미국 7개 센터에서 168명의 T1D을 6개월 간 추적하는 국제 당뇨병폐쇄고리(iDCL) 무작위대조 임상연구가 시행되었으며, 고급하이브리드 폐쇄고리 시스템(Control IQ, Tandem Diabetes Care)과 SAP의 안전성 및 효과가 비교되었다.[18]

이 시스템에 이용한 알고리즘은 저혈당 안전 모듈, 자동 보정 볼루스, 혈당을 정상 범위 내로 유지하기 위한 기저 인슐린 공급의 야간 강화 등이 포함된 모델예측제어(MPC)였다. CLC 코호트에서 모든 CGM 지표가 개선되었다(표 9.2).

양군 모두에서 중증 저혈당은 발생하지 않았다. CLC군에서 펌프 주입 세트 실패에 의해 한건의 당뇨병 케토산증이 있었다.

FLAIR 연구

Medtronic MiniMed 780G AHCL (Advanced Hybrid Closed Loop) 자동 인슐린 전달 시스템을 청소년과 젊은 성인에서 670G와 비교하였다.[19] 이 무작위배정 비교임상연구 결과 혈당 조절 및 환자 만족도 개선이 있었다. 14-29세 환자 113명을 승인된

표 9.2 폐쇄고리시스템의 주요 연구.

Studies	Type of study	Geography	TIR	< 70mg/dL	> 180 mg/dL	>250 mg/dL	>300 mg/dL	HbA1c (%)
Medtronic 670G [17]	Non RCT (n=124)	USA, Israel	66.7% vs 72.2%	5.9% vs 3.3%	27.4% vs 24.5%	N/A	2.3% vs 1.7%	7.4% vs 6.9%
Tandem Control	RCT (n=168)	USA	61% vs 71% (HCL)	3.6% vs 1.6% 2.8% vs 2.2%	36% vs 27%	N/A	N/A	7.4% vs 7.1%
IQ [18]			59% vs 59% (control)		38% vs 38%			7.4% vs 7.4%
FLAIR Trail [19]	RCT (ㄱ=113)	USA, Germany, Israel, Slovenia	57% vs 67% (AHCL)	2.3% vs 2.1% 2.3% vs 2.1%	41% vs 31%	13% vs 9%	N/A	7.9% vs 7.4%
			575 vs 63% (670G)		41% vs 34%	13% vs 10%		7.9% vs 7.6%
Medtronic 780G [20]	FCT (n=157)	USA	68.8% vs 74.5%	3.3% vs 2.3%	27.9% vs 23.1%	6.2% vs 4.6%	N/A	7.5% vs 7.0%

TIR; Time in Range (70-180mg/dL), glycated hemoglobin (HbA1c) %.

670G 시스템(n=57) 또는 AHCL 시스템(n=56)을 무작위 배정하여 4개국 7개 기관에서 12주 동안 시행했다. AHCL에서 CGM 지표의 개선이 있었다(표 9.2).

연구 전 CGM이나 인슐린펌프를 시행하지 않았던 환자에서 TIR의 큰 개선이 있었다. AHCL 군에서 중증 저혈당 1명, 인슐린펌프 관련 고혈당 또는 케톤증 2명이었으나, 670G 군에서 중증 저혈당은 0명, 펌프 관련 고혈당 또는 케톤증은 3명, 인슐린펌프와 관련 없는 고혈당 또는 케톤증은 1명이었다. AHCL 코호트에서 시스템 경고 횟수가 줄었고, 자동 모드 유지 시간이 길었으며 자동 모드 종료는 감소했다.

780G Pivotal 연구

메드트로닉 당뇨병(Medtronic Diabetes) 연구는 MiniMed 780G Advanced Hybrid Closed Loop (AHCL)을 이용하여 90일간 재택 시험을 시행했으며 중증 저혈당과 DKA가 없는 흥미로운 결과를 보여주었다.[20]

대상자에서 CGM 지표의 개선과 95%에서 폐쇄 고리(SmartGuard)를 유지했다. 이 연구는 만족도가 높았으며 평균 HbA1c는 7%였다. 이 시스템은 혈당 100 mg/dL을 기본 목표로 하고 120 mg/dL의 선택과 인슐린 작용 시간을 2-8시간으로 프로그래밍이 가능하였다. 100 mg/dL 혈당 목표와 2-3시간의 인슐린 작용 시간으로 TIR이 76%(낮에 74%, 밤에 84%)로 증가했으며, 2시간의 인슐린 작용 시간에서 79%(낮에 76%, 밤에 87%)로 더욱 개선되었다.

당뇨병이 잘 조절되지 않는 젊은 뉴질랜드 환자에서도 저혈당 예측 관리 알고리즘에 비해 개선된 결과를 보여주었다.[21] 95%의 시간 동안 폐쇄고리에 머문 대상자에서 TIR이 전반적으로 개선되고 범위 미만 시간이 감소했다.

캐나다에서 T:slim X2 펌프 이용자는 원격 소프트웨어 업데이트를 통해 2021년 3월부터 기존 펌프에 Control-IQ 기술을 추가할 수 있으며, 780G는 일부 유럽 국가에서 승인을 받았다.

시판 후 연구

SmartGuard 자동모드 지원 MiniMed 670G 시스템

미국에서 2017년부터 사용하는 CareLink 시스템에 실제 환자가 업로드한 자료가 분석되었다.[22] 670G를 처음 3개월간 3,141명의 자료를 이용하여 후향적으로 분석하여 보고했다.

순응도가 충분한 환자에서 670G연구와 비슷한 결과였다. 실제 코호트에서 수동모드에서 자동모드로 바꾸어 TIR 66%에서 73%로, 혈당 70 mg/dL 이하는 2.7%에서 2.1%로, 혈당 180 mg/dL이상은 31.4%에서 24.6%로, 혈당 250 mg/dL이상은 8.1%에서 5.4%로 개선되었다. 제조업체의 웹사이트에 업로드된 자료는 이 시스템의 견고성을 확인한다.

Control IQ 기술이 적용된 t:slim X2 인슐린펌프

2020년 초 미국에서 사용하기 시작한 후, 1,435명을 대상으로 시점 1 (T1:control-IQ 기술 시작 후 처음 3주)과 시점 2 (2형:T1 후 24주)에 실제 결과가 보고되었다.[23] T1과 2형의 비교에서 T1R 개선(76.7±11.6% vs 77.2±12.3%), 70 mg/dL 이하 시간 감소(1.3 vs 1.2, 유의성 없음), 180 mg/dL 이상 시간 감소

(19.8 vs 19.0), 250 mg/dL 이상 시간 감소(2.9 vs 2.5).

대상자의 기기 관련 만족도는 높았으며 당뇨병에 대한 불안이 감소되었다고 밝혔다. 이 시스템은 T1D 환자의 심리사회적 경과와 TIR 경과 개선을 보여주었다. 현재 이 시스템은 전 세계 18개국(미국, 호주, 캐나다, 영국, 덴마크, 네덜란드, 체코, 프랑스, 이탈리아, 뉴질랜드, 남아프리카공화국, 핀란드, 스웨덴, 노르웨이, 스페인, 벨기에, 독일, 룩셈부르크)에서 승인되었다.

폐쇄고리시스템의 다른 연구

Horizon Pivotal 연구(Omnipod Horizon)

옴니포드(Omnipod)는 최근 하이브리드 옴니팟(Omnipod) 5 자동인슐린전달시스템 자료를 공개했다. 235명의 대상자가 단일군, 다기관, 전향임상연구에 등록되었다. 연구 설계는 외래 표준치료 14일 단계와 외래 환경에서 13주(94일) HCL 단계로 구성되었다.

HCL 단계 완료 후 대상자는 추가로 6개월 동안 계속할 수 있었다. HCL 단계에서 대상자는 5일간의 식사 감독과 운동 챌린지에 참여하였다. 1차 평가변수는 중증 저혈당, DKA, HbA1c, TIR (70-180 mg/dL) 등이었다.

패치펌프시리즈: Diabeloop 1세대(DBLG1) 하이브리드 폐쇄고리

DBLG1 (Cellnovo Generation 1, 프랑스)의 하이브리드 CLC시스템(무튜브 패치펌프) 또는 SAP를 12주간 사용하고[24], 8주간 중단 후 12주간 다른 방법으로 바꾸어 시행한 결과, SAP (59.4%)에 비해 TIR (68.5%)이 더 높은 것으로 나타났다.

70 mg/dL 이하 시간이 DBLG1에서 2%, SAP군에서 4.3%였다. 각군에서 DKA는 없었으나 CLC에서 중증 고혈당 9건(모세혈관 혈당 20 mmol/L 이상), 폐쇄고리에서 5건의 중증 저혈당 발생이 있었으나, SAP에서는 3건의 중증 저혈당이 발생했다.

T1D 시작 시 폐쇄고리제어 시작

T1D 발생 후 7일 이내에 72시간 하이브리드 CLC를 시도하여 1년 후 췌도 기능 보존을 연구하였다.[25] 3일간 CLC 시행 후 SAP 또는 MDI로 무작위 배정되었다. HbA1c 도달은 7.3%였으며 혼합식 자극에 대한 C-펩타이드의 곡선하면적(area under the curve, AUC)는 양군에 차이가 없었다.

T1D (CLOuD) 발생 시점에서부터 CLC의 효과를 평가하기 위한 무작위 병렬배정 비교임상연구(NCT02871089)가 진행되고 있다. 연구 가설은 혼합식 자극 C-펩타이드 분비 AUC 개선에 의한 혈당조절 개선이다.

대상자는 CLC (Florence M 또는 CamAPS FX)나 MDI에 무작위 배정되며 각 치료는 24개월간 지속된다. 24개월의 연구 기간을 완료한 모든 대상자는 추가로 24개월간 무작위 배정된 치료와 함께 선택적 연장 단계를 지속한다.

1형당뇨병 특정 세부집단에서 CLC연구

T1D 임신

영국에서 T1D의 임신에 2건의 CLC 연구가 시

행되었다. 첫 번째 연구는 하룻밤 동안의 CLC사용으로 TIR이 15% 높아졌다(74.7% vs 59.5%). 두 번째 연구는 CLC 24시간 사용에서 TIR에 변화가 없었다(62.3% vs 60.1%).[26,27] T1D 임신에서 3건의 CLC 임상연구가 진행되고 있다.

- NCT04492566: 미국 3개센터의 21명 임신을 대상으로 감시 외래 환경에서 48-60시간 폐쇄고리 CLC를 평가하고 있다. 이 연구에서 임신 중 혈당 목표와 비슷한 CLC를 목표로 하고 있다.
- NCT03774186: 미국의 2개센터에서 47명의 여성이 임신 9주에 등록하여 임신 기간과 출산 후 6주 동안 670G와 SAP치료를 비교한다.
- NCT04520971: 유럽에서 2021년 시작하였으며 92명을 임신 12주에 모집하여 780G펌프 또는 표준치료에 무작위 배정되어 분만까지 추적 관찰한다. CGM 시스템(Guardian Sensor 3)을 이용하여 임신 중 적어도 4개의 다른 시점(14-17주, 20-23주, 26-29주, 33-36주)에 자료를 수집한다.

저혈당 취약 성인의 폐쇄고리(DCLP2)

NCT04266379: 프랑스에서 CGM (Dexcom G6)으로 구동되는 Tandem Control-IQ 알고리즘으로 3개월간 SAP와 비교하고 다시 3개월 연장하는 임상 시험이 시행되고 있다. 예상 등록 대상자는 72명이다.

당뇨병 기술의 비용

서유럽, 미국, 호주/뉴질랜드에서 많이 이용하는 이런 기술은 비용이 많이 든다. 각국의 기술 승인과 가용성에는 차이가 있다. Pease 등이 시행한 비용 편익 분석에 의하면 HCL은 QALY당 평균 $37,767이

표 9.3 폐쇄고리 시스템의 현황과 전망 요약

Sensors	Glucose	CGM	Implantable Non-implantable	Eversense Dexcom G6, Medtronic Guardian 3, Abbott FreeStyle Libre
	Non-glucose single	Ketone	Detects: β-hydroxybutyrate (HB)	
	Non-glucose dual	CKM	Detects: HB + glucose or HB/lactate	
Hormonal delivery	Single hormone		Insulin	
	Dual hormone		Insulin + glucagon Insulin + GLP-1/SGLT2 inhibitors	
	Triple hormone		Insulin + glucagon + pramlintide	
Control algorithm	Proportional integral derivative (PID)		Medtronic 670G and Medtronic 780G	
	Model predictive control (MPC)		Tandem Control-IQ	
	Fuzzy logic (FL)		Omnipod	
Target glucose	Single set point			
	Single zone set point			
	Varying set points		Overnight and daytime targets differ	
	Varying Day time set points		Day time set points may differ between post-prandial and post-absorptive	

CGM; Continuous Glucose Monitoring, CKM; Continuous Ketone bodies monitoring

었으며, 86%는 QALY당 $50,000의 지불 의향 임계값에서 HCLC가 비용 효율적이라고 예상했다.[28] 이런 기술은 삶의 질을 향상시키고 자기 관리 부담을 반복하여 줄인다.

2형당뇨병에서 인슐린펌프 이용

2형당뇨병에서 인슐린펌프 이용에 대한 연구는 2형당뇨병 치료를 개선한 GLP1수용체작용제나 SGLT2 억제제 같은 새로운 약에 대한 연구보다 앞섰다. 2형당뇨병의 치료 기술 이용에 대한 많은 연구가 필요하다.

결론

당뇨병 치료 기술은 지난 10년간 크게 발전했다. 앞으로 10년에 더 많은 발전을 이룰 것으로 예상한다. 현재 이용 가능하며 추가로 개발 중 기술은 **표 9.3**과 같다. 여기에는 포도당 감지의 발전, 추가 센서의 이용, 인슐린, 글루카곤 이외의 추가 호르몬 공급, 정밀한 제어 알고리즘 등이 포함된다.

참고문헌

1. Atkinson MA and Maclaren NK. The pathogenesis of insulin-dependent diabetes mellitus. N Engl J Med. 1994;331(21):1428–36.
2. Atkinson MA, Eisenbarth GS, and Michels AW. Type 1 diabetes. Lancet. 2014;383(9911):69–82.
3. Eisenbarth GS. Type I diabetes mellitus. A chronic autoimmune disease. N Engl J Med. 1986;314(21):1360–8.
4. Insel RA, Dunne JL, Atkinson MA et al. Staging presymptomatic type 1 diabetes: a scientific statement of JDRF, the Endocrine Society, and the American Diabetes Association. Diabetes Care. 2015;38(10):1964–74.
5. Kovatchev B. The artificial pancreas in 2017: The year of transition from research to clinical practice. Nat Rev Endocrinol. 2018;14(2):74–6.
6. Tamborlane WV, Beck RW, Bode BW et al. Continuous glucose monitoring and intensive treatment of type 1 diabetes. N Engl J Med. 2008;359(14):1464–76.
7. Beck RW, Riddlesworth T, Ruedy K et al. Effect of continuous glucose monitoring on glycemic control in adults with type 1 diabetes using insulin injections: The DIAMOND randomized clinical trial. JAMA. 2017;317(4):371–8.
8. Lind M, Polonsky W, Hirsch IB et al. Continuous glucose monitoring vs conventional therapy for glycemic control in adults with type 1 diabetes treated with multiple daily insulin injections: The GOLD randomized clinical trial. JAMA. 2017;317(4):379–87.
9. Heinemann L, Freckmann G, Ehrmann D et al. Real-time continuous glucose monitoring in adults with type 1 diabetes and impaired hypoglycaemia awareness or severe hypoglycaemia treated with multiple daily insulin injections (HypoDE): a multicentre, randomised controlled trial. Lancet. 2018;391(10128):1367–77.
10. Pratley RE, Kanapka LG, Rickels MR et al. Effect of continuous glucose monitoring on hypoglycemia in older adults with type 1 diabetes: A randomized clinical trial. JAMA. 2020;323(23):2397–406.
11. Feig DS, Donovan LE, Corcoy R et al. Continuous glucose monitoring in pregnant women with type 1 diabetes (CONCEPTT): A multicentre international randomised controlled trial. Lancet. 2017;390(10110):2347–59.
12. Kropff J, Choudhary P, Neupane S et al. Accuracy and longevity of an implantable continuous glucose sensor in the PRECISE study: A 180-day, prospective, multicenter, pivotal trial. Diabetes Care. 2017;40(1):63–8.
13. Gilbert T, Noar A, Blalock O, and Polonsky W. Change in HbA1c and quality of life with real-time CGM use by people with insulin-treated diabetes in the landmark study. Diabetes Technol Ther. 2021.
14. Foster NC, Beck RW, Miller KM et al. State of type 1 diabetes management and outcomes from the T1D exchange in 2016–2018. Diabetes Technol Ther. 2019;21(2):66–72.
15. Carlson AL, Mullen DM, and Bergenstal RM. Clinical use of continuous glucose monitoring in adults with type 2 diabetes. Diabetes Technol Ther. 2017;19(S2):S4-s11.
16. Poolsup N, Suksomboon N, and Kyaw AM. Systematic review and meta-analysis of the effectiveness of continuous glucose monitoring (CGM) on glucose control in diabetes. Diabetol Metab Syndr. 2013;5:39.
17. Bergenstal RM, Garg S, Weinzimer SA et al. Safety of a hybrid closed-loop insulin delivery system in patients

with type 1 diabetes. JAMA. 2016;316(13):1407–8.
18. Brown SA, Kovatchev BP, Raghinaru D et al. Six-month randomized, multicenter trial of closed-loop control in type 1 diabetes. N Engl J Med. 2019;381(18):1707–17.
19. Bergenstal RM, Nimri R, Beck RW et al. A comparison of two hybrid closed-loop systems in adolescents and young adults with type 1 diabetes (FLAIR): a multicentre, randomised, crossover trial. Lancet. 2021;397(10270):208–19.
20. Carlson AL, Bode BW, Brazg RL et al. 97-LB: Safety and glycemic outcomes of the Minimed advanced hybrid closed-loop (AHCL) system in subjects with T1D. Diabetes. 2020;June;69(Supplement 1).
21. Collyns O, Meier R, Betts Z et al. 199-OR: Improved glycemic outcomes with Medtronic Minimed advanced hybrid closed-loop delivery: Results from a randomized crossover trial comparing automated insulin delivery with predictive low glucose suspend in people with type 1 diabetes. Diabetes. 2020;June;69 (Supplement 1).
22. Stone MP, Agrawal P, Chen X et al. Retrospective analysis of 3-month real-world glucose data after the MiniMed 670G system commercial launch. Diabetes Technol Ther. 2018;20(10):689–92.
23. Pinsker JE, Müller L, Constantin A et al. Real-world patient reported outcomes and glycemic results with initiation of Control-IQ technology. Diabetes Technol Ther. 2020;23(2):120–7.
24. Benhamou PY, Franc S, Reznik Y et al. Closed-loop insulin delivery in adults with type 1 diabetes in real-life conditions: a 12-week multicentre, open-label randomised controlled crossover trial. Lancet Digit Health. 2019;1(1):e17-e25.
25. Buckingham B, Beck RW, Ruedy KJ et al. Effectiveness of early intensive therapy on β-cell preservation in type 1 diabetes. Diabetes Care. 2013;36(12):4030–5.
26. Stewart ZA, Wilinska ME, Hartnell S et al. Closed-loop insulin delivery during pregnancy in women with type 1 diabetes. N Engl J Med. 2016;375(7):644–54.
27. Stewart ZA, Wilinska ME, Hartnell S et al. Day-and-night closed-loop insulin delivery in a broad population of pregnant women with type 1 diabetes: A randomized controlled crossover trial. Diabetes Care. 2018;41(7):1391–9.
28. Pease A, Zomer E, Liew D, Earnest A et al. Cost-effectiveness analysis of a hybrid closed-loop system versus multiple daily injections and capillary glucose testing for adults with type 1 diabetes. Diabetes Technol Ther. 2020;22(11):812–21.

10

당뇨병 환자의 식단 최적화

Meera Shah
Division of Endocrinology, Diabetes, Metabolism, and Nutrition, Mayo Clinic, Rochester, MN, USA

요점

- 일반 당뇨병 위험군에서 식물성식단은 2형당뇨병 발생률을 낮출 수 있다.
- 포도당불내성과 BMI가 높은 환자에게 체중을 5-10% 줄이는 칼로리제한 프로그램이 초기 치료 목표가 되어야 한다. 생물학적 하루주기리듬에 자연스럽게 일치시킨 시간제한식사는 단기적으로 도움이 될 수 있다.
- 초기 2형당뇨병에서 적극적 칼로리제한은 2형당뇨병 관해에 도움이 될 수 있다. 그러나 이런 접근이 선택된 소수에게만 적합할 수 있다. 전반적으로 건강한 식습관을 강조하고, 초가공식품, 첨가당과 정제곡물 제한 등이 2형당뇨병에서 의학영양요법 계획의 초점이 되어야 한다.
- 2형당뇨병 환자는 일반인과 다량영양소 요구량이 비슷하다. 개별 다량영양소의 양보다는 질에 중점을 두어야 한다. 대용설탕은 2형당뇨병에서 탄수화물과 칼로리섭취 저하에 어느 정도 도움이 될 수 있다.
- 1형당뇨병 환자는 음식 섭취에 영향을 줄 수 있는 동반질환을 고려한 맞춤형 식단계획에 대한 상담을 받아야 한다.

서론

과거 2형당뇨병은 물질적 부를 이룩한 사회에서 발생하여 한때 '풍요의 질병'이라고 불렀다. 오늘날 2형당뇨병은 전 세계의 모든 사회경제적 계층에서 발생하며, 실제로 저소득 국가 인구에서 불균형적으로 나타나고 있다.[1]

모든 문화와 국가에서 공통된 주제는 전통적 생활습관의 변화이며, 특히 음식 섭취와 좌식 생활습관 증가 등 활동 변화에 의한 과체중과 비만 유병률이 증가하고 있다.

의학영양요법(medical nutrition therapy)은 2형당뇨병 관리의 기초이며, 당화혈색소 저하에 당뇨병약 만큼의 효과가 있다.[2]

당뇨병의 식사 관리

당뇨병 환자는 다양한 경로에서 혈당 관리를 위한 식사 조언을 얻는다. 이런 권고가 특정 환자에게 신뢰할 수 있거나 개별화된 것은 아니다. 당뇨병 환자가 임상의에게 자주 묻는 질문은 "무엇을 먹어야 하나요?"이며, 고혈당 정도, 체중, 개인적이나 문화적 선호도 등에 따라 답이 달라질 수 있다.

2형당뇨병 가족력이 없는 40세 남성이 식단 계획을 통해 당뇨병 발생을 예방할 수 있는 방법에 대해 묻는다. 그는 정상 체중이며 공복혈당은 정상이다.

간호사건강연구(Nurses Health Study)[3]는 2형당뇨병 발생 위험에 대한 생활습관의 영향을 처음 보고하였다. 이 연구에서 과체중 또는 비만은 당뇨병 발생을 가장 잘 예측하는 단일 변수였다.

그러나 다른 변수를 보정해도 식단의 질이 질병 발생 위험에 측정 가능할 정도로 영향을 주었다. 특히 곡물 식품섬유를 많이 섭취에서 질병 위험이 약 40% 줄었다. 반면 트랜스지방이 많은 식품 섭취에서는 질병 발생 위험이 약 40% 증가했다.

식물성식단은 광범위하게 연구되어 왔다. 이런 형태의 식단은 연구에 따라 다양하게 기술되지만 공통 요소는 다음과 같다.

① 동물성 제품 소비를 줄이거나 제외한 식물성 원료에서 추출한 식품.
② 유익할 가능성이 있는 요구르트와 생선 포함.
③ 정제 곡물, 전분, 설탕 섭취의 개별화.

재림교회 건강연구(Adventist Health Study)는 2000년대 초반 미국과 캐나다에서 약 40,000명의 재림교회 교인을 등록하여 시행되었다.[4] 2년간의 비채식주의자의 당뇨병 발생률은 반채식주의자 또는 채식주의자에 비해 높았다.

약 200,000명 대상의 간호사건강연구, 간호사건강연구 II, 건강전문가 추적연구 등의 대상자를 종합한 분석에서도 비슷한 결과였다. 식물성식단 또는 건강한 식물성식단을 지킨 대상자에서 2형당뇨병 발생 위험이 50% 줄었다.

흥미로운 사실은, 건강에 해로운 식물 기반 지수(예: 과일주스, 정제곡물, 감자제품, 과자와 디저트 섭취) 점수가 높은 대상자는 BMI 보정 후에도 2형당뇨병 발생 위험이 높았다.[5]

9건의 대규모 전향연구를 종합한 메타분석과 체계적 문헌고찰에서도 정제 탄수화물을 줄인 건강한 식물성식단의 이점과 건강에 해로운 식물성식단 섭취의 해로운 영향이 모두 확인되어 비슷한 결과였다.[6]

식물성식단으로 인기 있는 형태는 지중해식 식단이다. 이 식단은 여러 연구에서 다양하게 기술되지만 공통 요소는 다음과 같다.

① 주로 식물 기반
② 곡물과 통곡물, 과일, 채소, 콩류, 견과류 등의 식물성 식품 소비 증가
③ 올리브오일이 주요 지방 공급원
④ 소량에서 중등도의 생선과 가금류 섭취
⑤ 붉은 육류의 상대적으로 적은 소비
⑥ 일반적으로 식사와 함께 적당한 와인 섭취

지중해식 식단이 일반 유럽 인구에서 2형당뇨병 발생에 주는 영향이 InterAct Consortium에서 연구되었다.[7] 약 20년간 거의 50만명을 추적하여 당뇨병 발생률을 기록했다.

지중해식 식단 계획의 낮은 준수에 비해 지중해식 식단 계획의 높은 준수는 2형당뇨병 발생 위험을 12% 감소시켰다. 그러나 이런 관련은 비만이나 50세 미만에서는 현저하지 않았다.

전통적 심혈관질환 위험인자가 있는 다른 유럽 인구에서 지중해식 식단 시행은 저지방 식단에 비해 2형당뇨병 발생 위험을 50% 감소시켰으며, 이것

은 체중이나 신체 활동 변화와 관계없이 효과적이었다.[8] 문화적 규범, 음식 가용성, 토착 농산물, 음식 선호도 등은 다양한 인구에서 식사 방식의 결정하는 요인의 일부다.

전 세계(아시아, 유럽, 북미)의 연구를 종합한 대규모 메타분석에서 체중 변화와 관계없이 식물성식단을 지키는 인구에서 당뇨병 발생 위험이 20% 감소하였다.[9]

따라서 개별적, 문화적 선호도에 따라 조정된 모든 형태의 건강한 식물성식단은 2형당뇨병 발생 위험을 전반적으로 줄이기에 도움이 될 수 있다.

식물성식단이 2형당뇨병의 위험을 줄이는 이점을 설명하기 위한 몇 가지 기전이 제시되었다. 과일과 채소에 일반적으로 존재하는 성분인 식품섬유, 비타민, 미네랄, 항산화제, 페놀화합물, 불포화지방산 등은 인슐린감수성과 혈압을 개선하고 장기적으로 체중을 줄이며 전신 염증을 개선한다.

또한 2형당뇨병 위험에 부정적 영향을 줄 수 있는 적색육이나 가공육의 햄 또는 콜레스테롤을 피할 수 있다.[10]

현재의 증거는 결정적이지 않지만 동물 유래 화합물(예: 콜린과 1-카르니틴)과 장내 마이크로바이옴의 상호 작용으로 트리메틸아민-N-옥사이드 생성은 임신당뇨병이나 2형당뇨병 발생 위험과 관련이 있다.[11,12]

임상 핵심

식물성식단은 평균 위험 인구에서 2형당뇨병 발생률을 낮출 수 있다.

식사 형태 변경

공복혈당장애가 있는 45세 여성이 식사 계획만으로 당뇨병 발생 위험을 줄일 수 있는지 묻는다. 그녀의 BMI는 31kg/m²이다.

과체중 또는 비만은 2형당뇨병 발생의 가장 중요한 위험인자로 알려져 있다. BMI가 높은(서구인에서 25 kg/m^2 이상 또는 아시아인에서 23kg/m^2 이상) 2형당뇨병 환자는 생활습관 변화를 통한 체중 감량에 대해 상의해야 한다. 약 5-10%의 체중 감량은 대사변수의 개선과 함께 건강상의 이점이 많은 것으로 알려졌다.[13,14]

칼로리제한은 모든 체중 감량 프로그램에서 핵심적 구성 요소다. 그러나 체중 감량 효과나 지속 가능성에 어느 한 가지 식사 계획이 다른 식단보다 우월하지는 않다. 따라서 환자의 개별적 선호도가 어떤 식사요법을 선택하는가에 중요한 요인이 되어야 한다.

간헐단식은 칼로리 소비의 관리에 인기 있는 방법의 하나다. 간헐단식의 건강상 이점은 신진대사 유연성을 촉진하는 세포의 적응이며, 포도당을 주요 연료원으로 이용하는 대신 지방산과 케톤체로 바꾸는 신체 능력에 의한다. 또한 스트레스 감소와 염증이 감소된다.[15]

이 개념의 시행에는 일반적으로 최소 16시간 동안 계속 칼로리 소비가 전혀 없어야 하며, 이 기간에 유리한 세포 적응이 일어난다.[16,17] 종교적 의무의 일환으로 한 달에 한 번 24시간 금식을 일상적으로 시행하는 말일성도교회 신자 대상 연구에서 2형당뇨병의 발생 위험이 단식하지 않는 사람에 비해 절반 수준이었다.[18]

간헐단식 형태인 시간제한식사(time-restricted

eating, TRE)는 내인성 대사리듬(포도당, 지질, 에너지 대사)에 하루주기 양상이 있다는 개념을 따른다.[19,20] 8명의 당뇨병 전단계 남성에서 시행한 소규모 연구는 TRE의 유익한 효과가 체중 감량과 관계없이 인슐린감수성과 베타세포 기능 개선에 의한다는 것을 칼로리의 전통적 "하루 3끼" 식사와 비교하여 밝혔다.[21]

2형당뇨병에서 간헐단식이나 TRE에 대한 자료는 강력하지 않아 이용에 대해 명확한 결론을 내릴 수 없다. 이런 식습관의 권고 전에 고려해야 할 중요한 사항은 저혈당을 일으킬 위험이 있으므로 환자가 당뇨병 치료제, 특히 인슐린을 능숙하게 조절할 수 있는지 확인하는 것이다.[22]

임상 핵심

포도당불내성과 BMI가 높은 환자에게 5-10%의 체중을 감량하는 칼로리 제한 프로그램이 초기 목표가 되어야 한다. 생물학적 하루주기와 자연스럽게 일치하는 시간 제한 식사가 단기적으로는 도움이 될 수 있다.

칼로리제한 식사

2형당뇨병으로 진단된 55세 남성이 식단 변화만으로 당뇨병을 '역전' 시킬 수 있는지 묻는다. 그의 HbA1c는 7.5%이며, 최대 용량의 메트포민을 복용하고 있다.

Look AHEAD연구는 2형당뇨병 5,000명을 집중적 생활습관과 표준 치료에 무작위 배정하여 관찰했다.[23]

중재군은 첫해 식사 대용 제품으로 칼로리제한 식사 계획을 제공했다. 10년간의 추적 기간에서 집중적 생활습관 중재군에서 더 많은 체중 감량과 당화혈색소 개선이 있었다.[23]

그러나 1차 평가변수인 심혈관질환 사망, 비치명적 심근경색, 비치명적 뇌졸중, 협심증 입원 등의 복합은 양군 사이에 차이가 없었다. 집중적 생활습관 중재 프로그램에서 인슐린 필요성 감소에 따른 혈당 조절 개선, 체력의 개선, 이동성, 전반적 삶의 질 개선 등의 임상적으로 중요한 경과가 있었다.

DiRECT연구는 2형당뇨병 초기 단계에 칼로리제한으로 당뇨병 관해에 도달하였다.[24] 이 연구는 6년 이내에 2형당뇨병으로 진단되고 당화혈색소 6-12%이며 인슐린으로 치료하지 않는 약 300명을 대상으로 하였다.

모든 환자의 체질량지수는 과체중 범주였다. 중재군은 당뇨병약을 중단하고 12-20주 동안 저칼로리(약 850 kcal) 식사 대용제품을 섭취했다. 초기 체중 감량 단계 후에는 체중 유지를 목표로 2-8주에 걸쳐 식품 재도입 프로그램을 시행했다. 체중 유지 단계에 체중이 다시 증가하면 감량 제품을 제공했다.

중재군의 약 25%에서 15 kg의 체중 감량에 도달했다. 당뇨병약을 2개월 중단 후 당화혈색소 6.5% 미만으로 정의하는 당뇨병 관해는 중재군의 46%에서 도달되었으며 1년간 지속되었다. 2년 추적 관찰 시점에서 이 비율은 약 36%였다. 전체 연구 대상에서 당뇨병 관해 가능성은 체중 감량 도달 정도와 관련이 있었다.

또한 당뇨병의 지속 관해는 체중 감소가 지속된 대상에서 높았다. 이 연구에서 주목할 점은 중재군에서 24개월 후 중도탈락률이 22%(대조군은 6%)

였으며 이것은 이런 집중프로그램 유지가 어렵다는 것을 말해준다.

2형당뇨병 관리에 지중해식 식단의 유용성이 연구되었다. 2형당뇨병에서 약을 복용하지 않는 환자를 같은 칼로리의 저탄수화물 지중해식 식단 또는 저지방 식단으로 무작위 배정하였다. 저탄수화물 지중해식 식단군에서 저지방군에 비해 체중 감량과 관계없이 당뇨병약 복용 시작이 약 2년 연기되었다.[25]

약 250명을 대상으로 저탄수화물 지중해식 식단(혈당지수 35% 미만)과 표준 지중해식 식단은 2003년 ADA에서 발표한 식단(탄수화물 50-55%, 지방질 30%, 단백질 20%)과 비교하여 HbA1c 개선에 우수했다. 이런 결과는 칼로리 소비량이나 체중 감량에 차이가 없어도 나타났다.[26]

2형당뇨병 관리를 위한 초저탄수화물(케톤 유발) 식단에 대한 관심이 높다. 케톤혈증 유발의 이점은 1920년대 메이요클리닉의 와일더와 윈터가 뇌전증 치료에서 발견했다. 그 후의 많은 연구는 2형당뇨병 관리에 초점을 두었다. 케톤 유발 식단의 구성은 문헌에 따라 다르다.

그러나 일반적 구성 요소는 탄수화물 감소(보통 하루 50 g 미만)와 단백질 및 지방질 비율의 상대적 증가이다. 한편 하루 50-150 g의 탄수화물 또는 전체 칼로리의 30% 미만 섭취를 "저탄수화물 식단"이라고 부른다.

체중 감량을 위해 저탄수화물/케톤 유발 식단의 개념을 이용한 상업용 다이어트 프로그램이 있으며, 프로그램에 따라 다량영양소 구성과 기타 성분이 다르다. 따라서 연구 결과가 매우 다양하고 복잡하여 2형당뇨병 또는 내당능장애의 관리에 케톤 유발 식사요법의 효과에 대해 명확한 결론을 내릴 수 없다.

이런 연구에서 흔히 볼 수 있는 논란은 다이어트 계획 시행에 의해 얻을 수 있는 유익한 효과에 체중 감량이 어떤 역할을 하는가에 대한 것이다. 이런 식단은 장기적으로 계속하기 어려울 수 있다. 최근의 메타분석에 의하면 저탄수화물 식단(고탄수화물 식단에 비해)에 의해 6개월에 나타난 신진대사 이점이 12개월에 손실되었다.[27]

장기적 준수의 어려움이 있다고 알려진 현상 때문에 다이어트 계획에 관심이 있는 환자는 정기적으로 평가하며 필요에 따라 다이어트 계획을 개별화해야 한다. 현재 ADA의 식사 지침은 임신 또는 수유, 섭식 장애, 신장질환, 케토산증 위험이 있는 SGL2형 억제제 복용 등에 케톤 유발 식단 계획을 금지하고 있다.[28]

초가공식품은 혈당 조절에 해로운 영향을 줄 수 있다. 초가공식품은 '일련의 공정을 이용하여 생산한 값싼 산업 공급 식품과 영양소 첨가 제형'이며 천연 식품은 최소한으로 들어있다.[29]

초가공식품에는 일반적으로 풍미증진 첨가제, 염료, 안정제(NOVA 분류[30]) 등이 5종 이상 들어있는 즉석 식품 제형이며, 추출, 성형, 사전 튀김, 수소첨가 등의 물리적 및 화학적 공정을 거친 식품이다. 초가공식품은 현재 미국에서 소비되는 칼로리의 대부분을 차지하고 있다.[31]

100,000명 이상 대규모 인구 집단의 전향연구에 의해 식단에 더 많은 비율의 초가공식품이 포함되면 2형당뇨병 발생 위험이 높다고 알려졌다. 이것은 가공하지 않은 식품이나 최소한 가공식품의 동시 섭취로 보정해도 같은 결과였다.[32] 이 관찰을 설명하기 위해 초가공식품 식단의 섭취에서 더 많은 칼로리를 섭취하는 경향이 있다는 이론이 제시되었으나[33] 명확한 기전은 확인되지 않았다.

ADA의 2형당뇨병 관리를 위한 의학영양요법

은 다양한 식습관에 대한 비교 연구가 없다고 하였다.[28] 그러나 과일, 전분이 없는 채소, 통곡물 등을 늘리고, 정제 곡물과 설탕을 줄이는 등의 유익한 식습관이 2형당뇨병 관리를 위한 식사요법의 기본이라고 했다.

임상 핵심

초기 2형당뇨병에서 적극적 칼로리 제한은 당뇨병 관해 유도에 도움이 될 수 있다. 그러나 이런 접근은 선택된 소수에게만 적합할 수 있다. 전반적으로 건강한 식습관을 강조하며 초가공식품, 첨가당, 정제곡물 등을 줄이는 것이 2형당뇨병에서 의학영양요법 계획의 초점이 되어야 한다.

다량영양소

60세 2형당뇨병 남성이 혈당 조절의 최적화를 위해 식단의 탄수화물 제한 필요성과 일정량의 단백질이나 식품섬유 포함에 대해 궁금해한다. 그는 또한 인공감미료의 건강에 대한 해로운 영향에 대해 자주 들어서 인공감미료의 역할에 대해 궁금해한다.

2형당뇨병에서 다량영양소 섭취에 대해 일치된 지침은 일반인과 비슷하다.[28] 식사요법의 조언에서 탄수화물의 양보다 질을 강조해야 하며, 이것은 탄수화물의 질이 혈당 반응에 크게 영향을 주기 때문이다(그림 10.1)[34].

가장 좋은 건강상의 이점은 통곡물, 과일, 채소 등을 통한 탄수화물 섭취에서 나타난다. 어떤 당뇨병 환자는 식후 혈당 변동을 관리하기 위해 탄수화

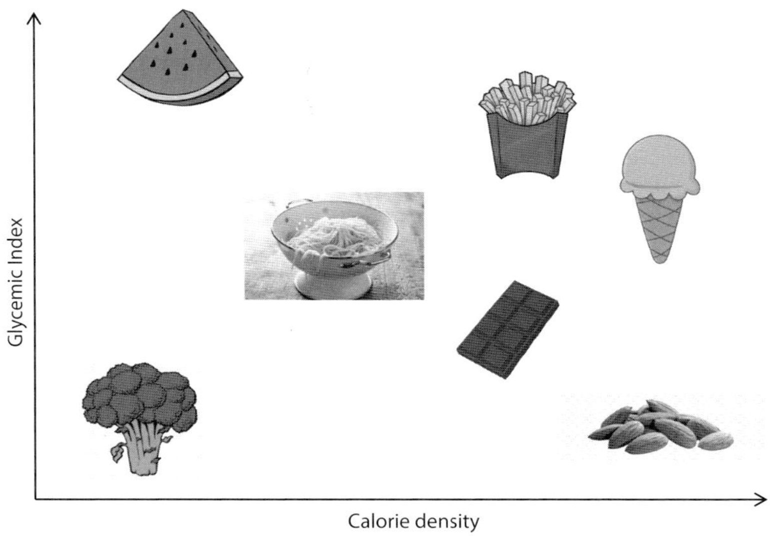

그림 10.1 전형적 식품의 칼로리 밀도와 혈당지수의 관계. 일부 식품은 성숙도, 조성, 조리 방법에 따라 혈당지수가 달라질 수 있다. 시드니대학 자료: http://www.glycemicindex.com/index.php

물을 계산하고, 다른 환자는 식후 인슐린 투여를 계산한다.

탄수화물 계산에 이용하는 2가지 가정은 다음과 같다.

① 탄수화물은 혈당 반응에 영향을 주는 주요 다량 영양소다.

② 탄수화물은 식사 후 빠르게 포도당으로 전환된다.

이처럼 탄수화물 계산에는 영양사에 의한 구체적 교육, 일관된 관행, 정기적이며 지속적 접촉이 필요하다.

현재까지의 증거에 의하면, 2형당뇨병의 단백질 요구량은 신장기능이 정상이면 일반인과 다르지 않다. 단백질 섭취량은 섭취 칼로리의 약 20%를 차지하며 신장기능에 따라 조정할 수 있다.

일반 인구에서처럼 당뇨병 환자의 식사에서 지방질 섭취 지침은 총 칼로리 섭취량의 약 20-35%다. 탄수화물에서처럼 지방질의 양보다는 질이 더 중요하며, 특정 고지방 식사 양상이 2형당뇨병 환자의 심혈관질환 위험인자와 혈당을 개선할 수 있다.[35] 트랜스지방 섭취는 건강에 해롭기 때문에 피해야 한다는 증거가 있다.[36,37]

당뇨병에서 체중 관리를 위한 노력에 중요한 고려는 지방질과 관련된 에너지 밀도다. 체중 증가를 방지하기 위해서는 "건강에 좋은 지방질"이라고 해도 총 칼로리 소비에 주의해야 한다. 규칙적 식품섬유 섭취는 2형당뇨병에서 총사망률 저하와 관련이 있다.[34,38] 식사 지침은 수용성 식품섬유와 비수용성 식품섬유 구분 없이 1,000 kcal당 14 g의 식품섬유 섭취를 권고한다.[37]

식품섬유 보충제 이용도 혈당 조절 개선을 기대할 수 있다. 과체중과 비만을 대상으로 칼로리는 같고 통곡물의 식품섬유 양(28 g vs 17.8 g)을 달리한 체중 유지 식단을 6주간 시행한 결과 통곡물 식단 섭취군에서 정제 곡물 식단 섭취군에 비해 정상혈당-고인슐린혈증 잠금법으로 측정한 HOMA-IR 및 기타 인슐린감수성 지수의 개선이 있었다.[39]

ADA는 식품에서 천연식품에 들어있는 미량영양소 및 파이토케미컬의 이점을 얻기 위해서는 보충제 대신 식품섬유가 풍부한 자연식품을 통한 섭취를 권고한다. 설탕 대체를 위해 비영양감미료, 고강도감미료, 저칼로리감미료, 인공감미료 등은 사람이 섭취해도 안전하다고 생각하고 있다.

설탕이나 기타 칼로리감미료를 대체하는 설탕 대체품을 사용하면 탄수화물과 칼르리 섭취를 줄일 수 있다.[40] 설탕 대체품이 인체에 건강 위험이 된다는 결정적 증거는 없다.[40] 소르비톨, 자일리톨 등의 당알코올은 설탕에 비해 식후혈당 상승이 낮고 칼로리 함량이 낮다.

그러나 당알코올은 단맛이 적어 같은 수준의 단맛을 내기 위해서는 많은 양이 필요하여 설탕에 비해 칼로리 이점이 없을 수 있다.[41,42] 또한 다량의 당알코올(30-49 g)은 삼투성 설사를 일으킬 수 있다. 따라서 당알코올의 이용에서 위장관 부작용을 생각해야 한다.

임상 핵심

2형당뇨병 환자는 일반 인구와 다량영양소 요구량이 비슷하다. 개별 다량영양소는 양보다 질에 중점을 두어야 한다. 설탕 대체품은 2형당뇨병에서 전반적으로 탄수화물과 칼로리 섭취를 줄여줄 수 있다.

1형당뇨병

20세 1형당뇨병 여성이 당뇨병을 잘 관리하기 위해 지켜야할 구체적 식단 계획이 있는지 묻는다. 그녀는 당뇨병합병증이 없으며 BMI는 30kg/m^{2}이다.

ADA의 식사 지침은 모든 당뇨병 환자에게 적용할 수 있다.

혈당 변동 경향이 큰 1형당뇨병에도 저탄수화물 식단이 도움이 될 수 있다.[43,44] 그러나 1형당뇨병 환자의 식사 양상에 대한 연구는 기간이 짧고 대상자 수가 적어 명확한 결론은 없다.

1형당뇨병 환자는 셀리악병이나 위마비 등의 식사 섭취를 변화시키는 다른 질환을 동반할 수도 있다. 최근 1형당뇨병에서 비만이 증가하여 50%로 추정된다.[45] 이런 환자에게 체중 감량 프로그램은 혈당 조절 및 건강의 다른 측면 개선에 도움이 될 수 있다.[46-48]

임상핵심

1형당뇨병 환자는 음식 섭취에 영향을 줄 수 있는 동반질환을 고려한 개별 식단 계획에 대해 상담을 받아야 한다.

요약

의학영양요법은 당뇨병 관리의 기본이며, 식사 지침은 특정 다량영양소보다 건강한 식습관 계획을 권고한다. 개별 환자에게 도움이 될 수 있는 근거에 의한 식사 계획과 환자의 개인적, 문화적 선호도를 고려해야 한다.

참고문헌

1. Roglic G, World Health Organization. Global Report on Diabetes. Geneva, Switzerland: World Health Organization; 2016.
2. Evert AB, Franz MJ, American Diabetes Association. American Diabetes Association Guide to Nutrition Therapy for Diabetes. Third edition. Arlington: American Diabetes Association; 2017. xvii.
3. Hu FB, Manson JE, Stampfer MJ, Colditz G, Liu S, Solomon CG et al. Diet, lifestyle, and the risk of type 2 diabetes mellitus in women. N Engl J Med. 2001;345(11):790-797.
4. Tonstad S, Stewart K, Oda K, Batech M, Herring RP, Fraser GE. Vegetarian diets and incidence of diabetes in the Adventist Health Study-2. Nutr Metab Cardiovasc Dis. 2013;23(4):292-299.
5. Satija A, Bhupathiraju SN, Rimm EB, Spiegelman D, Chiuve SE, Borgi L et al. Plant-based dietary patterns and incidence of type 2 diabetes in us men and women: results from three prospective cohort studies. PLoS Med. 2016;13(6):e1002039.
6. Qian F, Liu G, Hu FB, Bhupathiraju SN, Sun Q. Association between plant-based dietary patterns and risk of type 2 diabetes: a systematic review and meta-analysis. JAMA Intern Med. 2019.
7. InterAct C, Romaguera D, Guevara M, Norat T, Langenberg C, Forouhi NG et al. Mediterranean diet and type 2 diabetes risk in the European Prospective Investigation into Cancer and Nutrition (EPIC) study: the InterAct project. Diabetes Care. 2011;34(9):1913-1918.
8. Salas-Salvado J, Bullo M, Babio N, Martinez-Gonzalez MA, Ibarrola-Jurado N, Basora J et al. Reduction in the incidence of type 2 diabetes with the Mediterranean diet: results of the PREDIMED-Reus nutrition intervention randomized trial. Diabetes Care. 2011;34(1):14-19.
9. Esposito K, Chiodini P, Maiorino MI, Bellastella G, Panagiotakos D, Giugliano D. Which diet for prevention of type 2 diabetes? A meta-analysis of prospective studies. Endocrine. 2014;47(1):107-116.
10. Micha R, Michas G, Mozaffarian D. Unprocessed red and processed meats and risk of coronary artery disease and type 2 diabetes - an updated review of the evidence. Curr Atheroscler Rep. 2012;14(6):515-524.
11. Li P, Zhong C, Li S, Sun T, Huang H, Chen X et al.

Plasma concentration of trimethylamine-N-oxide and risk of gestational diabetes mellitus. Am J Clin Nutr. 2018;108(3):603-610.

12. Svingen GF, Schartum-Hansen H, Pedersen ER, Ueland PM, Tell GS, Mellgren G et al. Prospective associations of systemic and urinary choline metabolites with incident type 2 diabetes. Clin Chem. 2016;62(5):755-765.
13. Pan XR, Li GW, Hu YH, Wang JX, Yang WY, An ZX et al. Effects of diet and exercise in preventing NIDDM in people with impaired glucose tolerance. The Da Qing IGT and Diabetes Study. Diabetes Care. 1997;20(4):537-544.
14. Diabetes Prevention Program Research G. The Diabetes Prevention Program (DPP): description of lifestyle intervention. Diabetes Care. 2002;25(12):2165-2171.
15. Mattson MP, Moehl K, Ghena N, Schmaedick M, Cheng A. Intermittent metabolic switching, neuroplasticity and brain health. Nat Rev Neurosci. 2018;19(2):63-80.
16. Panda S. Circadian physiology of metabolism. Science. 2016;354(6315):1008-1015.
17. Di Francesco A, Di Germanio C, Bernier M, de Cabo R. A time to fast. Science. 2018;362(6416):770-775.
18. Horne BD, Muhlestein JB, May HT, Carlquist JF, Lappe DL, Bair TL et al. Relation of routine, periodic fasting to risk of diabetes mellitus, and coronary artery disease in patients undergoing coronary angiography. Am J Cardiol. 2012;109(11):1558-1562.
19. Poggiogalle E, Jamshed H, Peterson CM. Circadian regulation of glucose, lipid, and energy metabolism in humans. Metabolism. 2018;84:11-27.
20. Scheer FA, Hilton MF, Mantzoros CS, Shea SA. Adverse metabolic and cardiovascular consequences of circadian misalignment. Proc Natl Acad Sci USA. 2009;106(11):4453-4458.
21. Sutton EF, Beyl R, Early KS, Cefalu WT, Ravussin E, Peterson CM. Early time-restricted feeding improves insulin sensitivity, blood pressure, and oxidative stress even without weight loss in men with prediabetes. Cell Metab. 2018;27(6):1212-1221 e3.
22. Carter S, Clifton PM, Keogh JB. The effect of intermittent compared with continuous energy restriction on glycaemic control in patients with type 2 diabetes: 24-month follow-up of a randomised noninferiority trial. Diabetes Res Clin Pract. 2019;151:11-19.
23. Cardiovascular Effects of Intensive Lifestyle Intervention in Type 2 Diabetes. New Eng J Med. 2013;369(2):145-154.
24. Lean ME, Leslie WS, Barnes AC, Brosnahan N, Thom G, McCombie L et al. Primary care-led weight management for remission of type 2 diabetes (DiRECT): an open-label, cluster-randomised trial. Lancet. 2018;391(10120):541-551.
25. Esposito K, Maiorino MI, Petrizzo M, Bellastella G, Giugliano D. The effects of a Mediterranean diet on the need for diabetes drugs and remission of newly diagnosed type 2 diabetes: follow-up of a randomized trial. Diabetes Care. 2014;37(7):1824-1830.
26. Elhayany A, Lustman A, Abel R, Attal-Singer J, Vinker S. A low carbohydrate Mediterranean diet improves cardiovascular risk factors and diabetes control among overweight patients with type 2 diabetes mellitus: a 1-year prospective randomized intervention study. Diabetes Obes Metab. 2010;12(3):204-209.
27. Korsmo-Haugen HK, Brurberg KG, Mann J, Aas AM. Carbohydrate quantity in the dietary management of type 2 diabetes: a systematic review and meta-analysis. Diabetes Obes Metab. 2019;21(1):15-27.
28. Evert AB, Dennison M, Gardner CD, Garvey WT, Lau KHK, MacLeod J et al. Nutrition therapy for adults with diabetes or prediabetes: a consensus report. Diabetes Care. 2019;42(5):731-754.
29. Monteiro CA, Cannon G, Moubarac JC, Levy RB, Louzada MLC, Jaime PC. The UN Decade of Nutrition, the NOVA food classification and the trouble with ultra-processing. Public Health Nutr. 2018;21(1):5-17.
30. Monteiro CA CG, Levy RB, Moubarac J-C, Jaime P, Martins AP, Canella D, Louzada ML, Parra D; with Ricardo C, Calixto G, Machado P, Martins C, Martinez E, Baraldi L, Garzillo J, Sattamini I. NOVA. The star shines bright [Food classification. Public health]. World Nutrition. 2016:1-3, 28-38.
31. Martinez Steele E, Raubenheimer D, Simpson SJ, Baraldi LG, Monteiro CA. Ultra-processed foods, protein leverage and energy intake in the USA. Public Health Nutr. 2018;21(1):114-124.
32. Srour B, Fezeu LK, Kesse-Guyot E, Alles B, Debras C, Druesne-Pecollo N et al. Ultraprocessed food consumption and risk of type 2 diabetes among participants of the NutriNet-Santé prospective cohort. JAMA Intern Med. 2020;180(2):283-291.
33. Hall KD, Ayuketah A, Brychta R, Cai H, Cassimatis T, Chen KY et al. Ultra-processed diets cause excess calorie intake and weight gain: an inpatient randomized controlled trial of ad libitum food intake. Cell Metab. 2019;30(1):226.
34. He M, van Dam RM, Rimm E, Hu FB, Qi L. Whole-grain, cereal fiber, bran, and germ intake and the risks of all-cause and cardiovascular disease-specific mortality among women with type 2 diabetes mellitus. Circulation. 2010;121(20):2162-2168.
35. Qian F, Korat AA, Malik V, Hu FB. Metabolic effects of monounsaturated fatty acid-enriched diets compared

with carbohydrate or polyunsaturated fatty acid-enriched diets in patients with type 2 diabetes: a systematic review and metaanalysis of randomized controlled trials. Diabetes Care. 2016;39(8):1448-1457.

36. Aronis KN, Khan SM, Mantzoros CS. Effects of trans fatty acids on glucose homeostasis: a meta-analysis of randomized, placebo-controlled clinical trials. Am J Clin Nutr. 2012;96(5):1093-1099.
37. U.S. Department of Health and Human Services and U.S. Department of Agriculture. 2015-2020 Dietary Guidelines for Americans. December 2015.
38. Burger KN, Beulens JW, van der Schouw YT, Sluijs I, Spijkerman AM, Sluik D et al. Dietary fiber, carbohydrate quality and quantity, and mortality risk of individuals with diabetes mellitus. PLoS One. 2012;7(8):e43127.
39. Pereira MA, Jacobs DR, Jr., Pins JJ, Raatz SK, Gross MD, Slavin JL et al. Effect of whole grains on insulin sensitivity in overweight hyperinsulinemic adults. Am J Clin Nutr. 2002;75(5):848-855.
40. Gardner C, Wylie-Rosett J, Gidding SS, Steffen LM, Johnson RK, Reader D et al. Nonnutritive sweeteners: current use and health perspectives: a scientific statement from the American Heart Association and the American Diabetes Association. Diabetes Care. 2012;35(8):1798-1808.
41. Wiebe N, Padwal R, Field C, Marks S, Jacobs R, Tonelli M. A systematic review on the effect of sweeteners on glycemic response and clinically relevant outcomes. BMC Med. 2011;9:123.
42. Fitch C, Keim KS, Academy of N, Dietetics. Position of the Academy of Nutrition and Dietetics: use of nutritive and nonnutritive sweeteners. J Acad Nutr Diet. 2012;112(5):739-758.
43. Nielsen JV, Gando C, Joensson E, Paulsson C. Low carbohydrate diet in type 1 diabetes, long-term improvement and adherence: a clinical audit. Diabetol Metab Syndr. 2012;4(1):23.
44. Ranjan A, Schmidt S, Damm-Frydenberg C, Holst JJ, Madsbad S, Norgaard K. Short-term effects of a low carbohydrate diet on glycaemic variables and cardiovascular risk markers in patients with type 1 diabetes: a randomized open-label crossover trial. Diabetes Obes Metab. 2017;19(10):1479-1484.
45. Conway B, Miller RG, Costacou T, Fried L, Kelsey S, Evans RW et al. Temporal patterns in overweight and obesity in Type 1 diabetes. Diabet Med. 2010;27(4):398-404.
46. Chillaron JJ, Benaiges D, Mane L, Pedro-Botet J, Flores Le-Roux JA. Obesity and type 1 diabetes mellitus management. Minerva Endocrinol. 2015;40(1):53-60.
47. de Ferranti SD, de Boer IH, Fonseca V, Fox CS, Golden SH, Lavie CJ et al. Type 1 diabetes mellitus and cardiovascular disease: a scientific statement from the American Heart Association and American Diabetes Association. Circulation. 2014;130(13):1110-1130.
48. Corbin KD, Driscoll KA, Pratley RE, Smith SR, Maahs DM, Mayer-Davis EJ et al. Obesity in type 1 diabetes: pathophysiology, clinical impact, and mechanisms. Endocr Rev. 2018;39(5):629-663.

11

인슐린저항성 개선제는 인슐린치료에 유용할까?

John W. Richard, III[1] and Philip Raskin[2]

[1] Endocrinology Fellow, Division of Endocrinology, Diabetes, Nutrition and Metabolism, University of Texas Southwestern Medical Center at Dallas, Dallas, TX, USA

[2] Professor of Medicine, Clifton and Betsy Robinson Chair in Biomedical Research, University of Texas Southwestern Medical Center at Dallas, Dallas, TX, USA

요점

- 2형당뇨병에서 인슐린감수성 저하에 의해 대량의 인슐린이 필요한 경우가 있다.
- 인슐린감수성 저하에서 인슐린저항성 개선제 추가는 인슐린 치료에 유용할 수 있다.
- 메트포민은 간에서 당신생을 억제하고 말초조직에서 인슐린감수성을 증가시킨다.
- 싸이아졸리딘다이온은 지방조직에서 지방산 생성을 억제하고 말초조직에서 인슐린 자극에 의한 포도당 흡수, 간과 지방조직의 인슐린감수성을 증가시킨다.
- 인슐린저항성 개선제는 혈당 조절과 혈중 지질을 개선하고 인슐린 투여량을 줄이지만 부작용에 주의해야 한다.

인슐린저항성 개선제

인슐린저항성은 오래 전부터 알려진 개념이다. 1930년대 영국의 의사 해롤드 퍼시벌 힘스워스(Harold Percival Himsworth)는 인슐린 주사에 반응이 적은 환자를 '인슐린 불감증'이라는 용어로 불렀다.

50년 후, 제럴드 레이븐은 인슐린감수성 감소, 혈중 인슐린 증가, 고중성지방혈증, HDL-콜레스테롤 저하의 동반을 'X증후군'이라고 불러 2형당뇨병에서 심혈관질환 위험 증가를 설명했다. 이런 과정에 인슐린저항성의 관여가 알려졌으며 표적조직에 대한 인슐린의 작용이 2형당뇨병 치료에 매력적인 표적이 되었다.[1]

메트포민과 싸이아졸리딘다이온(TZD)에 인슐린감수성 개선 작용이 있다고 인슐린저항성 개선제라고 생각한다.

비구아나이드

유럽에서는 수세기 동안 Galega officinalis (goat's

rue 또는 프렌치라일락)를 당뇨병 치료에 사용하였다. 구아니딘이 풍부한 이 물질은 1920년대에 혈당을 내리는 구아니딘 유도체 개발로 이어졌다.

인슐린이 발견되면서 이와 같은 물질 사용이 줄어들었고, 1950년에 비구아나이드제 펜포르민이 당뇨병 치료제로 도입되었다.[1]

펜포르민은 젖산산증 발생이 높아 1975년 미국과 많은 나라에서 퇴출되었다. 부포르민은 일부 국가에서만 제한적으로 이용되며, 메트포민은 비교적 안전하고 가격이 저렴하여 전 세계에서 당뇨병 치료에 사용하는 비구아나이드제가 되었다.[1]

작용 기전

메트포민의 작용 기전은 아직 완전히 알려지지 않았으며, 설포닐유레아처럼 인슐린 분비를 자극하는 것은 아니라고 생각한다. 메트포민은 간에서 당신생을 부분적으로 억제하므로 단독요법에서는 저혈당이 드물다.[2,3]

표 11.1 메트포민 치료의 직접 및 간접 작용.

고혈당 감소
심실이완기능 개선
총 콜레스테롤 감소
초저밀도지단백 콜레스테롤 감소
저밀도지단백 콜레스테롤 감소
고밀도지단백 콜레스테롤 증가
산화스트레스 감소
혈관이완 개선
플라스미노겐 활성화인자 억제제-1 감소
조직플라스미노겐 활성화제 활성 증가
폰빌레브란트인자 감소
혈소판 응집과 부착 감소

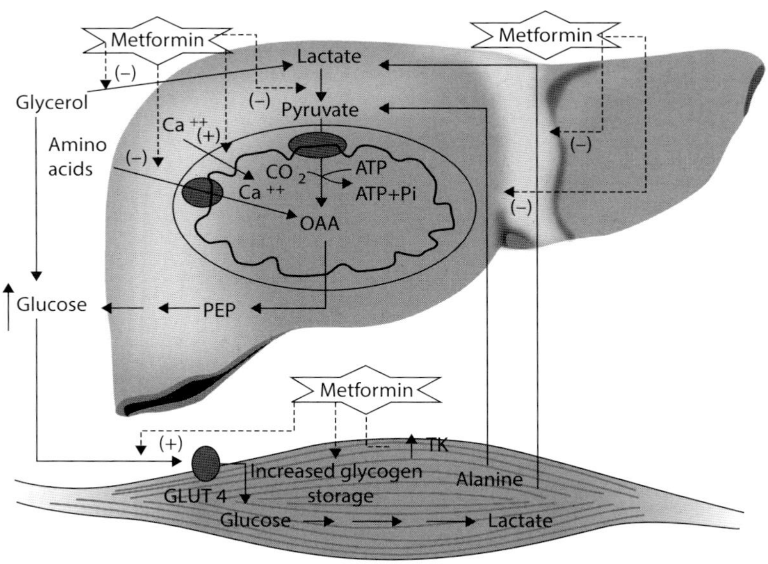

그림 11.1 메트포민의 간 당신생 억제 기전가설.

다양한 대사 작용이 있으며, 그중 일부는 혈당 저하와 관계가 없다(표 11.1). 메트포민은 세포 수준에서 인슐린 경로의 수용체 후 신호전달에 작용하여 인슐린감수성 개선에 관여할 수 있다. 최근 아데노신 5'-모노포스페이트 단백키나아제(AMPK) 단백질이 메트포민 작용의 가능한 표적으로 알려졌다.[1]

메트프민의 주된 작용으로 간에 대한 작용을 생각하고 있다. 간의 인슐린감수성은 메트포민에 의해 증가하며 식후혈당 저하에 관여하는 당신생(gluconeogenesis)(그림 11.1)과 당생성(glycogenolysis)을 감소시킨다.

골격근과 지방세포는 인슐린에 민감한 GLUT-4와 GLUT-1 수송체를 세포막으로 이동시켜 포도당 유입을 증가시킨다.[2] 장의 당대사도 인슐린 의존 기전을 통해 증가한다. 추가 대사작용에는 지방산 산화 억제(그림 11.2)와 고중성지방혈증에서 중성지방 수치 감소가 포함된다.[1,2] 메트포민의 세포 작용으로 인슐린저항성을 개선하며 2형당뇨병에서 당독성과 지방독성 작용을 줄인다.

메트포민 정맥 투여의 효과가 적은 이유를 알기 위해 메트포민이 흡수되는 회장을 표적으로 설계한 메트포민 제형을 이용한 연구가 있다. 생체이용률은 낮았지만 치료 효과는 기존 메트포민 경구 투여와 비슷했다. 이것은 장 분비의 변화와 같은 장에 대한 작용이 메트포민 작용 기전에 중요하다고 생각되어 추가 연구가 필요하다.[4]

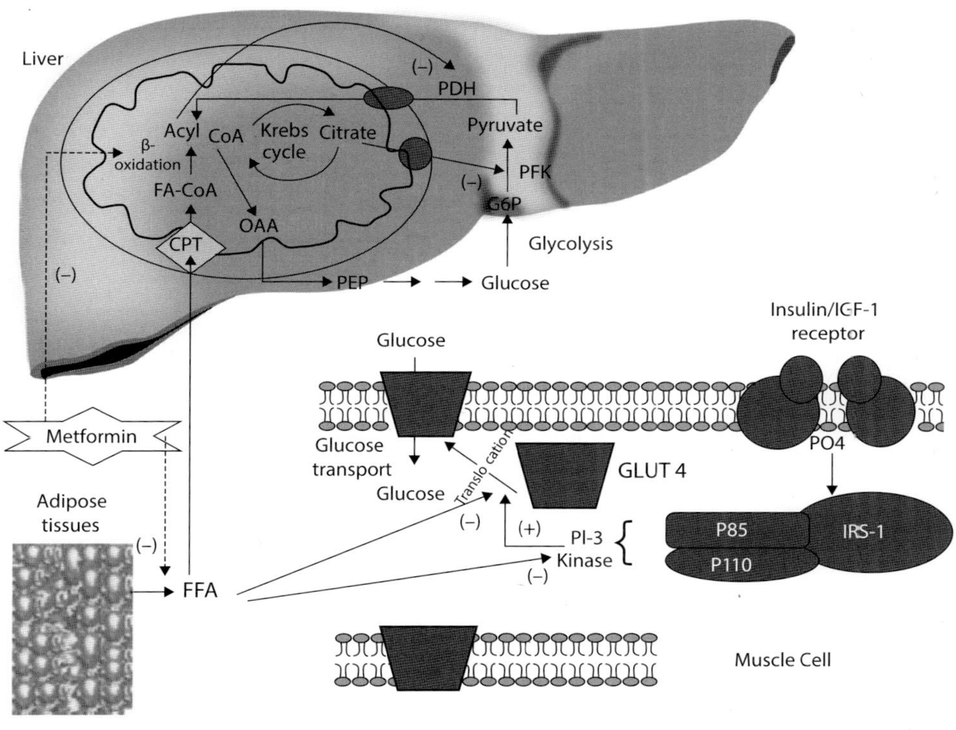

그림 11.2 메트포민의 지방산 대사에 대한 작용

약동학(pharmacokinetics)

메트포민은 정상인에서 변화되지 않고 소변으로 배설되며, 간 대사와 담즙 배설이 없다는 연구 결과가 있다. 메트포민은 대사되지 않기 때문에 다른 약의 병용투여에서 대사에 지장이 없다. 신장 청소율은 크레아티닌 청소율보다 약 3.5배 높으며, 이것은 세뇨관 분비가 메트포민 제거의 주요 경로임을 시사한다.

메트포민 경구 투여에서 신장 기능이 정상이면 혈장 반감기는 2-5시간이며 흡수 용량의 90%가 12시간 내에 제거된다.[1]

증례

9년간의 2형당뇨병과 비만이 있는 52세 여성이 피로감과 체중 감량 어려움을 호소하였다. 다뇨, 갈증, 과식, 시력 저하, 질감염 등은 없었다.

6년 전 인슐린을 맞으며 체중이 늘어 지난 5년간 계속 증가하여 현재 최고 체중을 기록하고 있었다. 식사를 줄이면 몸이 떨리고, 땀이 나며, 배고픔이 증가하는 증상이 나타났다.

식사요법은 지키지 못하며 저혈당이 너무 두려워 때로 간식을 먹었다. 병원에서 건강 상태 개선을 위해 체중 감량과 운동을 권고했지만 무릎과 발목의 통증 때문에 어떤 운동도 할 수 없었다.

모세혈관 혈당 검사에서 아침 식사 전 공복혈당은 170-200 mg/dL, 저녁 식사 전에 150 mg/dL, 취침 전에 300 mg/dL이었다. 현재 인슐린치료는 아침 식사 전에 NPH 45U와 정규인슐린 10U, 저녁 식사 전에 NPH 35U와 정규인슐린 20U이었으며 HbA1c 8.9%가 되어 최근 증량했다. 과거력에 고혈압, 고중성지방혈증, 관절염 등이 있었다.

현재 치료제는 인슐린, 리시노프릴, 트리암테렌 함유 하이드로클로르싸이아지드였다. 진찰 소견에서 키 156 cm, 체중 120 kg, 혈압 160/88 mmHg이었고 다른 소견은 없었다. 검사 소견에서 생화학검사, BUN, 크레아티닌, 간기능 등은 정상이었고, 갑상선기능 검사와 소변 미량알부민도 정상이었다.

인슐린 투여량 증가가 체중 증가의 원인이 되고 있으며, 저혈당 방지를 위해 음식 섭취와 함께 인슐린 투여량을 줄여야 한다는 설명을 들은 후, 환자는 칼로리 제한 식단을 지키고 인슐린은 NPH 30U와 정규인슐린 10U 하루 2번 주사에 동의했다. 메트포민에 대한 금기가 없어 500 mg 투여를 시작하여 1주일 후에 하루 2회로 늘렸다.

3개월 후 재진에서 같은 용량의 인슐린을 주사하고 있었으며 밤동안 저혈당의 두려움으로 밤에 과식을 했다. 그래도 3.2 kg을 감량했다. 공복혈당은 120-275 mg/dL 범위로 아직 높았다.

인슐린을 더 줄이면 저혈당을 방지할 수 있을 것이라고 안심했다. 인슐린 투여량 NPH 25U, 정규인슐린 5U를 하루 2회로 줄이고, 메트포민 500 mg을 하루 3회로 늘렸다. 2개월 재진에서 평균 혈당 160 mg/dL, 체중 111.6 kg, HbA1c 7.5%였다. 활기차게 되었다고 느끼며 걷기 프로그램을 시작할 수 있었다.

질문

1. 인슐린저항성 개선제가 인슐린 치료에 효과적일까?

병용요법의 효과

2형당뇨병 환자는 흔히 과체중과 인슐린저항성이 있어 혈당 조절을 위해 고용량의 인슐린이 필요할 수 있다. 그러나 인슐린치료는 체중을 증가시켜 일반적으로 예상하는 혈당 조절 도달에 지장이 될 수 있다.

집중인슐린치료에 메트포민 추가를 인슐린치료 단독과 24주간 이중맹검으로 비교한 연구에서 인슐린만의 치료에서 보다 당화혈색소 11% 감소가 있었다. 또한 이 연구에서 인슐린을 29% 줄여도 혈당 조절 개선과 저혈당이나 체중 증가 없이 인슐린치료가 간편했다.[5]

인슐린 단독요법과 인슐린 및 메트포민의 병용요법을 비교한 무작위 임상연구에서는 메트포민과 인슐린 병용은 인슐린 단독에 비해 명확한 이점이 있었다.

인슐린 단독요법은 HbA1c 8.7±1.6에서 7.0±1.0%로 감소하기 위해 약 69%의 인슐린 증량이 필요했다. 인슐린 단독요법 시행 환자의 약 25%에서 복잡한 인슐린치료가 필요했으며 환자와 의료인 모두에게 더 많은 시간이 필요했다. 또한 이 환자는 체중이 4.4 kg 증가했다.

인슐린과 메트포민 병용에서는 HbA1c가 8.8±1.2%에서 7.1±1.0%로 감소하여 단독요법군과 비슷했지만, 이런 결과는 인슐린의 하루 총 투여량의 증가 없이 도달되었다. 이 군은 인슐린치료의 복잡성이 없었으며 체중 증가나 저혈당도 거의 보고되지 않았다. 유일한 단점은 환자의 2/3에서 위장관 부작용이 있었으나 가볍고 일시적이었다.[6]

인슐린 주사량을 줄이면 심혈관질환 위험이 감소한다고 알려져서 집중인슐린치료를 받는 2형당뇨병에 메트포민을 추가하여 혈당 조절과 인슐린 요구량 변화에 대한 위약 대조, 무작위, 이중맹검 임상연구가 시행되었다.

병용요법 16주 후 메트포민 추가에 의해 당화혈색소 6.9%로 위약군의 7.6%에 비해 혈당 조절이 개선되었다. 또한 메트포민 추가에서 체중 증가가 적고(위약 대비 -1.6 kg) LDL-콜레스테롤 감소가 있었다(-0.19 mmol/l).[7]

이런 결과는 메트포민이 인슐린 치료에 효과적임을 시사한다. 많은 연구에서 인슐린치료에 메트포민 추가는 당화혈색소를 개선하고, 인슐린의 하루 총 투여량을 줄이며 집중인슐린치료에 의한 체중 증가를 줄이거나 방지할 수 있다. 메트포민은 최대 유효 용량 사용에 지장이 되는 위장관 부작용이 있지만 이것은 가볍고 일시적 경향이다.

추가 적응증

다낭난소증후군

다낭난소증후군(PCOS)의 주요 특징이 인슐린 감수성 감소와 이에 의한 보상성 고인슐린혈증이라는 것을 인슐린저항성 개선제를 사용하며 이해하게 되었다. 다낭난소증후군은 나이가 들며 당뇨병 발생 위험이 증가하며, 임신하면 임신당뇨병이 증가한다. 이 질환의 병태생리는 완전히 이해되지 않았지만, 인슐린저항성 개선제 사용이 여러 증상에 영향을 준다.

메트포민으로 치료한 다낭난소증후군 임상 연구에서 순환 인슐린 감소, 안드로겐 수치 감소, 난소기능 개선, 지질 소견 개선, 다모증의 중증도 호전 등이 알려졌다.[8]

금기

메트포민요법은 간부전, 알코올 중독, 중등도 내지 중증 감염에서 금기다.[1] 이런 상태에서 젖산의 생산 증가 또는 대사 감소에 의해 젖산산증이 나타날 수 있다.[1]

메트포민은 신장질환(크레아티닌 수치 여성에서 1.4 mg/dL 이상, 남성에서 1.5 mg/dL 이상, 제지방량에 따라 다름[1]), 폐질환에서도 금기다. 심부전은 오랫동안 메트포민 사용의 금기였지만, 2007년의 체계적 문헌고찰은 메트포민이 심부전 환자에게 해를 주지 않는 유일한 당뇨병 약이라고 했다.[9]

아이오딘 조영제는 신장기능을 일시적으로 손상시켜 메트포민의 체내 잔류에 의해 젖산산증을 일으킬 수 있어 조영제 사용 방사선 검사 전 중단을 권고한다.[10]

메트포민을 중단하고 방사선 촬영 후 24-48시간 동안 신장 기능을 감시하며 충분한 수분 공급을 유지한다.[1] 전신 마취에서 저혈압에 의한 신장 혈류 저하와 말초조직의 저산소증으로 젖산이 축적되지 않도록 주의해야 한다.[1] 노인에서 메트포민 사용은 주의가 필요하며 제지방량 감소에 의해 혈청 크레아티닌 농도가 올라가지 않아 사구체 여과율 저하를 놓칠 가능성이 있기 때문이다.[1]

부작용

젖산산증

비구아나이드 치료에서 젖산산증은 사망률이 30-50%에 이르는 생명을 위협하는 합병증이다.[1] 메트포민 관련 젖산산증의 추정 발생률은 환자 1,000명당 0.03인-년이며[1], 이것은 펜포르민[1]보다 10-20배 낮다.

펜포르민[1]은 젖산산증 위험 증가에 의해 퇴출되었다(환자 100만 명당 최대 60인-년). 대부분의 젖산산증은 저산소증 동반에서 나타나며 이것이 사망률 증가의 원인이 될 수 있다.

메트포민 치료에서 젖산산증 발생 환자의 91%는 울혈심부전, 신부전, 저산소증 동반 만성폐질환, 80세 이상 고령 등의 요인이 있었다.[1] 따라서 신장기능 손상이나 저산소증이 있는 환자에게 메트포민을 투여하면 안 된다.

과도한 알코올 섭취는 메트포민의 젖산 대사에 영향을 주므로 메트포민 치료 시작 전에 음주에 대한 신중한 병력 청취가 중요하다.[1]

위장장애

메트포민의 부작용으로 설사, 위장가스참, 복부불편감 등의 위장 증상이 있다.[1,11] 위장 부작용으로 치료할 수 없는 환자는 약 5%다.[1] 이런 부작용의 기전은 아직 명확하지 않지만 장 조직에 다량의 메트포민이 축적되어 국소에서 젖산 생산 증가와 관련이 있다고 생각한다.[2] 이런 증상은 투여 용량과 관계있으며 소량으로 시작하여 서서히 증량하거나 위장증상이 나타났을 때 용량을 줄여 피할 수 있다.[1]

메트포민 치료에서 위장 증상을 방지하기 위해 하루 중 가장 많이 식사할 때 복용하게 하며 1회 용량을 500 mg으로 시작하면 좋다. 이런 증상은 대부분 치료 시작하고 2주 이내에 사라진다.[12] 바람직한 혈당 수치 또는 최대 유효 1일 메트포민 용량인 2000 mg에 도달할 때까지 1-2주마다 500 mg씩 늘리면 좋다.[13]

싸이아졸리딘다이온

과산화소체 증식 활성화 수용체(PPAR)는 리간드 결합으로 유전자 발현을 조절하는 슈퍼수용체의 한 종류다.[14] 현재 알려진 3종류의 PPAR는 PPARα, PPARδ (PPARβ라고도 함), PPARγy 등이다.

PPAR은 DNA 의존(transactivation)과 DNA 비의존(transrepression)의 2가지 기전으로 유전자 전사를 조절하여 항염증 작용을 나타낸다.[14]

PPARα는 간, 심장, 근육, 혈관벽에 발현하며[2], 피브레이트(fibrate)는 PPARα에 전체 또는 부분적 작용제다. PPARα 활성화는 유리지방산 산화를 증가하며, 지단백질 농도를 조절하는 여러 유전자를 조절하고, 항염증 작용을 나타낸다(표 11.2). PPARα 작용제가 생쥐와 사람에서 죽상동맥경화를 지연시키거나 방지한다는 연구가 있다.[14] PPARδ는 여러 조직에서 발견되며 피부, 뇌, 지방조직에서 많이 발현된다.

PPARγ는 주로 지방조직에서 발견되며, 췌장 베타세포, 혈관내피, 대식세포에서도 발견된다.[14]. 간, 심장, 골격근 등 PPARα 발현이 높은 조직에서는 PPARγ 발현이 낮다. PPARγ는 임상 시험 중 싸이아졸리다이온의 표적으로 발견되었다.

최초의 싸이아졸리딘다이온 트로글리타존은 1997년 미국에서 2형당뇨병 치료제로 승인되었으나 2000년 3월 간독성으로 철수되었다. 한편 1999년 미국에서 2개의 γ작용제 rosiglitazone과 pioglitazone이 2형당뇨병 치료제로 승인되었다.

작용 기전

PPARγ의 시뮬레이션으로 싸이아졸리딘다이온이 인슐린감수성을 개선하는 기전을 추정할 수 있다. 앞에서 설명한대로 PPARγ는 주토 지방조직에서 발견되며 골격근과 간의 발현은 적다.

PPARγ는 지방세포 분화와 증식 작용이 있으며 지방산 흡수와 저장에도 관여한다.[14] PPARγ작용제 싸이아졸리딘다이온은 지방조직에서 아디포카인 분비에 직접 또는 간접적으로 작용하여 인슐린감수성에 영향을 주는 것으로 생각한다. 싸이아졸리딘다이온의 기본 작용은 지방산 흡수와 지방조직 안에 저장의 촉진이다(그림 11.3).

이 과정으로 지방조직의 양이 증가하며 골격근, 간, 췌장 베타세포 등의 인슐린 민감성 조직에서 고농도 유리지방산에 의한 해로운 영향에서 벗어날 수 있다.[14] 이렇게 싸이아졸리딘다이온은 지방이 지방조직에 유지되도록 하는 작용이 있다. PPARγ 녹아웃 마우스모델 연구에서 지방조직에 지방양이 정상적이면 싸이아졸리딘다이온이 지방조직에만 작용하였다.[14]

싸이아졸리딘다이온이 지방조직에 지방의 유지

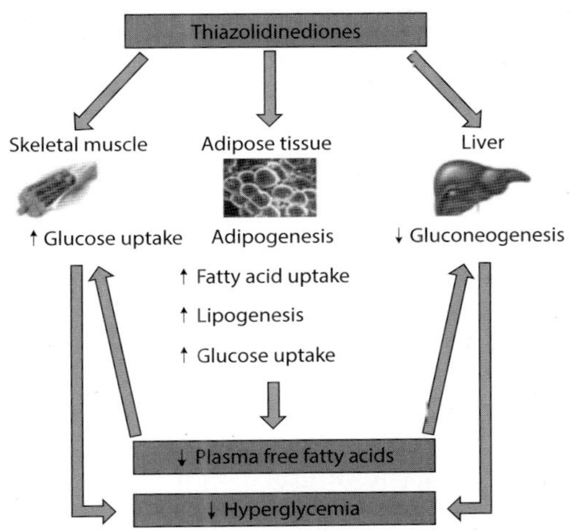

그림 11.3 싸이아졸리딘다이온의 작용.

표 11.2 PPARγ 및 PPARα 작용의 분자 표적

	Liver	Skeletal muscle	Adipose tissue	Vascular wall
PPARγ	• Decreased C-reactive protein	• Increased GLUT4 • Increased phosphatidyl 3-kinase • Decreased PDK-4	• Increased fatty acid transport protein-1 • Increased acyl-coenzyme A synthetase • Increased adiponectin • Increased LPL • Increased phosphatidyl 3-kinase • Increased GLUT4	• Decreased intercellular adhesion molecule-1 • Decreased vascular-cell adhesion molecule-1 • Decreased iNOS • Decreased interleukin-6
PPARα	• Decreased C-reactive protein • Decreased fibrinogen B			• Decreased vascular-cell adhesion molecule-1 • Decreased cyclooxygenase-2 • Decreased TN Fα • Decreased interleukin-6 • Decreased tissue factor

에만 작용하므로 인슐린감수성에 대한 작용은 간접 과정이라고 생각한다. 일부 싸이아졸리딘다이온(예: 피오글리타존)은 100개 이상의 유전자[9]에 관여하며, PPARγ 표적유전자로 알려진 사람 지방조직에서 발견되는 유전자는 **표 11.2**와 같다.

일부 아디포카인은 PPARγ에 의해 조절되며 설치류의 인슐린감수성을 증가하므로 지방조직에서 생산되는 아디포사이토카인 아디포넥틴이 관심을 끌게 되었다.[14] 사람에서 아디포넥틴 증가에 의한 간에서 인슐린감수성 증가는 아직 명확하지 않으며, 설치류에서만 PPARγ가 아디포넥틴에 영향을 나타냈다.

약동학

싸이아졸리딘다이온은 빠르게 완전히 흡수되어 1-2시간에 최고 농도에 도달하지만 음식과 함께 섭취하면 지연될 수 있다. 로시글리타존과 피오글리타존은 모두 간에서 광범위하게 대사된다. 로시글리타존의 대사 산물은 약한 활성이 있으며 변으로 주로 배설된다. 피오글리타존은 담즙으로 주로 배설되는 활성 대사 산물을 만든다.

두 종류의 싸이아졸리딘다이온은 시토크롬 P450에 의해 대사되며 다른 약의 혈장 농도에 임상적으로 유의한 영향은 알려지지 않았다.[16]

병용요법의 효과

인슐린치료에 싸이아졸리딘다이온 병용으로 혈당 조절 개선과 하루에 투여하는 총 인슐린 양을 줄이고, 중성지방 수치 감소가 있었다.

인슐린을 투여받은 300명의 2형당뇨병에 위약 대비 임상연구에서 트로글라타존 200 mg과 600 mg을 투여하여 HbA1c이 각각 0.8%와 1.4% 감소하고 인슐린 투여량은 각각 11%와 29% 감소했다.

한편 인슐린에 위약 복용에서는 HbA1c 0.1% 감소와 인슐린 용량 1% 증가가 있었다.[17] 체중이 1.5 kg이 증가하였으나 트로글리타존 200 mg과 600 mg 투여에서는 각각 1.9 kg과 3.6 kg 증가했다. 트로글리타존 600 mg 투여에서 총콜레스테롤, LDL- 및 HDL-콜레스테롤이 증가했다.

트로글리타존의 개방 연구에서 인슐린을 줄이는 효과가 24개월까지 지속되었다.[18] 200명의 2형

당뇨병에서 인슐린과 트로글리타존 400 mg 투여는 위약에 비해 인슐린의 하루 투여량과 HbA1c 감소가 컸다.[19]

이 연구에서 인슐린 50% 감소 또는 혈당 15% 이상 감소를 조사한 결과 인슐린과 위약군에서는 7%가 목표에 도달했으나 인슐린과 트로글리타존 400 mg에서는 22%가 목표에 도달했다.

로시글리타존 또는 피오글리타존과 인슐린 병용 연구에서도 비슷한 결과였다 인슐린 치료에도 혈당이 조절되지 않는 2형당뇨병에서 인슐린과 로시글리타존 4 mg과 8 mg을 26주 동안 투여한 결과 인슐린과 위약 투여에 비해 HbA1c이 각각 0.6%와 1.2% 감소했다.[20]

이 연구에서 인슐린 투여량도 줄어 위약군의 0.6% 감소에 비해 로시글리타존 4 mg과 8 mg 병용에서 각각 4.8%와 9.4% 감소했다. 로시글리타존 치료에서 총 콜레스테롤, HDL- 및 LDL-콜레스테롤 등이 증가했다. 한편 위약군, 로시글리타존 4 mg 군, 로시글리타존 8 mg군에서 각각 0.9 kg, 4.0 kg, 5.3 kg의 체중 증가가 있었다.

인슐린치료 환자에서 피오글리타존 15 mg 또는 30 mg 16주 투여는 HbA1c를 각각 1.0%과 1.3% 감소한 반면 위약군에서는 0.3% 감소했다.[14]

한편 인슐린과 피오글리타존 투여에서 각각 2.3 kg과 3.7 kg의 체중이 증가하였으며 위약군에서는 체중이 거의 변화되지 않았다. 이런 결과는 싸이아졸리딘다이온이 인슐린치료에 효과적 보조제가 될 수 있음을 시사한다.

PROACTIVE* 연구에서 1차 평가변수인 관상동맥병과 말초혈관질환 발생을 방지하지 못했으나 2차변수인 뇌졸중 방지 작용이 있었다. 피오글리타존은 지질, 특히 중성지방 저하가 로시글리타존 보다 좋았으나[21] 방광암 발생 증가로 2001년 프랑스에서 퇴출되었다. 로시글리타존을 이용한 RECORD** 연구는 메트포민 또는 설포닐유레아를 병용하여 2형당뇨병에서 심혈관질환 경과를 조사했다. 1차 평가변수(심혈관질환에 의한 입원 또는 사망)는 연간 3.1% 저하되었으나, 2차 변수인 급성 심근경색, 심혈관질환이나 다른 원인에 의한 사망, 심혈관질환 사망, 심근경색, 뇌졸중 등의 복합에서는 로시글리타존 투여군과 대조군 사이에 차이가 없었다.[22]

TZD는 체중 증가를 일으키고 말초 부종 증가의 원인이 된다.

추가 적응증

비알코올지방간질환

2형당뇨병에서 비알코올지방간질환(NAFLD) 동반이 많으며 단순 지방간(지방증)에서 비가역성이며 진행하는 간경변에 이르기까지 다양한 간 손상이 나타난다.[14] 미국에는 약 640만 명이 NAFLD로 진단되며 간 효소 수치 상승의 가장 흔한 원인이다.[14]

알라닌 아미노전이효소(ALT) 수치가 높으면 비만과 관계없이 2형당뇨병 발생을 예측할 수 있다.[14]

* PROACTIVE (Prospective Pioglitazone Clinical Trial in Macrovascular Events): 피오글리타존의 심혈관질환 발생에 대한 전향임상연구

** RECORD (Rosiglitazone Evaluated for Cardiac Outcomes and Regulation of Glycemia in Diabetes)

지방간질환은 간의 인슐린감수성 감소와 관련이 있으며 2형당뇨병 환자의 인슐린 치료에서 인슐린 요구량과 관련이 있다.[14]

일부 연구에서 2형당뇨병에서 TZD의 지방 축적 감소가 있었다. 항레트로바이러스 치료(HAART)와 관련된 지방이영양증에서 간 효소는 피오글리타존과 로시글리타존 치료에서 감소하였다.[14]

다낭난소증후군

가임기 여성의 약 4%에서 다낭난소증후군이 나타난다.[14] 다낭난소증후군에서 인슐린저항성 증가에 의해 2형당뇨병 발생 위험이 증가한다.[14]

인슐린저항성에 동반된 고인슐린혈증은 다낭난소증후군에서 고안드로겐증의 원인으로 생각한다.[14] 체중 감량과 메트포민에 의한 인슐린 저하는 고안드로겐증을 줄이고 인슐린저항성을 감소시킨다.[14]

410명의 여성에서 트로글리타존은 배란기능, 다모증, 고안드로겐증, 인슐린저항성 등을 개선시켰다.[14] 로시글리타존과 위약 또는 로시글리타존과 클로미펜 투여를 무작위로 배정하여 위약과 대조한 연구에서도 비슷한 결과였다.

이 연구에서 클로미펜에 효과가 없었던 여성의 56%에서 배란이 가능하였다.[14]

메트포민은 임신 여성에서 안전하다고 알려졌으나 로시글리타존과 피오글리타존은 임신에서 C 등급으로 분류되며 동물 모델에서 독성이 있었으나 사람을 대상으로 한 연구는 불충분하다. 임신 중 이런 약제 사용에는 태아에 대한 위험 가능성을 정당화할 수 있는 잠재적 이익이 있어야 한다. 다낭난소증후군에 TZD 사용은 현재 승인되지 않았다.

지질강하

피오글리타존 단독요법 또는 피오글리타존과 설포닐유레아, 메트포민, 인슐린 등의 병용에서 LDL-콜레스테롤 수치의 변화는 없었다. 로시글리타존을 이용한 일부 연구에서 LDL-콜레스테롤 수치의 8-16% 증가가 있었다.

또한 두 약에 의한 HDL-콜레스테롤 수치의 약 10% 증가가 있었다. 중성지방에 대한 TZD 효과는 다양하나 로시글리타존보다 피오글리타존에서 중성지방 수치 감소가 관찰되었다.[14]

트로글리타존 치료를 받은 127명에서 로시글리타존과 피오글리타존을 비교한 결과 혈당과 체중에 주는 영향은 비슷했다.[14] 이 연구에서는 피오글리타존이 LDL-콜레스테롤과 중성지방 수치 저하에 로시글리타존보다 효과적이었다. TZD에 의해 혈청 유리지방산이 약 20-30% 감소하지만 이것이 지질에 영향을 주지는 않는다.[14]

실험적으로 피오글리타존은 PPARα에 부분작용제(partial agonist)이며 로시글리타존은 순수한 PPARγ 작용제(pure PPARγ agonist)라고 생각한다.[14] 그러나 사람에서 TZD에 의한 지질 변화 기전에 대한 연구는 제한적이다.

지방영양증

사람면역결핍바이러스(HIV)질환에서 항레트로바이러스 치료에 의해 지방이영양증이 자주 나타난다. HAART 치료 12-18개월에 환자의 약 절반에서 안면 지방위축증과 같은 지방이영양증 증상이 나타난다.[14]

안면 지방 위축증은 인슐린저항성을 동반하며

약물치료가 없어 기형적이고 낙인이 될 수 있다. TZD는 인슐린감수성과 피하지방을 증가하므로 HAART에 의한 인슐린저항성과 지방이양증의 해결책으로 생각되었다.

그러나 2형당뇨병 대상의 연구와 달리 HAART 관련 지방이영양증에 로시글리타존을 8 mg를 위약과 대조한 임상연구는 단 1건에 불과했다.[14]

경동맥 내중막두께(IMT)

경동맥 IMT는 심혈관질환 위험에 대해 잘 정립된 대리 표지자이다. 경동맥 내중막 증가는 심혈관질환 위험 증가와 관련이 있을 뿐 아니라 장차 심근경색과 뇌졸중 등의 대혈관질환 발생 위험과도 관련이 있다.[23]

여러 약제(예: ACE억제제, 칼슘채널차단제, 베타차단제, 스타틴)를 이용한 다양한 연구에서 당뇨병이 아닌 환자에서 경동맥 IMT의 감소나 퇴행이 있었다.[23]

경동맥 IMT는 2형당뇨병에서 더 중요하며 보다 심혈관질환 위험을 잘 반영한다.[23] 그러나 2형당뇨병 치료가 경동맥 IMT에 주는 영향에 대한 연구는 제한적이다. 192명의 2형당뇨병에서 24주 동안 피오글리타존을 투여하여 경동맥 IMT가 감소하였으며 이것은 혈당 조절과 관계가 없었다.[23]

금기

당뇨병 환자에서는 고혈압과 관상동맥병이 자주 동반되며 울혈심부전 발생의 위험인자가 된다.[24] 당뇨병에서는 당뇨병심근병증에 의해 만성 심부전증 등 다른 위험인자와 관계없이 심장 구조와 수축기 또는 이완기기능에 영향을 받는다.[24]

당뇨병은 만성심부전증의 독립적 위험인자이며, Kaiser Permanente Northwest Division에서 2형당뇨병 9,591명을 분석한 결과 당뇨병 환자의 11.8%가 만성심부전증을 갖고 있었고, 30개월의 추적 기간 동안에 7.7%에서 만성심부전증이 추가 발생했다.[24] 따라서 TZD 치료 시작 전에 만성심부전증 존재의 확인과 치료 과정에서 심부전 발생에 주의해야 함을 시사한다.

TZD의 안전성은 충분히 확립되지 않았으며 증상이 없는 심장병 환자에게 사용될 가능성이 있다. 로시글리타존과 피오글리타존의 사용 설명서에는 진행 심장병(NYHA III 또는 IV) 환자는 시판 전 임상 시험에서 제외되었으므로 이런 환자에게는 권고하지 않는다고 되어있다.

심장병이 있는 당뇨병 환자나 TZD 복용 중 만성심부전증 발생 환자에게 TZD 사용에 대한 지침은 없다. 임상적 딜레마를 더욱 당혹스럽게 만드는 것은 TZD에서 말초부종이 부작용으로 흔히 나타나므로 부종이나 체중 증가를 심부전 인지 판단하기는 더 어려워진다.

골절 위험을 증가시키는 상태(예: 골다공증, 부갑상선 기능항진증, 파젯병 등)를 진단받은 당뇨병에서는 TZD 처방에 주의해야 한다. TZD와 골절 위험 증가의 상관 관계가 알려졌다. 실제로 ADOPT 연구나 다른 연구 결과에서 싸이아졸리딘다이온에 의한 골절 위험은 여성의 연령이나 폐경 상태와 관계없이 일관되게 높았다.[25]

메타분석에 의하면 싸이아졸리딘다이온(로시글리타존, 피오글리타존, 트로글리타존)의 장기적 사용은 2형당뇨병 여성의 골절 위험을 2배 증가시켰으며, 싸이아졸리딘다이온 사용은 2형당뇨병에서 골절 위험을 크게 증가시켰다. 이 메타분석에서 싸

이아졸리딘다이온 사용은 요추와 고관절 골밀도를 크게 변화시키는 것으로 확인되었다.[25]

부작용

TZD 사용에서 체중 증가와 HbA1c의 관계가 있으며 HbA1c 1% 감소 시마다 체중이 2-3 kg 증가하였다. 이런 체중 증가는 2형당뇨병에서 TZD 단독요법이나 인슐린 또는 메트포민 병용과 관계없이 나타난다. 이런 체중 증가는 피하지방 저장소의 확장과 일부 환자에 의하며 내장지방은 변하지 않거나 때로 감소한다.[14]

TZD을 사용하는 일부 환자에서 체액 저류와 혈장 용적 증가에 의해 말초부종이 나타난다. 당뇨병에서 말초부종의 발생은 위약 또는 다른 당뇨병약으로 치료하는 환자의 1-2%에서 나타나지만 TZD 치료에서는 4-6%라고 보고되었다.

부종 발생은 TZD를 인슐린과 병용할 때 가장 많이 나타난다. 인슐린과 함께 로시글리타존 4 mg 또는 8 mg 투여에서 부종 발생은 각각 13.1%와 16.2%로 인슐린 단독의 4.7%보다 높았다.[20]

인슐린과 함께 피오글리타존 15 mg 또는 30 mg 투여에서 부종 발생은 15.3%로 인슐린 단독 투여의 7.0%에 비해 높았다.[24] 부종은 TZD와 다른 경구혈당강하제 병용 보다 인슐린 병용에서 더 많이 나타난다. 이런 체중과 부종 증가는 TZD와 인슐린으로 치료받는 환자에서 울혈심부전 발생 증가와 관련이 있다.

미국 식품의약국(FDA)은 로시글리타존과 피오글리타존 복용 환자에 대한 경고를 추가했다. 유럽 의약품평가청(European Agency for the Evaluation of Medicinal Products)은 인슐린치료에서 TZD 사용을 금기로 하고 있다.

이 기관의 자료에 의하면, 만성심부전증 빈도는 인슐린과 TZD 병용에서 인슐린 단독보다 2.5배 높았다. 그러나 이런 결과가 나타나는 원인은 아직 불명확하다.

27,000명 이상의 환자를 대상으로 한 42건 임상연구의 메타분석에서 15,000명 이상의 로시글리타존 치료에 의한 심근경색의 승산비는 1.43, 심혈관질환 사망의 승산비는 1.64였다. 이 메타분석에서 위약 또는 다른 혈당강하제와 비교하여 로시글리타존 치료에서 심근경색 위험 증가와 심혈관질환 사망 위험이 증가하였다.[15]

TZD는 다른 경구 혈당강하제에 비해 골절 위험을 높이는 것으로 알려졌다. TZD에 의해 다양한 부위의 골절 위험이 증가하며 이런 결과는 임상적으로 의미가 있다.[26] 골절 위험이 높은 2형당뇨병에서 TZD 치료 선택에 주의가 필요하다.

결론

“인슐린 치료에 인슐린저항성 개선제 추가가 유용할까?”라는 의문에 대해 아직 뭐라고 대답할 수 없다. 메트포민은 대부분의 2형당뇨병에서 가능한 선택이며 금기가 없으면 인슐린치료에 추가할 수 있다.

메트포민요법 추가에 의해 당화혈색소 개선, 인슐린의 하루 총 투여량 감소가 있으며 집중인슐린치료에서 나타나는 체중 증가 방지 가능성이 있다.[5,7]

메트포민요법의 단점은 다양한 부작용이다. 젖산산증 위험으로 신장기능 손상에서 금기이며 오래 지속한 당뇨병 환자에서 신장 장애는 흔하다.[1,10]

메트포민요법에서 또 다른 문제는 최대 유효 용

량으로 증가하기에 지장이 되는 위장관 부작용이다. 때로 이런 부작용은 가볍고 일시적이며, 일반적으로 투여 용량을 서서히 늘리면 피할 수 있으며 증상이 나타나면 용량을 줄인다.[1]

메트포민은 인슐린으로 치료하는 2형당뇨병에서 부작용이 적은 저렴한 인슐린저항성 개선제로 추가를 고려하거나 시작의 계획에 적절한 선택으로 보인다. 인슐린치료와 병용한 싸이아졸리딘다이온은 혈당 조절 개선과 하루 총 인슐린 투여량 감소와 중성지방 수치를 감소한다.[17-20] 그러나 부작용이 심하여 사용으로 얻어졌을지도 모르는 어떤 이득도 없어진다고 증명되었다.

로시글리타존은 심근경색 위험을 크게 증가시키고 심혈관질환에 의한 사망 위험을 증가시켰다.[15] 또한 로시글리타존은 총 콜레스테롤, HDL- 및 LDL-콜레스테롤을 증가시키는 것으로 알려졌다.[14] 이런 결과는 이 제제로 환자 치료에 극도의 주의가 필요하며 때로 피해야 함을 시사한다.

TZD는 다른 경구 혈당강하제에 비해 여러 부위에 골절 위험을 높이는 것으로 알려졌다.[26] 피오글리타존이 심근경색과 기타 심혈관질환 사망 위험이 적고 중성지방 개선으로 로시글리타존 보다는 더 유리하다고 한다.[15,21] 그러나 두 약 모두 상당한 체중 증가와 말초부종을 일으킨다.[14,20]

인슐린과 메트포민 또는 인슐린과 싸이아졸리딘다이온의 2제병용은 당화혈색소, 하루 총 인슐린 투여량, 체중 증가 등의 감소가 있다. 이런 결과는 인슐린, 메트포민, TZD의 3제병용에 더 좋은 효과를 보일 가능성이 있으며 일부 연구가 시행되었다. 인슐린 단독요법을 시행하는 당뇨병 28명에서 인슐린과 메트포민에 트로글리타존 추가와 인슐린과 TGZ에 메트포민을 추가하는 2제병용으로 4개월간 추적했다.

연구 결과 당화혈색소 감소가 2제요법 (인슐린+메트포민 7.0%, 인슐린+TGZ 6.2%) 보다 3제요법에서 더 컸다(인슐린+메트포민에 TGZ 추가 6.1%, 인슐린+TGZ에 메트포민 추가5.8%). 인슐린의 하루 총 투여량은 인슐린+TGZ(-14.1단위), 인슐린+TGZ에 메트포민 추가(-13.7단위), 인슐린+메트포민에 TGZ추가(-17.3단위) 등으로 감소하였으나, 인슐린+메트포민(-3.2단위)에서는 유의한 감소가 없었다. 그러나 인슐린+TGZ에서 상당한 체중 증가(4.4 kg)가 있었고, 인슐린+메트포민, 인슐린+메트포민, TGZ와 인슐린+TGZ 추가에서 상당한 체중 증가(4.4 kg)가 있었다.

한편 메트포민 추가에서는 체중 증가가 없었다. 따라서 메트포민이나 TZD 추가 순서가 체중 증가에서 중요할 수 있다. 이미 메트포민을 복용 중인 환자에게 TZD 추가는 TZD에 의한 체중 증가를 방지할 수 있는 것으로 보인다.[27]

메트포민은 혈당과 체중 조절 목표에 도달하려는 2형당뇨병에서 선택할 수 있으며 금기 사항이 없으면 인슐린과 병용할 수 있다. 그러나 싸이아졸리딘다이온은 문제가 있는 것으로 보인다.

참고문헌

1. Krentz AJ, Bailey CJ. Oral antidiabetic agents current role in type 2 diabetes mellitus. Drugs. 2005;65.
2. Klip A, Leiter LA. Cellular mechanism of action of metformin. Diabetes Care. 1990;13(6):696-704.
3. Kirpichnikov D, McFarlane SI, Sowers JR. Metformin: an update. Ann Intern Med. 2002;137:25-33.
4. Buse J B. et al. The primary glucose-lowering effect of metformin resides in the gut, not the circulation: results from short-term pharmacokinetic and 12-week dose-ranging studies. Diabetes Care. 2016;39(2):198-205.
5. Aviles-Santa ML, Sinding J, Raskin P. Effects of metformin in patients with poorly controlled, insulin-treated type 2 diabetes mellitus. Ann Intern Med.

1999;131:182-188.
6. Strowig SM, Aviles-Santa ML, Raskin P. Comparison of insulin monotherapy and combination therapy with insulin and metformin or insulin and troglitazone in type 2 diabetes. Diabetes Care. 2002;25:1691-1698.
7. Strowig SM, Raskin P. Combination therapy using metformin or thiazolidinediones and insulin in the treatment of diabetes mellitus. Diabetes Obes Metabol. 2005;7:633-641.
8. Muth S, Norman J, Sattar N, Fleming R. Women with polycystic ovary syndrome (PCOS) often undergo protracted treatment with metformin and are disinclined to stop: indications for a change in licensing arrangements? Hum Reprod. 2004;19:2718-2720.
9. Eurich DT, McAlister FA, Blackburn DF et al. Benefits and harms of antidiabetic agents in patients with diabetes and heart failure: systematic review. BMJ. 2007;335:497.
10. Weir J. Guidelines with regard to metformin-induced lactic acidosis and X-ray contrast medium agents. R Coll Radiol. 1999;54:29-33.
11. Garber AJ, Duncan TG, Goodman AM, Mills DJ, Rohlf JL. Efficacy of metformin in type II diabetes: results of a doubleblind, placebo-controlled, dose response trial. Am J Med. 1997;103:491-497.
12. Haupt E, Knick B, Koschinsky T, Liebermeister H, Schneider J, Hirche H. Oral antidiabetic combination therapy with sulphonylureas and metformin. Diabetes Metab. 1991;17:224-231.
13. DeFronzo RA, Goodman AM. Efficacy of metformin in patients with noninsulin-dependent diabetes mellitus. The Multicenter Metformin Study Group. NEJM. 1995;333:541-549.
14. Yki-Jarvinen H. Thiazolidinediones. NEJM. 2004;351:1106-1118.
15. Nissen SE, Nissen SE, Wolski K. Effect of rosiglitazone on the risk of myocardial infarction and death from cardiovascular causes. NEJM. 2007;356:2457-2471.
16. Baldwin SJ, Clarke SE, Chenery RJ. Characterisation of the cytochrome P450 enzymes involved in the in vitro; metabolism of rosiglitazone. Br J Clin Pharmacol. 1999;48:424-432.
17. Schwartz S, Raskin P, Fonseca V, Graveline JF. Effect of troglitazone in insulin-treated patients with type II diabetes mellitus. NEJM. 1998;338:861-866.
18. Fonseca V, Foyt HL, Shen K, Whitcomb R. Long-term effects of troglitazone: open-label extension studies in type 2 diabetic patients. Diabetes Care. 2000;23:354-359.
19. Buse JB, Gumbiner B, Mathias NP, Nelson DM, Faja BW, Whitcomb RW. Troglitazone use in insulin-treated type 2 diabetic patients. The Troglitazone Insulin Study Group. Diabetes Care. 1998;21:1455-1461.
20. Raskin P, Rendell M, Riddle MC, Dole JF, Freed MI, Rosenstock J. A randomized trial of rosiglitazone therapy in patients with inadequately controlled insulin-treated type 2 diabetes. Diabetes Care. 2001;24:1226-1232.
21. Dormandy JA, Charbonnel B, Eckland DJ et al. Secondary prevention of macrovascular events in patients with type 2 diabetes in the PROactive Study (PROspective pioglitAzone Clinical Trial In macroVascular Events): a randomized controlled trial. Lancet. 2005;366:1279-1289.
22. Home PD, Pocock SJ, Beck-Nielson H et al. Rosiglitazone evaluated for cardiovascular outcomes - an interim analysis. NEJM. 2007;357:28-38.
23. Langenfeld MR, Forst T, Hohberg C et al. Pioglitazone decreases carotid intima-media thickness independently of glycemic control in patients with type 2 diabetes mellitus: results from a controlled randomized study. Circulation. 2005;111:2525-2531.
24. Nesto RW, Bell D, Bonow RO et al. Thiazolidinedione use, fluid retention, and congestive heart failure. Diabetes Care. 2004;27(1):256-263.
25. Loke YK, Singh S, Furberg CD. Long-term use of thiazolidinediones and fractures in type 2 diabetes: a meta-analysis. CMAJ. 2009;180:32-39.
26. Solomon DH, Cadarette SM, Choudhry NK, Canning C, Levin R, Sturmer T. A cohort study of thiazolidinediones and fractures in older adults with diabetes. JCEM. 2009;94:2792-2798.
27. Strowig SM, Aviles-Santa ML, Raskin P. Improved glycemic control without weight gain using triple therapy in type 2 diabetes. Diabetes Care. 2004;27:1577-1583.

12

인크레틴 기반 치료

Kristin Gonzales[1] and Adrian Vella[2]

[1] Department of Internal Medicine, Division of Endocrinology, Diabetes, and Metabolism, University of New Mexico Health Sciences Center, Albuquerque, NM, USA

[2] Professor of Medicine, Division of Endocrinology, Diabetes, Metabolism, and Nutrition, Mayo Clinic, Rochester, MN, USA

요점

- 인크레틴 기반 치료제에는 내인성 인크레틴 호르몬 농도를 높이는 디펩티딜펩티다제-4 억제제(DPP4i)와 내인성 GLP1 수용체를 활성화하는 글루카곤유사펩타이드-1 (GLP1)수용체 작용제가 있다.
- DPP4i는 체중을 증가시키지 않으며 GLP1수용체작용제는 체중 감소를 일으킨다.
- GLP1수용체작용제는 심혈관 건강에 도움이 되는 것으로 알려졌다.

서론

당뇨병은 인슐린의 절대적 또는 상대적 결핍이 특징이며, 2형당뇨병은 포도당 항상성에 관여하는 다양한 조절 과정의 이상으로 발생하는 이질적 질환이다. 포도당 항상성은 영양소 감지와 호르몬신호의 조합을 통해 엄격하게 유지되어 말초의 포도당 이용과 생산의 균형이 이루어진다.

식사 후 상태에서 위 배출과 전신에 포도당 출현으로 혈당이 올라가면 인슐린 분비가 자극되고 글루카곤 분비는 억제되며 간에서 포도당을 유입하여 글리코겐으로 저장한다. 이 상태에서 인슐린은 내인성 포도당 생산(EGP)에 중요한 과정인 간의 포도당 신생과 당질 분해를 억제하는 조절 호르몬으로 작용한다.

공복 상태에서 혈당 농도가 저하하면 글루카곤 방출 신호가 전달되고 인슐린 분비는 억제되며 간의 EGP가 촉진된다.

이런 모든 상태에서 혈당 농도가 엄격하게 생리적 범위 안에서 유지되려면 EGP 비율이 말초조직의 포도당 이용률과 일치해야 한다.

따라서 정상적 포도당 내성은 ① 인슐린 분비, ② 글루카곤 억제, ③ 인슐린의 작용으로 포도당 유입 자극과 EGP 억제, ④ 혈당의 역할로 포도당 유입을 자극하고 EGP의 억제, ⑤ 위 배출 등 5가지 요인에 의해 결정된다.

당뇨병 또는 포도당 내성장애에서는 이런 변수의 일부 또는 전부에 결함으로 포도당 항상성 조절 장애가 나타난다. 이에 따라 혈당 농도가 만성적으로 증가하여 전신에 혈관합병증이 발생한다.[1]

인크레틴 작용

정상 포도당 내성 상태에서는 경구 포도당 부하에 대한 인슐린 분비 반응은 강하며 정맥 포도당 주입에서 관찰되는 인슐린 분비 양상과 크게 다르다.

포도당 정맥 주사 부하에 대한 인슐린 분비는 2상성(biphasic)이며, 초기의 빠른 분비와 이 후 수 시간에 걸친 지속 분비가 이어진다.[2] 당뇨병 환자에서는 이런 2상성 반응 저하가 나타난다.[3]

정상 혈당 내성에서 경구 포도당 부하에 대해 정맥 내 포도당 부하보다 혈당 상승은 비슷하지만 인슐린 반응은 더 크다.[4] 이런 인슐린 반응 차이를 인크레틴 효과(incretin effect)라고 하며 호르몬과 신경의 장 자극에 의해 일어나는 과정이다.

호르몬 자극은 내인성 인크레틴에 의해 나타나며 소장의 K세포와 L세포가 식사 섭취에 반응하여 분비되는 호르몬이다. 인크레틴은 인슐린과 글루카곤 분비 및 위 배출과 포만감을 직접 조절하는 작용이 있다.

글루카곤유사펩타이드-1 (GLP1)과 포도당의존성인슐린자극폴리펩티드(GIP)가 주요 인크레틴 호르몬으로 알려졌으며 포도당 의존성으로 인슐린 자극과 글루카곤 억제 작용을 나타낸다.[5,6]

내당능장애와 당뇨병에서는 인크레틴의 인슐린 분비와 글루카곤 억제 작용이 현저히 저하된다.[7] 이런 인크레틴 효과 감소 기전과 당뇨병 발생 과정에 인크레틴의 역할에 대한 몇 가지 가설이 제시되었다.

일부 연구에서 포도당 부하에 대한 반응으로 GIP와 GLP1 분비 변화가 알려졌으나, 2형당뇨병 발생기전에 내인성 인크레틴 호르몬 분비 변화가 있다는 결정적 증거는 없다.[8,9]

내인성 GIP와 GLP1의 인슐린 자극 및 글루카곤 억제 작용과 당뇨병의 임상적 관리에 이들의 관련을 알기 위한 연구가 계속되어 왔다. 약리적 용량의 GIP는 당뇨병 췌도에서 인슐린 분비와 글루카곤 억제에 거의 영향을 주지 않았으나 약리적 GLP1은 2형당뇨병에서 가능성을 보여주었다.[10]

1993년 Nauck 등은 합성 GLP1(7-36 아미드)의 약리적 용량을 지속 주입하여 2형당뇨병에서 혈당과 글루카곤 농도를 낮추고, 혈당을 통해 인슐린 농도를 높인다는 것을 밝혔다. 그러나 천연 GLP1처럼 초기 GLP1 합성제는 디펩티딜펩티다제-4 (DPP4)에 의해 신속하게 분해되었다.

이 효소는 GLP1의 N-말단 디펩타이드 His7-Ala8을 절단하여 비활성화시킨다. 이런 신속한 분해 결과는 생물학적 반감기가 2분이며, 이것이 임상적으로 GLP1 이용의 제한 요인이었다.[11]

GLP1RA 치료제의 초기 개발

GLP1유사체 이용의 제한은 Exendin-4 또는 exenatide 발견으로 피할 수 있었다. Exenatide는 GLP1과 서열의 53%가 같고 GLP1수용체에 결합능이 비슷한 자연계에서 발견된 39개 아미노산으로 구성된 폴리펩티드이다. 이 펩타이드는 아미노산 고리 8번의 알라닌이 글리신으로 바뀌어 DPP4의 작용을 받지 않았다.

그 결과 반감기가 3.3-4시간으로 비교적 길게 되

어 지속 투여가 아니라 간헐 투여가 가능하게 되었다.[12]

당뇨병 쥐를 이용한 초기 연구에서 exenatide 정맥주사 매일 한 번 투여는 exenatide를 매일 2번 피하주사하는 것과 같은 인슐린 증가와 글루카곤 저하 작용이 있었다. 2형당뇨병에 엑세나타이드 정맥주사는 고혈당-인슐린잠금 시험으로 비슷한 결과였다.[13-16]

2003년과 2005년 2형당뇨병에서 메트포민에 추가하여 엑세나타이드 1일 2회 피하주사하는 임상연구에서 혈당 저하와 체중 감소가 알려졌다.[17,18]

이렇게 속방형 엑세나타이드가 2005년 FDA에서 2형당뇨병에 승인받은 최초의 GLP1수용체작용제(GLP1RA)가 되었다. 2015년에는 주 1회 피하주사하는 서방형 제형이 승인되었다.[19]

현재 여러 종류의 GLP1RA가 2형당뇨병에 승인되어, 리라글루타이드, 릭시세나타이드, 둘라글루타이드, 세마글루타이드 등이 있다. 알비글루타이드는 FDA 승인받았으나 시판하지 않고 있다. 이 제제는 천연 GLP1과 염기서열 상동성이 53-97% 정도다. GLP1RA는 피하주사로 투여하며 미리 채워진 펜을 사용한다.[20]

2019년 FDA는 경구용 세마글루타이드를 승인하여 최초의 경구용 GLP1RA가 되었다.[21]

GLP1RA의 임상적 이점과 부작용

GLP1RA의 HbA1c 저하와 체중 감소 작용은 공통적이다.

GLP1RA의 식욕 억제와 위 배출 저하 작용이 알려졌지만, 위 배출 작용에는 빠른 내성(tachyphylaxis)이 있어 체중 감량과 관계없다고 생각한다. 표 12.1은 GLP1RA의 다양한 임상연구에서 관찰된 체중 감소와 HbA1c 저하 정도다.

GLP1RA는 인슐린 자극과 글루카곤 억제 작용 이외에 세포실험과 동물모델에서 베타세포 증식에 관여함이 알려졌다. Exenatide는 베타세포 용적을 증가하고, 베타세포 분화를 촉진하며, 베타세포 사멸을 억제하였다. 이런 결과는 당뇨병 진행 방지를 위한 인크레틴의 잠재적 가능성을 보여준다. 이에 대한 사람 대상 연구는 아직 충분하지 못하다.[12,23,33]

경증에서 중등도의 만성 신장질환(CKD)에 GLP1RA를 이용한 무작위대조 임상연구를 통해 안전하고 효과적이라고 알려졌다.[24] 만성신장질환에 대한 이런 제제의 효과는 처음에 대규모 심혈관경과 시험(CVOT)에서 신장 경과의 2차변수로 조사되었다.

이런 임상연구로 리라글루타이드, 세마글루타이드, 둘라글루타이드, 서방형 엑세나타이드, 릭시세나타이드 등에서 복합 신장변수가 개선되었으며 알부민뇨 감소가 있었다.[25-29]

최근에는 말기신질환(ESRD) 진행, 미량알부민뇨 진행, 추정 사구체여과율(eGFR) 변화 등 신장 경과에 대한 영향도 밝혀졌다. GLP1RA 관련 급성 신장 장애 보고가 있지만, GLP1RA의 위장관 부작용에 의한 탈수와 같은 기저질환에 의해 혼동될 가능성이 높다.[30]

GLP1RA에서 가장 흔한 부작용은 구역과 구토이며, 위 배출과 시상하부의 뇌실주위핵에 주는 영향으로 나타난다. 인슐린이나 인슐린 분비 촉진제와 달리 GLP1RA는 베타세포에서 인슐린 분비에 주는 영향이 포도당 의존하므로 저혈당을 거의 일으키지 않는다. 그러나 설포닐유레아 병용 임상연구에서는 저혈당 발생이 있었다.

따라서 인슐린 또는 설포닐유레아 병용으로

GLP1RA 시작에서는 주의가 필요하다.

GLP1RA의 위장관 부작용 이외에 쥐를 이용한 전임상 안전성 연구에서 갑상선 C세포 증식, C세포 선종, 갑상선수질암 발생이 있었다. 사람에게 이런 영향은 명확하지 않지만 FDA는 갑상선수질암, 다발내분비종양2(MEN 2) 환자나 가족력이 있으면 사용하지 말라고 경고하였다.[23]

GLP1RA의 대규모 무작위배정 비교임상연구에서 갑상선수질암 보고는 없었다. 인크레틴유사체의 시판 후 연구에서 급성 췌장염 발생이 알려져 FDA는 이런 잠재적 위험을 경고했다.[23] GLP1RA 치료 환자에서 이형성 췌장 병변 위험에 대해 많은 논란이 있다.

당뇨병 자체에서 일반인에 비해 급성 췌장염 위험이 2배 높으며 췌장암의 위험도 높다고 알려졌다. 이런 요인에 의해 임상적으로 유의한 췌장 병리와 GLP1RA의 인과관계의 해석에 어려움이 있다.

한편 GLP1RA 또는 DPP4 억제제의 대규모 무작위배정 비교 임상연구에서 이런 이상반응은 증가하지 않았다. GLP1RA 사용에서 이런 관련성이 임상적 의사 결정에 고려되어야 한다.[23, 25-29, 31-34]

2형당뇨병 관리에 GLP1RA의 근거

엑세나타이드

Exenatide에는 속방형과 서방형이 있으며 하루 2회 또는 주 1회 투여가 가능하다. 속방형 엑세나타이드는 5-10 μg 투여하고, 서방형 엑세나타이드는 2 mg을 투여한다.

2형당뇨병에서 설포닐유레아, 메트포민, 싸이아졸린다이온(TZD), 인슐린 등을 대조군으로 이용한 무작위배정 비교임상연구에서 HbA1c 0.4-1.0% 저하와 체중 1.6-2.8 kg 감소가 있었다.[17,35-38]

서방형 엑세나타이드와 속방형 엑세나타이드의 비교에서 HbA1c 저하는 1.4% vs 1.0%로 차이가 있었으나 체중 감소는 비슷했고 서방형 엑세나타이드에서 위장관 부작용이 적었다. 저혈당 증례는 설포닐유레아와 병용에서 나타났다.[39]

기저 인슐린에 exenatide 추가요법도 연구되었다. 메트포민 또는 피오글리타존와 유무에 관계없이 기저 인슐린에 추가한 속방형 엑세나타이드 투여군에서 HbA1c가 1.74% 감소되었으나 엑세나타이드 비투여군은 1.04% 감소되었다. 평균 체중 감소는 엑세나타이드 투여군에서 1.8 kg인 반면, 대조군에서는 1.0 kg의 체중 증가가 있었다. 저혈당에는 차이가 없었다.[40]

메트포민과 설포닐유레아 병용, 인슐린글라진에 서방형 엑세나타이드 추가 효과를 조사한 무작위배정 비교임상연구에서 HbA1c가 0.96%감소하여 대조군의 0.23% 감소와 차이가 있었다. 체중은 엑세나타이드에서 1.04 kg 감소하여 대조군의 0.48 kg 감소와 차이가 있었다.

그러나 엑세나타이드군에서 연구를 중단시킨 위장관 부작용이 많았다(3.9% vs 1.7%). 중증 저혈당 발생은 양군에 차이가 없었으나 위약군에서 가벼운 저혈당이 있었다.[41] 이런 결과는 GLP1RA를 혈당이 조절되지 않을 때 기저 인슐린에 추가 치료로 이용 가능성을 시사한다.

리라글루타이드

리라글루타이드는 FDA가 승인한 2번째 GLP1 RA이며 1일 0.6 mg, 1.2 mg, 1.8 mg의 3가지 투여 방법이 있다. 낮은 용량으로 치료를 시작하고 점차 최대 허용 용량으로 증가하는 것이 표준이다.

리라글루타이드 단독이나 설포닐유레아, TZD, 메트포민과 병용한 임상연구에서 리라글루타이드는 HbA1c를 평균 0.8-1.5% 감소시켰다. 리라글루타이드 1.8 mg은 HbA1c를 평균 1.12% 저하시켜 속방형 엑세나타이드의 0.79%와 차이가 있었으나 체중 감량은 비슷했다.[42]

리라글루타이드는 서방형 엑세나타이드와의 비교에서도 더 큰 HbA1c과 체중 감소가 있었다 (1.48% vs 1.28%, 3.57 kg vs 2.68 kg).[43]

기저 인슐린에 리라글루타이드 추가요법의 유용성이 조사되었다. 리라글루타이드를 인슐린 데글루덱에 추가한 무작위배정 비교임상연구에서 리라글루타이드 치료군의 HbA1c 1.9% 저하와 대조군의 0.9% 저하, 1일 9회 자기혈당측정 수치 저하가 있었다.

리라글루타이드 투여군은 평균 2.7 kg의 체중 감소가 있었으나 대조군은 체중 감소가 없었다.[44] 이런 결과에 의해 리라글루타이드와 같은 지속성 GLP1RA를 기저 인슐린과 병용하는 길을 열었다.

릭시세나타이드

릭시세나타이드는 10 μg과 20 μg 용량을 하루 1번 주사한다. 속방형 엑세나타이드와 비교에서 릭시세나타이드는 HbA1c 저하에 열등하지 않았다.[45] 메트포민에 리라글루타이드 추가와 비교에서 리라글루타이드는 HbA1c를 1.8% 저하, 릭시세나타이드 1.2% 저하했으나, 체중 감량에는 차이가 없었다.[46]

릭시세나타이드 치료와 속효인슐린 글루실린 및 기저 인슐린 글라진 치료를 비교한 무작위배정 임상연구가 있다. 하루 3번 인슐린 글루실린 투여군에 비해 릭시세나타이드군에서 식후 2시간 혈당의 감소가 있었다.

이런 결과는 기저 인슐린치료에서 GLP1RA 추가가 식사 시간 인슐린(bolus)의 대체에 안전하고 효과적이라는 과거의 자료를 뒷받침한다.[47]

둘라글루타이드

둘라글루타이드는 1주에 0.75 mg 또는 1.5 mg을 투여하는 GLP1RA 주사제다. 메트포민과 피오글리타존을 병용한 속방형 엑세나타이드와 비교에서 1.5 mg과 0.75 mg제형에서 HbA1c는 각각 1.51%와 1.3% 감소하였으며 엑세나타이드는 0.99% 감소했다. 체중 감소는 양군에서 비슷했다.[48]

둘라글루타이드와 리라글루타이드를 비교한 무

표 12.1 GLP1수용체작용제의 혈당 및 체중에 대한 작용의 1:1비교.

제제	Immediate-release exenatide [42, 45, 48, 82, 83]	Extended-release exenatide [43, 52, 82, 83]	Liraglutide [42, 43, 49, 84]	Lixisenatide [45]	Dulaglutide [48, 49, 53]	Semaglutide [52, 53]
평균 HbA1c 저하 (%)*	0.79–1.5	0.9–1.9	0.99–1.48	0.79	1.42–1.51	1.5–1.8
평균 체중 감소 (kg)*	1.24–3.8	1.9–3.7	2.91–3.6	2.8	1.3–2.9	5.6–6.5

* 평균 HbAlc 및 체중 감소는 GLP-1 RA 최대 투여량의 결과

작위배정 비교임상연구에서 HbA1c 저하는 비슷했지만(1.42% vs 1.36%), 리라글루타이드에서 체중 감소가 컸다(3.6 kg vs 2.9 kg).[49] 기저 인슐린 글라진 단독요법 대조군과 매주 둘라글루타이드 1.5 mg 추가군을 28주 추적한 전향적 무작위배정 비교임상연구가 있다.

HbA1c는 둘라글루타이드 투여군에서 1.44% 저하되었으나 대조군에서는 0.67% 저하되었다. 체중은 둘라글루타이드 투여에서 1.91 kg 감소하였으나 대조군은 0.5 kg 증가했다. 저혈당은 양군에서 비슷하였으나, 둘라글루타이드군에서 위장관 부작용으로 연구 중단이 많았다.[50]

세마글루타이드

세마글루타이드도 2형당뇨병에 승인된 GLP1RA이며, 0.5 mg과 1.0 mg를 1주에 한 번 주사한다. 구조는 리라글루타이드와 비슷하지만 반감기는 약 7일로 길다.

세마글루타이드의 처음 무작위배정 비교임상연구는 당뇨병약을 사용하지 않고 혈당 조절에 실패한 2형당뇨병에서 식사요법 및 운동요법과 비교하였다. 세마글루타이드 0.5 mg과 1.0 mg투여군의 평균 HbA1c 저하는 각각 1.45%와 1.55%였으며 위약군은 0.02%였다. 세마글루타이드 0.5 mg과 1.0 mg 투여에서 체중은 각각 3.73kg, 4.54kg 감소하였으나 위약군은 0.98 kg 감소했다.[51]

세마글루타이드는 서방형 엑세나타이드나 둘라글루타이드와 비교에서도 체중 감소가 컸다.[52,53] 세마글루타이드는 GLPlRA 중에서 체중 감량 효과가 좋다.

기저 인슐린 치료에 세마글루타이드 매주 0.5 mg과 1.0 mg 병용은 HbA1c가 각각 1.4%와 1.8% 저하되어 인슐린 단독의 0.1% 저하와 차이가 있었다. HbA1c 저하는 시작 전 수치가 높을수록 더 컸다. 세마글루타이드 투여군에서 많은 환자가 저혈당 증가 없이 HbA1c 7% 이하에 도달했다.

1일 7점 자기혈당검사 수치 감소도 세마글루타이드군에서 있었다. 체중 감소도 세마글루타이드군에서 더 컸다(세마글루타이드 0.5 mg과 1.0 mg에서 각각 3.7 kg과 6.4 kg, 대조군 1.4 kg). 그러나 HbA1c 8.0% 이하에서 세마글루타이드에 의해 저혈당 발생이 많았다. 그러나 HbA1c 8.0% 이상에서는 저혈당 발생 차이가 없었다.[54]

세마글루타이드 연구에서 밝혀진 주목할 소견은 진행성 당뇨병 망막병증과의 관련성이다. 세마글루타이드의 주요 CVOT에서 위약에 비해 당뇨병 망막병증 발생이 유의하게 높았다(HR 1.76).

사후분석에서 연구 시작 당시 기존 당뇨병 망막병증이 있던 환자에서 발생률이 높았으며, 임상연구 기간 동안 망막 변화 진행의 평가는 설계되지 않았다. 리라글루타이드와 엑세나타이드의 임상연구에서도 초기 망막병증 진행 소견이 있었으나 통계적 유의성은 없었고 이런 임상연구에서도 망막병증을 조사하도록 설계되지 않았다.

인슐린과 GLP1RA와 같은 제제로 혈당을 빠르게 낮추면 당뇨병 망막병증의 '조기 악화'가 나타난다고 알려져 있다. 이런 현상은 혈당 저하의 규모나 속도와 관련이 있다. 따라서 당뇨병 망막병증이 있으면 GLP1RA 시작 전에 신중한 평가와 관리가 필요하고, 치료 시작 전에 환자에게 진행 위험에 대해 충분히 알려주어야 한다.[26,55]

혈당 조절과 체중 감소는 2형당뇨병 치료의 기본이며 GLP1RA는 이에 대한 효과를 입증하였다. GLP1RA 효과에 대한 임상연구를 직접 비교할 수는 없지만 일반적 결론은 다음과 같다.

① HbA1c와 체중 감소는 모든 GLP1RA에서 나타나지만, 장기작용제는 단기작용제에 비해 HbA1c 저하가 크고 세마글루타이드는 체중 감량에 효과적이다.

② GLPlRA는 단독요법 또는 기저 인슐린이나 다른 당뇨병약과 병용요법으로 유용하다.

③ 상대적 안전성, 효과, 이용 편의성으로 저혈당이나 질병에 대한 부담 없이 혈당의 최적화가 가능하다.

2형당뇨병 관리에 DPP4 억제제의 역할

DPP4는 GLP1을 분해하여 생물학적 반감기를 줄인다. 인크레틴 관련제는 이 효소를 억제하여 내인성 GLP1의 효과를 증가시키며 이를 위해 특별히 고안된 약이 DPP4억제제다.

DPP4억제제의 이론적 근거는 DPP4 녹아웃마우스에서 당부하에 대한 반응으로 야생형마우스에 비해 높은 GLP1과 인슐린, 혈당 저하 연구에서 비롯되었다. 야생형마우스에 DPP4억제제 투여에서 DPP4 녹아웃마우스와 비슷한 결과였다. 이것은 DPP4 억제제가 내인성 GLP1의 혈장 농도와 인슐린 자극 효과를 모두 증가시킨다는 것을 시사한다.[56]

DPP4 억제제의 GLP1 증가 작용은 잘 확립되어 있으며, 여러 연구에서 식후 GLP1 활성의 2배 증가가 알려졌다.[57-59] 이렇게 식후혈당과 글루카곤을 저하시키지만 인슐린 분비의 직접 작용에는 논란의 여지가 있다. 일부 연구에서는 인슐린 수치가 증가했으나 다른 연구에서는 DPP4 억제제에 의한 변화가 없었다.[57,59,60]

DPP4 억제제에 의해 위 배출은 크게 저하되지 않아 식사 혈당 상승 지연이 DPP4억제제의 혈당 저하 효과를 설명하지는 않는다.[57] DPP4억제제는 DPP4 효소의 다양한 부위에 상호 작용하여 80% 이상을 억제한다.[61] 이런 억제 정도는 활성 GLP1 수치를 높여 인슐린 자극과 글루카곤 저하 작용에는 충분하지만 위 배출 저하에는 충분하지 않다.[57]

DPP4억제제의 혈당 저하는 위 배출 작용 보다는 식후 베타세포 기능에 대한 작용일 가능성이 있다. 위 배출 저하는 GLP1RA에서 현저하며 이것이 DPP4억제제와 혈당 저하 차이를 설명할 수 있다. 여러 종류의 DPP4억제제를 2형당노병에 사용하며, 시타글립틴, 삭사글립틴, 리나글립틴, 빌다글립틴, 알로글립틴, 에보글립틴 등을 경구 투여한다.

지속성 GLP1RA에 비해 혈당 저하가 적고 체중을 증가하지 않는다. GLP1RA와 DPP4억제제는 모두 저혈당 위험이 낮지만 인슐린 또는 설포닐유레아와의 병용에서는 저혈당 가능성이 있다. DPP4 억제제는 위 배출에 대한 영향이 없어 위장관 부작용을 일으키지 않으며 내약성이 좋다.[61].

신장 장애 또는 ESRD에서 DPP4억제제 사용은 종류에 따라 다르다. 신장으로 배설되는 시타글립틴, 삭사글립틴, 빌다글립틴, 알로글립틴은 신장기능 저하에서 투여량을 줄인다. 한편 리나글립틴과 에보글립틴은 신장 배설이 적어 만성 신장질환에서 용량 조절이 필요하지 않다.

DPP4 억제제의 무작위배정 비교임상연구와 메타분석에서 2형당뇨병의 신장 보호 효과가 알려졌다. 많은 무작위배정 비교임상연구에서 DPP4억제제에 의한 알부민뇨 개선이 있었으며 ESRD 또는 미량알부민뇨 진행 개선이 알려지고 있다.[62]

GLP1RA에서처럼 DPP4억제제에 의한 급성 췌장염 위험에 대한 논란이 있다. 이런 우려를 없앨 강력한 자료가 없어 FDA는 인크레틴 기반 치료에서 급성 췌장염 위험을 경고했다.[23,63] GLP1RA와 달리

DPP4억제제에서는 C세포 증식이나 갑상선수질암 위험 증가는 없다.

전통적으로 메트포민으로 혈당 조절 목표에 도달하지 못하면 설포닐유레아나 TZD를 보조제로 사용했다. 그러나 이런 보조제는 체중을 증가시키며 설포닐유레아는 저혈당 위험이 높다. 따라서 DPP4억제제는 고혈당에 대한 좋은 효과, 낮은 저혈당 위험, 체중 중립성, 투여 용이성 등으로 2형당뇨병 관리에서 2차 또는 3차제로 유용하다.

일련의 무작위배정 비교임상연구에서 DPP4 억제제는 HbA1c 저하 정도가 설포닐유레아 보다 열등하지 않으며 저혈당과 체중 감소에서 설포닐유레아 보다 유리하다고 알려졌다.[63-69] 이런 임상연구에서 DPP4억제제에 의한 베타세포 반응성 향상이 알려졌으며 이것은 설포닐유레아에서 볼 수 없는 기능이었다.[67]

DPP4억제제의 혈당 저하 작용을 피오글리타존과 비교한 임상연구에서 비슷한 정도였다. 그러나 TZD는 지방세포과 간세포에서 PPARγ에 대한 작용을 통해 인슐린저항성에 영향을 줄 수 있어 이런 환자에서 고려된다.[70-72]

2형당뇨병에서 2차 또는 3차 치료제는 위험과 이익의 균형에 따라 선택하지만 DPP4 억제제는 사용 의도에 따라 좋은 효과가 입증되었다. DPP4억제제는 저혈당 위험이 없으므로 이에 대해 일상적 제한의 부담이 있는 환자에게 효과적으로 투여할 수 있다.

현재까지의 완벽한 자료는 설포닐유레아보다 우선 DPP4억제제를 고려하는 것은 합리적이지만 비용을 고려한다면 제한이 될 수 있다.

2형당뇨병에서 인크레틴 관련제의 심혈관질환 경과

당뇨병에서 이환율과 사망률이 높은 죽상경화 심혈관질환(ASCVD)은 주요 사망 원인이 된다. 당뇨병에서는 관상동맥병, 뇌졸중, 기타 혈관질환 등에 의한 사망 위험이 약 2배 증가한다.[73]

2008년 로시글리타존에 의한 심혈관질환 위험 증가가 알려지며 FDA는 2형당뇨병에 사용할 당뇨병약의 승인에 심혈관질환 안전성 시험 시행을 의무화했다.[74] 안전성의 기준은 비치명적 심근경색, 비치명적 뇌졸중, 심혈관질환 사망을 포함한 주요 심혈관 이상반응(MACE)의 복합 변수의 최소 위험비(HR) 1.30 도달이었다.[74]

인크레틴 관련제와 SGLT2억제제에 의한 많은 CVOT가 발표되었다. 이 CVOT는 표준치료에 대한 비열등성을 입증하도록 설계되었다. 이런 임상연구의 출현으로 당뇨병 관리 판도가 극적으로 변화되었으며, 혈당과 심혈관질환에 모두 도움이 되는 새로운 치료 시대가 되었다.

FDA가 승인한 모든 GLP1RA에 대한 CVOT가 발표되었다. 이 CVOT는 2형당뇨병에서 표준치료에 대한 비열등성을 입증하기 위해 고안된 전향적 다기관 무작위배정 비교임상연구다.

이런 연구에서 FDA가 요구하는 1차 심혈관 경과의 안전성 기준에 도달했다. 이 임상연구에서 표준 당뇨병 치료는 경구 혈당강하제, 인크레틴 관련제, 기저 인슐린 등의 조합으로 구성되었다. 대상 기준은 심혈관질환 위험인자 또는 ASCVD가 있는 환자였다.

GLP1RA의 CVOT로 LEADER, SUSTAIN-6, HARMONY, REWIND 등이 있으며 각각 리라글루타이드, 세마글루타이드, 알비글루타이드, 둘라글루타이드가 위약에 비해 심혈관질환을 통계적으로 유의하게 감소했다.[25-27,31] 서방형 엑세나타이드(EXSCEL)와 릭시세나타이드(ELIXA)의 임상연구에서는 심혈관 변수에 대한 비열등성이 알려졌다.[28,29]

또한 임상연구의 세부분석으로 임상 진료에 이런 약제 사용에 대한 통찰력을 주었다. GLP1RA의 CVOT 연구의 메타분석에서 GLP1RA의 효과가 높을 가능성이 있는 대상은 BMI 30kg/m^2 이상, 남성, 기존 ASCVD 등이며 MACE 경과를 유의하게 개선하였다.[75]

이런 임상연구 결과에 의해 ADA는 ASCVD 또는 이에 대한 위험인자가 있는 2형당뇨병 환자에게 심혈관 혜택이 입증된 GLP1RA 시작을 권고한다.[76]

DPP4억제제 승인을 받기 위한 CVOT에서 MACE 결과가 표준치료에 비해 비열등성은 있었으나 우월성은 없었다.[33,34,77,78] 그러나 2형당뇨병의 다양한 임상연구나 실임상연구(realworld study)에서 DPP4억제제의 심혈관질환 방지 작용이 알려지고 있다.

한편 삭사글립틴의 CVOT인 SAVOR-TIMI53 연구에서 심부전에 의한 입원 증가가 있었다. 이 연구에서 삭사글립틴의 심부전 입원 발생률은 3.5%로 위약군의 2.4%에 비해 높았다(HR 1.27).[78]

그러나 시타글립틴(TECOS), 알로글립틴(EXAMINE), 리나글립틴(CARMELINA) 등의 CVOT에서는 심부전 증가는 없었다.[33,34,77] GLP1RA와 심부전 관련성은 확인되지 않았으며 인크레틴 관련제의 클래스 효과일 가능성이 낮다.

지난 10년간 인크레틴 관련제의 혈당 조절을 넘어서는 효과에 대한 인식이 높아졌다. 체중과 심혈관질환에 대한 명확한 효과를 바탕으로 인크레틴 기반 치료법은 당뇨병 치료 주류에 확고하게 통합되었다.

인크레틴 관련제를 임상 진료에 통합

전통적 2형당뇨병 관리 접근은 질병의 중증도와 진행 속도에 따른 단계적 알고리즘을 따랐다. 인슐린저항성은 비만과 밀접한 관계가 있으므로 생활습관 교정을 통한 체중 감량은 질병의 진행 기간 동안 유지되어야 하는 조기 개입이다.[79]

그러나 환자가 적극적으로 노력해도 질병 진행은 피하기 어려워 결국 약물치료에 의한 최적의 당뇨병 관리가 중요하다.

과거 메트포민은 금기 사항이 있고 내약성이 좋지 않아도 2형당뇨병의 1차 치료제로 생각되었다. 메트포민은 혈당 개선 이외에도 인슐린저항성 개선에 도움이 되며 심혈관질환에 어느 정도 도움이 된다고 생각하며 이것은 설포닐유레아에 없는 이점이다.[80,81]

메트포민 단독요법으로 혈당 조절 목표에 도달하지 못하면 환자의 선호도, 동반질환, 질병 중증도, 비용 효율성, 부작용 위험 등에 따라 다른 당뇨병약 추가를 생각한다. 중증 고혈당(혈당 300 mg/dL 이상 또는 HbA1c 9% 이상), 고혈당 증상이나 분해대사작용 증가 징후가 있으면 신속하게 인슐린을 투여해야 한다. 이런 경우가 아니면 메트포민에 경구혈당강하제를 추가했다.

과거 설포닐유레아나 TZD가 추가로 권고되는 2차나 3차요법이었다. 이런 약은 체중을 증가하며 설포닐유레아에서는 저혈당을 포함하여 바람직하지 않은 위험이 있다.[81] 최근 인크레틴 관련제의 다양한 임상연구 결과에 따라 2형당뇨병의 약물치료 지침이 크게 바뀌고 있다.

ADA 지침은 메트포민이나 다른 경구혈당강하제로 혈당이 충분히 조절되지 않는 환자에서 ① ASCVD 위험 증가, ② 명확한 ASCVD, ③ 저혈당 방

지, ④ 체중 감소 또는 체중 증가 방지의 이점이 있는 환자 등에게 GLP1RA 고려를 권고한다.[81]

ASCVD 위험이 높거나 ASCVD가 확립된 환자에게 리라글루타이드, 둘라글루타이드, 세마글루타이드 등의 심혈관 효과가 입증된 GLP1RA를 권고한다. 알비글루타이드의 CVOT에서 심혈관 효과는 입증되었으나 시판되지 않고 있다.

SGLT2억제제가 2형당뇨병에서 심혈관과 신장 효과가 입증되어 중요한 당뇨병 치료제가 되었다. 최근의 진료지침은 ASCVD, 심부전, 만성 신장질환이 있거나 발생할 위험이 높은 환자에서 SGLT2억제제를 권고한다.[81]

ASCVD 또는 ASCVD의 중대한 위험이 없을 때 DPP4억제제를 사용할 수 있다. 이런 약제는 GLP1RA를 사용하지 않을 때 추가할 수 있으며[81], 심부전에서 삭사글립틴은 피한다.[78]

DPP4억제제의 승인을 위한 임상연구에서 심혈관질환에 중립적이었지만 실임상에서 ASCVD를 방지할 가능성이 알려지고 있다. GLP1RA와 DPP4억제제의 병용은 추가 기대 효과가 없고, 병용에 대한 자료가 부족하여 권고하지 않는다.

현재 인크레틴 관련제와 SGLT2억제제가 2형당뇨병 치료의 주류가 되었지만 일부 환자에서는 설포닐유레아에 일정한 역할이 있다. ADA 지침은 약의 비용이 중요한 고려 사항인 경우 메트포민에 2차 요법으로 고려한다.

설포닐유레아가 주요 심혈관질환 경과에 대한 효과가 부족하며 체중 증가과 저혈당이 있지만, 강력한 혈당강하제이므로 안전성과 효과를 고려하여 신중하게 사용할 수 있다.

TZD는 심부전, 체중 증가, 골절, 방광암 등의 다양한 부작용과 관련이 있다. 현재 사용 가능한 피오글리타존은 일부 임상 연구에서 비용 효과적 치료 수단이었다.[81]

결론

2형당뇨병에서는 베타세포 기능 장애, 인슐린저항성, 내인성 인크레틴 효과 감소에 의해 만성적으로 고혈당이 지속된다. 인크레틴 호르몬의 혈당 조절뿐 아니라 당뇨병의 진행과 악화에 대한 역할에 대해 연구 대상이 되어 왔다.

GLP1RA는 혈당 저하와 체중을 감소하며 심혈관 경과를 개선하여 2형당뇨병의 여러 측면에 효과적이라고 알려졌다.

DPP4억제제는 체중을 증가하지 않으며 혈당 조절에 효과적이고 저혈당 위험이 낮다. 인크레틴 관련제로 기대하는 혈당 조절 기간이나 당뇨병 진행 완화에 혈당 조절의 역할 등에 대해 아직 의문이 남아 있다.

현재의 증거는 인크레틴 관련제가 당뇨병 관련 이환율을 크게 줄여 당뇨병 치료의 접근 방식을 극적으로 바꾸고 있다.

정리

- 식사에 대한 인크레틴 반응으로 인슐린 분비와 글루카곤 억제가 일어나며 이런 작용은 당뇨병에서 저하되어 있다.
- 인크레틴 관련제는 혈당을 통해 인슐린 자극과 글루카곤 억제 반응을 나타낸다.
- GLP1RA와 DPP4억제제에 의한 저혈당은 드물지만 인슐린 또는 설포닐유레아와 병용에서 나타날 수 있다.

• GLP1RA에서 체중 감소를 예상하며, 세마글루타이드는 체중 감량에 효과적이다.

• DPP4억제제는 체중 증가 없이 혈당을 내린다.

• 리라글루타이드, 세마글루타이드, 알비글루타이드, 둘라글루타이드는 주요 심혈관 경과 임상연구에서 심혈관질환 발생을 감소시켰다.

• DPP4억제제의 승인 임상연구에서 심혈관질환 경과에 중립적이었으나 실임상연구에서 심혈관질환 방지가 알려지고 있다. 삭사글립틴은 심부전에서 피해야 한다.

참고문헌

1. Sharabi K, Tavares CD, Rines AK, Puigserver P. Molecular pathophysiology of hepatic glucose production. Mol Aspects Med. 2015;46:21–33. Epub 2015/11/10. doi: 10.1016/j.mam .2015.09.003. PubMed PMID: 26549348; PMCID. PMC4674831.
2. Brunzell JD, Robertson RP, Lerner RL, Hazzard WR, Ensinck JW, Bierman EL, Porte D. Relationships between fasting plasma glucose levels and insulin-secretion during intravenous glucose-tolerance tests. J Clin Endocr Metab. 1976;42(2):222–229. doi:. DOI 10.1210/jcem-42-2-222. PubMed PMID: WOS:A1976BG96800003.
3. Del Prato S, Marchetti P, Bonadonna RC. Phasic insulin release and metabolic regulation in type 2 diabetes. Diabetes. 2002;51 Suppl 1:S109–116. Epub 2002/01/30. doi: 10.2337/diabetes.51.2007.s109. PubMed PMID: 11815468.
4. Elrick H, Stimmler L, Hlad CJ, Jr., Arai Y. Plasma insulin response to oral and intravenous glucose administration. J Clin Endocrinol Metab. 1964;24:1076–1082. Epub 1964/10/01. doi: 10.1210/jcem-24-10-1076. PubMed PMID:14228531.
5. Toft-Nielsen MB, Damholt MB, Madsbad S, Hilsted LM, Hughes TE, Michelsen BK, Holst JJ. Determinants of the impaired secretion of glucagon-like peptide-1 in type 2 diabetic patients. J Clin Endocrinol Metab. 2001;86(8):3717–3723. Epub 2001/08/15. doi: 10.1210/jcem.86.8.7750. PubMed PMID: 11502801.
6. Nauck M, Stockmann F, Ebert R, Creutzfeldt W. Reduced incretin effect in type 2 (non-insulin-dependent) diabetes. Diabetologia. 1986;29(1):46–52. Epub 1986/01/01. doi:10.1007/bf02427280. PubMed PMID: 3514343.
7. Nauck MA, Meier JJ. The incretin effect in healthy individuals and those with type 2 diabetes: physiology, pathophysiology, and response to therapeutic interventions. Lancet Diabetes Endo. 2016;4(6):525–536. doi: 10.1016/S2213-8587(15)00482-9. Pub Med PMID: WOS:000376462800018.
8. Calanna S, Christensen M, Holst JJ, Laferrere B, Gluud LL, Vilsboll T, Knop FK. Secretion of glucagon-like peptide-1 in patients with type 2 diabetes mellitus: systematic review and meta-analyses of clinical studies. Diabetologia. 2013;56(5):965–972. Epub 2013/02/05. doi: 10.1007/s00125-013-2841-0. PubMed PMID: 23377698; PMCID. PMC3687347.
9. Calanna S, Christensen M, Holst JJ, Laferrere B, Gluud LL, Vilsboll T, Knop FK. Secretion of glucose-dependent insulinotropic polypeptide in patients with type 2 diabetes: systematic review and meta-analysis of clinical studies. Diabetes Care. 2013;36(10):3346–3352. Epub 2013/09/26. doi: 10.2337/dc13-0465. PubMed PMID: 24065842; PMCID. PMC3781498.
10. Nauck MA, Heimesaat MM, Orskov C, Holst JJ, Ebert R, Creutzfeldt W. Preserved incretin activity of glucagon-like peptide 1 [7-36 amide] but not of synthetic human gastric inhibitory polypeptide in patients with type-2 diabetes mellitus. J Clin Invest. 1993;91(1):301–307. Epub 1993/01/01. doi: 10.1172/JCI116186. PubMed PMID: 8423228; PMCID. PMC330027.
11. Nauck MA, Kleine N, Orskov C, Holst JJ, Willms B, Creutzfeldt W. Normalization of fasting hyperglycaemia by exogenous glucagon-like peptide 1 (7-36 amide) in type 2 (non-insulin-dependent) diabetic patients. Diabetologia. 1993;36(8):741–744. Epub 1993/08/01. doi: 10.1007/bf00401145. PubMed PMID: 8405741.
12. Chia CW, Egan JM. Incretin-based therapies in type 2 diabetes mellitus. J Clin Endocrinol Metab. 2008;93(10):3703–3716. Epub 2008/07/17. doi: 10.1210/jc.2007–2109. PubMed PMID: 18628530; PMCID. PMC2579648.
13. Greig NH, Holloway HW, De Ore KA, Jani D, Wang Y, Zhou J, Garant MJ, Egan JM. Once daily injection of exendin-4 to diabetic mice achieves long-term beneficial effects on blood glucose concentrations. Diabetologia. 1999;42(1):45–50. Epub 1999/02/23. doi: 10.1007/s001250051111. PubMed PMID: 10027577.
14. Young AA, Gedulin BR, Bhavsar S, Bodkin N, Jodka C, Hansen B, Denaro M. Glucose-lowering and insulin-sensitizing actions of exendin-4: studies in obese diabetic (ob/ob, db/db) mice, diabetic fatty Zucker rats, and diabetic rhesus monkeys (Macaca mulatta). Diabe-

tes. 1999;48(5):1026–1034. Epub 1999/05/20. doi: 10.2337/diabetes.48.5.1026. PubMed PMID: 10331407.

15. Egan JM, Clocquet AR, Elahi D. The insulinotropic effect of acute exendin-4 administered to humans: comparison of nondiabetic state to type 2 diabetes. J Clin Endocrinol Metab. 2002;87(3):1282–1290. Epub 2002/03/13. doi: 10.1210/jcem.87. 3.8337. PubMed PMID: 11889200.
16. Fehse F, Trautmann M, Holst JJ, Halseth AE, Nanayakkara N, Nielsen LL, Fineman MS, Kim DD, Nauck MA. Exenatide augments first- and second-phase insulin secretion in response to intravenous glucose in subjects with type 2 diabetes. J Clin Endocrinol Metab. 2005;90(11):5991–5997. Epub 2005/09/08. doi: 10.1210/jc.2005-1093. PubMed PMID: 16144950.
17. DeFronzo RA, Ratner RE, Han J, Kim DD, Fineman MS, Baron AD. Effects of exenatide (exendin-4) on glycemic control and weight over 30 weeks in metformin-treated patients with type 2 diabetes. Diabetes Care. 2005;28(5):1092–1100. Epub 2005/04/28. doi: 10.2337/diacare.28.5.1092. Pub Med PMID: 15855572.
18. Kolterman OG, Buse JB, Fineman MS, Gaines E, Heintz S, Bicsak TA, Taylor K, Kim D, Aisporna M, Wang Y, Baron AD. Synthetic exendin-4 (Exenatide) significantly reduces postprandial and fasting plasma glucose in subjects with type 2 diabetes. J Clin Endocr Metab. 2003;88(7):3082–3089. doi: 10.1210/jc.2002-021545. PubMed PMID: WOS:000183926300020.
19. Knop FK, Bronden A, Vilsboll T. Exenatide: pharmacokinetics, clinical use, and future directions. Expert Opin Pharmaco. 2017;18(6):555–571. doi: 10.1080/14656566. 2017.1282463. PubMed PMID: WOS:000399620000003.
20. Aroda VR. A review of GLP-1 receptor agonists: evolution and advancement, through the lens of randomised controlled trials. Diabetes Obes Metab. 2018:20 Suppl 1:22–33. Epub 2018/01/25. doi: 10.1111/dom.13162. PubMed PMID: 29364586.
21. Anderson SL, Beutel TR, Trujillo JM. Oral semaglutide in type 2 diabetes. J Diabetes Complicat. 2020:107520. Epub 2020/01/19. doi: 10.1016/j.jdiacomp.2019.107520. PubMed PMID: 31952996.
22. Lee YS, Lee C, Choung JS, Jung HS, Jun HS. Glucagon-like peptide 1 increases beta-cell regeneration by promoting alpha- to beta-cell transdifferentiation. Diabetes. 2018;67(12):2601–2614. Epub 2018/09/28. doi: 10.2337/db18-0155. Pub Med PMID: 30257975.
23. Tasyurek HM, Altunbas HA, Balci MK, Sanlioglu S. Incretins: their physiology and application in the treatment of diabetes mellitus. Diabetes Metab Res Rev. 2014;30(5):354–371. Epub 2014/07/06. doi: 10.1002/dmrr.2501. PubMed PMID: 24989141.
24. De Cosmo S, Viazzi F, Piscitelli P, Leoncini G, Mirijello A, Bonino B, Pontremoli R. Impact of CVOTs in primary and secondary prevention of kidney disease. Diabetes Res Clin Pract. 2019;157:107907. Epub 2019/11/05. doi: 10.1016/j.diabres.2019.107907. PubMed PMID: 31676332.
25. Marso SP, Daniels GH, Brown-Frandsen K, Kristensen P, Mann JF, Nauck MA, Nissen SE, Pocock S, Poulter NR, Ravn LS, Steinberg WM, Stockner M, Zinman B, Bergenstal RM, Buse JB, for the LEADER Steering Committee on behalf of the LEADER Trial Investigators. Liraglutide and cardiovascular outcomes in type 2 diabetes. N Engl J Med. 2016;375(4):311–322. Epub 2016/06/14. doi: 10.1056/NEJMoa1603827. PubMed PMID: 27295427; PMCID. PMC4985288.
26. Marso SP, Bain SC, Consoli A, Eliaschewitz FG, Jodar E, Leiter LA, Lingvay I, Rosenstock J, Seufert J, Warren ML, Woo V, Hansen O, Holst AG, Pettersson J, Vilsboll T, for the SUSTAIN-6 Investigators. Semaglutide and cardiovascular outcomes in patients with type 2 diabetes. N Engl J Med. 2016;375(19):1834–1844. Epub 2016/09/17. doi: 10.1056/NEJ Moa1607141. PubMed PMID: 27633186.
27. Gerstein HC, Colhoun HM, Dagenais GR, Diaz R, Lakshmanan M, Pais P, Probstfield J, Riesmeyer JS, Riddle MC, Ryden L, Xavier D, Atisso CM, Dyal L, Hall S, Rao- Melacini P, Wong G, Avezum A, Basile J, Chung N, Conget I, Cushman WC, Franek E, Hancu N, Hanefeld M, Holt S, Jansky P, Keltai M, Lanas F, Leiter LA, Lopez-Jaramillo P, Cardona Munoz EG, Pirags V, Pogosova N, Raubenheimer PJ, Shaw JE, Sheu WH, Temelkova-Kurktschiev T, for the REWIND Investigators. Dulaglutide and cardiovascular outcomes in type 2 diabetes (REWIND): a double-blind, randomised placebo-controlled trial. Lancet. 2019;394(10193):121–130. Epub 2019/06/14. doi: 10.1016/S0140-6736(19)31149-3. PubMed PMID: 31189511.
28. Holman RR, Bethel MA, Mentz RJ, Thompson VP, Lokhnygina Y, Buse JB, Chan JC, Choi J, Gustavson SM, Iqbal N, Maggioni AP, Marso SP, Ohman P, Pagidipati NJ, Poulter N, Ramachandran A, Zinman B, Hernandez AF, for the EXSCEL Study Group. Effects of once-weekly exenatide on cardiovascular outcomes in type 2 diabetes. N Engl J Med. 2017;377(13):1228–1239. Epub 2017/09/15. doi: 10.1056/NEJMoa1612917. PubMed PMID: 28910237.
30. Scheen AJ. Pharmacokinetics and clinical use of incretinbased therapies in patients with chronic kidney disease and type 2 diabetes. Clin Pharmacokinet. 2015;54(1):1–21. doi: 10.1007/s40262-014-0198-2.

PubMed PMID: WOS:000347147300001.

31. Hernandez AF, Green JB, Janmohamed S, D'Agostino RB, Sr., Granger CB, Jones NP, Leiter LA, Rosenberg AE, Sigmon KN, Somerville MC, Thorpe KM, McMurray JJV, Del Prato S, for the Harmony Outcomes committees and investigators. c12. Albiglutide and cardiovascular outcomes in patients with type 2 diabetes and cardiovascular disease (Harmony Outcomes): a double-blind, randomised placebo-controlled trial. Lancet. 2018;392(10157):1519-1529. Epub 2018/10/07. doi: 10.1016/S0140-6736(18)32261-X. PubMed PMID: 30291013.
32. Husain M, Birkenfeld AL, Donsmark M, Dungan K, Eliaschewitz FG, Franco DR, Jeppesen OK, Lingvay I, Mosenzon O, Pedersen SD, Tack CJ, Thomsen M, Vilsboll T, Warren ML, Bain SC, for the PIONEER 6 Investigators. Oral semaglutide and cardiovascular outcomes in patients with type 2 diabetes. N Engl J Med. 2019. Epub 2019/06/12. doi: 10.1056/NEJMoa1901118. PubMed PMID: 31185157.
33. White WB, Cannon CP, Heller SR, Nissen SE, Bergenstal RM, Bakris GL, Perez AT, Fleck PR, Mehta CR, Kupfer S, Wilson C, Cushman WC, Zannad F, for the EXAMINE Investigators. Alogliptin after acute coronary syndrome in patients with type 2 diabetes. N Engl J Med. 2013;369(14):1327-1335. Epub 2013/09/03. doi: 10.1056/NEJMoa1305889. PubMed PMID: 23992602.
34. Green JB, Bethel MA, Armstrong PW, Buse JB, Engel SS, Garg J, Josse R, Kaufman KD, Koglin J, Korn S, Lachin JM, McGuire DK, Pencina MJ, Standl E, Stein PP, Suryawanshi S, Van de Werf F, Peterson ED, Holman RR, for the TECOS Study Group. Effect of sitagliptin on cardiovascular outcomes in type 2 diabetes. N Engl J Med. 2015;373(3):232-242. Epub 2015/06/09. doi: 10.1056/NEJMoa1501352. PubMed PMID:26052984.
35. Buse JB, Henry RR, Han J, Kim DD, Fineman MS, Baron AD, for the Exenatide-113 Clinical Study Group. Effects of exenatide (exendin-4) on glycemic control over 30 weeks in sulfonylurea-treated patients with type 2 diabetes. Diabetes Care. 2004;27(11):2628-2635. Epub 2004/10/27. doi: 10.2337/diacare.27.11.2628. PubMed PMID: 15504997.
36. Kendall DM, Riddle MC, Rosenstock J, Zhuang D, Kim DD, Fineman MS, Baron AD. Effects of exenatide (exendin-4) on glycemic control over 30 weeks in patients with type 2 diabetes treated with metformin and a sulfonylurea. Diabetes Care. 2005;28(5):1083-1091. Epub 2005/04/28. doi: 10.2337/diacare.28.5.1083. PubMed PMID: 15855571.
37. Zinman B, Hoogwerf BJ, Duran Garcia S, Milton DR, Giaconia JM, Kim DD, Trautmann ME, Brodows RG. The effect of adding exenatide to a thiazolidinedione in suboptimally controlled type 2 diabetes: a randomized trial. Ann Intern Med. 2007;146(7):477-485. Epub 2007/04/04. doi: 10.7326/0003-4819-146-7-200704030-00003. PubMed PMID:17404349.
38. Nauck MA, Duran S, Kim D, Johns D, Northrup J, Festa A, Brodows R, Trautmann M. A comparison of twice-daily exenatide and biphasic insulin aspart in patients with type 2 diabetes who were suboptimally controlled with sulfonylurea and metformin: a non-inferiority study. Diabetologia. 2007;50(2):259-267. Epub 2006/12/13. doi: 10.1007/s00125 -006-0510-2. PubMed PMID: 17160407.
39. Wysham CH, Rosenstock J, Vetter ML, Dong F, Ohman P, Iqbal N. Efficacy and tolerability of the new autoinjected suspension of exenatide once weekly versus exenatide twice daily in patients with type 2 diabetes. Diabetes Obes Metab. 2018;20(1):165-172. Epub 2017/07/08. doi: 10.1111/dom.13056. PubMed PMID: 28685973; PMCID. PMC5724491.
40. Buse JB, Bergenstal RM, Glass LC, Heilmann CR, Lewis MS, Kwan AYM, Hoogwerf BJ, Rosenstock J. Use of twicedaily exenatide in basal insulin-treated patients with type 2 diabetes a randomized, controlled trial. Annals of Internal Medicine. 2011;154(2):103-+. doi: 10.7326/0003-4819-154-2-201101180-00300. PubMed PMID: WOS:000286223500004.
41. Guja C, Frias JP, Somogyi A, Jabbour S, Wang H, Hardy E, Rosenstock J. Effect of exenatide QW or placebo, both added to titrated insulin glargine, in uncontrolled type 2 diabetes: the DURATION-7 randomized study. Diabetes Obes Metab. 2018;20(7):1602-1614. Epub 2018/02/24. doi: 10.1111/dom.13266. PubMed PMID: 29473704; PMCID. PMC6032936.
42. Buse JB, Rosenstock J, Sesti G, Schmidt WE, Montanya E, Brett JH, Zychma M, Blonde L, Group L-S. Liraglutide once a day versus exenatide twice a day for type 2 diabetes: a 26-week randomised, parallel-group, multinational, open-label trial (LEAD-6). Lancet. 2009;374(9683):39-47. Epub 2009/06/12. doi: 10.1016/S0140-6736(09)60659-0. PubMed PMID:19515413.
43. Buse JB, Nauck M, Forst T, Sheu WH, Shenouda SK, Heilmann CR, Hoogwerf BJ, Gao A, Boardman MK, Fineman M, Porter L, Schernthaner G. Exenatide once weekly versus liraglutide once daily in patients with type 2 diabetes (DURATION-6): a randomised, open-label study. Lancet. 2013;381(9861):117-124. Epub 2012/11/13. doi: 10.1016/S0140-6736(12)61267-7. PubMed PMID: 23141817.
44. Buse JB, Vilsboll T, Thurman J, Blevins TC, Langbakke IH, Bottcher SG, Rodbard HW, Investigators NNT. Contribution of liraglutide in the fixed-ratio combina-

tion of insulin degludec and liraglutide (IDegLira). Diabetes Care. 2014;37(11):2926–2933. Epub 2014/08/13. doi: 10.2337/dc14-0785. PubMed PMID: 25114296.
45. Rosenstock J, Raccah D, Koranyi L, Maffei L, Boka G, Miossec P, Gerich JE. Efficacy and safety of lixisenatide once daily versus exenatide twice daily in type 2 diabetes inadequately controlled on metformin: a 24-week, randomized, open-label, active-controlled study (GetGoal-X). Diabetes Care. 2013;36(10):2945–2951. Epub 2013/05/24. doi: 10.2337/dc12-2709. PubMed PMID: 23698396; PMCID. PMC 3781502.
46. Nauck M, Rizzo M, Johnson A, Bosch-Traberg H, Madsen J, Cariou B. Once-daily liraglutide versus lixisenatide as addon to metformin in type 2 diabetes: a 26-week randomized controlled clinical trial. Diabetes Care. 2016;39(9):1501–1509. doi: 10.2337/dc15-2479. PubMed PMID: WOS:000383663000017.
47. Rosenstock J, Guerci B, Hanefeld M, Gentile S, Aronson R, Tinahones FJ, Roy-Duval C, Souhami E, Wardecki M, Ye J, Perfetti R, Heller S, on behalf of the GetGoal Duo-2 Trial Investigators. Prandial options to advance basal insulin glargine therapy: testing lixisenatide plus basal insulin versus insulin glulisine either as basal-plus or basal-bolus in type 2 diabetes: the GetGoal Duo-2 Trial. Diabetes Care. 2016;39(8):1318–1328. Epub 2016/05/26. doi: 10.2337/dc16-0014. PubMed PMID: 27222510.
48. Wysham C, Blevins T, Arakaki R, Colon G, Garcia P, Atisso C, Kuhstoss D, Lakshmanan M. Efficacy and safety of dulaglutide added onto pioglitazone and metformin versus exenatide in type 2 diabetes in a randomized controlled trial (AWARD-1). Diabetes Care. 2014;37(8):2159–2167. Epub 2014/06/01. doi:10.2337/dc13-2760. PubMed PMID: 24879836.
49. Dungan KM, Povedano ST, Forst T, Gonzalez JG, Atisso C, Sealls W, Fahrbach JL. Once-weekly dulaglutide versus oncedaily liraglutide in metformin-treated patients with type 2 diabetes (AWARD-6): a randomised, open-label, phase 3, noninferiority trial. Lancet. 2014;384(9951):1349–1357. Epub 2014/07/16. doi: 10.1016/S0140-6736(14)60976-4. PubMed PMID: 25018121.
50. Pozzilli P, Norwood P, Jodar E, Davies MJ, Ivanyi T, Jiang HH, Woodward DB, Milicevic Z. Placebo-controlled, randomized trial of the addition of once-weekly glucagon-like peptide-1 receptor agonist dulaglutide to titrated daily insulin glargine in patients with type 2 diabetes (AWARD-9). Diabetes Obesity & Metabolism. 2017;19(7):1024–1031. doi: 10.1111/dom.12937. PubMed PMID: WOS:000403236600013.
51. Sorli C, Harashima SI, Tsoukas GM, Unger J, Karsbol JD, Hansen T, Bain SC. Efficacy and safety of once-weekly semaglutide monotherapy versus placebo in patients with type 2 diabetes (SUSTAIN 1): a double-blind, randomised, placebocontrolled, parallel-group, multinational, multicentre phase 3a trial. Lancet Diabetes Endocrinol. 2017;5(4):251–260. Epub 2017/01/24. doi: 10.1016/S2213-8587(17)30013-X. PubMed PMID: 28110911.
52. Ahmann AJ, Capehorn M, Charpentier G, Dotta F, Henkel E, Lingvay I, Holst AG, Annett MP, Aroda VR. Efficacy and safety of once-weekly semaglutide versus exenatide ER in subjects with type 2 diabetes (SUSTAIN 3): a 56-week, openlabel, randomized clinical trial. Diabetes Care. 2018;41(2):258–266. Epub 2017/12/17. doi: 10.2337/dc17-0417. PubMed PMID: 29246950.
53. Pratley RE, Aroda VR, Lingvay I, Ludemann J, Andreassen C, Navarria A, Viljoen A, investigators S. Semaglutide versus dulaglutide once weekly in patients with type 2 diabetes (SUSTAIN 7): a randomised, open-label, phase 3b trial. Lancet Diabetes Endocrinol. 2018;6(4):275–286. Epub 2018/02/06. doi: 10.1016/S2213-8587(18)30024-X. PubMed PMID: 29397376.
54. Rodbard HW, Lingvay I, Reed J, de la Rosa R, Rose L, Sugimoto D, Araki E, Chu PL, Wijayasinghe N, Norwood P. Semaglutide added to basal insulin in type 2 diabetes (SUSTAIN 5): a randomized, controlled trial. J Clin Endocrinol Metab. 2018;103(6):2291–2301. Epub 2018/04/25. doi: 10.1210/jc.2018-00070. PubMed PMID: 29688502; PMCID.PMC5991220.
55. Vilsboll T, Bain SC, Leiter LA, Lingvay I, Matthews D, Simo R, Helmark IC, Wijayasinghe N, Larsen M. Semaglutide, reduction in glycated haemoglobin and the risk of diabetic retinopathy. Diabetes Obes Metab. 2018;20(4):889–897. Epub 2017/11/28. doi: 10.1111/dom.13172. PubMed PMID: 29178519; PMCID. PMC5888154.
56. Marguet D, Baggio L, Kobayashi T, Bernard AM, Pierres M, Nielsen PF, Ribel U, Watanabe T, Drucker DJ, Wagtmann N. Enhanced insulin secretion and improved glucose tolerance in mice lacking CD26. Proc Natl Acad Sci USA. 2000;97(12):6874–6879. Epub 2000/05/24. doi: 10.1073/pnas.120069197. PubMed PMID: 10823914; PMCID. PMC18768.
57. Vella A, Bock G, Giesler PD, Burton DB, Serra DB, Saylan ML, Dunning BE, Foley JE, Rizza RA, Camilleri M. Effects of dipeptidyl peptidase-4 inhibition on gastrointestinal function, meal appearance, and glucose metabolism in type 2 diabetes. Diabetes. 2007;56(5):1475–1480. Epub 2007/02/17. doi: 10.2337/db07-0136. PubMed PMID:17303799.
58. Bergman AJ, Stevens C, Zhou Y, Yi B, Laethem M, De Smet M, Snyder K, Hilliard D, Tanaka W, Zeng W,

Tanen M, Wang AQ, Chen L, Winchell G, Davies MJ, Ramael S, Wagner JA, Herman GA. Pharmacokinetic and pharmacodynamic properties of multiple oral doses of sitagliptin, a dipeptidyl peptidase-IV inhibitor: a double-blind, randomized, placebo-controlled study in healthy male volunteers. Clin Ther. 2006;28(1):55-72. Epub 2006/02/24. doi: 10.1016/j.clinthera.2006.01.015. PubMed PMID: 16490580.

59. Ahren B, Landin-Olsson M, Jansson PA, Svensson M, Holmes D, Schweizer A. Inhibition of dipeptidyl peptidase-4 reduces glycemia, sustains insulin levels, and reduces glucagon levels in type 2 diabetes. J Clin Endocrinol Metab. 2004;89(5):2078-2084. Epub 2004/05/06. doi: 10.1210/jc.2003-031907. PubMed PMID: 15126524.

60. Herman GA, Bergman A, Stevens C, Kotey P, Yi B, Zhao P, Dietrich B, Golor G, Schrodter A, Keymeulen B, Lasseter KC, Kipnes MS, Snyder K, Hilliard D, Tanen M, Cilissen C, De Smet M, de Lepeleire I, Van Dyck K, Wang AQ, Zeng W, Davies MJ, Tanaka W, Holst JJ, Deacon CF, Gottesdiener KM, Wagner JA. Effect of single oral doses of sitagliptin, a dipeptidyl peptidase-4 inhibitor, on incretin and plasma glucose levels after an oral glucose tolerance test in patients with type 2 diabetes. J Clin Endocrinol Metab. 2006;91(11):4612-4619. Epub 2006/08/17. doi: 10.1210/jc.2006-1009. PubMed PMID: 16912128.

61. Nauck M. Incretin therapies: highlighting common features and differences in the modes of action of glucagon-like peptide-1 receptor agonists and dipeptidyl peptidase-4 inhibitors. Diabetes Obes Metab. 2016;18(3):203-216. Epub 2015/10/23. doi: 10.1111/dom.12591. PubMed PMID: 26489970; PMCID. PMC4785614.

62. Scheen AJ. Effects of glucose-lowering agents on surrogate endpoints and hard clinical renal outcomes in patients with type 2 diabetes. Diabetes Metab. 2019;45(2):110-121. Epub 2018/11/28. doi: 10.1016/j.diabet.2018.10.003. PubMed PMID: 30477733.

63. Deacon CF, Holst JJ. Dipeptidyl peptidase-4 inhibitors for the treatment of type 2 diabetes: comparison, efficacy and safety. Expert Opin Pharmacother. 2013;14(15):2047-2058. Epub 2013/08/08. doi: 10.1517/14656566.2013.824966. PubMed PMID: 23919507.

64. Gallwitz B, Rosenstock J, Rauch T, Bhattacharya S, Patel S, von Eynatten M, Dugi KA, Woerle HJ. 2-year efficacy and safety of linagliptin compared with glimepiride in patients with type 2 diabetes inadequately controlled on metformin: a randomised, double-blind, non-inferiority trial. Lancet. 2012;380(9840): 475-483. Epub 2012/07/04. doi: 10.1016/S0140-6736(12)60691-6. PubMed PMID: 22748821.

65. Del Prato S, Camisasca R, Wilson C, Fleck P. Durability of the efficacy and safety of alogliptin compared with glipizide in type 2 diabetes mellitus: a 2-year study. Diabetes Obes Metab. 2014;16(12):1239-1246. Epub 2014/08/19. doi:10.1111/dom.12377. PubMed PMID: 25132212.

66. Goke B, Gallwitz B, Eriksson JG, Hellqvist A, Gause-Nilsson I. Saxagliptin vs. glipizide as add-on therapy in patients with type 2 diabetes mellitus inadequately controlled on metformin alone: long-term (52-week) extension of a 52-week randomised controlled trial. Int J Clin Pract. 2013;67(4):307-316. Epub 2013/05/03. doi: 10.1111/ijcp.12119. PubMed PMID: 23638466.

67. Seck T, Nauck M, Sheng D, Sunga S, Davies MJ, Stein PP, Kaufman KD, Amatruda JM, Sitagliptin Study G. Safety and efficacy of treatment with sitagliptin or glipizide in patients with type 2 diabetes inadequately controlled on metformin: a 2-year study. Int J Clin Pract. 2010;64(5):562-576. Epub 2010/05/12. doi: 10.1111/j.1742-1241.2010.02353.x. PubMed PMID: 20456211.

68. Filozof C, Gautier JF. A comparison of efficacy and safety of vildagliptin and gliclazide in combination with metformin in patients with Type 2 diabetes inadequately controlled with metformin alone: a 52-week, randomized study. Diabet Med. 2010;27(3):318-326. Epub 2010/06/12. doi: 10.1111/j.1464-5491.2010.02938.x. PubMed PMID: 20536495.

69. Matthews DR, Dejager S, Ahren B, Fonseca V, Ferrannini E, Couturier A, Foley JE, Zinman B. Vildagliptin add-on to metformin produces similar efficacy and reduced hypoglycaemic risk compared with glimepiride, with no weight gain: results from a 2-year study. Diabetes Obes Metab. 2010;12(9):780-789. Epub 2010/07/24. doi:10.1111/j.1463-1326.2010.01233.x. PubMed PMID:20649630.

70. Liu SC, Chien KL, Wang CH, Chen WC, Leung CH. Efficacy and safety of adding pioglitazone or sitagliptin to patients with type 2 diabetes insufficiently controlled with metformin and a sulfonylurea. Endocr Pract. 2013;19(6):980-988. Epub 2013/06/29. doi: 10.4158/EP13148.OR. PubMed PMID: 23807528.

71. Takihata M, Nakamura A, Tajima K, Inazumi T, Komatsu Y, Tamura H, Yamazaki S, Kondo Y, Yamada M, Kimura M, Terauchi Y. Comparative study of sitagliptin with pioglitazone in Japanese type 2 diabetic patients: the COMPASS randomized controlled trial. Diabetes Obes Metab. 2013;15(5):455-462. Epub 2013/01/03. doi: 10.1111/dom.12055. PubMed PMID: 23279373.

72. Bae J, Kim G, Lee YH, Lee BW, Kang ES, Cha BS. Differential effects of thiazolidinediones and dipeptidyl peptidase-4 inhibitors on insulin resistance and beta-

cell function in type 2 diabetes mellitus: a propensity score-matched analysis. Diabetes Ther. 2019;10(1):149-158. Epub 2018/12/07. doi: 10.1007/s13300-018-0541-y. PubMed PMID: 30506494; PMCID. PMC6349276.

73. Emerging Risk Factors C, Sarwar N, Gao P, Seshasai SR, Gobin R, Kaptoge S, Di Angelantonio E, Ingelsson E, Lawlor DA, Selvin E, Stampfer M, Stehouwer CD, Lewington S, Pennells L, Thompson A, Sattar N, White IR, Ray KK, Danesh J. Diabetes mellitus, fasting blood glucose concentration, and risk of vascular disease: a collaborative metaanalysis of 102 prospective studies. Lancet. 2010;375(9733):2215-2222. Epub 2010/07/09. doi: 10.1016/S0140-6736(10) 60484-9. PubMed PMID: 20609967; PMCID. PMC2904878.

74. Home P. Cardiovascular outcome trials of glucose-lowering medications: an update. Diabetologia. 2019;62(3):357-369. Epub 2019/01/05. doi: 10.1007/s00125-018-4801-1. PubMed PMID: 30607467.

75. Wang Q, Liu L, Gao L, Li Q. Cardiovascular safety of GLP-1 receptor agonists for diabetes patients with high cardiovascular risk: a meta-analysis of cardiovascular outcomes trials. Diabetes Res Clin Pract. 2018;143:34-42. Epub 2018/06/24. doi: 10.1016/j.diabres.2018.06.009. PubMed PMID: 29935211.

76. American Diabetes A. 10. Cardiovascular disease and risk management: standards of medical care in diabetes - 2020. Diabetes Care. 2020;43(Suppl 1):S111-S34. Epub 2019/12/22. doi: 10.2337/dc20-S010. PubMed PMID: 31862753.

77. Rosenstock J, Perkovic V, Johansen OE, Cooper ME, Kahn SE, Marx N, Alexander JH, Pencina M, Toto RD, Wanner C, Zinman B, Woerle HJ, Baanstra D, Pfarr E, Schnaidt S, Meinicke T, George JT, von Eynatten M, McGuire DK, Investigators C. Effect of linagliptin vs placebo on major cardiovascular events in adults with type 2 diabetes and high cardiovascular and renal risk: the CARMELINA randomized clinical trial. JAMA. 2019;321(1):69-79. Epub 2018/ 11/13. doi: 10.1001/jama.2018.18269. PubMed PMID: 30418475; PMCID. PMC6583576.

78. Scirica BM, Bhatt DL, Braunwald E, Steg PG, Davidson J, Hirshberg B, Ohman P, Frederich R, Wiviott SD, Hoffman EB, Cavender MA, Udell JA, Desai NR, Mosenzon O, McGuire DK, Ray KK, Leiter LA, Raz I, for the SAVORTIMI 53 Steering Committee and Investigators. Saxagliptin and cardiovascular outcomes in patients with type 2 diabetes mellitus. N Engl J Med. 2013;369(14):1317-1326. Epub 2013/09/03. doi: 10.1056/NEJMoa1307684. PubMed PMID: 23992601.

79. Schnabel CA, Wintle M, Kolterman O. Metabolic effects of the incretin mimetic exenatide in the treatment of type 2 diabetes. Vasc Health Risk Manag. 2006;2(1):69-77. Epub 2007/02/27. doi: 10.2147/vhrm.2006.2.1.69. PubMed PMID:17319471; PMCID. PMC1993968.

80. Holman RR, Paul SK, Bethel MA, Matthews DR, Neil HA. 10-year follow-up of intensive glucose control in type 2 diabetes. N Engl J Med. 2008;359(15):1577-1589. Epub 2008/09/12. doi: 10.1056/NEJMoa0806470. PubMed PMID: 18784090.

81. American Diabetes Association. 9. Pharmacologic approaches to glycemic treatment: standards of medical care in diabetes - 2020. Diabetes Care. 2020;43(Suppl 1):S98-S110.Epub 2019/12/22. doi: 10.2337/dc20-S009. PubMed PMID: 31862752.

82. Drucker DJ, Buse JB, Taylor K, Kendall DM, Trautmann M, Zhuang D, Porter L, for the DURATION-1 Study Group. Exenatide once weekly versus twice daily for the treatment of type 2 diabetes: a randomised, open-label, non-inferiority study. Lancet. 2008;372(9645):1240-1250. Epub 2008/09/11. doi: 10.1016/S0140-6736(08)61206-4. PubMed PMID: 18782641.

83. Blevins T, Pullman J, Malloy J, Yan P, Taylor K, Schulteis C, Trautmann M, Porter L. DURATION-5: exenatide once weekly resulted in greater improvements in glycemic control compared with exenatide twice daily in patients with type 2 diabetes. J Clin Endocrinol Metab. 2011;96(5):1301-1310. Epub 2011/02/11. doi: 10.1210/jc.2010-2081. PubMed PMID: 21307137.

84. Pratley RE, Nauck MA, Barnett AH, Feinglos MN, Ovalle F, Harman-Boehm I, Ye J, Scott R, Johnson S, Stewart M, Rosenstock J, group Hs. Once-weekly albiglutide versus once-daily liraglutide in patients with type 2 diabetes inadequately controlled on oral drugs (HARMONY 7): a randomised, open-label, multicentre, non-inferiority phase 3 study. Lancet Diabetes Endocrinol. 2014;2(4):289-297. Epub 2014/04/08. doi: 10.1016/S2213-8587(13)70214-6. PubMed PMID: 24703047.c12.

제 3 부

심혈관질환 위험인자 및 심혈관질환의 진단과 관리

13

당뇨병 전단계와 당뇨병에서 심혈관질환 선별

Sabreen Ahmed, Saritha Tirumalasetty and Vivian Fonseca
Section of Endocrinology, Tulane University School of Medicine, New Orleans, LA, USA

요점

- 혈당이 높으면 명확한 당뇨병으로 진단되기 전부터 심혈관질환 발생 위험이 있다.
- 위험인자의 평가는 위험도를 층별화하여 치료 방침 결정에 도움이 된다.
- 심혈관질환 위험 평가 선별검사에는 위험인자와 기능 및 영상검사의 조합이 필요하다.
- 위험도가 매우 높거나 낮은 사람에게는 선별검사를 권고하지 않는다. 그러나 중등도 위험이 있는 환자에게 선별검사는 위험도의 재분류와 치료 접근을 위해 유용하다.

서론

심혈관질환(CVD)은 전 세계 사망자의 31%(1,790만 명)를 차지하는 중요한 사망 원인이다.[1] 이런 사망률의 대부분은 심근경색과 뇌졸중에 의한 것이다. 또한 유병률의 증가는 치료비의 증가와 관련이 있다. 미국에서 1996-1997년에 비해 2014-2015년에 경제 부담이 2배 증가했으며, 직접 비용은 2,138억 달러로 추산되었다.[2]

당뇨병 환자는 일반 인구보다 CVD 위험이 2배 더 높다.[3] 미국 질병관리센터(CDC)의 국민건강영양조사(National Health and Nutrition Examination Survey, NHANES)에 의하면 1988-1994년에 비해 2013-2016년에 남성과 여성에서 진단된 당뇨병과 진단되지 않은 당뇨병 유병률이 증가하였으며, 이것은 당뇨병 진단 검사의 변화, 즉 1997년 공복혈당 역치가 126 mg/dL으로 낮아지고 2010년 HbA1c 6.5% 추가를 반영한다.[2,4,5]

CVD는 계속 전 세계에서 당뇨병 환자 사망률의 중요한 원인이다.[6] 샌안토니오 심장연구(San Antonio Heart Study)는 당뇨병 전단계 환자가 당뇨병으로 진단되기 전에 CVD 위험이 시작되는 죽상경화 위험인자가 있다고 밝혔다.[7]

핀란드에서 당뇨병이 있는 환자와 없는 환자를

7년간 추적 관찰한 결과, 당뇨병에서 CVD 병력이 있으면 재발 위험이 컸다.[8] 이런 위험도는 CVD 병력이 없는 당뇨병 환자와 CVD 병력이 있으며 당뇨병이 없는 환자가 비슷했다.

이에 따라 당뇨병에서는 기존 심장병 환자와 같은 방법으로 평가하여 치료가 필요하다고 '심장 위험 등가'라는 개념이 제시되었다.

최근의 자료는 CVD 위험이 연령, 유병 기간, 혈당 조절 등 여러 요인에 따라 달라진다고 한다. 무증상 환자에서 CVD 발생 위험의 예측이나 CVD 선별은 CV 발생의 예방에 중요한 전략이 될 수 있다. CVD 위험이 있는 환자의 인식, 선별을 위한 권고, 최근의 발전, 그런 노력으로 가능한 미래 전망 등에 대한 이해가 필요하다.

진료지침

미국당뇨병학회(ADA)는 증상이 없는 당뇨병에서 CVD 검사를 권고하지 않으며, 미국 심장학회(ACC/AHA)와 ACC 영상위원회는 선별검사가 유용하다고 선언하여 권고에 차이가 있다.[9,10,11]

ADA 지침은 DIAD* 연구에서 관류영상을 추적하여 허혈이 개선된다는 결과에 의한 권고였다. DIAD연구는 무증상 환자를 '영상 없음' 또는 '심근관류 영상'군으로 무작위 배정했다. 관류영상 환자의 22%는 검사 소견에 이상이 있었으며, 그중 40%는 CVD 위험인자가 2개 미만이었다.

3년 후 재검사에서 음성 판정 받았던 환자의 10%만 양성으로 판정되었다.[12] 놀라운 발견은 처음에 허혈이 있었으나 혈관재형성을 시행하지 않은 환자의 79%에서 유도성 허혈이 해소되었다는 것이다.

최초 연구 후 4.8년의 추적 관찰 결과 CV 발생률이 낮았다. 양군 모두에서 1차 예방 노력이 증가했으며, 심근관류 검사를 받은 환자와 그렇지 않은 환자 사이에 사망률 차이가 없었다.[13] DIAD 코호트가 CV 위험인자를 잘 관리했으며, 아마도 당뇨병이 있는 일반 인구보다 더 잘 관리했을 수 있다는 점의 인식이 중요하다.

적극적 위험인자 관리에 대한 Courage연구는 경피관상동맥중재술군(PTCA)과 내과치료군을 무작위로 나누어 장래 심혈관질환 발생률을 조사하였다. 양군의 5년 추적 관찰에서 혈압 130/85 이하, LDL 85이하, HbA1c 7%이면 비슷한 목표에 도달했다. 또한 총사망과 비치명적 심근경색을 포함한 1차 평가변수는 거의 같았다.[14]

충분한 의학치료를 받는 사람에게는 선별검사가 필요 없는 침습적 개입이 될 수 있다는 논란이 있다. 사건 발생의 2차변수도 치료군과 관계없이 비슷했다.

BARI2D 연구는 관상동맥 우회술(CABG)를 제외한 당뇨병의 다양한 방법에 따른 분석에서 총사망률이나 주요 심장병 발생에 차이가 없는 비슷한 결과였다.[15] CABG을 받은 환자의 당뇨병 관리에 인슐린감수성 개선이 포함되면 주요 심혈관질환이 더 적었다. 한편 심혈관질환 선별검사의 유용성으로 CVD의 예방 치료 및 CVD 발생 위험 결정에 대한 영향을 생각할 수 있다.

특히 PREDICT와 MESA 연구는 관상동맥칼슘(CAC) 점수가 높으면 당뇨병 여부와 관계없이 CVD 위험과 직접 상관관계가 있다고 했다. 이 연

* DIAD (Detection of Ischemia in Asymptomatic Diabetics): 무증상 당뇨병에서 심장허혈 검출

구는 CAC 점수가 낮으면 침습치료가 필요 없는 저위험 환자라고 했다. CAC점수는 뒤에서 다시 설명한다.

고혈당과 CVD 위험

혈당 상승에 따라 CVD는 직선적으로 증가한다. 이런 관계는 당뇨병 진단에 이용하는 혈당 농도 이하에서도 나타난다.

유럽에서 25,000명 이상을 대상 시행한 역학연구 DECODE에서 당뇨병뿐 아니라 내당능장애(IGT)에서도 CVD 사망률이 증가했다. 또한 IGT에서 공복혈당 장애(IFG)보다 위험이 컸으며 CVD 위험이 있는 환자에서 경구 포도당내성검사(OGTT)를 시행하지 않는 경우가 많기 때문에 임상적으로 중요한 문제다.[16]

실제로 Norhammer 등은 명확한 관상동맥병(CAD) 환자에서 IGT가 매우 많지만 흔히 간과된다고 했다.[17] 이런 결과에 OGTT를 널리 이용해야 한다는 권고가 나왔다. 따라서 고혈당 위험을 조기에 선별하여 위험인자 관리를 받아야 하며, CVD 환자는 혈당 검사를 받아야 한다.

당뇨병으로 진단된 고혈당 치료는 CVD 위험을 감소시킨다. 전향연구 DCCT와 UKPDS[18,19]에서 1형과 2형당뇨병 환자의 혈당 조절에 의한 미세혈관 합병증 개선이 있었다.

이런 환자의 추적에서 대혈관합병증도 감소되었다.[20,21]

DCCT 대상을 장기적으로 추적한 EDIC연구가 있다.[20] DCCT연구에 등록하여 HbA1c가 저하된 환자는 EDIC연구에서 심혈관질환 경과가 개선되었다. DCCT와 UKPDS연구는 당뇨병 유병기간이 짧은 비교적 젊은 환자가 대상이었다는 점의 인식은 중요하다.

또한 기존 DCCT과 UKPDS연구의 초기 종료 후에는 대상 환자를 더 이상 무작위 배정을 유지하지 않았다. 그럼에도 불구하고, 집중치료받은 환자의 CVD 경과가 장기간의 추적 관찰에서 개선되었다.

한편 UKPDS 환자 보다 나이가 많고 유병기간이 긴 당뇨병 환자 대상의 3건의 대규모 연구(ACCORD, ADVANCE, VADT)에서는 엄격한 혈당 조절이 단기적으로 CV 경과를 개선하지 못했다.

당뇨병 유병기간이 긴 환자는 이미 비가역적이며 진행된 죽상동맥경화가 발생했을 수 있으며, 고혈당 이외의 위험인자 관리가 더 중요할 수 있다.

고혈당이 CVD 위험을 증가시키지만 혈당을 조절하면 위험이 개선된다는 주장을 뒷받침하는 증거가 있다. 다른 위험인자 관리도 중요하며 특히 장기간의 2형당뇨병 병력이 있을 때 더욱 그렇다.

전통적 위험인자

CVD와 관련된 다양한 위험인자가 있다. CVD의 여러 위험을 평가하여 위험인자의 관여 정도를 평가한 INTERHEART 연구가 있다.[22] 일반적으로 알려진 9가지 위험인자[흡연, 이상지질혈증(아포지단백 B1/아포지단백 A1 비율), 고혈압(자가보고), 당뇨병, 복부비만, 심리사회적 요인]의 귀속위험비(percent atributable risk, PAR)를 계산했다. 분석 결과 이런 위험이 CVD 위험의 90%를 차지했다.

즉 대부분의 위험을 "전통적" 위험인자로 설명할 수 있었다. 앞에서 설명한 Courage연구와 BARI2D연구는 명확한 CAD가 있어도 약물치료 단독과 PTCA 및 약물치료군 사이에 사망, 비치명적 MI, 기타 심혈관질환 발생률에 차이가 없었다.[14,15]

한편 Steno-2연구에서는 여러 위험인자의 집중치료에 의해 혈관질환 위험이 감소하였다.[23] 이 연구는 미량알부민뇨가 있는 당뇨병 환자 160명을 나누어 치료 목표 HbA1c 6.5% 이하, 140/85 mmHg 이상 고혈압을 130/80 mmHg 이하로, 중성지방 150 mg/dL이하, 총콜레스테롤 190 mg/dL이하와 안지오텐신전환효소 억제제(ACE-I), 아스피린을 포함한 집중치료군과 표준치료군을 비교했다.

집중치료군은 평균 7.8년 후 CV 사망, 비치명적 MI, CABG, PTCA, 말초혈관질환, 뇌혈관질환, 사지절단이 20% 감소했으며 미세혈관합병증도 유의하게 감소했다. 대상자를 모두 집중치료로 바꾸어 5.5년 추적한 후속 연구에서 처음부터 집중치료 시행군의 CV 사망률이 낮아 조기에 위험인자 감소의 중요성을 알게 되었다.

CVD를 예측하는 당뇨병 특이 위험인자

당뇨병에서는 고혈당이 조절되어도 심혈관질환 위험이 증가한다.[24]

1형당뇨병 32,611명에서 10.4년간 MI, CVA, 심부전, 사망 등에 대한 17가지 위험인자를 평가한 대규모 코호트 연구가 있다.[25] 연구 종말점에서 강력한 예측인자는 알부민뇨, 당화혈색소, 당뇨병 유병기간, 수축기혈압(SBP), LDL-콜레스테롤 등이었다.

추정사구체여과율은 심부전 입원의 중요한 위험인자였다. HbA1c 저하 이외에 혈압과 LDL 저하는 심혈관질환 및 총사망률과 직선적 상관 관계가 있었으며, 이것은 엄격한 혈당 관리를 요구하는 현재 지침이 도움이 되는가에 의문을 제기한다.

당뇨병에서는 알부민/크레아티닌비(ACR)로 신병증을 검사한다. ACR 30 mg/g Cr의 중등도 알부민뇨가 CVD 위험인자라는 많은 임상연구가 있지만, 그 기전은 잘 알려져 있지 않았다.

HOPE* 연구에서 중등도의 알부민뇨는 당뇨병이 없어도 MI, CV 사망, CVA, HF 입원 등과 관련이 있었다.[26]

MICRO** 연구는 HOPE연구의 세부분석이며 미량알부민뇨가 있는 당뇨병 1,140명에 ACE억제제 투여는 알부민뇨 감소와 CV경과를 21% 감소시켰다.[27] 이것은 혈압 변화의 보정 후에도 같았다.

말초동맥질환(PAD)은 신체 다른 부위에 죽상동맥경화의 존재를 나타내는 지표이며, 당뇨병은 PAD의 중요한 위험인자다. UKPDS에서 PAD 유병률은 당뇨병 유병기간, 당뇨병 중증도, 여성, 아프리카계 미국인과 히스패닉 등과 상관관계가 있었다.[19] 무증상 당뇨병에서 PAD를 발견하여 위험인자의 적극 교정은 도움이 될 수 있다. ADA는 50세 이상 당뇨병에서 5년마다 발목위팔지수 검사를 권고하고 있다.

어떤 당뇨병 환자를 선별할 것인지, 그리고 이런 무증상 환자의 선별검사가 임상적으로 유익한지 결정하기 위해서는 무작위 임상연구가 필요하다.

비전통적 위험인자

대부분의 CVD가 전통적 위험인자에 의해 발생

* HOPE (Heart Outcomes Prevention Evaluation): 심장경과예방평가
** MICRO (Microalbuminuria Cardiovascular and Renal Outcome): 미세알부민뇨 심혈관 및 신장 결과

되는 것처럼 보이지만 다른 요인으로 설명할 수 있는 잔류 위험이 있다. 이것을 '비전통적' 위험인자라고 한다. CVD 병력이 있지만 전통적 위험인자는 정상인 환자에서 위험 평가에 필요하다.

당뇨병에서 CVD 발생 기전에 대한 이해가 높아지며 당뇨병의 CVD에서 염증의 역할이 알려졌다. 그 밖에 섬유소 용해 이상, 내피기능, 아디포카인 변화, 혈관벽 이상 등이 당뇨병에서 혈관기능 장애에 대한 역할을 생각하고 있다.[28] 이런 기전의 발견에 따라 새로운 위험인자가 확인되고 있다.

전통적 위험인자에 대해 스타틴이나 ACE억제제를 이용한 중재가 비전통적 위험인자도 개선하는 것으로 보인다. 비전통적 위험인자에 대책을 기대하지만 모든 환자에게 일상적으로 이용할 준비는 되어 있지 않다.

이것은 표준화된 임상 검사의 부족, 위험 개선에 의한 CVD 발생 감소 자료의 부족 등의 이유가 있기 때문이다.

새로운 위험인자 중에서 고감도 C-반응단백질(hsCRP)과 관상동맥 칼슘점수는 현재 임상에 적용할 수 있는 유용한 수단이다.

선별검사 도구

관상동맥 칼슘점수(CAC)

ACC/AHA와 ACC-심장영상 지침에서 CAC는 심혈관질환 발생 위험의 평가와 치료 계획 수립에 유용하다.

2004년 Raggi 등은 10,000명 이상(그중 903명은 당뇨병) 환자에서 CAC점수를 조사했다. 5년의 추적 관찰에서 CAC점수 증가에 따라 총사망률이 높았으며 당뇨병 집단에서 더 높았다.[29] 그러나 Raggis 연구에서 당뇨병 집단은 당뇨병이 아닌 환자보다 고혈압, 흡연자, 고령자가 많았다.

2008년의 PREDICT연구는 런던 중부와 서부 출신 2형당뇨병 589명과 CVD 병력이 없는 환자에서 CAC점수를 측정하여 4년간 매년 추적 관찰했다. 아프리카계 흑인은 연구 당시 관상동맥 심장병(CHD) 발생률이 낮아 제외되었다.

CAC점수의 1차 평가변수 분석에서 CAC점수가 높으면 처음 CHD 또는 뇌졸중발생은 지수적 관련성이 있었다.[30] 또한 Framingham과 UKPDS의 동맥경화 위험 모델 계산에 CAC점수를 추가하면 예측력이 더 좋아졌다.

최근의 다민족 죽상동맥경화연구(MESA)는 미국 전역의 6개 커뮤니티에서 백인, 아프리카계 미국인, 히스패닉, 중국인 등 다양한 인종 대상의 대규모 조사였다. 당뇨병이나 당뇨병이 아닌 대사증후군(MetS) 6,600명 이상과 MetS 또는 당뇨병이 없는 대상으로 CAC (EBT vs CT 이용)과 초음파를 이용한 경동맥 내중막두께(CIMT)를 조사했다.

약 6.4년의 추적 관찰 후 CHD와 CVD 종말점을 평가하였다. 추적 관찰 기간 중앙값은 6.4년이었다. 전통적 위험인자가 있는 모든 CAC 수준에서 CHD과 CVD 발생을 예측하였으며, CAC점수가 높을수록 발생이 증가하였다.[31]

CIMT는 시간 경과에 따라 발생이 증가하였으나, 이런 증가는 MetS 또는 당뇨병이 아닌 4번째 사분위수 환자에서 CHD 발생을 제외하면 통계적으로 유의하지 않았다. 당뇨병에서 CAC점수가 400점을 넘으면 2배 증가했다.

MESA 연구는 11-12년 후 추가 추적을 시행하였다. 당뇨병에 MetS가 있으면 당뇨병, MetS, MetS나 당뇨병이 없는 환자에 비해 CHD, ASCVD 발생률이 높았다.[32] 당뇨병만 있는 환자가 MetS만 있는 환자 보다 이런 질환 발생이 더 많은 것은 주목할 만하다. 당뇨병과 MetS가 모두 없으면 질환 발생률이 가장 낮았다.

CAC점수 범위를 구체적으로 살펴보면, CAC점수 400이상에서 질병 발생률 증가 경향이 같았다. CAC점수가 400점 이상을 당뇨병 집단에 적용하여 분석한 CHD/ASCVD 발생률이 높은 환자는 장기간의 인슐린 사용, 당뇨병 유병기간 10년 이상인 환자였다. 또한 CAC점수 0인 당뇨병에서 CAC 0이상에 비해 CHD와 ASCVD 발생이 적어 위험비는 각각 0.35와 0.43이었다.

흥미로운 사실은 CAC점수가 400 이상에서 HbA1c 7% 이하로 엄격하게 조절한 당뇨병 환자에서 CHD/ASCVD 비율이 더 높은 것이었다. CAC점수는 관상동맥 죽상동맥경화의 예측력이 높고, 관상동맥 플라크의 정량화가 쉬우며, 비용 효율적이고, 재현 가능한 수단이므로 장차 죽상동맥경화 심혈관질환 발생 위험 평가를 위한 1차 검사로 권고하게 되었다.

ACC/AHA의 예방 지침은 무증상 환자의 1차 예방 개입 계획에 스타틴, 아스피린과 더불어 CAC점수를 임상 알고리즘에 포함하였다. 당뇨병 환자는 이미 스타틴이나 아스피린 치료를 시작하고 있어 추가 CAC검사의 필요성이 적을 수 있다.

임상의와 환자에게 CAC점수가 0이면 위험성이 없다는 인식은 중요하며, 스타틴을 고려하지 않고 5-10년 후 재평가한다. CAC점수 1-99에서는 스타틴이 유용하고(특히 55세 이후) CAC점수 100 이상 또는 75번째 백분위수 이상은 스타틴치료 시작의 지표이다.

관상동맥 컴퓨터단층촬영 혈관조영술

고해상 다중검출 관상동맥 컴퓨터단층촬영 혈관조영술(coronary computed tomography angiography, CCTA) 개발은 비침습적으로 관상동맥 영상을 이용하여 죽상동맥경화 중증도를 결정할 수 있게 되었다.[33]CORE64 연구를 통해 CCTA와 침습적 관상동맥 조영술이 CAD 중증도나 정도 결정에 상관관계가 높음을 알게 되었다.[34]

무작위 임상연구 FACTOR-64 연구는 적어도 CAD가 없는 3-5년간 병력의 1형 또는 2형당뇨병 900명을 CCTA 선별검사 또는 표준 치료(SBP < 130 mmHg, LDL < 100 mg/dL, HbA1c < 7.0%)에 무작위 배정했다.[33]

CCTA 시행 환자의 31%는 관상동맥병이 없었고, 58%는 경증, 12%는 중등도, 11%는 중증 협착이 있었다. 10% 이상 협착이 있으면 적극치료를 받았다(SBP < 120 mmHg, LDL < 70 mg/dL, HDL > 50 mg/dL, 중성지방 <150 mg/dL, HbA1c < 6.0%). 70% 이상의 중증 협착증 환자는 진단적 관상동맥 조영술을 받았고, 50% 이상의 중등도 협착증 환자는 스트레스 심장영상 촬영 시행 후 필요하면 혈관조영술을 받았다.

그 결과 CCTA 시행 환자의 8%는 혈관조영술을 받았고 5.8%는 혈관재형성이 필요했다. 평균 4± 1.7년 추적 관찰 후, CCTA 시행군과 표준치료군에서 1차 평가변수(총사망, 비치명적 심근경색, 불안정협심증에 의한 입원)는 각각 6.2%와 7.6%로 차이가 없었다.

많은 연구에서 CCTA가 당뇨병이 있는 무증상 환자에게 CAC처럼 장기적 예후 정보 제공에 유용하다고 했다. 591명의 CVD의 징후나 증상이 없는 당뇨병을 평균 5.3년 관찰하여 심장 사망, 비치명적

심근경색, 불안정협심증, 후기 혈관재형성 등이 없는 무질환 생존을 조사했다.[35]

CCTA를 시행하여 내강협착 없음(28%), 비폐쇄 CAD(40%), 50% 이상 폐쇄 CAD (32%) 등으로 분류하여 무질환 생존율은 각각 99.3±0.7%, 96.7±1.2%, 86.2±3.0%였다($p < 0.001$).

이와 비슷한 전향연구는 CAD(새로운 흉통, 스트레스 검사 이상, 다중 심혈관질환 위험인자)가 의심되는 1형과 2형당뇨병 390명에서 CCTA를 시행하여 62±9개월 후 심장사망, 비치명적 심근경색, 불안정 협심증 등을 관찰했다.[36]

그 결과 CAD가 없으면 예후가 좋으며, 심장병 발생 예측에 도움이 되는 것을 알 수 있었다. 무질환 생존율은 정상 관상동맥에서 100%, 비폐쇄CAD에서 78%, 폐쇄CAD에서 60%였다.

이런 결론은 다른 연구에서도 같았다.[37,38] 전향적 다기관관찰 코호트연구(400명의 당뇨병에서 CVD 증상 없음)는 CCTA 소견을 최대 협착, 50% 이상 협착 혈관 수, 분절 협착점수 등으로 분류하였다.[39] 협착 증가는 CAD 위험인자나 CAC점수로 보정 후에도 MACE 위험 추정치를 증가하여 위험도 분류를 개선할 수 있었다.

이런 연구는 CCTA가 CVD를 예측할 수 있음을 보여주지만, 폐쇄군에서 침습적 혈관재형성의 이점이 있는지 여부는 알려주지 않는다.

스트레스 심근관류 영상

DIAD 연구에서 심근관류 검사를 받은 환자와 영상 검사를 받지 않은 환자에서 CVD 발생이나 사망률에 유의한 차이가 없다고 했다.[12,13]

DYNAMIT* 연구는 적어도 2개의 CVD위험인자가 있지만 증상이 없는 당뇨병 631명을 자전거 운동과 방사성 동위원소 심근관류 영상(rMPI)으로 선별하여 21.5%에서 무증상허혈 있었으며 평균 3.5년 추적 관찰에서 총사망, 비치명적 심근경색, 비치명적 뇌졸중, 개입이 필요한 심부전 등에 차이가 없었다.[40]

BARDOT 연구는 400명의 무증상 2형당뇨병에서 심근관류 단광자방출 컴퓨터 단층촬영(MPS)을 시행했다.[41] MPS에 이상 소견이 있는 환자를 내과치료와 침습치료군 및 내과치료군으로 무작위 배정하여 2년 추적하였다.

예상대로 협착 병변에 대한 침습치료는 무증상 CAD, 허혈 소견으로 진행 등은 감소하였으나 허혈 진행 속도, MACE, 심장 사망, 심근경색 등에는 차이가 없었다.

스트레스 심초음파

CVD가 없는 2형당뇨병 141명의 무작위 대조연구에서 대조군과 운동부하 심전도나 디피리다몰 스트레스 심초음파(DSE)로 선별검사를 시행하여 2 검사 중 하나라도 이상이면 이어서 관상동맥조영술 시행군으로 나누었다.[42]

환자의 21.1%가 DSE에 양성이었다. 평균 53.5개월의 추적에서 선별검사 시행군의 절대위험 감소율 15.8%였으며, 이 연구는 모든 심장병 발생이 선별검사 시행군에서 낮다고 결론내렸다($p=0.018$).

다른 무작위연구는 도부타민 스트레스 심초음파(DE)와 스트레스 심근신티그래피(SPECT)의 양

* DYNAMIT (Do You Need to Assess Myocardial Ischemia in Type 2 diabetes): 2형당뇨병의 심근허혈 평가 필요성

성 예측값을 비교했다.[43] 증상은 없지만 CVD 위험이 높은 2형당뇨병 204명에서 SPECT 시행으로 13%는 무증상 심근경색, 4%는 CAD이었으며, DE에서 각각 11%와 5%로 결과에 차이가 없었다.

또한 유의한 CAD 검출의 양성 예측값에 유의성이 없었고 3년 후 심혈관질환 사망률과 심근경색 비율도 비슷했다. 한편 전체 대상자의 4%는 혈관조영술에서 유의한 CAD가 있었다는 사실은 주목할만하다.

rMPI 또는 스트레스 심초음파 선별검사는 가능성이 높지만 아직 권고되지 않는다. 많은 연구가 당뇨병에 CHD가 흔하며 자주 진단된다고 한다. 그러나 대부분의 예후 연구가 증상이 있는 환자 대상으로 이루어졌으며 무증상 환자와 처치 후 예후에 대해 많은 연구가 필요하다.

경동맥초음파와 내피기능 검사

CIMT는 방사선을 사용하지 않고 심혈관질환 위험을 판정하기 위한 대체 방법으로 제시되었다. 또한 인슐린저항성과 밀접한 관련이 있다는 장점이 있다.[44] 그러나 재현성에 대한 우려와 품질이 높은 영상을 얻기 어려워 ACC/AHA는 CVD 위험 선별검사에 Class III(이익 없음)라고 권고했다.

CIMT는 지질대사에 특정 유전변이가 있는 집단처럼 전통적 위험인자로 위험을 추정할 수 없을 때 심혈관질환 위험 평가에 이용할 수 있다. 가족고콜레스테롤혈증(FH)이 있는 젊은 환자(석회화가 아직 진행되지 않아 CAC검사가 유용하지 않다)는 CIMT가 유용한 도구라고 증명된 집단이다. 내피기능(상완동맥 반응성)이나 압력측정법(tonometry) 등의 평가는 연구에 유용하지만 임상 진료에는 제한적이다.[45]

심부전 선별검사

당뇨병 환자는 당뇨병이 아닌 환자에 비해 심부전 위험이 2배 이상 높다.[46] 네덜란드에서 60세 이상 2형당뇨병 581명 대상의 단면연구에서 27.7%가 진단되지 않은 심부전이었다.[47] 이 중 22.9%는 박출률 보존이었고 4.8%는 박출률 감소였으며 이들은 무증상은 아니었다.

모든 당뇨병 환자에게 심부전을 선별검사해야 한다는 권고가 시작되었다. 심장초음파 지표를 이용한 클러스터 분석이 심장병이 없는 2형당뇨병 745명의 전향적 코호트 자료에서 시행되었다.[48]

클러스터 1은 심비대는 낮고 LVEF와 심근변형률이 높았다. 이들은 주로 남성이었으며, 비만이나 고혈압 등의 동반질환 비율이 낮았다. 클러스터 2는 이완기기능 장애가 심했고, 대부분 혈압, BMI, 심박수가 높은 노인과 여성이었다. 클러스터 3은 비후성 수축기기능 장애와 긴장도가 낮았으며, 대부분 남성이었고 연령, 고혈압, 비만 등은 클러스터 1과 비슷했다.

중앙값 67개월의 추적 관찰에서 CV 사망률과 입원율(부정맥, 심부전, CAD)이 클러스터 2와 3에서 증가했으며 위험비는 비슷했다. 이런 결과는 환자의 임상적 특징이 위험의 층별화에 도움이 되지 않는 것을 보여준다.

미량알부민뇨가 심장초음파 시행을 위한 사전 선별 도구로 유용하다는 연구가 있다.[49] Strong Heart Study는 1,748명의 미국 인디언 2형당뇨병 환자를 알부민뇨 없음, 미량알부민뇨 있음, 대형알부민뇨 있음 등으로 나누었다.

연령, 성별, 수축기혈압, BMI, 당뇨병 유병기간, CAD, 좌심실 용적 등으로 보정하여 이완기기능 장애 정도가 미량알부민뇨 수준과 비례하였다. 앞에

서 설명한 HOPE연구에서 알부민뇨와 심부전을 포함한 CVD 사이에 상관관계가 있었다.[27]

현재 제안하는 권고는 N-말단 pro-B-type 나트륨이뇨펩타이드(NT-proBNP) 측정이다. 심장병이 없지만 NT-proBNP 125 pg/mL이상인 2형당뇨병 300명을 대조군 또는 중재군으로 무작위 배정한 PONTIAC연구가 있다.[50]

중재군은 베타차단제와 레닌-안지오텐신계(RAS) 대항제를 최대 권고 용량 또는 NT-proBNP 정상 이하이거나 50% 감소할 때까지 허용 용량을 투여했다. 1년 후 양군 사이에 NT-proBNP 농도는 감소하지 않았지만 심부전 입원, CV 입원, CV 사망은 유의하게 감소했다.

NT-prcBNP와 미량알부민뇨를 당뇨병에서 심부전 선별검사로 권고하고 있다.

위험계산기(Risk calculator)

위험계산기가 CVD 위험인자를 가진 환자의 층별화에 이용되고 있다. 이런 예측 도구는 Framingham Heart Study나 UKPDS연구를 이용하여 개발되었다. 이런 계산기의 제한점은 연구 대상에 당뇨병 집단이 작고 질병 유병기간이 짧아 위험 평가가 어렵다는 점이 있어 새로운 연구를 이용한 계산기가 개발되고 있다.

2013년 ACC/AHA 지침은 ARIC연구*, CHS연구**, CARDIA연구*** 등의 통합 자료 및 Framingham의 최초자료와 후손 자료 등을 종합하여 위험 평가를 위한 새로운 모델을 개발했다.

이 연구는 9098명의 비히스패닉 백인 남성, 1647명의 아프리카계 미국인 남성, 11240명의 비히스패닉 백인 여성, 심근경색, 뇌졸중, 울혈심부전, PTCA/CABG, 심방세동 병력이 없는 40-79세 아프리카계 미국인 여성 2641 명 등으로 구성되었다.[51]

ACC/AHA 계산기의 구성 요소에는 Framingham 위험점수에 포함되지 않았던 인종과 당뇨병이 추가되었다[52]. 또한 2013 ASCVD 평가 도구는 뇌졸중을 위험 예측에 포함하여 위험한 여성 환자 식별을 개선했다.

MESA연구의 대규모 모집단은 미국 전역의 다양한 인종에서 심혈관질환 사망 종점까지 평균 10년간 추적했다. CAC점수 알고리즘의 추적과 통합으로 Mesa 위험점수가 개발되었다. 알고리즘 도구에는 전통적 프레이밍햄 위험인자(연령, 성별, 흡연, 총콜레스테롤, HDL-콜레스테롤, 수축기혈압, 고혈압약 사용)의 고려와 당뇨병, 심근경색 가족력, 인종, CAC점수 등이 포함되었다.

CAC점수와 전통적 위험인자의 통합으로 위험 예측이 개선되었다(Harrell의 C-통계량 0.8 vs 0.75, $p < 0.0001$).[53] 이런 예측 개선은 2개의 외부 검증 연구 HNR와 DHS를 통해 확인되었다. 검증 연구는 각각 독일의 백인 환자 3,500명과 미국 텍사스주 댈러스 카운티의 다양한 인종 1,000명에서 시행되었다.[54-56]

DHS 코호트****는 HNR 코호트*****보다 MESA 모집단의 다양성이 컸다. 예측 결과는 두 집단 모두에서 개선되었다. HNR과 DHS 연구에서 MESA 위험

* ARIC (Atherosclerosis Risk in Communities)

** CHS (Cardiovascular Health Study)

*** CARDIA (Coronary Artery Risk Development in Young Adults)

**** HNR (Heinz Nixdorf Recall Study)

***** DHS (Dallas Heart Study)

점수를 이용한 결과 Harrell의 C-통계 점수는 각각 0.779과 0.816으로 양호한 판별과 보정을 받았다.

다른 대규모 인구 집단에서 검증 연구된 PREDICT 위험 추정기는 심혈관질환 위험 추정을 위해 뉴질랜드의 대규모 1차 진료 모집단(대상자 400,000명 이상)을 등록했다.[57] 이 인구에는 마오리인, 아시아, 태평양, 백인 뉴질랜드인이 포함되었다. 알려진 심혈관질환, 신장질환, 울혈심부전이 있는 환자는 제외되었다.

다른 위험 계산기와 달리 이 추정기에는 전통적 CHD, 심근경색, 뇌졸중 경과, 울혈심부전이 포함되었다.

당뇨병에서 개발된 위험 모델은 1970년대 영국에서 시행한 영국전향적 당뇨병연구(UKPDS) 자료에서 작성되었다. 당시 영국 인구의 약 80%는 백인이었다.[19] 2018년 BRAVO연구는 약 4년간 추적 관찰한 10,000명 이상의 당뇨병 환자로 구성된 미국 자료 ACCORD연구를 기반으로 업데이트된 위험 추정 도구를 개발했다.[58]

BRAVO계산기는 다양한 결과 추정을 위해 심근경색, 뇌졸중, 협심증, 울혈심부전, 혈관재형성 병력, 인종/민족 배경, 병력 등이 포함되었다. 이 연구의 종점에는 뇌졸중, 만성심부전, 비치명적 심근경색, 협심증, 말기신장질환(ESRD), 실명, 혈관재형성, 중증 압력감각 소실, 총사망, CVD사망 등이 포함되었다.

특히 특정 결과 예측 인자에 대해 중증 저혈당 병력이 포함되었다. 이 연구의 내부 검증에서 미세혈관과 대혈관 합병증은 95% 신뢰구간에서 Kaplan Meier곡선에 근접하였다. 외부 검증 과정을 ASPEN, ADVANCE, CARDS연구 등에서 시행되었다. 이 과정에서 추정 R2은 0.86이었다. 적합성의 F-검정에서 100% 정확도 선에 있었으며 통계적으로 유의한 차이는 없었다(p=0.82).

2018년에 발표된 흥미로운 위험 예측 도구에 우주 비행사의 CVD위험 추정을 위해 개발된 Astro-CHARM 계산기다. 이 추정기는 MESA연구, DHS, Prospective Army Coronary Calcium project (PACC) 등의 모집단을 통합하여 중년 인구(40-65세)의 위험 계산을 목표로 했다.

모든 코호트에서 CAC점수를 측정했으며 일부 대상자는 고감도 C-반응단백질(hs-CRP)도 측정했다. 예측 도구는 다른 계산기와 비슷하게 다양한 위험인자와 더불어 CAC점수와 hs-CRP 측정을 통합하여 새로운 추정기를 개발하였다.[59]

위험인자 모델의 내부 검증에서 c-통계량 점수는 위험인자 모델 0.784, CAC 모델 0.720, 위험인자 모델+CAC 0.813(p=0.0002), 전체 Astro-CHARM 모델 0.817(p < 0.0001)이었다. hs-CRP제외 수정 모델의 c-통계량은 0.826이었다. FHS 코호트에 대한 외부 검증에서 hs-CRP가 있는 모델과 없는 모델에서 각각 0.78과 0.79의 c-통계량이었다.

요약

CVD 선별검사에 대한 권고는 지난 10년간 많은 변화가 있었으며 의료 기관마다 지침이 다르다. 치료 개별화를 위한 위험 예측에 도움을 줄 수 있는 수준 높은 권고의 근거가 되는 몇 가지 연구가 시행되었다.

그러나 당뇨병 환자에서 선별검사는 아직 제한적이며 이것은 선별 영상 기법이 가짜 양성이나 음성을 나타내고, 고위험 환자는 지침에서 제안하는 적극적 위험인자 교정을 통해 치료받을 수 있기 때문이다.

최근 SGLT2억제제와 일부 GLP1RA 특히 리라글루타이드, 둘라글루타이드, 세마글루타이드 등에 의한 심혈관 사망, 비치명적 심근경색, 비치명적 뇌졸중 위험을 감소시키는 것으로 알려졌다. SGLT2억제제는 심부전 입원을 줄였다. 이 연구 대상의 대부분 환자는 이미 심혈관질환이나 여러 CVD 위험인자가 있었다.

이제 이런 치료에 의해 위험인자가 적은 무증상 2형당뇨병 환자의 1차 예방에도 도움이 된다는 자료가 모아지고 있다. 이런 환자에서 선별검사가 위험 감소 치료에 적절한지 결정할 수 있다.

예를 들어, CAC점수가 음성이면 임상의는 적극적 치료를 얼마동안 지연할 수 있다. 비정형 증상이 있는 환자에서 CVD 선별검사는 침습적 검사 시행이나 위험인자 감소 필요성의 결정에 도움이 될 수 있다.

참고문헌

1. World Health Organization. Cardiovascular Disease (CVDs). https://www.who.int/news-room/fact-sheets/detail/cardiovascular-diseases-(cvds) (accessed 29 September 2020).
2. Heart disease and stroke statistics-2019 update: a report from the American Heart Association. Circulation. 2019;139(10):e56-e528.
3. Buse JB, Ginsberg HN, Bakris GL et al. Primary prevention of cardiovascular diseases in people with diabetes mellitus: a scientific statement from the American Heart Association and the American Diabetes Association. Diabetes Care. 2007;30(1):162-172.
4. Expert Committee on the Diagnosis and Classification of Diabetes Mellitus. Report of the Expert Committee on the Diagnosis and Classification of Diabetes Mellitus. Diabetes Care. 1997;20(7):1183-1197.
5. American Diabetes Association. Standards of medical care in diabetes - 2010 [published correction appears in Diabetes Care. 2010;33(3):692]. Diabetes Care. 2010;33(Suppl 1):S11-S61.
6. Pasquel FJ, Gregg EW, Ali MK. The evolving epidemiology of atherosclerotic cardiovascular disease in people with diabetes. Endocinol Metab Clin N Am. 2018;47(1):1-32.
7. Haffner SM, Stern MP, Hazuda HP et al. Cardiovascular risk factors in confirmed prediabetic individuals: does the clock for coronary heart disease start ticking before onset of clinical diabetes? JAMA. 1990;263(21):2893-2898.
8. Haffner SM, Lehto S, Ronnemaa T et al. Mortality from coronary heart disease in subjects 0with type 2 diabetes mellitus and in nondiabetic subjects with and without prior myocardial infarction. N Engl J Med. 1998;339(4):229-234.
9. American Diabetes Association. 10. Cardiovascular disease and risk management: standards of medical care in diabetes - 2020. Diabetes Care. 2020;43(Suppl 1):S111-S134.
10. Arnett DK, Blumenthal RS, Albert MA et al. 2019 ACC/AHA Guideline on the primary prevention of cardiovascular disease: Executive Summary: a report of the American College of Cardiology/American Heart Association Task Force on clinical practice guidelines. J Am Coll Cardiol. 2019;74(10):1376-1414.
11. Budoff MJ, Raggi P, Beller GA et al. Noninvasive cardiovascular risk assessment of the asymptomatic diabetic patient: the Imaging Council of the American College of Cardiology. JACC Cardiovasc Imaging. 2016;9(2):176-192.
12. Wackers FJ, Chyun DA, Young LH et al. Resolution of asymptomatic myocardial ischemia in patients with type 2 diabetes in the Detection of Ischemia in Asymptomatic Diabetics (DIAD) study. Diabetes Care. 2007;30(11):2892-2898.
13. Young LH, Wackers FJ, Chyun DA et al. Cardiac outcomes after screening for asymptomatic coronary artery disease in patients with type 2 diabetes: the DIAD study: a randomized controlled trial. JAMA. 2009;301(15),1547-1555. 2009.
14. Boden WE, O'Rourke RA, Teo KK et al. COURAGE Trial Research Group. Optimal medical therapy with or without PCI for stable coronary disease. N Engl J Med. 2007;356:1503-1516.
15. BARI 2D Study Group, Frye RL, August P et al. A randomized trial of therapies for type 2 diabetes and coronary artery disease. N Engl J Med. 2009;360:2503-2515.
16. The Decode Study Group. Is the current definition for diabetes relevant to mortality risk from all causes and cardiovascular and noncardiovascular disease. Diabetes Care. 2003;26(3):688-696.
17. Norhammer A, Tenerz A, Nilsson G et al. Glucose metabolism in patients with acute myocardial infarction

and no previous diagnosis of diabetes mellitus: a prospective study. Lancet. 2002;359(9324):2140-2144.
18. The Diabetes Control and Complications Trial Research Group. The effect of intensive treatment of diabetes on the development and progression of long-term complications in insulindependent diabetes mellitus. N Engl J Med. 1993;329(14):977-986.
19. UK Prospective Diabetes Study (UKPDS) Group. Intensive blood sugar control with sulphonylureas or insulin compared with conventional treatment and risk of complications in patients with type 2 diabetes (UKPDS 33). Lancet. 1998;352:837-853.
20. The Diabetes Control and Complications Trial/Epidemiology of Diabetes Interventions and Complications (DCCT/EDIC) Study Research Group. Intensive diabetes treatment and cardiovascular disease in patients with type 1 diabetes. N Engl J Med. 2005;353(25):2643-2653.
21. Holman RR, Paul SK, Bethel AM et al. 10-year follow-up of intensive glucose control in type 2 diabetes. N Engl J Med. 2008;359(15):1577-1589.
22. Yusuf S, Hawken S, Ounpuu S et al. Effect of potentially modifiable risk factors associated with myocardial infarction in 52 countries (the interheart study):case-control study. Lancet. 2004;364(9438):937-952.
23. Gaede P, Vedel P, Larsen N et al. Multifactorial intervention and cardiovascular disease in patients with type 2 diabetes. N Engl J Med. 2003;348(5):383-393.
24. Lind M, Svensson AM, Kosiborod M et al. Glycemic control and excess mortality in type 1 diabetes. N Engl J Med. 2014;371:1972-1982.
25. Rawshani A, Rawshani A, Sattar N et al. Relative prognostic importance and optimal levels of risk factors for mortality and cardiovascular outcomes in type 1 diabetes mellitus. Circulation. 2019;139(16):1900-1912.
26. Gerstein HC, Mann JF, Yi Q et al. Albuminuria and risk of cardiovascular events, death, and heart failure in diabetic and nondiabetic individuals. JAMA. 2001;286(4):421-426.
27. Heart Outcomes Prevention Evaluation Study Investigators. Effects of ramipril on cardiovascular and microvascular outcomes in people with diabetes mellitus: results of the HOPE study and MICRO-HOPE substudy. Lancet. 2000;355:253-259.
28. Fonseca V, Desouza C, Asnani S et al. Nontraditional risk factors for cardiovascular disease in diabetes. Endocrine Reviews. 2004;25(1):153-175.
29. Raggi, P, Shaw LJ, Berman DS et al. Prognostic value of coronary artery calcium screening in subjects with and without diabetes. J Am Coll Cardiol. 2004;43(9):1663-1669.
30. Elkeles RS, Godsland IF, Feher MD et al. Coronary calcium measurement improves prediction of cardiovascular events in asymptomatic patients with type 2 diabetes: the PREDICT study. Eur Heart J. 2008;29(18):2244-2251.
31. Malik, S, Budoff MJ, Katz R et al. Impact of subclinical atherosclerosis on cardiovascular disease events in individuals with metabolic syndrome and diabetes: the multi-ethnic study of atherosclerosis. Diabetes Care. 2011;34(10):2285-2290.
32. Malik, S, Zhao Y, Budoff M et al. Coronary artery calcium score for long-term risk classification in individuals with type 2 diabetes and metabolic syndrome from the multi-ethnic study of atherosclerosis. JAMA Cardiol. 2017;2(12):1332-1340.
33. Muhlestein JB, Lappé DL, Lima JAC et al. Effect of screening for coronary artery disease using ct angiography on mortality and cardiac events in high-risk patients with diabetes: the FACTOR-64 randomized clinical trial. JAMA. 2014;312(21):2234-2243.
34. Miller JM, Rochitte CE, Dewey M et al. Diagnostic performance of coronary angiography by 64-row CT. N Engl J Med. 2008;359:2324-2336.
35. Kang SH, Park G-M, Lee S-W et al. Long-term prognostic value of coronary ct angiography in asymptomatic type 2 diabetes mellitus. JACC. Cardiovascular Imaging. 2016;9(11):1292-1300.
36. Andreini D, Pontone G, Mushtaq S et al. Prognostic value of multidetector computed tomography coronary angiography in diabetes. Diabetes Care. 2013;36(7):1834-1841.
37. Blanke P, Naoum C, Ahmadi A et al. Long-term prognostic utility of coronary ct angiography in stable patients with diabetes mellitus. JACC. Cardiovascular Imaging. 2016;9(11):1289-1291.
38. Werkhoven JMV, Cademartiri F, Seitun S et al. Diabetes: prognostic value of CT coronary angiography - comparison with a nondiabetic population. Radiology. 2010;256(1):83-92.
39. Min, JK, Labounty TM, Gomez MJ et al. Incremental prognostic value of coronary computed tomographic angiography over coronary artery calcium score for risk prediction of major adverse cardiac events in asymptomatic diabetic individuals. Atherosclerosis. 2014;232(2):298-304.
40. Lièvre, MM, Moulin P, Thivolet C et al. Detection of silent myocardial ischemia in asymptomatic patients with diabetes: results of a randomized trial and meta-analysis assessing the effectiveness of systematic screening. Trials. 2011;12:23.
41. Zellweger MJ, Maraun M et al. Progression to overt or silent CAD in asymptomatic patients with diabetes mellitus at high coronary risk: main findings of the pro-

spective multicenter BARDOT trial with a pilot randomized treatment substudy. JACC Cardiovasc Imaging. 2014;7(10):1001-1010.
42. Jacqueminet S, Barthelemy O, Rouzet F et al. A randomized study comparing isotope and echocardiography stress testing in the screening of silent myocardial ischaemia in type 2 diabetic patients. Diabetes Metab. 2010;36(6):463-469.
43. Faglia E, Manuela M, Antonella Q et al. Risk reduction of cardiac events by screening of unknown asymptomatic coronary artery disease in subjects with type 2 diabetes mellitus at high cardiovascular risk: an open-label randomized pilot study. Am Heart J. 2005;149(2):1-6.
44. Fonseca V, Desouza C, Asnani S et al. Nontraditional risk factors for cardiovascular disease in diabetes. Endocrine Reviews. 2004;25(1):153-175.
45. DeSouza CA, Shapiro LF, Clevenger CM et al. Regular aerobic exercise prevents and restores age-related declines in endothelium-dependent vasodilation in healthy men. Circulation. 2000;102(12):1351-1357.
46. Dei Cas A, Khan SS, Butler J et al. Impact of diabetes on epidemiology, treatment, and outcomes of patients with heart failure. JACC Heart Fail. 2014;3(2):126-145.
47. Boonman-de Winter LJ, Rutten FH, Cramer MJ et al. High prevalence of previously unknown heart failure and left ventricular dysfunction in patients with type 2 diabetes. Diabetologia. 2012;55(8):2154-2162.
48. Ernande L, Audureau E, Jellis CL et al. Clinical implications of echocardiographic phenotypes of patients with diabetes mellitus. J Am Coll Cardiol. 2017;70(14):1704-1716.
49. Liu JE, Robbins DC, Palmieri V et al. Association of albuminuria with systolic and diastolic left ventricular dysfunction in type 2 diabetes: the Strong Heart Study. J Am Coll Cardiol. 2003;41(11):2022-2028.
50. Huelsmann M, Neuhold S, Resl M et al. PONTIAC (NTproBNP selected prevention of cardiac events in a population of diabetic patients without a history of cardiac disease): a prospective randomized controlled trial. J Am Coll Cardiol. 2013;62(15):1365-1372.
51. Karmali KN, Goff DC, Ning H et al. A systematic examination of the 2013 ACC/AHA pooled cohort risk assessment tool for atherosclerotic cardiovascular disease. J Am Coll Cardiol. 2014;64(10):959-968.
52. Goff DC Jr, Lloyd-Jones DM, Bennett G et al. 2013 ACC/AHA guideline on the assessment of cardiovascular risk: a report of the American College of Cardiology/ American Heart Association Task Force on Practice Guidelines [published correction appears in J Am Coll Cardiol. 2014;Jul 1;63(25 Pt B):3026]. J Am Coll Cardiol. 2014;63(25 Pt B):2935-2959.
53. McClelland RL, Jorgensen NW, Budoff M et al. 10-year coronary heart disease risk prediction using coronary artery calcium and traditional risk factors: derivation in the MESA (Multi-Ethnic Study of Atherosclerosis) with validation in the HNR (Heinz Nixdorf Recall) Study and the DHS (Dallas Heart Study). J Am Coll Cardiol. 2015;66(15):1643-1653.
54. Schmermund A, Möhlenkamp S, Stang A et al. Assessment of clinically silent atherosclerotic disease and established and novel risk factors for predicting myocardial infarction and cardiac death in healthy middle-aged subjects: rationale and design of the Heinz Nixdorf RECALL Study. Am Heart J. 2002;144 (2):212-218.
55. Stang A, Moebus S, Dragano N et al. Baseline recruitment and analyses of nonresponse of the Heinz Nixdorf Recall Study: identifiability of phone numbers as the major determinant of response. Eur J Epidemiol. 2005;20(6):489-496. 56. Victor RG, Haley RW, Willett DL et al. The Dallas Heart Study: a population-based probability sample for the multidisciplinary study of ethnic differences in cardiovascular health. Am J Cardiol. 2004;93(12):1473-1480.
57. Pylypchuk R, Wells S, Kerr A et al. Cardiovascular disease risk prediction equations in 400 000 primary care patients in New Zealand: a derivation and validation study. The Lancet. 2018;391(10133):1897-1907.
58. Shao H, Fonseca V, Stoecker C et al. Novel risk engine for diabetes progression and mortality in USA. Building, Relating, Assessing, and Validating Outcomes (BRAVO). PharmacoEconomics. 2018;36:1125-1134.
59. Khera A, Budoff MJ, O'Donnell CJ et al. Astronaut Cardiovascular Health and Risk Modification (Astro-CHARM) coronary calcium atherosclerotic cardiovascular disease risk calculator. Circulation. 2018;138(17):1819-1827. doi:10.1161/CIRCULATIONAHA.118.033505.

14

2형당뇨병 치료제 선택: 심혈관질환 위험 감소에 가중치를 주어야 할까?

Adrian Vella
Professor of Medicine, Division of Endocrinology, Diabetes, Metabolism, and Nutrition, Mayo Clinic, Rochester, MN, USA

요점

- 심혈관질환 위험 감소는 당뇨병 관리에 필수적이다.
- 이것은 혈당을 내리는 약물치료 이외에 지질저하제와 고혈압약으로 시행되어야 한다.
- 일부 약제는 심혈관 경과에 직접적 영향을 줄 수 있으며 혈당 조절의 영향보다 크다.

당뇨병에서 심혈관질환 위험은 치료 목표에 어떤 영향을 주는가?

당뇨병은 이환율과 사망률이 높으며 연간 1,700억 달러를 넘는 의료 비용의 부담이 된다.[1] 만성 고혈당은 당뇨병에서 자주 동반되는 미세혈관과 대혈관합병증을 일으킨다. DCCT연구에서 "엄격한" 혈당 조절, 즉 재래식으로 치료한 대조군에 비해 정상 생리적 범위(HbAlc로 측정)에 가까운 혈당 조절이 1형당뇨병에서 망막병증과 신병증을 예방하거나 지연시켰다.[2]

이 획기적 연구에 의해 당뇨병 관리 목표는 저혈당을 피하며 혈당을 엄격하게 조절하는 것이 되었다.

DCCT의 결론을 2형당뇨병 관리에도 적용할 수 있겠지만 2형당뇨병에서 혈당 조절이 심혈관질환 위험에 주는 영향은 명확하지 않다. 사실 2형당뇨병을 대상으로 한 UKPDS연구에서도 비슷한 결과였다.[3,4]

저혈당은 급성으로나 만성으로 합병증을 일으킬 가능성이 있으므로 당뇨병 치료 목표는 저혈당을 피하며 되도록 정상 생리적 범위에 가까운 혈당 농도에 안전하게 도달하는 것이다.

심혈관질환(CVD)은 인종, 민족, 성별과 관계없이 전 세계에서 이환율과 사망률의 주요 원인이며[5], 미국에서 CVD 관련 비용은 2010년 3,000억 달러를 넘어섰다.[6]

심장병의 급성 합병증에 의한 사망률 감소의 성

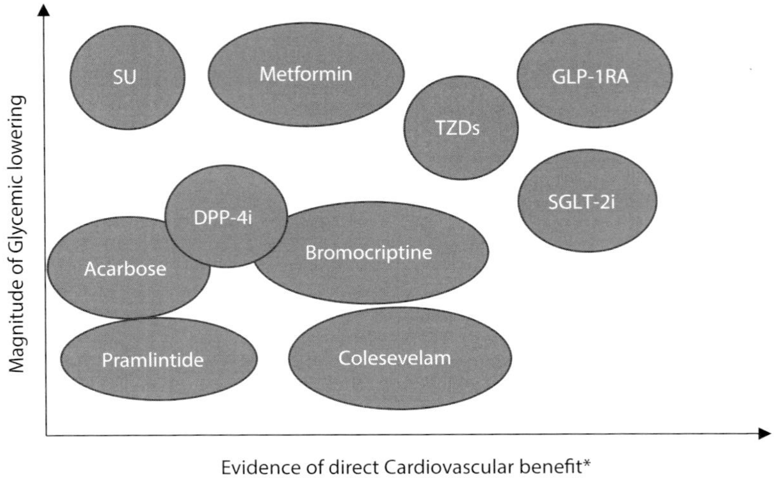

그림 14.1 직접적인 심혈관 혜택을 뒷받침하는 근거 수준과 치료제에 따른 효과.
SU = 설포닐우레아; TZD = 싸이아졸리디네다이온; GLP1RA = 글루카곤유사펩타이드1 수용체작용제; SGLT2i = 나트륨-포도당 공수송체2억제제; DPP4i = 디펩티딜펩티다제4 억제제. *축의 위치는 심혈관 혜택의 크기가 아니라 증거의 강도를 나타냄.

공에도 불구하고, 죽상동맥경화의 발생률과 부담은 계속 증가하고 있다. 연간 심근경색 발생률은 785,000명으로 추정되며, 470,000명은 급성 관상동맥 증후군이 재발한다. 성별과 임상 경과에 따라 다르지만 심근경색 급성기에서 생존한 사람에서도 일반인에 비해 질병과 사망 확률은 1.5-15배 더 높다.

2형당뇨병에서는 당뇨병이 아닌 사람에 비해 심혈관질환 발생 위험이 높으며[7], 금연, 혈압과 콜레스테롤 조절을 포함한 위험 감소 노력에도 불구하고 대부분의 환자가 심혈관질환으로 사망하고 있다.[8]

관찰 연구에서 혈당 조절과 CVD는 상당한 관련성이 있는 것으로 나타났다.[9-12] 그러나 무작위 연구 결과는 논란의 여지가 있다.

UKPDS연구에서 HbA1c는 심혈관 경과의 독립적 예측 변수였다.[13] ADVANCE 연구에서 집중 혈당 조절(HbA1c < 6.5%)은 주요 미세혈관합병증 감소와는 관련이 있었지만 주요 대혈관질환 감소와는 관련이 없었다.[14] VADT연구에서 집중 혈당 조절이 주요 심혈관질환, 사망, 미세혈관합병증 발생률에 유의한 영향을 주지 않았으며[15], ACCORD 연구에서 정상 HbA1c 수준의 적극 혈당 조절이 사망률을 증가시키고 주요 심혈관질환을 감소시키지 않았다.[16]

이런 관찰의 해석에는 몇 가지 주의 사항이 있다. 지난 20년간 고혈압과 이상지질혈증 등 심혈관질환 위험인자 표적의 치료에 의해 심혈관질환 위험이 개선되었고, 또한 당뇨병 치료법의 발전으로 혈당 조절에 의해 심혈관질환 위험이 개선되면서 어떤 치료가 더 좋은지 입증하기 어렵게 되었다.

당뇨병 전단계에서 비교적 가벼운 고혈당에도 불구하고 이상지질혈증, 비만, 고혈압 등의 동반은 심혈관질환 위험 증가와 관련 있다는 점의 인식도 중요하다.[17] 이런 관찰을 통해 내릴 수 있는 논리적 결론은 당뇨병이 심혈관질환 위험과 관련이 있으며 심혈관질환 위험의 개선이 치료의 핵심 목표가 될 수 있다는 것이다.

혈당 조절은 매우 중요하며 결코 소홀히 하면 안 된다. 한편 당뇨병 치료에 사용하는 일부 치료제가 혈당 농도를 낮추는 작용 이상으로 심혈관질환 위험에 영향을 줄 수 있다(그림 14.1). 이제 "비인슐린" 치료의 심혈관질환에 대한 이해가 필요하다.

메트포민

메트포민은 미국에서 사용하는 비구아나이드이며 간과 말초조직의 인슐린 작용을 개선하는 것으로 생각하지만 구체적 작용 기전은 아직 명확하지 않다. 2형당뇨병에서 인슐린 작용 개선에서 짐작하듯이 메트포민 치료에서 공복과 식후 인슐린 분비가 감소한다. 메트포민 단독요법에서 저혈당 발생 가능성이 낮으므로 치료 중 저혈당이 나타나면 다른 원인에 대한 조사가 필요하다.

메트포민은 경구 투여하며 비용이 저렴하여 2형당뇨병에서 1차 치료제로 선택할 수 있다. 당뇨병 전단계에서도 효과가 있지만 보험적용은 없다.[18]

2형당뇨병에 메트포민 치료 시작은 인슐린이나 설포닐유레아에 비해 체중 증가와 저혈당이 적고 미세혈관합병증 위험 감소 가능성을 보인 UKPDS 연구 결과에 의한다.[4] 체중 증가와 저혈당 위험이 있는 환자에게 1차 선택제가 될 수 있다.

UKPDS연구에서 집중 치료군의 10년 추적에서 치명적 및 비치명적 심근경색은 감소했지만 치료제에 따른 차이는 없었다.[13] 즉 설포닐유레아나 다른 치료와 직접 비교에서 메트포민이 우수하다는 근거는 없었다.[19]

설포닐유레아

설포닐유레아는 칼륨채널복합체(KCJN11/ABCC8에 코드된)에 결합하여 칼륨유입 감소, 베타세포막 탈분극, 세포 내 칼슘유입 증가를 일으켜 인슐린 분비 과립에서 인슐린 배출을 일으킨다.[20] 인크레틴 관련제와 달리 인슐린 분비 작용은 포도당에 의존하지 않기 때문에 설포닐유레아로 치료받는 모든 환자에 저혈당 위험이 있다.

치료 초기에는 효과가 좋지만 이어서 반응이 없어지는 2차 실패가 있다. 이것은 환자 관련 요인(치료/생활습관 순응도 저하, 설포닐유레아 효과를 없애는 동반질환), 당뇨병의 질병 진행 등에 의해 나타난다. UKPDS연구에서는 메트포민과 비슷한 2차 실패율이었지만[21], ADOPT연구에서는 메트포민이나 싸이아졸리딘다이온요법에 비해 효과 지속성이 떨어졌다.[22]

설폰닐유레아의 안전성에 대한 의문은 처음에 University Group Diabetes Program (UGDP) 연구에서 제기되어 톨부타마이드에 의한 사망률 증가가 알려져[23] 톨부타마이드는 임상에서 퇴출되었다. 그러나 UKPDS연구에서는 메트포민과 비슷했다.[3]

Monami 등은 116건 무작위 연구의 메타분석에서 주요 심혈관질환에 영향이 없으며 심근경색에 도움이 되는 경향이 있다고 했다.[24] 한편 글리메피리드는 뇌졸중 위험을 증가시켰다. 여기서 주의할 점은 이런 관찰이 상대적으로 검증되지 않은 많은 연구 결과라는 것이다.

위약 또는 비치료와의 비교에서는 유리할 수 있지만, DPP4억제제와 같은 다른 대조군과의 비교에서는 그렇지 않을 수 있다. 설포닐유레아는 저혈당 위험이 있으며 활동성 심장병이 있으면 신중하게 사용해야 한다. 설포닐유레아의 심혈관질환에 대한 안전성을 입증하기 위해서는 대규모 연구가 필요하다.

싸이아졸리딘다이온

과산화소체 증식활성수용체(PPAR)는 지방산이나 지방산유래 에이코사노이드에 의해 활성화된다. PPAR에는 조직 특이성이 다른 3개의 동족체가 있고 활성화되면 PPAR-반응 요소가 있는 유전자를 전사한다.[25]

PPARα는 간, 심장, 지방산 분해대사 작용이 있는 갈색지방에 발현된다. PPARγ는 지방조직과 혈관에 발현된다. 이상지질혈증 치료에 사용하는 피브레이트는 PPARα 작용제다.[26] PPARδ는 보다 광범위하게 발현된다. PPARγ는 지방산 흡수와 산화에 중요한 유전자의 전사를 조절한다. 싸이아졸리딘다이온은 PPARγ작용제이며 지방세포 분화와 당수송체(GLUT-1과 GLUT-4) 발현 자극으로 간과 말초에서 포도당 흡수를 증가시킨다.[27]

첫 번째 약제 트로글리타존(troglitazone)은 간독성으로 퇴출되었으며[28], 간독성이 트로글리타존에만 특징적인지 명확하지 않다. 트로글리타존 퇴출에 따라 치료받던 환자를 로시글리타존이나 피오글리타존으로 무작위 배정하여 관찰하는 연구가 시행되었다.[30]

그 결과 혈당 조절에는 차이가 없으나 피오글리타존에는 총콜레스테롤과 LDL-콜레스테롤이 저하되었으나 로시글리타존에서는 약간 증가했다.

Nissen 등은 이미 발표된 연구의 메타분석에서 로시글리타존이 심근경색과 심혈관 사망 위험을 증가시킨다고 보고했다.[31] 이 자료와 다른 자료에 의해 미국 식품의약국(FDA)은 로시글리타존 사용을 제한하였다.

이런 제한은 심혈관 경과를 평가하기 위해 특별히 고안된 공개라벨 비열등성 연구[32]에서 사망률이나 심장병 발생 위험이 증가하지 않는 것이 알려져 폐지되었다. BARI2D 연구에서도 로시글리타존에 의해 심근경색 위험이 증가하지 않았다.[33]

싸이아졸리딘다이온이 혈관생물학적으로 도움이 된다는 설치류에서 실험 결과가 있다.[25] 사람에서 피오글리타존은 경동맥 내중막두께 진행을 늦추고[34] 관상동맥 죽종을 감소시킨다.[35]

피오글리타존을 이용한 심혈관질환 2차예방 연구에서 복합 심혈관 평가변수에 이점이 없었다. 그러나 위약과 비교하여 사망, 심장병, 뇌혈관질환 발생을 복합한 2차 평가변수는 충족하였다.[36] 이전에 심장병과 뇌졸중 병력이 있는 환자 대상의 사후 분석에서 피오글리타존에 의한 재발 감소가 있었다.[37,38]

이것은 뇌졸중 후 인슐린저항성 중재(Insulin Resistance Intervention after Stroke, IRIS) 연구에서 알려졌다.[39]

싸이아졸리딘다이온을 임상에 적용하기 위해서는 잠재적 부작용 2가지를 생각해야 한다.

① 방광암이 2년 이상 사용 시 증가하는 것으로 알려졌다.[40] 방광암은 비교적 드물기 때문에 무작위 대조시험으로 이 효과의 감지는 어렵다. PROactive 연구에서 피로글리타존 사용군은 6예의 방광암이 발생하고 대조군은 5예 발생하여 통계적 유의성이 없다고 했으나 나중에 6예가 아니라 7예로 밝혀져 결국 방광암 증가를 생각할 수 있다.[41]

피오글리타존 복용으로 연간 방광암 위험은 0.043%에서 0.049%로 증가하며 1건의 방광암 발생은 20,000명 치료에서 나타난다.[25,42]

② 중요한 부작용은 골절 위험 증가다. ADOPT (A Diabetes Outcome Progression Trial) 연구에서 폐경 전후 여성의 사지 골절 위험 증가가 알려졌다.[22]

심혈관질환에 의한 사망률이 골다공증 골절에 의한 사망률보다 높다고 골절 위험을 생각하지 않을 수는 없다.[43]

아카보스

아카보스(acarbose)는 소장에서 다당류 소화를 막아 포도당 같은 단당류의 흡수를 지연시키는 α-글리코시다제억제제이다.

또한 소화되지 않은 탄수화물을 말단 회장에 보내 소장 L-세포에서 GLP1 분비를 자극하여 혈당을 내릴 가능성을 생각할 수 있다.[44]

아카보스는 인슐린 분비에 직접 영향을 주지 않아 단독요법으로는 저혈당이 나타나지 않는다. 그러나 저혈당(예: 설포닐유레아 등 다른 약의 병용에서)이 나타나면 이당류나 복합 탄수화물의 흡수가 지연되므로 순수 포도당을 이용하여 치료해야 한다.[45]

인슐린비의존당뇨병예방 연구(STOP-NIDDM)는 공복혈당장애 또는 내당능장애(혈당 100-140 mgd/L) 1,400명에게 매 식사전(하루 3회) 위약 또는 아카보스 투여를 무작위 배정했다.

연구 결과 아카보스에 의한 당뇨병, 심혈관질환, 고혈압 등의 발생률 감소가 있었다.[46] 2차 평가변수로 심근경색(1 vs 12)과 다른 심혈관질환(15 vs 32)의 발생률 감소도 있었다. 그러나 이 연구 결과는 논란의 대상이 되어 왔다.[47]

그 후의 관상동맥 심장병과 내당능장애가 있는 6500명 대상의 Acarbose Cardiovascular Evaluation (ACE) 연구에서는 심혈관질환 예방 효과가 없었다.[48] 다만 내당능장애에서 아카보스에 의한 당뇨병 발생률 감소와 내당능은 개선되었으나 이것이 약 복용 중단 후에도 지속된다는 증거는 없다.

2형당뇨병의 보조요법으로 아카보스와 설포닐유레아의 비교에서[49] 죽상동맥경화질환 감소와 저혈당에 의한 입원 감소는 있었으나 총사망률에는 영향이 없었다.

콜레세벨람

담즙산 흡수차단제 콜레세벨람(colesevelam)과 콜레스티라민(cholestyramine)은 장내 담즙산 순환을 방해하여 대변 배설을 증가시킨다. 담즙산 풀이 감소하면 간에서 콜레스테롤이 담즙산을 만들어 간의 LDL-콜레스테롤 수용체가 상향 조절된다.[50] 이런 작용으로 콜레스테롤 농도가 저하된다.

2형당뇨병에서 이런 약의 사용으로 HbA1c가 0.3% 감소했다.[51-53] 이런 연구로 콜레세벨람이 2형당뇨병의 보조요법으로 승인되었다.

사람에서 공복혈당이 저하되며 이것은 간에서 인슐린감수성 증가를 통해 일어난다. 식후 간에서 포도당 흡수도 증가한다.[54]

콜레스테롤 저하 작용에는 의견이 일치하지만, 이에 의해 심혈관질환 경과가 개선된다는 증거는 부족하다. 제3자 지불 의료보험 청구자료의 분석으로 에제티미브 또는 콜레세벨람 복용 환자의 심근경색, 뇌졸중, 협심증, 혈관재형성 등의 복합 심혈관질환 점수가 비교되었다. 치료 12개월 후 콜레세벨람 복용에서 에제티미브 복용에 비해 사건 점수가 낮았다(승산비 0.54, 95% 신뢰구간 0.30-0.97).

프람린타이드

프람린타이드는 인슐린과 함께 분비되는 베타

세포에서 생산되는 아밀린의 합성 유도체다.[56] 2형당뇨병에서 농도가 높으며 1형당뇨병에서는 농도가 낮거나 검출되지 않는다.[57] 아밀린과 그 유사체의 약리적 농도는 미주신경 기전을 통해 위 배출을 억제한다.

프람린타이드의 용량-반응 특성은 1형당뇨병과 2형당뇨병에 차이가 있다. 현재 보조요법으로 승인되어 식전 인슐린과 함께 투여하며, 포만감 증가와 체중이 약간 감소한다.[57,58] 이에 의한 심혈관 경과 자료는 없다. 일부 비교적 소규모 연구에서 혈압과 지단백질 농도와 같은 심혈관질환 위험인자에 직접 영향은 없었다.[59]

브로모크립틴

브로모크립틴은 프로락틴종(prolactinoma) 치료에 이용하는 중추도파민 D2 수용체작용제의 속방형 제형이며 2형당뇨병 치료제로 승인되었다.

브로모크립틴의 혈당 저하 기전은 명확하지 않다.

Gaziano 등은 2형당뇨병 3,095명(BMI < 43 kg/m^2, HbA1c < 10.0%)을 브로모크립틴 또는 위약으로 무작위 배정했다.[60] 브로모크립틴은 구역을 일으켰으나 체중에는 영향이 없었다. 그러나 뇌졸중, 관상동맥 혈관재형성, 심근경색, 협심증, 심부전 입원 등으로 구성한 복합 평가변수는 브로모크립틴요법에 의해 유의하게 감소했다.

흥미로운 사실은, 이 연구에서 브로모크립틴에서 HbA1c 0.1% 증가(위약군은 0.2% 증가)와 중성지방의 현저히 감소였다(5%). 다른 연구에서는 HbA1c -0.6% 감소가 있었다는 점이다.[61]

브로모크립틴이 혈당을 저하하는 기전은 추정에 불과한다. 포유류에서 동면 중 인슐린저항성 상태로 전환은 시상하부 핵의 도파민 농도에 의해 결정된다. 신진대사에 이런 계절적 변화가 없는 사람에서 중추 도파민신호 전달 자극이 하루주기 이상을 회복하는 것으로 추정한다.[62]

사람 대상의 소규모 단기 연구에서는 인슐린감수성에 영향이 있었으나 일관성은 없었다.[63]

글루카곤유사펩타이드1 기반 치료

글루카곤유사 펩타이드1 (GLP1) 치료의 생리적 근거의 설명은 이 장의 범위를 벗어난다.[64] 그러나 이 범주에 의한 2가지 치료의 기초에 대한 인식이 필요하다.[65]

GLP1 은 순환 반감기가 짧다(N-말단 아미노산 프롤린 또는 알라닌을 절단하는 효소 DPP4에 의한 급격한 불활성화로). 따라서 DPP4를 억제하면 모든 DPP4 기질의 대사가 지연된다. 혈당의 관점에서 중요한 것은 GLP1 이다. DPP4억제제에 의한 활성 GLP1 증가는 일시적이며 위장관 부작용이나 체중 감소가 없다.[66,67]

GLP1수용체작용제는 GLP1 수용체와 결합하여 자극하고 DPP4에 내성인 변형된 형태의 GLP1유사체다.

엑세나타이드는 파충류 Heloderma horridum의 침에서 발견되는 GLP1의 자연 발생 유사체다. 두번째 아미노산인 글리신은 DPP4 분해에 저항력이 있어 천연 GLP1의 2-5분과 달리 반감기가 2시간 정도다. 투여 후 검출 가능한 농도가 최대 10시간까지 지속된다.

GLP1수용체작용제는 DPP4억제제보다 강력한 혈당 저하 작용이 있다(DPP4억제제 단독요법에서

HbA1c 0.5% 감소에 비해 1% 감소). 또한 구역과 구토 등의 위장관 부작용 발생이 높으며 체중을 감소한다.[68,69]

DPP4 억제제는 DPP4 기질이 될 수 있는 다른 펩타이드의 순환 농도에 영향을 줄 수 있다.[70] 실제로 안지오텐신 전환효소 억제제에 의한 (흔하지 않은)혈관부종 발생에 DPP4억제제와의 상호 작용을 설명할 수 있다.[71]

DPP계열에 대한 선택성의 차이가 이런 치료제의 부작용 차이를 설명하는 것으로 생각되었으나[72] 실제로 이런 약제에 의한 중증 부작용은 확인되지 않았다. 그러나 DPP4억제제 종류에 따라 심혈관 경과 연구의 차이를 설명할 수 있을 수 있다.

예를 들어 SAVOR-TIMI연구에서 1차 종말점은 심혈관질환, 심근경색, 허혈뇌졸중에 의한 사망의 복합이었다. 삭사글립틴은 이 평가변수에 영향이 없었다. 심혈관질환, 심근경색, 허혈성 뇌졸중, 불안정협심증 입원, 관상동맥 혈관재건술, 심부전 등에 의한 복합 사망의 2차 평가변수에도 영향이 없었다.[73]

그러나 삭사글립틴 투여군에서 위약군보다 심부전 입원이 많았다(Kaplan-Meier 2년 추정치 3.5% vs 2.8%, 위험비 1.27, 95% CI 1.07-1.51, p=0.007). 위약에 비한 안전성의 비열등성은 알로글립틴[74]과 시타글립틴[75]에서도 알려졌으며, 심혈관 종점에 영향이 없었다. 이 연구에서는 심부전 증가는 없었다.

삭사글립틴에 의한 심부전 증가 기전으로 DPP4에 대한 선택성이 낮아 DPP계열의 DPP8도 억제하여 심장 수축력을 저하시킬 가능성이 알려졌다. 좌심실 박출률이 30% 저하된 환자 254명에 위약 또는 빌다글립틴을 무작위 배정한 연구가 있다. 1년 치료 후 빌다글립틴에서 좌심실 이완기말과 수축기말 용적이 증가했으나 박출률은 변하지 않았다.[76]

DPP4억제제 임상연구에서 심혈관 안전성이 있었으며 심혈관질환에는 중립적이었지만 실임상 자료에서 이점이 알려지고 있다. SAVOR-TIMI연구에서 심부전 입원 위험 증가에 신장기능 저하의 결과라는 설명도 있다.[77]

Marso 등은 리라글루타이드에 의한 복합 평가변수(심혈관 사망, 비치명적 심근경색, 비치명적 뇌졸중) 발생률 감소를 보고하였다. 또한 총사망률과 미세혈관합병증 위험은 위약군에서 보다 낮았다. 이 연구는 심혈관질환에 의한 사망 예방을 위해 66명의 3년간 치료를 추정했다.[78]

이것은 릭시세나타이드[79] 또는 엑세나타이드[80]에서는 관찰되지 않았고, 위약보다 열등하지는 않았지만 심혈관 종점에 영향을 주지 않았다.

세마글루타이드 연구에서 심혈관질환(대상의 80%) 또는 여러 위험인자가 있는 환자를 대상으로 1차 복합 평가변수(심혈관 사망, 비치명적 심근경색, 비치명적 뇌졸중)를 감소했다. 이것은 뇌혈관질환 발생 감소와 심근경색 감소 경향에 의한 결과였다.[81] 또한 알비글루타이드에서 같은 복합 1차 평가변수가 감소되었으며 이것은 심근경색 감소 결과였다.[82] 둘라글루타이드도 비슷한 효과를 나타냈다.[83]

GLP1 수용체 작용제의 내약성은 시간 경과에 따라 개선되지만, 위장 장애는 아직 투여 중단을 일으키는 두드러진 부작용이다. 높은 비용도 광범위한 이용에 장벽이 될 수 있다. 다른 잠재적 고려 사항으로 주사요법에 대한 환자의 저항이지만 주 1회 주사요법의 출현으로 개선되고 있다.

SGLT2억제제

SGLT2억제제는 신장 근위 신세관에서 포도당

과 나트륨 재흡수를 동시에 억제하는 작용이 있는 당뇨병약이다.[84] 포도당과 나트륨의 소변 배출에 의해 HbA1c 0.7-1.0% 감소, 혈압 5/2 mmHg 감소, 체중 2-3 kg 감소, 사구체 내압 감소를 통한 알부민뇨 30-40% 감소와 다른 대사 작용을 나타낸다.[85]

포도당의 소변 배출 증가에 의한 칼로리 소비를 일으켜 체중이 약간 줄어들 수 있다. 그러나 SGLT2억제제 사용은 비뇨생식기감염, 당뇨병 케토산증, 급성 신장 손상, 골절, 비외상성 하지절단 등의 위험이 증가하는 잠재적 위험이 있다.[86,87]

SGLT2억제제의 작용은 인슐린 분비 부족과 관계가 없어 이론적으로 1형당뇨병에서 혈당을 낮출 수 있다. SGLT2억제제 치료는 HbA1c 개선과 더불어 심혈관질환 경과를 개선한다. 2형당뇨병과 CVD 위험이 높은 대상의 연구에서는 주요 심혈관질환, 특히 CV 사망률, 비치명적 심근경색, 비치명적 뇌졸중 등의 복합 평가변수 감소와 심부전 입원 감소가 EMPA-REG OUTCOME연구, CANVAS 프로그램(CANVAS과 CANVASS-R)에서 알려졌다.[86,88,89] 이런 결과의 기전에 대해 현재 적극적으로 연구되고 있다.[90-92]

EMPAHEART CardioLink-6 무작위 연구에서 엠파글리플로진은 심부전 동반 당뇨병에서 치료 시작 6개월 후 좌심실 용적 감소가 있었다.[93]

CREDENCE (Canagliflozin and Renal Events in Diabetes with Established Nephropathy Clinical Evaluation) 연구는 2형당뇨병과 만성 신장질환이 있는 4,401명에 카나글리플로진 또는 위약을 무작위 배정하였으며 심혈관질환 여부와 관계없이 심혈관질환 평가변수의 개선이 있었다.[94]

DECLARE-TIMI (2형당뇨병에서 다파글리플로진의 심혈관 경과) 연구는 4년간 심혈관질환 위험인자 또는 확립된 심혈관질환(~40%)이 있는 환자를 대상으로 했다. 뇌졸중, 심근경색, 심혈관질환 사망 등의 복합 평가변수는 줄이지 못했다. 그러나 심혈관질환 사망과 심부전 입원 등의 복합 평가변수는 감소했다.[95]

이런 연구 결과에 일정한 견해를 가질 수 있다. SGLT2억제제의 심혈관질환에 대한 효과는 인상적이지만, 연구 대상이 상대적으로 고위험군(기저에 CVD가 확립됨)에서 시행되었을 가능성이 있다.

앞의 연구에서 치료군 사이에 혈당 변화는 미미했으며, 이것은 혈당 저하 이외의 작용이 CVD 발생 감소에 관여함을 시사한다.[96]

다파글리플로진이 심혈관 사망률과 심부전 악화에 주는 영향을 연구하기 위해 고안된 Dapa-HF 연구는 2형당뇨병이 없거나 있는 환자에서 이점을 입증했다.[97] 또 다른 주목할 만한 사실은 부작용이 상대적으로 가벼워 치료를 중단하지 않았다는 것이다.

결론

오늘날 다양한 당뇨병 치료가 가능하여 임상의는 개개 환자의 약물치료를 개별화할 수 있는 여러 선택이 있다는 점의 인식이 중요하다.

최근 특정 치료제가 심혈관질환에 직접 이점을 줄 수 있다는 자료가 등장하면서 2형당뇨병 관리에 심혈관질환 위험 감소의 중요성이 다시 강조되고 있다(그림 14.1).

그러나 생활습관 교정과 이상지질혈증 및 고혈압의 적절한 관리 중요성의 기억도 중요하다.

혈당 조절 자체로 미세혈관과 대혈관질환에 대한 이점은 확립되었으나 후자에 대한 이점은 1형당뇨병 보다 2형당뇨병에서는 명확하지 않다.

표 14.1 처방에 영향을 주는 환자의 특성.

환자의 요인	당뇨병 치료제	
	금지	사용
저혈당 위험	Sulfonylureas Acarbose*	DPP4i GLP1RA SGLT2i
지방위축		TZDs
심부전	TZDs	SGLT2i
비만	TZDs+	GLP1RA
신병증	Sulfonylureas	SGLT2i
심장병	Sulfonylureas	TZDs GLP1 RA SGLT2i
스타틴사용에도 이상지질혈증		Colesevelam
인슐린 다회주사		Pramlintide

TZD = 싸이아졸리디네다이온; GLP1RA = 글루카곤유사펩타이드1 수용체작용제; SGLT2i = 나트륨-포도당 공수송체2억제제; DPP4i = 디펩티딜펩티다제4 억제제

* Acarbose 사용에 의한 저혈당에서 포도당 투여.

\+ TZDs 인슐린 작용을 개선할 수 있으나 체중 증가

최근 SGLT2억제제와 GLP1 수용체작용제의 이점이 강조되고 있지만, 다른 당뇨병약의 직접적 이점에 대한 증거가 있으므로 어떤 결과의 일반화 가능성의 제한을 기억하는 것도 중요하다.

이런 주의 사항에 따라 임상 상황에 따른 치료제의 우선적 고려가 합리적일 수 있다(**표 14.1**). 예를 들어, 체중 증가, 비정상적 식습관, 심부전, 신장질환, 지방이영양증[98,99] 등에서 표준 1차요법 이외에 다른 치료를 제안할 수 있다.

참고문헌

1. Albright AL, Gregg EW. Preventing type 2 diabetes in communities across the U.S.: the National Diabetes Prevention Program. American Journal of Preventive Medicine. 2013;44:S346–351.
2. Diabetes C, Complications Trial Research G, Nathan DM, Genuth S, Lachin J, Cleary P, Crofford O, Davis M, Rand L, Siebert C. The effect of intensive treatment of diabetes on the development and progression of long-term complications in insulin-dependent diabetes mellitus. N Engl J Med. 1993;329:977–986.
3. UK Prospective Diabetes Study (UKPDS) Group. Intensive blood-glucose control with sulphonylureas or insulin compared with conventional treatment and risk of complications in patients with type 2 diabetes (UKPDS 33). Lancet. 1998;352:837–853.
4. UK Prospective Diabetes Study (UKPDS) Group. Effect of intensive blood-glucose control with metformin on complications in overweight patients with type 2 diabetes (UKPDS 34). Lancet. 1998;352:854–865.
5. Roger VL, Go AS, Lloyd-Jones DM, Benjamin EJ, Berry JD, Borden WB, Bravata DM, Dai S, Ford ES, Fox CS, Fullerton HJ, Gillespie C, Hailpern SM, Heit JA, Howard VJ, Kissela BM, Kittner SJ, Lackland DT, Lichtman JH, Lisabeth LD, Makuc DM, Marcus GM, Marelli A, Matchar DB, Moy CS, Mozaffarian D, Mussolino ME, Nichol G, Paynter NP, Soliman EZ, Sorlie PD, Sotoodehnia N, Turan TN, Virani SS, Wong ND, Woo D, Turner MB, and on behalf of the American Heart Association Statistics Committee and Stroke Statistics Subcommittee. Executive summary: heart disease and stroke statistics – 2012 update: a report from the American Heart Association. Circulation. 2012;125:188–197.
6. Lloyd-Jones D, Adams RJ, Brown TM, Carnethon M, Dai S, De Simone G, Ferguson TB, Ford E, Furie K, Gillespie C, Go A, Greenlund K, Haase N, Hailpern S, Ho PM, Howard V, Kissela B, Kittner S, Lackland D, Lisabeth L, Marelli A, McDermott MM, Meigs J, Mozaffarian D, Mussolino M, Nichol G, Roger VL, Rosamond W, Sacco R, Sorlie P, Stafford R, Thom T, Wasserthiel-Smoller S, Wong ND, Wylie-Rosett J, and on behalf of the American Heart Association Statistics Committee and Stroke Statistics Subcommittee. Executive summary: heart disease and stroke statistics – 2010 update: a report from the American Heart Association. Circulation. 2010;121:948–954.
7. Sarwar N, Gao P, Seshasai SR, Gobin R, Kaptoge S, Di Angelantonio E, Ingelsson E, Lawlor DA, Selvin E, Stampfer M, Stehouwer CD, Lewington S, Pennells L, Thompson A, Sattar N, White IR, Ray KK, Danesh J.

Diabetes mellitus, fasting blood glucose concentration, and risk of vascular disease: a collaborative meta-analysis of 102 prospective studies. Lancet. 2010;375:2215-2222.
8. Gu K, Cowie CC, Harris MI. Mortality in adults with and without diabetes in a national cohort of the U.S. population, 1971-1993. Diabetes Care. 1998;21:1138-1145.
9. Khaw KT, Wareham N, Bingham S, Luben R, Welch A, Day N. Association of hemoglobin A1c with cardiovascular disease and mortality in adults: the European prospective investigation into cancer in Norfolk. Ann Intern Med. 2004;141:413-420.
10. Selvin E, Marinopoulos S, Berkenblit G, Rami T, Brancati FL, Powe NR, Golden SH. Meta-analysis: glycosylated hemoglobin and cardiovascular disease in diabetes mellitus. Ann Intern Med. 2004;141:421-431.
11. Lawes CM, Parag V, Bennett DA, Suh I, Lam TH, Whitlock G, Barzi F, Woodward M, Asia Pacific Cohort Studies Collaboration. Blood glucose and risk of cardiovascular disease in the Asia Pacific region. Diabetes Care. 2004;27:2836-2842.
12. Tancredi M, Rosengren A, Svensson AM, Kosiborod M, Pivodic A, Gudbjornsdottir S, Wedel H, Clements M, Dahlqvist S, Lind M. Excess mortality among persons with type 2 diabetes. N Engl J Med. 2015;373:1720-1732.
13. Chalmers J, Cooper ME. UKPDS and the legacy effect. N Engl J Med. 2008;359:1618-1620.
14. Group AC, Patel A, MacMahon S, Chalmers J, Neal B, Billot L, Woodward M, Marre M, Cooper M, Glasziou P, Grobbee D, Hamet P, Harrap S, Heller S, Liu L, Mancia G, Mogensen CE, Pan C, Poulter N, Rodgers A, Williams B, Bompoint S, de Galan BE, Joshi R, Travert F. Intensive blood glucose control and vascular outcomes in patients with type 2 diabetes. N Engl J Med. 2008;358:2560-2572.
15. Duckworth W, Abraira C, Moritz T, Reda D, Emanuele N, Reaven PD, Zieve FJ, Marks J, Davis SN, Hayward R, Warren SR, Goldman S, McCarren M, Vitek ME, Henderson WG, Huang GD, VADT Investigators. Glucose control and vascular complications in veterans with type 2 diabetes. N Engl J Med. 2009;360:129-139.
16. Gerstein HC, Miller ME, Byington RP, Goff DC, Jr., Bigger JT, Buse JB, Cushman WC, Genuth S, Ismail-Beigi F, Grimm RH, Jr., Probstfield JL, Simons-Morton DG, Friedewald WT. Effects of intensive glucose lowering in type 2 diabetes. N Engl J Med. 2008;358:2545-2559.
17. Meigs JB, Nathan DM, D'Agostino RB, Sr., Wilson PW. Fasting and postchallenge glycemia and cardiovascular disease risk: the Framingham Offspring Study. Diabetes Care. 2002;25:1845-1850.
18. Knowler WC, Hamman RF, Edelstein SL, Barrett-Connor E, Ehrmann DA, Walker EA, Fowler SE, Nathan DM, Kahn SE. Prevention of type 2 diabetes with troglitazone in the Diabetes Prevention Program. Diabetes 2005;54:1150-1156.
19. Gnesin F, Thuesen ACB, Kahler LKA, Madsbad S, Hemmingsen B. Metformin monotherapy for adults with type 2 diabetes mellitus. Cochrane Database Syst Rev 2020;6:CD012906.
20. Siconolfi-Baez L, Banerji MA, Lebovitz HE. Characterization and significance of sulfonylurea receptors. Diabetes Care. 1990;13 Suppl 3:2-8.
21. United Kingdom Prospective Diabetes Study Group. United Kingdom Prospective Diabetes Study 24: a 6-year, randomized, controlled trial comparing sulfonylurea, insulin, and metformin therapy in patients with newly diagnosed type 2 diabetes that could not be controlled with diet therapy. Ann Intern Med. 1998;128:165-175.
22. Kahn SE, Haffner SM, Heise MA, Herman WH, Holman RR, Jones NP, Kravitz BG, Lachin JM, O'Neill MC, Zinman B, Viberti G. Glycemic durability of rosiglitazone, metformin, or glyburide monotherapy. N Engl J Med. 2006;355:2427-2443.
23. The University Group Diabetes Program. A study of the effects of hypoglycemic agents on vascular complications in patients with adult-onset diabetes. V. Evaluation of pheniformin therapy. Diabetes. 1975;24(Suppl 1):65-184.
24. Monami M, Genovese S, Mannucci E. Cardiovascular safety of sulfonylureas: a meta-analysis of randomized clinical trials. Diabetes Obes Metab. 2013;15:938-953.
25. Soccio RE, Chen ER, Lazar MA. Thiazolidinediones and the promise of insulin sensitization in type 2 diabetes. Cell Metab. 2014;20:573-591.
26. Staels B, Fruchart JC. Therapeutic roles of peroxisome proliferator-activated receptor agonists. Diabetes. 2005;54:2460-2470.
27. Inzucchi SE, Maggs DG, Spollett GR, Page SL, Rife FS, Walton V, Shulman GI. Efficacy and metabolic effects of metformin and troglitazone in type II diabetes mellitus. N Engl J Med. 1998;338:867-872.
28. Vella A, de Groen PC, Dinneen SF. Fatal hepatotoxicity associated with troglitazone. Ann Intern Med. 1998;129:1080.
29. Nesto RW, Bell D, Bonow RO, Fonseca V, Grundy SM, Horton ES, Le Winter M, Porte D, Semenkovich CF, Smith S, Young LH, Kahn R. Thiazolidinedione use, fluid retention, and congestive heart failure: a consensus statement from the American Heart Association and American Diabetes Association. Diabetes Care.

2004;27:256-263.
30. Khan MA, St Peter JV, Xue JL. A prospective, randomized comparison of the metabolic effects of pioglitazone or rosiglitazone in patients with type 2 diabetes who were previously treated with troglitazone. Diabetes Care. 2002;25:708-711.
31. Nissen SE, Wolski K. Effect of rosiglitazone on the risk of myocardial infarction and death from cardiovascular causes. N Engl J Med. 2007;356:2457-2471.
32. Home PD, Pocock SJ, Beck-Nielsen H, Curtis PS, Gomis R, Hanefeld M, Jones NP, Komajda M, McMurray JJ, Team RS. Rosiglitazone evaluated for cardiovascular outcomes in oral agent combination therapy for type 2 diabetes (RECORD): a multicentre, randomised, open-label trial. Lancet. 2009;373:2125-2135.
33. Bach RG, Brooks MM, Lombardero M, Genuth S, Donner TW, Garber A, Kennedy L, Monrad ES, Pop-Busui R, Kelsey SF, Frye RL, Investigators BD. Rosiglitazone and outcomes for patients with diabetes mellitus and coronary artery disease in the Bypass Angioplasty Revascularization Investigation 2 Diabetes (BARI 2D) trial. Circulation. 2013;128:785-794.
34. Mazzone T, Meyer PM, Feinstein SB, Davidson MH, Kondos GT, D'Agostino RB, Sr., Perez A, Provost JC, Haffner SM. Effect of pioglitazone compared with glimepiride on carotid intima-media thickness in type 2 diabetes: a randomized trial. JAMA. 2006;296:2572-2581.
35. Nissen SE, Nicholls SJ, Wolski K, Nesto R, Kupfer S, Perez A, Jure H, De Larochelliere R, Staniloae CS, Mavromatis K, Saw J, Hu B, Lincoff AM, Tuzcu EM, Investigators P. Comparison of pioglitazone vs glimepiride on progression of coronary atherosclerosis in patients with type 2 diabetes: the PERISCOPE randomized controlled trial. JAMA. 2008;299:1561-1573.
36. Dormandy JA, Charbonnel B, Eckland DJ, Erdmann E, Massi-Benedetti M, Moules IK, Skene AM, Tan MH, Lefebvre PJ, Murray GD, Standl E, Wilcox RG, Wilhelmsen L, Betteridge J, Birkeland K, Golay A, Heine RJ, Koranyi L, Laakso M, Mokan M, Norkus A, Pirags V, Podar T, Scheen A, Scherbaum W, Schernthaner G, Schmitz O, Skrha J, Smith U, Taton J. Secondary prevention of macrovascular events in patients with type 2 diabetes in the PROactive Study (PROspective pioglitAzone Clinical Trial In macroVascular Events): a randomised controlled trial. Lancet. 2005;366:1279-1289.
37. Erdmann E, Dormandy JA, Charbonnel B, Massi-Benedetti M, Moules IK, Skene AM, Investigators PR. The effect of pioglitazone on recurrent myocardial infarction in 2,445 patients with type 2 diabetes and previous myocardial infarction: results from the PROactive (PROactive 05) Study. J Am Coll Cardiol. 2007;49:1772-1780.
38. Wilcox R, Bousser MG, Betteridge DJ, Schernthaner G, Pirags V, Kupfer S, Dormandy J, Investigators PR. Effects of pioglitazone in patients with type 2 diabetes with or without previous stroke: results from PROactive (PROspective pioglitAzone Clinical Trial In macroVascular Events 04). Stroke. 2007;38:865-873.
39. Kernan WN, Viscoli CM, Furie KL, Young LH, Inzucchi SE, Gorman M, Guarino PD, Lovejoy AM, Peduzzi PN, Conwit R, Brass LM, Schwartz GG, Adams HP, Jr., Berger L, Carolei A, Clark W, Coull B, Ford GA, Kleindorfer D, O'Leary JR, Parsons MW, Ringleb P, Sen S, Spence JD, Tanne D, Wang D, Winder TR, for the IRIS Trial Investigators. Pioglitazone after ischemic stroke or transient ischemic attack. N Engl J Med. 2016;374:1321-1331.
40. Lewis JD, Ferrara A, Peng T, Hedderson M, Bilker WB, Quesenberry CP, Jr., Vaughn DJ, Nessel L, Selby J, Strom BL. Risk of bladder cancer among diabetic patients treated with pioglitazone: interim report of a longitudinal cohort study. Diabetes Care. 2011;34:916-922.
41. Erdmann E, Song E, Spanheimer R, van Troostenburg de Bruyn AR, Perez A. Observational follow-up of the PROactive study: a 6-year update. Diabetes Obes Metab. 2014;16:63-74.
42. Ferwana M, Firwana B, Hasan R, Al-Mallah MH, Kim S, Montori VM, Murad MH. Pioglitazone and risk of bladder cancer: a meta-analysis of controlled studies. Diabet Med. 2013;30:1026-1032.
43. Brauer CA, Coca-Perraillon M, Cutler DM, Rosen AB. Incidence and mortality of hip fractures in the United States. JAMA. 2009;302:1573-1579.
44. Seifarth C, Bergmann J, Holst JJ, Ritzel R, Schmiegel W, Nauck MA. Prolonged and enhanced secretion of glucagonlike peptide 1 (7-36 amide) after oral sucrose due to alphaglucosidase inhibition (acarbose) in Type 2 diabetic patients. Diabet Med. 1998;15:485-491.
45. DeFronzo RA. Pharmacologic therapy for type 2 diabetes mellitus. Ann Intern Med. 1999;131:281-303.
46. Chiasson JL, Josse RG, Gomis R, Hanefeld M, Karasik A, Laakso M, STOP-NIDDM Trial Research Group. Acarbose treatment and the risk of cardiovascular disease and hypertension in patients with impaired glucose tolerance: the STOP-NIDDM trial. JAMA. 2003;290:486-494.
47. Chiasson JL, Josse RG, Gomis R, Hanefeld M, Karasik A, Laakso M. Acarbose for the prevention of Type 2 diabetes, hypertension and cardiovascular disease in subjects with impaired glucose tolerance: facts and interpretations concerning the critical analysis of the STOP-NIDDM Trial data. Diabetologia. 2004;47:969-975;

discussion 976-967.
48. Holman RR, Coleman RL, Chan JCN, Chiasson JL, Feng H, Ge J, Gerstein HC, Gray R, Huo Y, Lang Z, McMurray JJ, Ryden L, Schroder S, Sun Y, Theodorakis MJ, Tendera M, Tucker L, Tuomilehto J, Wei Y, Yang W, Wang D, Hu D, Pan C, ACE Study Group. Effects of acarbose on cardiovascular and diabetes outcomes in patients with coronary heart disease and impaired glucose tolerance (ACE): a randomised, double-blind, placebo-controlled trial. Lancet Diabetes Endocrinol. 2017;5:877-886.
49. Hsu PF, Sung SH, Cheng HM, Shin SJ, Lin KD, Chong K, Yen FS, Yu BH, Huang CT, Hsu CC. Cardiovascular benefits of acarbose vs sulfonylureas in patients with type 2 diabetes treated with metformin. Journal of Clinical Endocrinology & Metabolism. 103:3611-3619.
50. Staels B, Fonseca VA. Bile acids and metabolic regulation: mechanisms and clinical responses to bile acid sequestration. Diabetes Care. 2009;32 Suppl 2:S237-245.
51. Zieve FJ, Kalin MF, Schwartz SL, Jones MR, Bailey WL. Results of the glucose-lowering effect of WelChol study (GLOWS): a randomized, double-blind, placebo-controlled pilot study evaluating the effect of colesevelam hydrochloride on glycemic control in subjects with type 2 diabetes. Clin Ther. 2007;29:74-83.
52. Fonseca VA, Rosenstock J, Wang AC, Truitt KE, Jones MR. Colesevelam HCl improves glycemic control and reduces LDL cholesterol in patients with inadequately controlled type 2 diabetes on sulfonylurea-based therapy. Diabetes Care. 2008;31:1479-1484.
53. Beysen C, Murphy EJ, Deines K, Chan M, Tsang E, Glass A, Turner SM, Protasio J, Riiff T, Hellerstein MK. Effect of bile acid sequestrants on glucose metabolism, hepatic de novo lipogenesis, and cholesterol and bile acid kinetics in type 2 diabetes: a randomised controlled study. Diabetologia. 2012;55:432-442.
54. Smushkin G, Sathananthan M, Piccinini F, Dalla Man C, Law JH, Cobelli C, Zinsmeister AR, Rizza RA, Vella A. The effect of a bile acid sequestrant on glucose metabolism in subjects with type 2 diabetes. Diabetes. 2013;62:1094-1101.
55. Schwab P, Louder A, Li Y, Mallick R, Bays H. Cholesterol treatment patterns and cardiovascular clinical outcomes associated with colesevelam HCl and ezetimibe. Drugs Aging 2014;31:683-694.
56. Ryan GJ, Jobe LJ, Martin R. Pramlintide in the treatment of type 1 and type 2 diabetes mellitus. Clin Ther. 2005;27:1500-1512.
57. Vella A, Lee JS, Camilleri M, Szarka LA, Burton DD, Zinsmeister AR, Rizza RA, Klein PD. Effects of pramlintide, an amylin analogue, on gastric emptying in type 1 and 2 diabetes mellitus. Neurogastroenterol Motil. 2002;14:123-131.
58. Samsom M, Szarka LA, Camilleri M, Vella A, Zinsmeister AR, Rizza RA. Pramlintide, an amylin analog, selectively delays gastric emptying: potential role of vagal inhibition. Am J Physiol Gastrointest Liver Physiol. 2000;278:G946-951.
59. Hoogwerf BJ, Doshi KB, Diab D. Pramlintide, the synthetic analogue of amylin: physiology, pathophysiology, and effects on glycemic control, body weight, and selected biomarkers of vascular risk. Vascular Health & Risk Management. 4:355-362.
60. Gaziano JM, Cincotta AH, O'Connor CM, Ezrokhi M, Rutty D, Ma ZJ, Scranton RE. Randomized clinical trial of quickrelease bromocriptine among patients with type 2 diabetes on overall safety and cardiovascular outcomes. Diabetes Care. 2010;33:1503-1508.
61. Cincotta AH, Meier AH, Cincotta M, Jr. Bromocriptine improves glycaemic control and serum lipid profile in obese Type 2 diabetic subjects: a new approach in the treatment of diabetes. Expert Opin Investig Drugs. 1999;8:1683-1707.
62. DeFronzo RA. Bromocriptine: a sympatholytic, d2-dopamine agonist for the treatment of type 2 diabetes. Diabetes Care. 2011;34:789-794.
63. Pijl H, Ohashi S, Matsuda M, Miyazaki Y, Mahankali A, Kumar V, Pipek R, Iozzo P, Lancaster JL, Cincotta AH, DeFronzo RA. Bromocriptine: a novel approach to the treatment of type 2 diabetes. Diabetes Care. 2000;23:1154-1161.
64. Kieffer TJ. Gastro-intestinal hormones GIP and GLP-1. Ann Endocrinol (Paris). 2004;65:13-21.
65. Drucker DJ. Evolving concepts and translational relevance of enteroendocrine cell biology. Journal of Clinical Endocrinology and Metabolism. 2016;101(3):778-786.
66. Vella A, Bock G, Giesler PD, Burton DB, Serra DB, Saylan ML, Deacon CF, Foley JE, Rizza RA, Camilleri M. The effect of dipeptidyl peptidase-4 inhibition on gastric volume, satiation and enteroendocrine secretion in type 2 diabetes: a doubleblind, placebo-controlled crossover study. Clin Endocrinol (Oxf). 2008;69:737-744.
67. Vella A, Bock G, Giesler PD, Burton DB, Serra DB, Saylan ML, Dunning BE, Foley JE, Rizza RA, Camilleri M. Effects of dipeptidyl peptidase-4 inhibition on gastrointestinal function, meal appearance, and glucose metabolism in type 2 diabetes. Diabetes. 2007;56:1475-1480.
68. Holst JJ. Implementation of GLP-1 based therapy of type 2 diabetes mellitus using DPP-IV inhibitors. Adv Exp Med Biol. 2003;524:263-279.
69. Kieffer TJ, Habener JF. The glucagon-like peptides.

Endocr Rev. 1999;20:876-913.
70. Fadini GP, Avogaro A. Cardiovascular effects of DPP-4 inhibition: beyond GLP-1. Vascul Pharmacol. 2011;55:10-16.
71. Brown NJ, Byiers S, Carr D, Maldonado M, Warner BA. Dipeptidyl peptidase-IV inhibitor use associated with increased risk of ACE inhibitor-associated angioedema. Hypertension. 2009;54:516-523.
72. Baetta R, Corsini A. Pharmacology of dipeptidyl peptidase-4 inhibitors: similarities and differences. Drugs. 2011;71:1441-1467.
73. Scirica BM, Bhatt DL, Braunwald E, Steg PG, Davidson J, Hirshberg B, Ohman P, Frederich R, Wiviott SD, Hoffman EB, Cavender MA, Udell JA, Desai NR, Mosenzon O, McGuire DK, Ray KK, Leiter LA, Raz I, for the SAVORTIMI 53 Steering Committee and Investigators. Saxagliptin and cardiovascular outcomes in patients with type 2 diabetes mellitus. N Engl J Med. 2013;369:1317-1326.
74. White WB, Cannon CP, Heller SR, Nissen SE, Bergenstal RM, Bakris GL, Perez AT, Fleck PR, Mehta CR, Kupfer S, Wilson C, Cushman WC, Zannad F, for the EXAMINE Investigators. Alogliptin after acute coronary syndrome in patients with type 2 diabetes. N Engl J Med. 2013;369:1327-1335.
75. Green JB, Bethel MA, Armstrong PW, Buse JB, Engel SS, Garg J, Josse R, Kaufman KD, Koglin J, Korn S, Lachin JM, McGuire DK, Pencina MJ, Standl E, Stein PP, Suryawanshi S, Van de Werf F, Peterson ED, Holman RR, for the TECOS Study Group. Effect of sitagliptin on cardiovascular outcomes in type 2 diabetes. N Engl J Med. 2015;373:232-242.
76. McMurray JJV, Ponikowski P, Bolli GB, Lukashevich V, Kozlovski P, Kothny W, Lewsey JD, Krum H, VIVIDD Trial Committees and Investigators. Effects of vildagliptin on ventricular function in patients with type 2 diabetes mellitus and heart failure: a randomized placebo-controlled trial. JACC Heart Fail. 2018;6:8-17.
77. Scirica BM, Mosenzon O, Bhatt DL, Udell JA, Steg PG, McGuire DK, Im K, Kanevsky E, Stahre C, Sjostrand M, Raz I, Braunwald E. Cardiovascular outcomes according to urinary albumin and kidney disease in patients with type 2 diabetes at high cardiovascular risk: observations from the SAVOR-TIMI 53 trial. JAMA Cardiol. 2018;3:155-163.
78. Marso SP, Daniels GH, Brown-Frandsen K, Kristensen P, Mann JF, Nauck MA, Nissen SE, Pocock S, Poulter NR, Ravn LS, Steinberg WM, Stockner M, Zinman B, Bergenstal RM, Buse JB, for the LEADER Steering Committee on behalf of the LEADER Trial Investigators. Liraglutide and cardiovascular outcomes in type 2 diabetes. N Engl J Med. 2016;375:311-322.
79. Pfeffer MA, Claggett B, Diaz R, Dickstein K, Gerstein HC, Kober LV, Lawson FC, Ping L, Wei X, Lewis EF, Maggioni AP, McMurray JJ, Probstfield JL, Riddle MC, Solomon SD, Tardif JC, for the ELIXA Investigators. Lixisenatide in patients with type 2 diabetes and acute coronary syndrome. N Engl J Med. 2015;373:2247-2257.
80. Holman RR, Bethel MA, Mentz RJ, Thompson VP, Lokhnygina Y, Buse JB, Chan JC, Choi J, Gustavson SM, Iqbal N, Maggioni AP, Marso SP, Ohman P, Pagidipati NJ, Poulter N, Ramachandran A, Zinman B, Hernandez AF, for the EXSCEL Study Group. Effects of once-weekly exenatide on cardiovascular outcomes in type 2 diabetes. N Engl J Med. 2017;377:1228-1239.
81. Marso SP, Bain SC, Consoli A, Eliaschewitz FG, Jodar E, Leiter LA, Lingvay I, Rosenstock J, Seufert J, Warren ML, Woo V, Hansen O, Holst AG, Pettersson J, Vilsboll T, for the SUSTAIN-6 Investigators. Semaglutide and cardiovascular outcomes in patients with type 2 diabetes. N Engl J Med. 2016;375:1834-1844.
82. Hernandez AF, Green JB, Janmohamed S, D'Agostino RB, Sr., Granger CB, Jones NP, Leiter LA, Rosenberg AE, Sigmon KN, Somerville MC, Thorpe KM, McMurray JJV, Del Prato S, Harmony Outcomes committees and investigators. Albiglutide and cardiovascular outcomes in patients with type 2 diabetes and cardiovascular disease (Harmony Outcomes): a double-blind, randomised placebo-controlled trial. Lancet. 2018;392:1519-1529.
83. Gerstein HC, Colhoun HM, Dagenais GR, Diaz R, Lakshmanan M, Pais P, Probstfield J, Riesmeyer JS, Riddle MC, Ryden L, Xavier D, Atisso CM, Dyal L, Hall S, Rao-Melacini P, Wong G, Avezum A, Basile J, Chung N, Conget I, Cushman WC, Franek E, Hancu N, Hanefeld M, Holt S, Jansky P, Keltai M, Lanas F, Leiter LA, Lopez-Jaramillo P, Cardona Munoz EG, Pirags V, Pogosova N, Raubenheimer PJ, Shaw JE, Sheu WH, Temelkova-Kurktschiev T, for the REWIND Investigators. Dulaglutide and cardiovascular outcomes in type 2 diabetes (REWIND): a double-blind, randomised placebo-controlled trial. Lancet. 2019;394:121-130.
84. Perkins BA, Udell JA, Cherney DZ. No need to sugarcoat the message: is cardiovascular risk reduction from SGLT2 inhibition related to natriuresis? Am J Kidney Dis. 2016;68:349-352.
85. Heerspink HJ, Perkins BA, Fitchett DH, Husain M, Cherney DZ. Sodium glucose cotransporter 2 inhibitors in the treatment of diabetes mellitus: cardiovascular and kidney effects, potential mechanisms, and clinical applications. Circulation. 2016;134:752-772.
86. Neal B, Perkovic V, Matthews DR. Canagliflozin and

cardiovascular and renal events in type 2 diabetes. N Engl J Med. 2017;377:2099.
87. Fralick M, Schneeweiss S, Patorno E. Risk of diabetic ketoacidosis after initiation of an SGLT2 inhibitor. N Engl J Med. 2017;376:2300-2302.
88. Zinman B, Lachin JM, Inzucchi SE. Empagliflozin, cardiovascular outcomes, and mortality in type 2 diabetes. N Engl J Med. 2016;374:1094.
89. Mahaffey KW, Neal B, Perkovic V, de Zeeuw D, Fulcher G, Erondu N, Shaw W, Fabbrini E, Sun T, Li Q, Desai M, Matthews DR, CANVAS Program Collaborative Group. Canagliflozin for primary and secondary prevention of cardiovascular events: results from the CANVAS Program (Canagliflozin Cardiovascular Assessment Study). Circulation. 2018;137:323-334.
90. Mudaliar S, Alloju S, Henry RR. Can a shift in fuel energetics explain the beneficial cardiorenal outcomes in the EMPAREG OUTCOME Study? A unifying hypothesis. Diabetes Care. 2016;39:1115-1122.
91. Ferrannini E, Baldi S, Frascerra S, Astiarraga B, Heise T, Bizzotto R, Mari A, Pieber TR, Muscelli E. Shift to fatty substrate utilization in response to sodium-glucose cotransporter 2 inhibition in subjects without diabetes and patients with type 2 diabetes. Diabetes. 2016;65:1190-1195.
92. Ferrannini E, Muscelli E, Frascerra S, Baldi S, Mari A, Heise T, Broedl UC, Woerle H-J. Metabolic response to sodiumglucose cotransporter 2 inhibition in type 2 diabetic patients. Journal of Clinical Investigation. 2014;124:499-508.
93. Verma S, Mazer CD, Yan AT, Mason T, Garg V, Teoh H, Zuo F, Quan A, Farkouh ME, Fitchett DH, Goodman SG, Goldenberg RM, Al-Omran M, Gilbert RE, Bhatt DL, Leiter LA, Juni P, Zinman B, Connelly KA. Effect of empagliflozin on left ventricular mass in patients with type 2 diabetes mellitus and coronary artery disease: the EMPA-HEART CardioLink-6 randomized clinical trial. Circulation. 2019;140:1693-1702.
94. Mahaffey KW, Jardine MJ, Bompoint S, Cannon CP, Neal B, Heerspink HJL, Charytan DM, Edwards R, Agarwal R, Bakris G, Bull S, Capuano G, de Zeeuw D, Greene T, Levin A, Pollock C, Sun T, Wheeler DC, Yavin Y, Zhang H, Zinman B, Rosenthal N, Brenner BM, Perkovic V. Canagliflozin and cardiovascular and renal outcomes in type 2 diabetes mellitus and chronic kidney disease in primary and secondary cardiovascular prevention groups. Circulation. 2019;140:739-750.
95. Wiviott SD, Raz I, Bonaca MP, Mosenzon O, Kato ET, Cahn A, Silverman MG, Zelniker TA, Kuder JF, Murphy SA, Bhatt DL, Leiter LA, McGuire DK, Wilding JPH, Ruff CT, Gause-Nilsson IAM, Fredriksson M, Johansson PA, Langkilde AM, Sabatine MS, for the DECLARE-TIMI 58 Investigators. Dapagliflozin and cardiovascular outcomes in type 2 diabetes. N Engl J Med. 2019;380:347-357.
96. Scheen AJ. Cardiovascular effects of new oral glucose-lowering agents: DPP-4 and SGLT-2 inhibitors. Circ Res. 2018;122:1439-1459.
97. McMurray JJV, Solomon SD, Inzucchi SE, Kober L, Kosiborod MN, Martinez FA, Ponikowski P, Sabatine MS, Anand IS, Belohlavek J, Bohm M, Chiang CE, Chopra VK, de Boer RA, Desai AS, Diez M, Drozdz J, Dukat A, Ge J, Howlett JG, Katova T, Kitakaze M, Ljungman CEA, Merkely B, Nicolau JC, O'Meara E, Petrie MC, Vinh PN, Schou M, Tereshchenko S, Verma S, Held C, DeMets DL, Docherty KF, Jhund PS, Bengtsson O, Sjostrand M, Langkilde AM, for the DAPA-HF Trial Committees and Investigators. Dapagliflozin in patients with heart failure and reduced ejection fraction. N Engl J Med. 2019;381:1995-2008.
98. Arioglu E, Duncan-Morin J, Sebring N, Rother KI, Gottlieb N, Lieberman J, Herion D, Kleiner DE, Reynolds J, Premkumar A, Sumner AE, Hoofnagle J, Reitman ML, Taylor SI. Efficacy and safety of troglitazone in the treatment of lipodystrophy syndromes. Ann Intern Med. 2000;133:263-274.
99. Hegele RA, Joy TR, Al-Attar SA, Rutt BK. Thematic review series: adipocyte biology. Lipodystrophies: windows on adipose biology and metabolism. J Lipid Res. 2007;48:1433-1444.

15

2형당뇨병의 체중 감량 치료제 선택

Shubhada Jagasia[1], Chase Dean Hendrickson[2] and Alexander J. Williams[3]

[1] Professor of Medicine, Division of Diabetes, Endocrinology and Metabolism, Vanderbilt University Medical Center, Nashville, TN, USA

[2] Assistant Professor of Medicine, Division of Diabetes, Endocrinology, and Metabolism, Vanderbilt University Medical Center, Nashville, TN, USA

[3] Fellow, Division of Diabetes, Endocrinology, and Metabolism, Vanderbilt University Medical Center, Nashville, TN, USA

요점

- 2형당뇨병에서 집중 생활습관 중재는 체중을 감소하고 혈당 조절과 심혈관질환 위험인자를 개선한다.
- 2형당뇨병에서 치료와 혈당 조절 개선이 체중을 증가시킬 수 있다.
- 새로이 도입된 2형당뇨병 치료제는 칼로리의 섭취를 줄이거나 소비를 증가시켜 체중을 감소시켜 혈당을 조절하며 체중 증가를 최소한으로 방지할 수 있다.

서론: 비만과 2형당뇨병 유병률의 관계

체중과 체질량지수(BMI)가 높을수록 2형당뇨병 빈도가 증가한다. 운동 부족, 흡연, 부적절한 식단 등의 다른 위험인자와 비교해도 과도한 체지방의 지표인 BMI 증가는 2형당뇨병 발생에 가장 중요한 위험인자다.[1]

미국의 BMI 기준 비만 정의에서, BMI < 18.5는 저체중, BMI 18.5-24.9 정상 체중, BMI 25.0-29.9 과체중, BMI 30.0-34.9 1등급 비만, BMI 35.0-39.9 2등급 비만, BMI 40.0 이상은 3등급 비만으로 분류한다.[2]

한편 미국국민건강영양조사(NHANES)는 비만을 BMI 30 이상, 중증 비만을 BMI 40 이상으로 정의한다.

20세 이상 성인의 비만 유병률은 2007-2008년 33.7%에서 2015-2016년 39.6%로 증가했으며, 중증 비만 유병률도 2007-2008년 5.7%에서 2015-2016년 7.7%로 증가했다.[3]

복부비만은 2형당뇨병에 발생에 보다 강력하며 독립적 예측인자다.[4] 복부비만에서 2형당뇨병 유병률은 1999-2000년 16.0%에서 2013-2014년 20.1%로 증가한 반면, 비만하지 않은 45-64세 성인에서는

6.2%에서 6.3%로 증가했다.[5]

1980년부터 1996년까지 84,941명의 여성 간호사를 20년간 추적한 간호사건강 연구(Nurses' Health Study)에서 당뇨병 발생 위험은 BMI 23.0 미만에 비해 BMI 30.0-34.9에서 20.1배, BMI 35.0 이상에서 38.8배 높았다.[1]

1999년에서 2006년 사이의 NHANES 자료에 의하면 BMI에 따라 당뇨병 유병률이 증가하여; 정상 BMI에서 8%, 과체중에서 15%, 1등급비만에서 23%, 2등급비만에서 33%, 3등급비만에서 43%였다.[6]

이런 연구는 비만과 2형당뇨병 유병률이 계속 증가하고 있으며 당뇨병 발생 위험이 과체중과 밀접한 관련이 있음을 보여준다.

Look AHEAD (Action for Health in Diabetes)연구는 2형당뇨병 환자에서 집중 생활습관 중재를 1년 시행하여 체중 감소(초기 체중의 8.6%), 혈당 조절, 심혈관질환(CVD) 위험인자 개선이 있었다.

그러나 10년 후 중재군과 대조군의 심혈관 이환율과 사망률에 차이가 없었다. 체중이 줄어든 중재군은 혈당강하제 처방이 적었으며, HbA1c가 낮았다. 중재군 환자의 약 1/3은 1년에 5% 체중 감량 목표를 달성하지 못했으며, 체중 약 5%를 감량한 환자 중 약 절반은 8년에 체중의 일부 또는 전부가 회복되었다.[7]

당뇨병과 비만 사이의 이런 관계를 생각하면, 당뇨병 치료를 위한 약의 선택에서 혈당강하제가 이 체중에 주는 영향의 고려가 중요하다.

2형당뇨병에서 치료 교육과 체중에 주는 영향

체중 증가와 2형당뇨병 발생의 관계를 이해하면 2형당뇨병의 예방과 치료에 도움이 될 수 있는 적절한 체중 감량에 초점을 맞출 수 있게 된다.

ADA는 당뇨병 전단계에서 2형당뇨병으로 진행 위험을 줄이기 위해 초기 체중을 7-10% 줄여 유지하기 위해 생활습관 변화를 권고한다.[8]

당뇨병이 있는 대부분의 과체중/비만 환자에서 첫 번째 개입은 식단을 개선하고 신체 활동을 늘려 궁극적으로 칼로리 섭취를 줄이는 것이다. 그러나 식사요법에 의한 체중 감량은 그렐린과 위억제폴리펩티드(GIP) 같은 식욕증진호르몬을 증가시키고 렙틴, 아밀린, 콜레시스토키닌(CCK), GLP1 등 식욕억제호르몬은 감소시켰다.[9]

인슐린을 포함한 일부 혈당강하제가 체중을 증가시키므로 이런 호르몬 조절 이상의 원인을 밝히면 2형당뇨병의 치료 알고리즘을 변화시킬 수 있을 것이다.

UKPDS연구에서 설포닐유레아, 메트포민, 인슐린 등은 미세혈관과 대혈관합병증 위험을 줄였으나 체중에 대한 영향에는 차이가 있었다.[10]

ACCORD연구에서 집중치료군은 체중이 평균 3.5 kg 증가했고 이것은 재래식 치료군의 0.4 kg보다 컸으며 대부분 인슐린과 TZD의 영향이라고 생각한다.[11] **표 15.1**은 2형당뇨병의 약물치료가 체중에 주는 영향의 요약이며 다음의 논의에 참고 자료가 된다.

인슐린

인슐린 사용에 의한 체중 증가는 다양한 기전으로 설명할 수 있다.

① 말초조직에서 포도당 이용률 증가와 신장의 배설 역치 이하로 떨어진 혈당에 의한 섭취 칼로리

표 15.1

임상연구(문헌)	평균 체중 변화 (kg)	치료기간	평균HbA1C 변화(%)	주된 부작용	대조
Insulin					
UKPDS [16]	+4.0	10 years	−0.9	hypoglycemia weight gain	compared to placebo/ lifestyle
Henry RR [17]	+9.0	6 months	NR		compared to placebo/ lifestyle
Yki [18]	+5.1	1 year	−2.1		compared to placebo/ lifestyle
Sulfonylureas					
UKPDS [16]	+2.2	10 years	−0.9	hypoglycemia weight gain	compared to placebo
Advance [20]	+0.7	5 years	NR		compared to placebo
Bautista [21]	+4.4	3 months	−1.1		compared to placebo
Simonson [22]	~0	16 weeks	−1.5		compared to placebo
Metformin					
DPPOS [26]	−1.5	10 years	−0.2	diarrhea nausea	compared to placebo
DeFronzo [25]	−3.8	29 weeks	−1.5		compared to glyburide and placebo
Goldstein [27]	−2.1	18 weeks	−0.1		compared to glipizide
Thiazolidinediones					
Miyazaki [29]	+3	16 weeks	−1.4	edema weight gain	compared to placebo
Basu [30]	+2.6	12 weeks	+0.4		compared to glipizide
Alpha-glucosidase inhibitors					
Feinbock [34]	−1.5	20 weeks	−1.8	flatulence	compared to glimepiride
Lindstrom [35]	~0	24 weeks	−0.9		compared to placebo
Wo l ever [36]	−1.0	1 year	−1.4		compared to placebo
Phillips [33]	−0.9	24 weeks	−0.2		compared to placebo
Amylin					
Riddle [39]	−2.3	16 weeks	−0.7	nausea	compared to placebo
Thompson [38]	−0.9	4 weeks	−0.6		compared to placebo
Hollander [40]	−2.1	52 weeks	−0.7		compared to placebo
Hollander [41]	−1.8	26 weeks	−0.6		compared to placebo
GLP-1 receptor agonists					
Buse [43]	−1.6	30 weeks	−0.8	nausea, vomiting, diarrhea	compared to placebo
DeFronzo [44]	−2.8	30 weeks	−1.0		compared to placebo
Kendall [45]	−0.5	30 weeks	−0.8		compared to placebo
Heine [46]	−4.1	26 weeks	−1.1		compared to insulin glargine
Zinman [47]	−2.0	26 weeks	−1.6		compared to placebo
Garber [48]	−3.3	52 weeks	−0.8		compared to glimepiride
Kim [49]	−3.8	15 weeks	−1.4		compared to placebo
Davies [50]	−6.4	26 weeks	−1.9		compared to placebo
Henry [51]	−1.2	26 weeks	−2.8		compared to placebo
DPP-4 inhibitors					
Ristic [53]	−0.1	4 weeks	−0.5	nausea	compared to placebo
Goldstein [55]	+1.0	24 weeks	−2.9		compared to placebo
Bolli [54]	~0	24 weeks	−0.9		compared to placebo
Ahren [56]	−2.0	104 weeks	−0.4		compared to glimepiride
SGLT-2 inhibitors					
Bolinder [58]	−4.5	102 weeks	−0.3	urinary tract infections, genitial infections	compared to placebo
Sakai [61]	−2.6	52 weeks	−0.7		compared to placebo
Leiter [60]	−4.4	104 weeks	−0.6		compared to glimepiride
Lavelle-Gonzalez [59]	−2.5	52 weeks	−0.8		compared to sitagliptin
Kawata [62]	−2.6	24 weeks	−0.8		compared to placebo
Zinman [63]	−3.0	3.1 years	−0.5		compared to placebo
Cherney [64]	−2.1	24 weeks	−0.9		compared to placebo

의 보존이 증가한다.[12]

② 인슐린은 단백질 분해대사 작용을 억제하고 지방형성을 촉진한다.[13]

③ 중추신경계의 인슐린저항성에 의한 분해대사 이상과 식욕억제 신경 반응의 조절 장애 등을 생각할 수 있다.[14]

④ 환자의 저혈당에 대한 두려움이 칼로리 섭취를 증가시켜 체중 증가에 관여할 수도 있다.[15]

UKPDS연구에서 인슐린 단독으로 치료한 환자는 10년 동안 평균 4.0 kg의 체중이 증가했으며, 대부분의 증가는 처음 12개월에 나타났다.[16]

Henry 등은 2형당뇨병에서 6개월의 집중인슐린 치료에 의한 엄격한 혈당 조절에서 평균 체중 증가는 약 9 kg이라고 했다.[17]

Yki-Jarvinen은 비만한 2형당뇨병을 인슐린으로 치료받으면 체중이 더 증가하여 12개월에 평균 5.1 kg 증가를 보았다.[18]

설포닐유레아

설포닐유레아는 췌장 베타세포 자극으로 인슐린을 분비하므로 체중 증가 기전이 외인성 인슐린 투여와 비슷할 것으로 생각된다.[19]

UKPDS연구에서 클로르프로파마이드 또는 글리벤클라마이드를 투여한 환자에서 10년 평균 2.15 kg(글리벤클라마이드 1.7 kg, 클로르프로파마이드 2.6 kg)의 체중 증가가 있었다.[16] 글리클라자이드를 이용한 ADVANCE연구에서는 5년간 0.71 kg으로 비교적 적은 체중 증가였다.[20]

Bautista 등의 조사에서는 2형당뇨병에 글리메피리드 3개월 투여 시 2.3 kg의 체중이 증가했으나 위약군은 2.1 kg 감소하였다.[21]

Simonsen 등은 서방형 글리피지드 16주 투여에서 체중 변화가 없었으며 이것은 인슐린 변화 폭 저하를 반영할 가능성이라고 했다.[22]

메트포민

메트포민은 1950년대부터 이용되어 왔으며 작용 기전이 아직은 명확하지 않지만 간에서 당생산과 인슐린감수성 증가를 생각하고 있다.

UKPDS연구와 후속 연구에서 메트포민은 2형당뇨병에 체중 감량 효과가 있었다.[23]

DeFronzo 등은 메트포민을 글리벤클라마이드 및 위약과 비교하여 메트포민은 체중에 큰 변화가 없는 글리벤클라마이드 복용에 비해 체중 3.8 kg 감소를 보았다. 메트포민과 글리벤클라마이드 병용군은 29주에 0.4 kg의 체중 증가가 있었다.[24]

당뇨병 예방프로그램 경과연구(Diabetes Prevention Program Outcomes Study, DPPOS)에서 메트포민 10년 복용에서 체중이 평균 2.5 kg 감소하였으며 위약군은 1 kg 감소했으나 다시 회복된 반면 메트포민 투여군은 체중 감소가 유지되었다.[25]

Goldstein 등은 2형당뇨병에서 글리피지드, 메트포민, 글리피지드/메트포민 투여를 환자를 무작위로 배정한 다기관, 이중맹검, 병렬군, 능동대조 연구를 시행하여 메트포민군에서 평균 2.7 kg의 체중 감소가 있었으나 글리피지드군은 0.4 kg, 메트포민/글리피지드군은 0.3 kg 감소되었다.[26]

싸이아졸리딘다이온

싸이아졸리딘다이온(TZD)은 페리옥시솜 증식

활성 수용체감마(PPARγ) 발현의 증가에 의해 인슐린저항성을 개선한다. PPARγ는 아라키돈산 대사산물이나 고도 불포화지방산 등의 자연 발생 물질과 결합하여 활성화되는 핵수용체다.

인슐린감수성 개선은 체중 증가를 일으키며 이것은 혈장 용적 증가와 말초부종에 의한 것으로 생각된다.[27]

Miyazaki 등은 설포닐유레아를 복용하고 있는 환자에서 피오글리타존을 16주 투여하여 위약에 비해 체지방량이 증가하여 3.0 kg의 체중 증가를 보고했다.[28]

Basu 등은 글리피지드군에서 0.5 kg 체중 증가에 비해 피오글리타존 12주 투여에 체중이 3.1 kg 증가하며, 그중 2.4 kg은 체수분이라고 했다.[29]

TZD의 체중 증가에도 불구하고 내장지방에는 영향을 주지 않거나 심혈관질환에 긍정적 영향을 줄 수 있다.[30]

알파-글루코시다제 억제제

알파-글루코시다제 억제제는 포도당 흡수를 지연시켜 식후혈당과 인슐린 상승을 늦춘다.[31] Phillips 등은 메트포민 복용 환자에 아카르보스를 추가하여 24주에 위약군의 0.43 kg에 비해 1.32 kg의 체중 감소를 보았다.[32]

Feinbock 등은 아카르보스를 복용한 2형당뇨병에서 20주에 글리메피리드군의 0.4 kg에 비해 평균 1.9 kg의 체중이 감량되었다고 했았다.[33] Lindstrom 등은 아카보스 복용 24주에 위약에 비해 체중 변화가 없다고 했다.

Wolever 등은 1개월의 아카보스 투여에서 위약군의 0.33kg 체중 증가에 비해 0.46kg의 감소를 보았다.

아밀린 유사체

아밀린은 인슐린과 함께 췌장 베타세포에서 분비되는 신경내분비호르몬이며 식후 글루카곤 분비를 억제하고 위 배출을 지연시킨다.[36] 아밀린 유사체 프람린타이드는 식후혈당을 감소시킨다.

Thompson 등은 2형당뇨병에 프람린타이드 4주 투여에서 체중의 약간 감소(0.89 kg 감소)를 보았다.[37]

RiddLe 등은 프람린타이드 16주 복용에 의해 평균 1.6 kg 체중 감소가 있었으며 위약에서는 체중이 0.7 kg 증가하였다.[38]

Hollander 등은 2형당뇨병에서 프람린타이드 52주 복용으로 1.4 kg의 체중 감소가 있었으나 대조군은 체중 0.7 kg 증가를 보았다.[39]

과체중이나 비만한 2형당뇨병에 프람린타이드 26주 투여 연구의 사후분석에서 9%의 환자가 체중이 5% 이상 감소하였으나 위약군은 3%였다고 보고했다. 평균 1.8 kg의 체중이 감소했으며, BMI가 40 이상(3.2 kg)과 메트포민 병용(2.5 kg)에서 컸다.[40]

GLP1수용체작용제

GLP1은 영양소에 반응하여 소장 L-세포에서 분비되는 인크레틴 호르몬이며 글루카곤 분비를 억제하고 포도당 의존적으로 인슐린 분비를 자극한다. 또한 위 배출 속도를 늦추고 시상하부에 작용하여 포만감을 일으킨다.[41]

Buse 등은 GLP1수용체 작용제 엑세나타이드가 설포닐유레아를 복용하는 2형당뇨병에서 위약에 대비하여 30주에 체중 1.6 kg 감소를 보고했다.[42]

DeFronzo 등은 2형당뇨병에서 메트포민에 엑세나타이드를 하루 2번 5 μg 투여하여 30주에 1.6 kg의 체중 감소를 보았다.[43]

Kendall 등은 2형당뇨병에서 메트포민과 설포닐유레아 병용에 엑세나타이드 추가 30주에 위약군의 0.9 kg 체중 감소에 비해 1.6 kg의 체중 감소를 보았다.[44]

Heine 등은 2형당뇨병에서 엑세나타이드와 인슐린글라진을 비교하였으며 26주의 인슐린 치료에서 체중 1.8 kg 증가에 비해 엑세나타이드에서 2.3 kg의 체중 감소를 보고했다.[45] Zinman 등은 메트포민과 로시글리타존을 복용하는 2형당뇨병에서 26주의 리라글루타이드 투여를 이중맹검, 위약대조 연구했으며, 리라글루타이드 매일 1.2 mg과 1.8 mg 투여에 각각 1.0 kg과 2.0 kg의 체중 감소를 보고했다.[46]

Garber 등은 당뇨병약을 복용하지 않은 2형당뇨병에서 리라글루타이드와 글리메피리드를 비교하여 리라글루타이드군은 1.9 kg(하루 1.2 mg)과 2.1 kg(하루 1.8 mg)의 체중이 감소하였으나 글리메피리드군은 1.2 kg 증가했다.[47] Kim 등은 엑세나타이드 속방형(1주 한 번 2 mg)을 메트포민으로 혈당이 조절되지 않는 2형당뇨병 환자에게 15주 투여하여 위약에 비해 3.8kg의 체중 감소를 보았다.[48]

Davies 등은 피하주사하는 GLP1수용체작용제와 달리 경구 세마글루타이드의 효과를 피하주사 및 위약과 비교하였다. 경구 세마글루타이드 하루 40 mg 투여에서 최대 6.9 kg의 체중이 감소하였으며 1주 1회 1.0 mg 피하주사에서 체중 감소는 6.4 kg이었다.[49]

Henry 등은 엑세나타이드를 지속적으로 피하에 주입하는 삼투성 미니펌프를 이용하여 혈당이 조절되지 않는 2형당뇨병에서 25주에 체중 1.2 kg 감소를 보았다.[50]

DPP4억제제

GLP1과 포도당의존인슐린분비 펩타이드(GIP)는 DPP4에 의해 비활성화되는 인크레틴이다. 2003년에 DPP4억제제가 내인성 인크레틴 활성을 증가시키는 치료제로 등장했다.[51]

Ristic 등은 빌다글립틴이 2형당뇨병에서 체중에 주는 영향이 적어 4주에 0.7 kg 감소를 보았다.[52]

Bolli 등은 빌다글립틴을 메트포민에 추가해도 체중에 대한 영향이 없었다.[53] Goldstein 등은 시타글립틴을 24주 투여한 2형당뇨병에서 체중에 대한 효과를 조사하여 위약군의 1.1 kg 감소에 비해 0.1 kg 감소를 보았으며 별도의 연구도 시타글립틴은 체중에 영향이 없었다.[54] Ahren 등의 HARMONY-3 연구는 메트포민을 104주 투여한 2형당뇨병에서 알비글루타이드, 시타글립틴, 글리메피리드, 메트포민 등을 추가하여 비교했다. 그 결과, 시타글립틴은 체중을 0.86 kg 감소시킨 반면, 알비글루타이드 투여군에서는 1.21 kg, 글리메피리드 투여군에서는 1.17 kg 증가하였다.[55]

SGLT2억제제

나트륨-포도당 공동수송체(SGLT)는 세포막을 통해 포도당을 활발하게 운반하는 단백질군이다. SGLT2는 주로 신장의 근위신뇨세관에서 발현되며 간과 뇌에서도 낮은 수준으로 존재한다. 이 단백질은 소변에서 포도당을 재흡수하는 작용이 있으며 이에 대한 억제는 수집관에서 포도당 재흡수를 위한 신장 역치를 낮추어 요당 배설을 일으킨다.[56]

Bolinder 등은 메트포민으로 혈당이 조절되지 않는 2형당뇨병에 다파글리플로진을 102주 투여하여

체중 4.54 kg 감소를 보고했다.[57]

Lavelle-Gonzalez는 2형당뇨병에서 카나글리플로진과 시타글립틴을 비교한 결과, 카나글리플로진은 3.3 kg (100 mg)과 3.7 kg (300 mg)의 체중 감소를 보인 반면, 시타글립틴은 52주에 1.2 kg의 체중 감소가 있었다.[58]

Leiter 등은 2형당뇨병에 메트포민과 카나글리플로진을 104주 투여하여 글리메피리드에서 0.8 kg의 체중 증가에 비해 카나글리플로진 100 mg과 300 mg 투여군에서 3.6 kg의 체중 감소를 보았다.[59]

Sakai 등은 루세오글리플로진을 복용하는 2형당뇨병에서 52주에 평균 2.56 kg의 체중이 감량되었으며, BMI 30 이상에서 체중 감소가 컸다고 했다.[60]

Kawata 등은 이프라글리플로진을 24주 투여한 2형당뇨병에서 체중 2.6 kg 감소를 보았다.[61] Zinman 등은 EMPA-REG연구에서 엠파글리플로진을 시작한 2형당뇨병에서 3.1년에 위약 대비 2.0 kg (10 mg)과 3.0 kg (25 mg)의 체중 감량을 보았다.[62]

Cherney 등은 사구체여과율 감소한 환자(< 30 mL/min)에서 체중 감소 정도는 정상 GFR(> 90 mL/min) (2.1 kg)에 비해 적지만(1.4 kg) 위약보다는 크다고 했다.[63] 체중 감소 기전은 삼투이뇨에 의한 수분 손실과 보다 중요한 체지방 손실이 있다. 이것은 혈당과 인슐린 감소 수준에 따른 지방분해와 지질산화 자극에 의해 일어나는 것으로 생각한다.[64]

당뇨병이 아닌 환자의 체중 감량을 위한 당뇨병 치료제 이용

비만은 2형당뇨병 발생 위험뿐 아니라 뇌졸중, 심장병, 수면무호흡증, 골관절염, 이상지질혈증 등의 위험인자이다.[65] 비만 유병률의 증가에 따라[3], 체중 감량에 도움이 되는 의학적 치료의 필요성이 증가하고 있다. 당뇨병이 아닌 사람에서 당뇨병약을 사용하여 체중 감량을 일으키고 동반질환 발생 감소에 도움이 되고 있다. BMI 34인 사람에서 체중을 5% 줄이면 2형당뇨병 발생률이 58% 감소한다.[66]

메트포민

DPP 연구에서 Knowler 등은 메트포민이 비만에서 2형당뇨병 발생을 감소시키고 체중을 2.1 kg 감소시켰지만, 생활습관 중재군에서 더 많은 체중 감량을 보고했다(4년 후 5.6 kg).

Seifarth 등은 비만에서 메트포민요법이 평균 5.8 kg의 체중을 감소하는 반면 위약군은 0.8 kg의 체중이 증가하며, 또한 메트포민으로 치료한 154명 중 47.4%가 6개월에 체중 5%가 감소를 보았다.[67]

Wu 등은 정신병약에 의한 체중 증가를 방지하기 위해 메트포민을 이용했으며, 위약군의 3.1 kg 체중 증가에 비해 메트포민 투여군의 체중은 4.7 kg 감소했다.[68]

GLP1 수용체작용제

Astrup 등은 당뇨병이 아닌 비만 환자에서 orlistat와 리라글루타이드 20주 투여를 비교하여 위약 2.8 kg에 비해 orlistat에서 4.1 kg, 리라글루타이드에서 7.2 kg의 체중 감소를 보았다. 후속 분석으로 체중 5% 이상 감소 대상자 수의 비교에서 리라글루타이드에서 76%가 5% 이상 체중 감소한 반면, 올리스타트에서 44%, 위약에서 30%였다.[69] 2년 연장 연구에서 리라글루타이드에서 7.8kg의 체중 감소와

대사증후군 및 당뇨병 전단계 발생이 각각 59%와 52% 감소했다.[70]

Wadden 등은 당뇨병이 아닌 비만에서 리라글루타이드 56주 치료에서 6.0 kg의 체중 감소를 보았으며 위약군의 0.1 kg 감소에 비해 높은 수준이었다.[71]

O'Neil 등의 세마글루타이드와 리라글루타이드 비교에서 세마글루타이드는 17.4 kg의 체중 감소에 비해 리라글루타이드는 8.5 kg의 감소였다.[72]

SGLT2억제제

Bays 등은 카나글리플로진이 당뇨병이 아닌 비만에서 12주에 체중 2.4 kg 감소를 보고했다.[73] Ramirez-Rodriguez 등은 당뇨병 전단계의 비만에서 다파글리플로진이 12주에 위액 대비 3.0 kg 체중 감소를 보고했다.[74]

Hollander 등은 당뇨병이 아닌 비만에서 카나글리플로진과 펜터민의 병용에서 체중 7.3 kg 감소를 보았다.[75]

체중 감량을 고려한 2형당뇨병 치료제 선택

식사요법과 운동으로 체중을 5% 줄이면 당뇨병 전단계에서 당뇨병으로 이행 위험을 50% 정도 감소시킬 수 있다.[25] 2형당뇨병에서 이 정도의 체중 감소는 HbA1c에 약간의 변화를 줄 뿐이지만[76] 사망률은 25% 감소시킨다.[77] 따라서 생활습관 변화는 2형당뇨병 치료에서 중요한 요소다.

지난 20년간 2형당뇨병 치료를 위한 새로운 치료제가 개발되어 임상의가 개개 환자에게 가장 적합한 약리적 접근 방식을 선택할 수 있게 되었다.

메트포민은 비용이 저렴하고 체중을 줄일 가능성이 있어 2형당뇨병에서 1차 선택제가 되고 있다.[78]

ADA는 2차요법 또는 추가요법의 선택에 심혈관질환 위험, 부작용, 비용 등을 고려하여 개인중심 접근법을 권고한다[78]. 각 약제의 비용은 보험 적용 범위에 따라 다를 수 있다.

2014년 ICER (Institute for Clinical and Economic Review)은 메트포민과 GLP1수용체 작용제의 조합이 메트포민과 설포닐유레아보다 우수하며, 메트포민, GLP1수용체 작용제, 설포닐유레아의 조합이 메트포민, GLP1수용체 작용제, NPH 인슐린의 조합보다 우수하다고 보고했다. 이런 권고는 체중 감소의 이점, 저혈당 위험, 환자 부담 비용 등을 기반으로 했다. DPP4억제제를 권고하지 않은 것은 임상적 이점보다 미국에서 비용이 많이 들기 때문이다.[79]

2019년 ICER은 2형 당뇨병에서 경구 세마글루타이드를 다른 2차 치료제와 비교한 권고안을 개정하여 경구 세마글루타이드와 엠파글리플로진을 비교한 근거는 없으며, 세마글루타이드는 시타글립틴에 비해 약간의 건강상 이점이 있다고 보고했다. 경구 세마글루타이드 6520.02달러, 시타글립틴 1505.07달러, 엠파글리플로진 2088.13달러, 리라글루타이드 5341.90달러, 메트포민 917.19달러, 설포닐유레아 578.54달러 등의 가격도 제시했다. 전반적 비용 효과(주요 심혈관 부작용 방지 비용)는 시타글립틴과 리라글루타이드에 비해 경구 세마글루타이드가 높았지만 엠파글리플로진은 그렇지 않았다.[80]

약제 비용은 시간 경과에 따라 달라질 것이며, 현재까지의 근거는 GLP1수용체작용제와 SGLT2

억제제가 설포닐유레아에 비해 유의하게 체중을 줄이고 전반적으로 건강 이점이 있다고 본다.

DPP4억제제는 설포닐유레아에 정도의 건강 이점이 있으며 체중을 늘리지 않지만 비용이 문제될 수 있다. 알파-글루코시다제억제제와 아밀린유사체는 체중을 줄이지만 심혈관질환 감소에 대한 명확한 이점이 없어 2차 치료제로 선택되지 않는다. TZD는 체중 증가를 일으키므로[78] 1차 치료제로 제한된다.

참고문헌

1. Hu FB, Manson JE, Stampfer MJ, Colditz G, Liu S, Solomon CG et al. Diet, lifestyle, and the risk of type 2 diabetes mellitus in women. N Engl J Med. 2001;345(11):790-797.
2. NHLBI Obesity Education Initiative Expert Panel on the Identification, Evaluation, and Treatment of Obesity in Adults. Clinical Guidelines on the Identification, Evaluation, and Treatment of Overweight and Obesity in Adults. Bethesda, MI: NHLBI, 1998.
3. Hales CM, Fryar CD, Carroll MD, Freedman DS, Ogden CL. Trends in obesity and severe obesity prevalence in us youth and adults by sex and age, 2007-2008 to 2015-2016. JAMA. 2018;319(16):1723-1725.
4. Mamtani M, Kulkarni H, Dyer TD, Almasy L, Mahaney MC, Duggirala R et al. Waist circumference independently associates with the risk of insulin resistance and type 2 diabetes in Mexican American families. PLoS One. 2013;8(3):e59153.
5. Caspard H, Jabbour S, Hammar N, Fenici P, Sheehan JJ, Kosiborod M. Recent trends in the prevalence of type 2 diabetes and the association with abdominal obesity lead to growing health disparities in the USA. An analysis of the NHANES surveys from 1999 to 2014. Diabetes Obes Metab. 2018;20(3):667-671.
6. Nguyen NT, Nguyen XM, Lane J, Wang P. Relationship between obesity and diabetes in a US adult population: findings from the National Health and Nutrition Examination Survey, 1999-2006. Obes Surg. 2011;21(3):351-355.
7. Wing RR, Bolin P, Brancati FL, Bray GA, Clark JM, Coday M et al. Cardiovascular effects of intensive lifestyle intervention in type 2 diabetes. N Engl J Med. 2013;369(2):145-154.
8. American Diabetes Association. Standards of medical care in diabetes - 2020. Diabetes Care. 2020;43(Suppl 1).
9. Sumithran P, Prendergast LA, Delbridge E, Purcell K, Shulkes A, Kriketos A et al. Long-term persistence of hormonal adaptations to weight loss. N Engl J Med. 2011;365(17):1597-1604.
10. United Kingdom Prospective Diabetes Study (UKPDS). 13: Relative efficacy of randomly allocated diet, sulphonylurea, insulin, or metformin in patients with newly diagnosed noninsulin dependent diabetes followed for three years. BMJ. 1995;310(6972):83-88.
11. Fonseca V, McDuffie R, Calles J, Cohen RM, Feeney P, Feinglos M et al. Determinants of weight gain in the action to control cardiovascular risk in diabetes trial. Diabetes Care. 2013;36(8):2162-2168.
12. Carlson MG, Campbell PJ. Intensive insulin therapy and weight gain in IDDM. Diabetes. 1993;42(12):1700-1707.
13. Umpleby AM, Boroujerdi MA, Brown PM, Carson ER, Sonksen PH. The effect of metabolic control on leucine metabolism in type 1 (insulin-dependent) diabetic patients. Diabetologia. 1986;29(3):131-141.
14. Schwartz MW, Niswender KD. Adiposity signaling and biological defense against weight gain: absence of protection or central hormone resistance? J Clin Endocrinol Metab. 2004;89(12):5889-5897.
15. Weight gain associated with intensive therapy in the diabetes control and complications trial. The DCCT Research Group. Diabetes Care. 1988;11(7):567-573.
16. Intensive blood-glucose control with sulphonylureas or insulin compared with conventional treatment and risk of complications in patients with type 2 diabetes (UKPDS 33). UK Prospective Diabetes Study (UKPDS) Group. Lancet. 1998;352(9131):837-853.
17. Henry RR, Gumbiner B, Ditzler T, Wallace P, Lyon R, Glauber HS. Intensive conventional insulin therapy for type II diabetes. Metabolic effects during a 6-mo outpatient trial. Diabetes Care. 1993;16(1):21-31.
18. Yki-Jarvinen H, Ryysy L, Kauppila M, Kujansuu E, Lahti J, Marjanen T et al. Effect of obesity on the response to insulin therapy in noninsulin-dependent diabetes mellitus. J Clin Endocrinol Metab. 1997;82(12):4037-4043.
19. Ashcroft FM. Mechanisms of the glycaemic effects of sulfonylureas. Horm Metab Res. 1996;28(9):456-463.
20. van Dieren S, Czernichow S, Chalmers J, Kengne AP, de Galan BE, Poulter N et al. Weight changes and their predictors amongst 11 140 patients with type 2 diabetes in the ADVANCE trial. Diabetes Obes Metab. 2012;14(5):464-469.

21. Luis Bautista J, Bugos C, Dirnberger G, Atherton T. Efficacy and safety profile of glimepiride in Mexican American Patients with type 2 diabetes mellitus: a randomized, placebocontrolled study. Clin Ther. 2003;25(1):194-209.
22. Simonson DC, Kourides IA, Feinglos M, Shamoon H, Fischette CT. Efficacy, safety, and dose-response characteristics of glipizide gastrointestinal therapeutic system on glycemic control and insulin secretion in NIDDM. Results of two multicenter, randomized, placebo-controlled clinical trials. The Glipizide Gastrointestinal Therapeutic System Study Group. Diabetes Care. 1997;20(4):597-606.
23. Effect of intensive blood-glucose control with metformin on complications in overweight patients with type 2 diabetes (UKPDS 34). UK Prospective Diabetes Study (UKPDS) Group. Lancet. 1998;352(9131):854-865.
24. DeFronzo RA, Goodman AM. Efficacy of metformin in patients with non-insulin-dependent diabetes mellitus. The Multicenter Metformin Study Group. N Engl J Med. 1995;333(9):541-549.
25. Knowler WC, Fowler SE, Hamman RF, Christophi CA, Hoffman HJ, Brenneman AT et al. 10-year follow-up of diabetes incidence and weight loss in the Diabetes Prevention Program Outcomes Study. Lancet. 2009;374(9702):1677-1686.
26. Goldstein BJ, Pans M, Rubin CJ. Multicenter, randomized, double-masked, parallel-group assessment of simultaneous glipizide/metformin as second-line pharmacologic treatment for patients with type 2 diabetes mellitus that is inadequately controlled by a sulfonylurea. Clin Ther. 2003;25(3):890-903.
27. Yki-Jarvinen H. Thiazolidinediones. N Engl J Med. 2004;351(11):1106-1118.
28. Miyazaki Y, Mahankali A, Matsuda M, Mahankali S, Hardies J, Cusi K et al. Effect of pioglitazone on abdominal fat distribution and insulin sensitivity in type 2 diabetic patients. J Clin Endocrinol Metab. 2002;87(6):2784-2791.
29. Basu A, Jensen MD, McCann F, Mukhopadhyay D, Joyner MJ, Rizza RA. Effects of pioglitazone versus glipizide on body fat distribution, body water content, and hemodynamics in type 2 diabetes. Diabetes Care. 2006;29(3):510-514.
30. Wilding J. Thiazolidinediones, insulin resistance and obesity: finding a balance. Int J Clin Pract. 2006;60(10):1272-1280.
31. Bischoff H. Pharmacology of alpha-glucosidase inhibition. Eur J Clin Invest. 1994;24 Suppl 3:3-10.
32. Phillips P, Karrasch J, Scott R, Wilson D, Moses R. Acarbose improves glycemic control in overweight type 2 diabetic patients insufficiently treated with metformin. Diabetes Care. 2003;26(2):269-273.
33. Feinbock C, Luger A, Klingler A, Egger T, Bielesz GK, Winkler F et al. Prospective multicentre trial comparing the efficacy of, and compliance with, glimepiride or acarbose treatment in patients with type 2 diabetes not controlled with diet alone. Diabetes Nutr Metab. 2003;16(4):214-221.
34. Lindstrom J, Tuomilehto J, Spengler M. Acarbose treatment does not change the habitual diet of patients with type 2 diabetes mellitus. The Finnish Acargbos Study Group. Diabet Med. 2000;17(1):20-25.
35. Wolever TM, Chiasson JL, Josse RG, Hunt JA, Palmason C, Rodger NW et al. Small weight loss on long-term acarbose therapy with no change in dietary pattern or nutrient intake of individuals with non-insulin-dependent diabetes. Int J Obes Relat Metab Disord. 1997;21(9):756-763.
36. Weyer C, Maggs DG, Young AA, Kolterman OG. Amylin replacement with pramlintide as an adjunct to insulin therapy in type 1 and type 2 diabetes mellitus: a physiological approach toward improved metabolic control. Curr Pharm Des. 2001;7(14):1353-1373.
37. Thompson RG, Pearson L, Schoenfeld SL, Kolterman OG. Pramlintide, a synthetic analog of human amylin, improves the metabolic profile of patients with type 2 diabetes using insulin. The Pramlintide in Type 2 Diabetes Group. Diabetes Care. 1998;21(6):987-993.
38. Riddle M, Frias J, Zhang B, Maier H, Brown C, Lutz K et al. Pramlintide improved glycemic control and reduced weight in patients with type 2 diabetes using basal insulin. Diabetes Care. 2007;30(11):2794-2799.
39. Hollander PA, Levy P, Fineman MS, Maggs DG, Shen LZ, Strobel SA et al. Pramlintide as an adjunct to insulin therapy improves long-term glycemic and weight control in patients with type 2 diabetes: a 1-year randomized controlled trial. Diabetes Care. 2003;26(3):784-790.
40. Hollander P, Maggs DG, Ruggles JA, Fineman M, Shen L, Kolterman OG et al. Effect of pramlintide on weight in overweight and obese insulin-treated type 2 diabetes patients. Obes Res. 2004;12(4):661-668.
41. Deacon CF. Therapeutic strategies based on glucagon-like peptide 1. Diabetes. 2004;53(9):2181-2189.
42. Buse JB, Henry RR, Han J, Kim DD, Fineman MS, Baron AD. Effects of exenatide (exendin-4) on glycemic control over 30 weeks in sulfonylurea-treated patients with type 2 diabetes. Diabetes Care. 2004;27(11):2628-2635.
43. DeFronzo RA, Ratner RE, Han J, Kim DD, Fineman MS, Baron AD. Effects of exenatide (exendin-4) on glycemic control and weight over 30 weeks in metformin-treated patients with type 2 diabetes. Diabetes

Care. 2005;28(5):1092–1100.
44. Kendall DM, Riddle MC, Rosenstock J, Zhuang D, Kim DD, Fineman MS et al. Effects of exenatide (exendin-4) on glycemic control over 30 weeks in patients with type 2 diabetes treated with metformin and a sulfonylurea. Diabetes Care. 2005;28(5):1083–1091.
45. Heine RJ, Van Gaal LF, Johns D, Mihm MJ, Widel MH, Brodows RG. Exenatide versus insulin glargine in patients with suboptimally controlled type 2 diabetes: a randomized trial. Ann Intern Med. 2005;143(8):559–569.
46. Zinman B, Gerich J, Buse JB, Lewin A, Schwartz S, Raskin P et al. Efficacy and safety of the human glucagon-like peptide-1 analog liraglutide in combination with metformin and thiazolidinedione in patients with type 2 diabetes (LEAD-4 Met+TZD). Diabetes Care. 2009;32(7):1224–1230.
47. Garber A, Henry R, Ratner R, Garcia-Hernandez PA, Rodriguez-Pattzi H, Olvera-Alvarez I et al. Liraglutide versus glimepiride monotherapy for type 2 diabetes (LEAD-3 Mono): a randomised, 52-week, phase III, doubleblind, parallel-treatment trial. Lancet. 2009;373(9662):473–481.
48. Kim D, MacConell L, Zhuang D, Kothare PA, Trautmann M, Fineman M et al. Effects of once-weekly dosing of a longacting release formulation of exenatide on glucose control and body weight in subjects with type 2 diabetes. Diabetes Care. 2007;30(6):1487–1493.
49. Davies M, Pieber TR, Hartoft-Nielsen ML, Hansen OKH, Jabbour S, Rosenstock J. Effect of oral semaglutide compared with placebo and subcutaneous semaglutide on glycemic control in patients with type 2 diabetes: a randomized clinical trial. JAMA. 2017;318(15):1460–1470.
50. Henry RR, Rosenstock J, Denham DS, Prabhakar P, Kjems L, Baron MA. Clinical impact of ITCA 650, a novel drugdevice GLP-1 receptor agonist, in uncontrolled type 2 diabetes and very high baseline HbA1c: the FREEDOM-1 HBL (High Baseline) Study. Diabetes Care. 2018;41(3):613–619.
51. Drucker DJ. Therapeutic potential of dipeptidyl peptidase IV inhibitors for the treatment of type 2 diabetes. Expert Opin Investig Drugs. 2003;12(1):87–100.
52. Ristic S, Byiers S, Foley J, Holmes D. Improved glycaemic control with dipeptidyl peptidase-4 inhibition in patients with type 2 diabetes: vildagliptin (LAF237) dose response. Diabetes Obes Metab. 2005;7(6):692–698.
53. Bolli G, Dotta F, Rochotte E, Cohen SE. Efficacy and tolerability of vildagliptin vs. pioglitazone when added to metformin: a 24-week, randomized, double-blind study. Diabetes Obes Metab. 2008;10(1):82–90.
54. Goldstein BJ, Feinglos MN, Lunceford JK, Johnson J, Williams-Herman DE. Effect of initial combination therapy with sitagliptin, a dipeptidyl peptidase-4 inhibitor, and metformin on glycemic control in patients with type 2 diabetes. Diabetes Care. 2007;30(8):1979–1987.
55. Ahren B, Johnson SL, Stewart M, Cirkel DT, Yang F, Perry C et al. HARMONY 3: 104-week randomized, double-blind, placebo- and active-controlled trial assessing the efficacy and safety of albiglutide compared with placebo, sitagliptin, and glimepiride in patients with type 2 diabetes taking metformin. Diabetes Care. 2014;37(8):2141–2148.
56. Abdul-Ghani MA, Norton L, DeFronzo RA. Role of sodium glucose cotransporter 2 (SGLT 2) inhibitors in the treatment of type 2 diabetes. Endocr Rev. 2011;32(4):515–531.
57. Bolinder J, Ljunggren O, Johansson L, Wilding J, Langkilde AM, Sjostrom CD et al. Dapagliflozin maintains glycaemic control while reducing weight and body fat mass over 2 years in patients with type 2 diabetes mellitus inadequately controlled on metformin. Diabetes Obes Metab. 2014;16(2):159–169.
58. Lavalle-Gonzalez FJ, Januszewicz A, Davidson J, Tong C, Qiu R, Canovatchel W et al. Efficacy and safety of canagliflozin compared with placebo and sitagliptin in patients with type 2 diabetes on background metformin monotherapy: a randomised trial. Diabetologia. 2013;56(12):2582–2592.
59. Leiter LA, Yoon KH, Arias P, Langslet G, Xie J, Balis DA et al. Canagliflozin provides durable glycemic improvements and body weight reduction over 104 weeks versus glimepiride in patients with type 2 diabetes on metformin: a randomized, double-blind, phase 3 study. Diabetes Care. 2015;38(3):355–364.
60. Sakai S, Kaku K, Seino Y, Inagaki N, Haneda M, Sasaki T et al. Efficacy and safety of the SGLT2 inhibitor luseogliflozin in Japanese patients with type 2 diabetes mellitus stratified according to baseline body mass index: pooled analysis of data from 52-week phase iii trials. Clin Ther. 2016;38(4):843–862.e9.
61. Kawata T, Iizuka T, Iemitsu K, Takihata M, Takai M, Nakajima S et al. Ipragliflozin improves glycemic control and decreases body fat in patients with type 2 diabetes mellitus. J Clin Med Res. 2017;9(7):586–595.
62. Zinman B, Wanner C, Lachin JM, Fitchett D, Bluhmki E, Hantel S et al. Empagliflozin, cardiovascular outcomes, and mortality in type 2 diabetes. N Engl J Med. 2015;373(22):2117–2128.
63. Cherney DZI, Cooper ME, Tikkanen I, Pfarr E, Johansen OE, Woerle HJ et al. Pooled analysis of Phase III trials indicate contrasting influences of renal function

on blood pressure, body weight, and HbA1c reductions with empagliflozin. Kidney Int. 2018;93(1):231-244.
64. Ferrannini E, Baldi S, Frascerra S, Astiarraga B, Heise T, Bizzotto R et al. Shift to fatty substrate utilization in response to sodium-glucose cotransporter 2 inhibition in subjects without diabetes and patients with type 2 diabetes. Diabetes. 2016;65(5):1190-1195.
65. Li Z, Maglione M, Tu W, Mojica W, Arterburn D, Shugarman LR et al. Meta-analysis: pharmacologic treatment of obesity. Ann Intern Med. 2005;142(7):532-546.
66. Knowler WC, Barrett-Connor E, Fowler SE, Hamman RF, Lachin JM, Walker EA et al. Reduction in the incidence of type 2 diabetes with lifestyle intervention or metformin. N Engl J Med. 2002;346(6):393-403.
67. Seifarth C, Schehler B, Schneider HJ. Effectiveness of metformin on weight loss in non-diabetic individuals with obesity. Exp Clin Endocrinol Diabetes. 2013;121(1):27-31.
68. Wu RR, Zhao JP, Jin H, Shao P, Fang MS, Guo XF et al. Lifestyle intervention and metformin for treatment of antipsychotic- induced weight gain: a randomized controlled trial. JAMA. 2008;299(2):185-193.
69. Astrup A, Rossner S, Van Gaal L, Rissanen A, Niskanen L, Al Hakim M et al. Effects of liraglutide in the treatment of obesity: a randomised, double-blind, placebo-controlled study. Lancet. 2009;374(9701):1606-1616.
70. Astrup A, Carraro R, Finer N, Harper A, Kunesova M, Lean ME et al. Safety, tolerability and sustained weight loss over 2 years with the once-daily human GLP-1 analog, liraglutide. Int J Obes (Lond). 2012;36(6):843-854.
71. Wadden TA, Hollander P, Klein S, Niswender K, Woo V, Hale PM et al. Weight maintenance and additional weight loss with liraglutide after low-calorie-diet-induced weight loss: the SCALE Maintenance randomized study. Int J Obes (Lond). 2013;37(11):1443-1451.
72. O'Neil PM, Birkenfeld AL, McGowan B, Mosenzon O, Pedersen SD, Wharton S et al. Efficacy and safety of semaglutide compared with liraglutide and placebo for weight loss in patients with obesity: a randomised, double-blind, placebo and active controlled, dose-ranging, phase 2 trial. Lancet. 2018;392(10148):637-649.
73. Bays HE, Weinstein R, Law G, Canovatchel W. Canagliflozin: effects in overweight and obese subjects without diabetes mellitus. Obesity (Silver Spring). 2014;22(4):1042-1049.
74. Ramirez-Rodriguez AM, Gonzalez-Ortiz M, Martinez-Abundis E. Effect of dapagliflozin on insulin secretion and insulin sensitivity in patients with prediabetes. Exp Clin Endocrinol Diabetes. 2018.
75. Hollander P, Bays HE, Rosenstock J, Frustaci ME, Fung A, Vercruysse F et al. Coadministration of canagliflozin and phentermine for weight management in overweight and obese individuals without diabetes: a randomized clinical trial. Diabetes Care. 2017;40(5):632-639.
76. Pastors JG, Franz MJ, Warshaw H, Daly A, Arnold MS. How effective is medical nutrition therapy in diabetes care? J Am Diet Assoc. 2003;103(7):827-831.
77. Gregg EW, Gerzoff RB, Thompson TJ, Williamson DF. Trying to lose weight, losing weight, and 9-year mortality in overweight U.S. adults with diabetes. Diabetes Care. 2004;27(3):657-662.
78. American Diabetes Association. 9. Pharmacologic Approaches to Glycemic Treatment: Standards of Medical Care in Diabetes - 2019. 2019.
79. Alzaid AA, Dinneen SF, Turk DJ, Caumo A, Cobelli C, Rizza RA. Assessment of insulin action and glucose effectiveness in diabetic and nondiabetic humans. J Clin Invest. 1994;94(6):2341-2348.
80. O'Brien TD, Rizza RA, Carney JA, Butler PC. Islet amyloidosis in a patient with chronic massive insulin resistance due to antiinsulin receptor antibodies. J Clin Endocrinol Metab. 1994;79(1):290-292.

16

스타틴은 심혈관질환 위험에 대한 최적의 치료인가? 당뇨병의 이상지질혈증에 새로운 치료제가 있는가? 중성지방이 당뇨병의 중요한 위험인자인가?

Recie Davern and Timothy O'Brien

Department of Medicine and Endocrinology/Diabetes Mellitus, University College Hospital Galway and National University of Ireland, Galway, Ireland

요점

- 당뇨병에서 이상지질혈증 치료는 심혈관질환 예방의 핵심이다.
- 고중성지방혈증이 허혈심장병에 독립 위험인자라는 역학적 증거가 있다.
- 당뇨병에서 이상지질혈증의 해결에 병용요법이 필요할 수 있다.

서론

2형당뇨병으로 4년 경과한 54세 남성이 외래 진료를 받고 있다. 과거력에 고혈압과 이상지질혈증이 있었다. 현재 복용하고 있는 약은 메트포민 500 mg tds, 에제티미브/심바스타틴 10/20 mg od, 텔미사르탄 80 mg od이다. HbA1c는 5.4%이고 혈압 110/78 mmHg로 잘 조절되고 있다. BMI는 33 kg/m^{2}로 높다. 혈청 지질 검사에서 총콜레스테롤 4.4 mmol/l(< 4.6 mmol/l), LDL 1.4 mmol/l(< 2.6 mmol/l), HDL 0.78 mmol/l(> 1.0 mmol/l), 공복 중성지방 4.4 mmol/l(< 1.7 mmol/l)였다. 알코올 소비량은 주당 16-20 단위였다.

이런 임상 소견을 당뇨병 외래 진료에서 자주 만날 수 있다.

HbA1c, 혈압과 LDL-콜레스테롤 등은 치료 목표에 도달했으나 2형당뇨병에서 흔한 볼 수 있는 2가지의 지질 이상으로 공복 중성지방(triglyceride, TG) 증가와 HDL-콜레스테롤 저하가 있다.

이런 이상을 적극 치료해야 하는지 의문이 들 수 있다.

2형당뇨병에서 이상지질혈증의 병태생리 이해는 당뇨병에서 심혈관질환(CVD)의 1차 및 2차 예방에 스타틴의 필요성을 알게 한다.

당뇨병에서 CVD의 독립 위험인자로서 중성지방에 대한 근거를 논의하며, 이상지질혈증의 새로운 치료에 대한 이해도 필요하다.

2형당뇨병의 이상지질혈증

2형당뇨병에서 이상지질혈증은 심혈관질환(CVD)의 주요 위험인자의 하나다.

이상지질혈증의 관리에 대한 많은 연구가 있지만 저밀도지단백(LDL)-콜레스테롤 저하 이외의 치료는 아직 논란이 있다.

당뇨병에서 나타나는 다양한 지단백질 이상을 "이상지질혈증"이라는 부르며 이것이 당뇨병에서 흔히 나타나는 2차성 지질 이상이라는 인식이 필요하다.

2형당뇨병에서 양적 및 질적 지단백질 이상이 모두 나타난다.[1]

양적 이상은 고중성지방혈증과 심장을 보호하는 고밀도지단백(HDL)-콜레스테롤 저하다.

질적 이상에는 상대적으로 높은 수준의 중성지방(TG), 작고치밀한 LDL (small dense LDL) 증가, 대형 초저밀도지단백질(VLDL) 증가 등이 있다.

인슐린은 지질 대사 조절에 중요한 역할을 한다.

지방조직에서 인슐린은 호르몬감수성 리파제를 억제하여 지방분해를 저하한다. 이렇게 지방세포에 중성지방 저장을 증가하고 혈액 순환으로 유리지방산(FFA) 배출을 감소한다.

2형당뇨병에 동반되는 고중성지방혈증은 인슐린저항성의 결과다.

인슐린저항성은 FFA를 증가하며, 대부분은 간에 TG로 축적된다.[2]

간에서 과잉의 TG를 대처하는 3가지 반응은 ① 저장, ② 미토콘드리아에서 베타산화로 분해, ③ TG가 풍부한 VLDL입자를 만들어 배출 등이다.

HDL-콜레스테롤 감소는 인슐린저항성에 의한 분해대사 작용 증가에 의하며 TG 풍부 VLDL의 풀이 증가되기 때문이다. TG가 풍부한 지단백질에서 HDL로 TG가 전달되어 TG가 풍부한 HDL 입자를 만든다.[3]

콜레스테릴에스텔 전달단백질(CETP)이 HDL로의 전달을 담당하므로 CETP 억제제를 개발하여 HDL을 증가시키고 CVD 위험을 줄이려는 시도가 있었다. 안타깝게도 많은 시도[4,5,6]에서 CETP 억제제가 CVD 위험을 감소시키지 못했다. 다만 아나세트라닙[7]은 장기간의 추적에서 CVD 위험이 약간 감소하였다.

2형당뇨병의 인슐린저항성에서 간 리파제 활성 증가는 TG가 풍부한 HDL 입자의 분해대사작용을 증가한다.

인슐린저항성은 LDL을 작고치밀한 LDL로 전환을 촉진한다.[8] 이런 작고치밀한 입자가 죽상동맥경화를 더 잘 일으키는 특징이 있다.[9] 작고치밀한 LDL입자는 LDL의 B/E수용체에 대한 친화력이 적으며 청소수용체를 통해 대식세포에 대량 유입되어 거품세포를 만든다. 작고치밀한 LDL입자는 LDL 입자보다 혈관내막의 프로테오글리칸에 대한 친화력이 높아 동맥벽 침투가 증가한다.[10] 이렇게 죽상동맥경화가 촉진되어 심혈관질환 위험을 증가시킨다.

2형당뇨병에서 나타나는 지질대사 이상의 역할에 대사증후군의 이해가 필요하다. 대사증후군(metabolic syndrome)은 2형당뇨병에서 흔히 볼 수 있는 대사이상이며, 개인적으로나 집단적으로 CVD 위험을 증가시킨다.[11]

대사증후군의 진단 기준에는 WHO, 유럽 인슐린저항성 연구군(EGIR), 국가 콜레스테롤 교육프로그램(NCEP) 성인 치료패널 III(ATP III), 국제 당뇨병연맹(IDF) 등에서 발표한 다양한 진단 기준이 있다. 우리가 이용하는 IDF의 기준은 글상자 16.1과 같다.

2형당뇨병의 이상지질혈증 치료

2형당뇨병에서 이상지질혈증을 치료하여 CVD의 1차 및 2차 예방에는 많은 근거가 있다.[12,13]

글상자 16.1

대사증후군 진단의 IDF 기준

다음 5개 위험인자 중 3개가 있으면 진단한다:

- 복부비만(허리둘레 > 남성 90 cm, 여성 > 85 cm)
- 혈장 중성지방 > 150mg/dL(1.7 mmol/l)
- 혈장 HDL-콜레스테롤 남성 < 40 mg/dL(1.02 mmol/l), 여성 경우 < 50 mg/dL(1.27 mmol/l)
- 혈압 > 130/85 mmHg
- 공복 혈당 >110 mg/dL(6.1 mmol/l)

스타틴 치료는 이상지질혈증에서 가장 많이 연구되었으나 당뇨병에서만 CVD 1차 예방을 위한 스타틴 치료 연구는 많지 않다.

CARDS* 연구는 영국과 아일랜드에서 40-75세 2,838명을 대상으로 아토바스타틴 10 mg 또는 위약을 무작위 배정했다. 대상자는 CVD 병력이 없는 2형당뇨병이었으며 적어도 하나의 심혈관질환 위험인자를 갖고 있었다. 이 연구는 심혈관질환 감소 효과 목표에 일찍 도달하여 예상보다 2년 먼저 종료했었다.

아토바스타틴 투여에서 급성 관상동맥 심장병(CHD) 발생(심근경색, 불안정협심증, 급성 CHD 사망, 심정지), 관상동맥 혈관재형성, 뇌졸중 등의 1차 평가변수가 37% 감소했다. 아토르바스타틴 투여군에서 총사망률이 낮았지만 유의성은 없었다.[14]

ASPEN** 연구는 2형당뇨병 2,410명에 아토바스타틴 10 mg 또는 위약을 투여하였다. 이 연구는 처음에 4년간의 추적에서 2차 예방 조사가 목적이었으나 지침이 바뀌어 프로토콜을 변경하여 1차 예방 코호트도 모집하였다. 1차 예방 코호트에서 LDL이 30% 감소하였으나 심혈관 사망, 비치명적 심근경색, 비치명적 뇌졸중, 재개통, 관상동맥 우회술, 심정지 소생, 불안정 협심증 입원 등의 복합 1차 평가변수에 유의성이 없었다.

소규모의 2차 예방 코호트에서도 비슷한 결과였다. 이 연구는 연구 설계의 변화, 너무 많은 평가변수, 1차 예방 코호트에서 낮은 심혈관질환 발생, 양군에서 광범위한 지질저하요법 이용 등의 제한점이 있었다.[15]

스타틴을 이용한 심혈관질환 1차 예방에 대한 많은 연구에 당뇨병 환자가 포함되었다. 심장보호연구(HPS)는 CHD나 다른 폐색혈관질환이 있는 20,536명이 대상이었으며 그중 5,963명이 당뇨병이었다. 심바스타틴 40 mg 또는 위약을 5년간 투여했으며 당뇨병 환자 중 2,912명(49%)은 이전에 혈

* CARDS (Collaborative Atorvastatin Diabetes Study): 아토바스타틴 당뇨병연구

** ASPEN (Atorvastatin Study for Prevention of CHD Endpoints in Non-insulin-dependent diabetes mellitus): 인슐린비의존 당뇨병의 CHD 예방을 위한 아토바스타틴연구

관질환이 없었다(1차 예방).

이들에서 주요 혈관질환 발생(심혈관 사망, 비치명적 심근경색, 뇌졸중, 혈관재생) 비율이 심바스타틴 투여군에서 13%에서 9%로 감소했다.[16]

ASCOT* 연구는 19,342명의 고혈압 환자를 대상으로 고혈압 치료 조사가 목표였지만, 2형당뇨병 환자 2,532명이 포함되었다. 대상자의 절반(n=10,305)에서 아토바스타틴 10 mg 또는 위약을 투여하는 지질저하연구를 시행하였다.

지질저하연구에서 아토바스타틴 투여는 비치명적 심근경색과 치명적심근경색의 1차 평가변수에 유의성이 있었으나 당뇨병군의 세부분석에서는 감소가 없었다. 그러나 심혈관질환 경과를 확장하여 복합한(주요 심혈관질환과 시술) 후속분석에서 당뇨병군에서 유의한 감소가 있었다.[17]

MEGA** 연구는 이상지질혈증 7,832명을 식사요법군과 식사요법과 함께 프라바스타틴(10-20 mg) 투여군을 비교했다.

대상자의 1,632명(21%)에서 당뇨병이 있었다. CHD발생(치명적 또는 비치명적 심근경색, 협심증, 혈관재생, 돌연사) 비율은 식사요법군에 비해 프라바스타틴 투여군에서 유의하게 감소했다. 세부분석에서 당뇨병 여부에 따른 차이는 없었다. 사후 분석으로 당뇨병군에서 LDL-콜레스테롤 15% 이상 감소와 HDL-콜레스테롤 5% 이상 증가가 있었다.[18]

심장마비 예방을 위한 고혈압과 지질 치료 연구(ALLHAT)[19]은 55세 이상에서 고혈압 치료에 대한 조사였으며 10,355명 중 3,638명(35%)은 2형당뇨병이 있었고 프라바스타틴 40 mg 또는 일반치료군으로 나누어 지질저하 연구(ALLHAT-LLT)를 시행했다.

전체 대상과 당뇨병 세부군에서 총사망률(1차 평가변수)과 CHD경과(치명적 CHD, 비치명적 심근경색의 2차 경과)에 차이가 없었다. 이 연구에서 부정적 결과를 보인 이유는 다른 스타틴연구에서 지질강하가 임상적으로 필요하다고 알려지면서 일반 진료군의 25%가 이미 스타틴을 사용했기 때문이었다.

2차 예방에 대해서는 획기적 연구가 많다. 스칸디나비아 심바스타틴 생존연구(4S)는 CHD와 고콜레스테롤혈증 병력이 있는 4,444명을 대상으로 심바스타틴 20-40 mg 또는 위약을 무작위 배정했다. 중앙값 5.4년의 추적에서 심바스타틴 치료는 총사망률과 주요 CHD질환 발생을 감소했으며, 당뇨병이 있는 202명의 세부군에서도 CHD 발생이 감소되었다.[20] 2형당뇨병의 새로운 진단 기준을 이용한 후속 사후분석에서 당뇨병이 있는 483명에서 CHD 발생 감소를 확인했다.[21]

허혈질환에 프라바스타틴의 장기 중재(LIPID) 연구는 CHD 9,014명 대상의 대규모 코호트연구였으며 당뇨병 1,077명(12%)이 포함되었다. 프라바스타틴 40 mg은 CHD에 의한 사망률의 1차 평가변수를 감소시켰으며, 당뇨병의 세부분석에서 프라바스타틴은 주요 관상동맥병 발생(CHD 사망 또는 비치명적 심근경색)을 감소했다.[22] 이 연구에서 알려진 중성지방에 대한 효과는 뒤에서 다시 논의한다.

콜레스테롤과 심혈관질환 재발성(CARE)[23] 연구는 CHD 병력이 있고 평균 콜레스테롤 수준의 4,159명에서 프라바스타틴 40 mg과 위약을 비교한 2차 예방 연구였다. 치명적 관상동맥병 발생 또는

* ASCOT (Anglo-Scandinavian Cardiac Outcomes Trial): 앵글로-스칸디나비아 심장경과연구

** MEGA (Management of Elevated Cholesterol in the Primary Prevention Group of Adult Japanese study): 일본 성인 콜레스테롤 상승에서 1차예방 관리연구

비치명적 심근경색의 1차 평가변수 발생률은 전체 치료군에서 24% 감소했으며, LDL 수치 증가가 없어도 스타틴에 의한 2차 예방 효과를 입증했다. 당뇨병이 있는 586명(14%)에서 1차 평가변수 감소는 유의하지 않았지만 확장된 관상동맥병 평가변수에서는 25%의 유의한 감소가 있었다.

당뇨병에서 고용량 스타틴과 저용량 스타틴을 비교한 연구도 있다. TNT (Treating to New Targets) 연구[24]는 안정적 CHD 10,001명에서 아토바스타틴 80 mg과 아토바스타틴 10 mg의 효과를 비교했다. 대상자 중 1,501명(15%)은 당뇨병이었으며 세부분석에서 고용량 아토바스타틴에 의해 주요 심혈관질환(CHD 사망, 심근경색, 뇌졸중, 심정지 후 소생) 위험을 25% 줄였다. 안전성 분석 결과 집중치료군에서 부작용 발생이 증가하여 간기능 검사 이상이 나타났으나 근육통과 횡문근융해증은 양군 사이에 차이가 없었다.

급성 관상동맥증후군 환자 대상의 프라바스타틴과 아토바스타틴 평가와 감염치료(PROVE IT*)-심근경색에서 혈전용해(TIMI)22 연구[25]는 프라바스타틴 40 mg과 아토르바스타틴 80 mg을 비교했다. 고강도 스타틴 치료는 전체 대상에서 1차 확장 심혈관질환 복합 평가변수를 16% 감소했다. PROVE IT 대상의 거의 25%에서 당뇨병이 있었으며 세부분석에서 고강도군은 1차 평가변수의 감소가 있었으나 통계적 유의성은 없었다.

연구자는 세부분석에서 검증력이 약했다고 설명했다. 집중치료군에서 간기능 검사 이상이 많았지만, 부작용에 의한 스타틴 중단은 양군 사이에 차이가 없었다.

이상지질혈증에 대한 스타틴 이외의 치료제도 있다. 에제티미브는 소장과 간세포에서 Niemann-Pick C1-Like 1 (NPC1L1) 단백질을 억제하여 콜레스테롤 흡수를 감소한다. 스타틴에 다른 약을 추가하여 심혈관질환 예후 개선에 대한 IMPROVEIT** 연구[26]는 10일 이내의 급성 관상동맥증후군(ACS)으로 입원한 환자 18,144명에 심바스타틴-에제티미브 병용요법 또는 심바스타틴 단독요법을 무작위 배정했다.

중앙값 6년의 추적에서 심바스타틴과 에제티미브 병용에서 LDL-콜레스테롤이 16 mg/dL 감소, 심혈관질환 사망, 심근경색, 불안정 협심증 입원 관상동맥 혈관재형성, 뇌졸중 등의 복합 1차 평가변수는 심바스타틴 단독요법에 비해 6.4% 감소(32.7% vs. 34.7%, 위험비 0.936, 95% 신뢰구간 0.89-0.99; p=0.016) 결과였다.

피브레이트는 과산화체 활성화 수용체알파(PPARα)의 작용제이며 지단백질대사를 조절하는 전사인자에 작용한다. 당뇨병의 이상지질혈증에서 중성지방 감소, HDL-콜레스테롤을 증가시켜 혈청 지질 검사 소견을 개선하지만, 최근 연구에서는 단독요법[27]이나 스타틴 병용요법[28]에서 임상 경과를 개선하지 못했다.

ACCORD*** 지질연구에서 심혈관질환 위험이 높은 2형당뇨병에서 심바스타틴에 페노피브레이트 추가하여 평균 4.7년의 추적에서 심근경색, 뇌졸중, 심혈관질환 사망 등의 복합 1차 평가변수가 감소하

* PROVE IT(프라바스타틴과 아토바스타틴 평가와 감염치료): 심근경색에서 혈전용해(TIMI) 22

** IMPROVEIT (Improved Reduction of outcomes: Vytorin Efficacy International Trial)

*** ACCORD (Action to Control Cardiovascular Risk in Diabetes)

지 않았다. 그러나 세부분석에서 TG 204 mg/dL 이상 증가와, HDL-콜레스테 34 mg/dL이하 저하군에서 임상적 이점이 있었다. 이런 결과는 FIELD* 연구[29]의 세부분석에서도 비슷했다.

PSCK9**의 CVD 위험 증가

이상지질혈증을 치료하는 새로운 제제로 PCSK9억제제가 등장했다.

2003년 Abifadel 등은 상염색체 유전 가족고콜레스테롤혈증의 원인으로 PCSK9을 암호화하는 유전자 변이를 발견했다.[30]

PCSK9의 작용으로 LDL 수용체의 세포 내 분해에 관여가 밝혀졌다.[31] 혈장 LDL-콜레스테롤은 간세포 표면에 발현되는 LDL 수용체에 결합하여 세포 안으로 들어간다. LDL이 세포 안으로 들어간 후 LDL 수용체는 다시 세포 표면으로 이동하여 재이용되지만, PCSK9이 LDL 수용체와 결합하면 LDL 수용체가 리소좀에 전달되어 분해되므로 LDL 수용체가 감소하여 LDL 콜레스테롤이 증가한다.

LDL 콜레스테롤 수준과 죽상동맥경화의 관계는 광범위하게 연구되어 왔다. LDL-콜레스테롤 수치가 높을수록 죽상동맥경화, 심혈관질환 유병률과 사망률이 증가한다.[32] PCSK9기능획득변이는 LDL-콜레스테롤 수치 증가 및 죽상동맥경화의 조기 발생과 관련이 있으며, 기능소실변이는 LDL-콜레스테롤 감소 및 심혈관질환 위험 감소와 관련이 있다.[33]

FOURIER[34] 연구는 스타틴으로 치료하는 ASCVD와 LDL 70 mg/dL 이상 27,564명을 대상으로 했다. PCSK9억제제 에볼로쿠맙(2주마다 140 mg 또는 매달 420 mg) 또는 위약을 48주 투여하여 에볼로쿠맙에서 LDL 콜레스테롤은 위약에 비해 59% 감소하였으며, 중앙값은 92 mg/dL에서 30 mg/dL로 감소했다.

중앙값 2.2년의 추적에서 에볼로쿠맙은 심혈관질환 사망, 심근경색, 뇌졸중, 불안정 협심증 입원, 관상동맥 혈관재형성 등의 복합 1차 평가변수를 15% 감소했고, 심혈관질환 사망, 심근경색, 뇌졸중 등의 복합 2차 평가변수를 20% 감소했다. 이 연구에 당뇨병 11,031명(40%)이 포함되었으며, 2차 분석에서 당뇨병 유무와 관계없이 1차평가변수와 2차 평가변수 결과가 비슷했다.

한편 당뇨병 환자는 심혈관질환 위험이 더 높아 3년간의 1차 평가변수에서 절대적 위험이 더 크게 감소하였다. 이런 이점으로 관상동맥 혈관재형성의 위험 감소가 있었으나 주요 2차 평가변수의 위험 감소에는 차이가 없었다.

1-12개월 전에 ACS가 있었던 18,924명에서 ODYSSEY경과[35]연구가 시행되었다. 고강도 스타틴 2-16주 투여에도 LDL-콜레스테롤 > 70 mg/dL, nonHDL-콜레스테롤 >100 mg/dL, 아포지단백B > 80 mg/dL을 대상으로 알리로쿠맙(2주마다 75 mg) 또는 위약을 투여했다. LDL-콜레스테롤 25-50mg/dL 도달을 목표로 LDL-콜레스테롤 50 mg/dL 이상이면 2주마다 알리로쿠맙을 150 mg으로 증량하고, LDL 15 mg/dL이하가 지속되면 위약으로 바꾸었다.

조기 치료 중단 또는 위약으로 전환한 대상의 LDL-콜레스테롤 수치를 제외하고 분석하여 알리로쿠맙 1년 투여에 의해 평균 LDL 96.4 mg/dL에서 42.3 mg/dL로 61% 감소되었고, 4년 후에는 평균

* FIELD (Fenofibrate Intervention and Event Lowering in Diabetes)

** PCSK9 (protein convertase subtilisim/kexin type 9)프로단백질 전환효소 서브틸리신/케신9

LDL 101.4 mg/dL에서 53.3 mg/dL로 54.7% 감소되었다.

중앙값 2.8년의 추적에서 알리로쿠맙에 의해 CHD 사망, 심근경색, 허혈뇌졸중, 불안정 협심증 입원 등의 복합 1차 평가변수가 15% 감소되었고, 총사망, 심근경색, 허혈뇌졸중 등의 2차 복합 평가변수는 14% 감소되었다. 알리로쿠맙에서 총사망은 낮았지만, CHD 사망과 CV 사망에서 유의한 차이가 없었다. 대상의 약 30%에서 당뇨병이 있었다.

이 연구에 이어 ODYSSEY당뇨병: DYSLIPIDEMIA연구와 ODYSSEY당뇨병:INSULIN연구가 시작되었다.[36] 이상지질혈증(non-HDL-C 100 mg/dL 이상으로 정의) 이 있는 2형당뇨병에서 시행한 ODYSSEY당뇨병:DYSLIPIDEMIA는 2주마다 알리로쿠맙 75 mg 투여나 24주간의 일반 치료를 무작위 배정하였다.

분석에 포함된 142명의 95.1%가 관상동맥심장병을 갖고 있었다. 치료군의 64.6%가 non-HDL-콜레스테롤100 mg/dL 이하에 도달했으나 일반치료군은 23.8%였다.

ODYSSEY당뇨병:INSULIN연구 대상자는 인슐린으로 치료받는 2형당뇨병으로 LDL 70 mg/dL 이상이었다. 2주마다 알리로쿠맙 75 mg 투여나 24주 동안 위약 투여를 무작위 배정하였다. 분석 대상 177명의 86.4%에서 관상동맥심장병을 갖고 있었다. 조사 결과 대상자의 65.4%에서 nonHDL-콜레스테롤 100 mg/dL 이하에 도달했으나 위약군은 14.9%였다.

이형접합 가족고콜레스테롤혈증에서 PCSK9의 간 합성을 억제하는 간섭RNA 인클리시란을 검토한 연구가 발표되었다.[37] 연구 대상 482명 중 당뇨병은 48명이었다. 치료군에서 LDL- 콜레스테롤의 38.1% 감소가 있었다. LDL-콜레스테롤을 저하하는 새로운 경로이며 연 2회 주사하므로 PCSK9에 대한 단클론항체 치료제보다 실용적 대안이 될 것이다.

당뇨병의 고중성지방혈증에서 CVD 위험 증가

당뇨병에서 LDL-콜레스테롤 증가가 CVD의 중요한 위험인자라는 증거는 많지만, 고중성지방혈증이 CVD 위험인자인지가 대해서는 논란이 되어 왔다. 이런 논란은 많은 연구에서 서로 다른 결과를 보여 주었기 때문이다.

당뇨병에서 CVD 발생에 고중성지방혈증의 역할을 평가하는 연구에서 중성지방 수치는 8-12시간 금식 후에 측정한다. 중성지방 수치의 평가에서 비공복 혈액에서 중성지방을 측정한 것은 아닌지 주의가 필요하다. 그러나 비공복 중성지방 수치가 공복 수치보다 CVD 위험과 더 강한 관련성이 있다는 증거도 있다.[38]

여성건강연구(Women's Health Study)에서 비공복 중성지방 수치는 CVD 발생과 독립적 관련이 있었으나 공복 중성지방은 그렇지 않았다.[39]

중성지방 증가, HDL 저하, VLDL입자 존재 등을 조합하면 CVD 위험 증가와 관련이 있으나[40] 중성지방 수준의 독립적 역할에는 논란의 여지가 있다.

많은 자료의 검토에서 LDL-콜레스테롤이나 HDL-콜레스테롤 수준에 비해 중성지방의 CVD 위험에 관여는 크지 않다는 인상이다. 예를 들어 AFCAPS/TexCAPS연구*에서 스타틴 치료 환자에서 중

* 공군/텍사스 관상동맥죽상동맥경화 예방연구(AFCAPS/TexCAPS)

성지방 수치는 CVD 위험과 관련이 없었다.[41]

VA-HIT*연구에서 중성지방 수치는 CVD 위험과 관련이 없었다.[42] 유전적 중증 고중성지방혈증에서 아포지단백 생산 증가나 중성지방 풍부 잔여입자 증가가 없으면 CVD 위험은 증가하지 않았다.[43]

최근 CVD 발생에 중성지방의 독립적 역할을 알려주는 자료가 늘고 있다. 예를 들어 2016년의 지질저하치료에 의한 LDL-콜레스테롤 조절 연구에서 BMI로 보정한 중성지방 증가에서 관상동맥 플라크 발생 증가가 있었다. 또한 LDL 조절 환자에서 심근경색 재발에 중성지방 수치가 독립적 지표라는 연구도 있다.[45] 비공복 중성지방 수치가 1 mmol/L (89 mg/dL) 증가할 때마다 CVD 위험이 2.8배 증가도 알려졌다.[46]

Hoorne 연구[47]는 남성 869명과 여성 948명 대상의 인구 기반 코호트 연구이며 고혈당이 있을 때 고중성지방혈증은 CVD의 독립적 위험인자였다. 10년간의 추적에서 연령, 성별을 보정한 심혈관질환 위험비는 중성지방 증가와 nonHDL-콜레스테롤 증가에서 각각 1.35 (1.11-1.64)와 1.71 (1.40-2.08)이었다.

당대사 상태에 따른 층별화 분석에서 nonHDL-콜레스테롤의 심혈관질환 위험비는, 정상 당대사에서 1.70 (1.31-2.21), 당대사 이상에서 1.56 (1.12-2.18)이었다. 중성지방은 혈당대사가 정상이면 위험비 0.94 (0.73-1.22)로 위험인자가 아니었지만, 당대사 이상에서 심혈관질환 위험비가 1.54 (1.07-2.22)로 높았다. 당대사 이상과 중성지방 증가 및 nonHDL-콜레스테롤 증가의 복합의 위험비는 2.12 (1.35-3.34)로 증가했다.

* 미국 재향군인회 고밀도지단백 중재연구(Department of Veterans Affairs High-Density Lipoprotein Intervention Trial: VA-HIT

2001년의 4S(스칸디나비아 심바스타틴 생존 연구)는 낮은 HDL과 높은 TG에서 심바스타틴 치료에 대한 관상동맥 심장병 발생을 조사하여 LDL 단독 증가보다 HDL 저하, 중성지방 증가가 있으면 대사증후군의 다른 특성을 가질 가능성이 높고 CHD 발생 위험이 증가하며 심바스타틴 치료 효과가 컸다고 했다.

헬싱키심장연구의 세부분석으로 Bezafibrate Infarction Prevention Study에는 당뇨병 환자와 비당뇨병 환자가 모두 포함되었다. 중성지방 증가에 의한 CHD 위험 증가는 당뇨병과 비당뇨병 모두에서 나타났다.

Nordestgaard 등은 비공복 중성지방의 높은 수준이 심근경색, 허혈심장병, 사망 등의 예측인자가 되는지 조사했다.[48] 1976년부터 2004년까지 덴마크 일반 인구에서 7,587명의 여성과 6,394명 남성 대상의 전향 코호트 연구였다. 고중성지방혈증 중증도를 비공복 중성지방에 따라 층별화하였으며 88.5 mg/dL (1 mmol/l) 미만 중성지방 수치와 비교하였다. 그 결과 비공복 중성지방 수치 442.5 mg/dL (> 5 mmol/l) 이상에서 CHD를 예측할 수 있었다.

또한 비공복 중성지방 수치는 12-14시간 금식 후 측정한 수치보다 CHD 위험을 더 강력하게 예측하였다. 식후 지단백질에는 중성지방이 풍부하며, 작고 치밀한 LDL을 갖고 있거나 인슐린저항성이 있으면 중성지방 함유입자의 제거가 적어도 12시간 지연될 수 있다. 혈관내피에 중성지방이 풍부한 죽상성 잔여입자 또는 비만 또는 대사 증후군 등 죽상성 지단백질입자가 많은 상황에 장기간 노출은 비공복 중성지방 증가가 CHD 위험을 더 잘 예측하는 이유를 설명할 수 있다.

이상을 요약하면, 고중성지방혈증이 CHD의 독립적 위험인자라는 역학적 증거가 모이고 있다.

스타틴으로 치료(중성지방을 약간 낮춤)하는 당뇨병 환자에서 다른 지단백 대상이 흔히 동반되므로 CHD 경과에 혼란을 줄 수 있어 전향 무작위 대조연구가 어렵다.

당뇨병에서 고중성지방혈증 치료에 의한 CVD 위험 감소

당뇨병에서 중성지방 증가에 의한 심혈관질환 위험이 증가한다는 증거가 있으므로 이런 지질 이상의 치료에 의해 위험의 감소를 확인해야 한다. 고중성지방혈증의 치료제로 페노피브레이트, 나이아신, 오메가 3 등을 사용하고 있다.

BIP*연구는 총콜레스테롤 180-250 mg/dL, HDL-콜레스테롤 < 45 mg/dL, 중성지방 < 300 mg/dL, LDL-cholesterol <180 mg/dL 수준인 심근경색 병력 또는 안정 협심증 환자 3,090명에 베자피브레이트 400 mg 또는 위약을 투여하여 평균 6.2년간 추적했다.[49]

베자피브레이트에 의해 중성지방 21% 감소, HDL-콜레스테롤 18% 증가가 있었으나 위약군에 비해 총사망률, 심장병 사망률에 차이가 없었다.

그러나 사후분석에서 기저 중성지방이 높은 459명(> 200 mg/dL 또는 2.26 mmol/l)에서 1차 평가변수의 유의한 감소가 있었다. 베자피브레이트에 의한 1차 평가변수의 누적 확률 감소는 39.5% (P=0.02)였다.

이런 결과는 베자피브레이트가 이상지질혈증의 특정 환자군에서 CHD 관리에 중요한 역할을 할 수 있음을 보여준다. 중성지방은 당대사가 정상 이거나 이상인 환자에서 CHD의 독립적 위험인자라는 메타분석과 역학연구 증거가 있다.

BIP연구 등록 환자에서 대사증후군 기준을 충족하는 환자를 대상으로 심근경색 발생에 대한 베자피브레이트 효과를 분석했다.[50] 연구 대상은 42-74세 1,470명이 었으며 베자피브레이트 400 mg (740명) 또는 위약(730명)을 무작위로 배정하였다. 추적기간은 심근경생 발생에서 6.2년, 사망률에서 8.1년이었다.

새로운 심근경색이 베자피브레이트 투여군에서 82명(11.1%), 위약군에서 111명(15.2%) 나타났다 (p=0.02). 베자피브레이트에 의한 심근경색과 비치명적 심근경색 위험비는 각각 0.71 (95% CI, 0.54-0.95)과 0.67 (95% CI, 0.49-0.91)이었다. 심장병 사망 위험은 베자피브레이트 투여에서 낮은 경향이었다(HR 0.74, 95% CI 0.54-1.03). 대사증후군에서 중성지방 저하에 의한 심근경색 위험에 대한 영향은 분석되지 않았다.

DAIS연구[51]는 2형당뇨병에서 페노피브레이트의 HDL과 심혈관질환에 대한 연구이며 731명의 2형당뇨병을 대상으로 418명에서 3년간 페노피브레이트 200 mg 또는 위약을 무작위 배정하였다. 대상자의 절반에서 CVD 병력이 있어 1차예방과 2차예방 연구였다. 총콜레스테롤, HDL-콜레스테롤, LDL-콜레스테롤, 중성지방 등은 위약군(n=211)보다 페노피브레이트 투여군(n=207)에서 기저치 보다 크게 변화되었다.

페노피브레이트 투여군에서 위약군에 비해 관상동맥 조영술에서 직경 협착 증가율이 유의하게 작았다(평균 2.11 vs 3.65, p=0.02). 이 연구는 임상적 종점에 대한 조사는 아니었지만 페노피브레이트

* 베자피브레이트 경색예방(Bezafibrate Infarction Prevention, BIP)

투여군에서 위약군보다 심혈관질환이 적었다(38 vs 50). 고중성지방혈증 감소에 의한 혈관조영술 소견 개선이 있었으나 이것이 중성지방 저하의 직접 효과인지 아니면 다른 지단백질 이상 개선 결과인지 추정하기는 어렵다.

나이아신 또는 니코틴산 1일 1.5-3 g 복용에서 중성지방 수치를 낮추고 HDL의 최대 30%까지 증가가 알려졌다.[52] 스타틴이 등장하기 전 심혈관질환 2차예방을 위한 나이아신 연구에서 절대 사망률이 6.2-7.8% 감소되었으며 이것은 4S* 연구에서 스타틴 투여에 의한 절대사망률 3.5%와 비교된다.[53]

스타틴으로 이미 치료하는 환자에서 나이아신으로 경과를 더욱 개선한다는 증거는 없다. 25,673명의 대상의 HPS2-THRIVE** 연구는 나이아신 2 g과 라로피프란트(홍조 감소를 위해) 병용과 위약의 비교[54]를 심바스타틴± 에제티미브요법에 추가하여 시행되었다.

중앙값 3.9년의 추적에서 주요 혈관질환 처음 발생의 1차 평가변수는 나이아신군에서 낮지 않았다. 나이아신 투여에 의해 근육병증, 위장관 부작용, 발진, 감염, 출혈 증가 등의 중증 부작용이 있었다. 또한 새로운 당뇨병 증가와 기존 당뇨병에서 혈당 조절 악화가 있었다.

에이코사펜타엔산(EPA)과 도코사헥사엔산(DHA)을 함유 지방산제는 간의 VLDL 생성을 억제하여 공복과 식후 중성지방을 감소시킨다.[55] 오메가-3는 다른 치료의 보조제로 이용된다. 중성지방을 최대 45%까지 줄이려면 하루 3-4 g의 EPA± DHA를 섭취해야 한다.[56]

오메가-3 지방산을 이용한 다양한 연구에서 심혈관질환 건강 도움에 상반된 결과가 있다.[57,58] 초기 연구에서 이용된 용량은 현재 고중성지방혈증 치료에 권고하는 용량(3-4 g)보다 훨씬 낮았으며, 또한 저용량 투여에서 스타틴이 병용되었다.

일본에서 시행한 연구는 스타틴 단독요법에 비해 저용량 스타틴과 함께 적정량의 EPA에틸에스테르(1.8 g) 투여에서 주요 관상동맥병 19% 감소가 있었다.[59]

토론

PCSK9억제제의 등장으로 당뇨병에서 이상지질혈증 치료가 도전이 되고 있다. 이런 치료가 지질개선을 변화시키고 있지만 과도한 비용은 광범위한 이용에 장벽이 되고 있다.

앞에서 살펴본대로 고중성지방혈증은 대사증후군과 관련이 있다. LDL은 2형당뇨병에서 CVD에 확립된 독립적 위험인자이며, 중성지방을 약물치료에 의해 적극적으로 낮추는 것이 당뇨병에 유익하다는 증거에는 아직 논란이 있다.

모든 2형당뇨병에서 LDL을 낮추어 심혈관질환 위험을 줄이기 위해 스타틴 치료를 권고한다. ADA는 LDL 130 mg/dL (3.36 mmol/L) 이상이면 1차 예방을 위해 100 mg/dL (< 2.57 mmol/l)을 목표로 스타틴 투여를 권고한다. 현재 지침의 2차 예방을 위한 목표 LDL은 1.8 mmol/L이하다. 많은 연구 결과는 2차 예방을 위해 가능한 가장 낮은 LDL을 권고한다.

2형당뇨병의 CVD 환자에서 LDL 콜레스테롤 70 mg/dL (1.8 mmol/l) 이하 목표가 합리적일 수 있

* 4S 연구: 스칸디나비아 심바스타틴 생존연구(Scandinavian Simvastatin Survival Study)

** HPS2-THRIVE (Heart Protection Study 2-Treatment of HDL to Reduce the Incidence of Vascular Events)

다. 그러나 스타틴 고용량에 의한 부작용 위험도 고려되어야 한다.

남성에서 최적의 HDL 수치는 > 40 mg/dL (1.02 mmol/L)이며, 여성에서는 생리적으로 HDL 수치가 높아 > 50 mg/dL 또는 1.28 mmol/L)이 바람직하다. 당뇨병에서 약리적으로 HDL 콜레스테롤 증가에 니코틴산이 효과적이지만 혈당 악화로 사용하기 어렵다.

ADA 지침은 당뇨병에서 중성지방 <150 mg/dL (1.7 mmol/L)을 합리적 목표라고 했다.

이런 지침을 일상 진료에서 만나는 임상 시나리오에 적용해보자.

이 장의 시작 부분에서 설명한 시나리오에서 환자의 LDL은 목표치에 도달했지만 고중성지방혈증이 있다. 고중성지방혈증의 초기 치료는 체중 감량, 신체 활동 증가, 알코올 섭취 제한 등의 행동 교정이다. 만약 혈당이 조절되지 않으면 당뇨병 치료의 강화가 중요하다.

또 하나의 다른 임상 시나리오는 2형당뇨병에서 흔히 동반되는 복합 이상지질혈증이다. 이상지질혈증의 치료를 시작하지 않았으면 앞에서 설명한 행동 교정과 혈당 조절 개선이 우선 필요하다.

이렇게 해서 조절 목표에 도달하지 못하면 우선 스타틴을 권고한다. 고용량 스타틴 또는 저용량 스타틴으로 시작할지 여부의 결정은 동반 질환을 검토하여 개개 환자에게 개별화한다. 또한 CVD의 다른 위험인자를 조사하여 이런 위험인자가 얼마나 잘 관리되고 있는지 평가해야 한다. CVD 위험이 높고 교정 가능한 위험인자가 제대로 조절되지 않으면 고용량 스타틴으로 시작할 가능성이 높다.

고용량 스타틴과 저용량 스타틴의 비교 연구는 이미 CVD가 확립된 대상자에서 시행되었으므로 고용량요법이 선택되었다.

다음에 LDL과 TG의 심혈관질환에 관여 정도를 고려한다. CVD 위험이 낮거나 CVD 증거가 없으면 저용량 스타틴치료를 시작한다.

마지막으로 스타틴의 부작용을 고려하고 점진적 용량 증가가 필요할 것인지 생각한다.

다른 시나리오는 스타틴 치료에 의해 LDL-콜레스테롤 수치가 목표 이하가 되었으나 중성지방이 높고 HDL 수치가 낮은 경우다. 이 때 피브레이트 또는 오메가-3 추가를 고려할 수 있다. 당뇨병에서 나이아신은 권고하지 않는다.

스타틴과 피브레이트 병용은 근육병증 같은 부작용 위험을 증가시키므로 중성지방이 높지 않으면 (1.7-3.0 mmol/l) 오메가-3를 생각할 수 있다. 2형당뇨병 1,075명 대상의 23건 무작위 대조 연구의 코크란 문헌고찰에서 오메가-3(하루 평균 3.5 g 평균 8.9주 투여)에 의해 TG 8.1 mg/dL, VLDL 1.26 mg/dL 감소되었다.[60] LDL은 1.98 mg/dL 증가했으며 HDL은 변화가 없었다. 이 시나리오의 관리에 대한 강력한 근거는 부족하다.

췌장염 발생할 수 있는 중성지방 수치(5 mmol/L)를 검사하고, 기존 CAD(풍분한 근거는 없지만)에 개입은 합리적일 것이다.

가족복합고지혈증(가족력과 연령에 따라 다양한 표현형)에서 개입이 필요할 수 있다. 이런 환자에서 LDL과 중성지방이 목표치보다 높을 때 위험/이익 균형에서 스타틴과 피브레이트 병용요법에 유리할 수 있다. 페노피브레이트를 스타틴치료의 보조제로 사용할 수 있다.

이상이 2형당뇨병에서 이상지질혈증 관리를 위한 현재의 권고다. PCSK9억제제에 의한 추가 연구에 따라 적극적 LDL 관리에 사용될 것이다.

참고문헌

1. Taskinen MR. Diabetic dyslipidaemia: from basic research to clinical practice. Diabetologia. 2003;46:733-749.
2. Savage DB, Petersen KF, Shulman GI. Disordered lipid metabolism and the pathogenesis of insulin resistance. Physiol Rev. 2007;87:507-520.
3. C Caste, Kuiper S, Blake W, Paigen B, Marotti K, Melchior G. Remodeling of the HDL in NIDDM has a fundamental role for cholesteryl ester transfer protein. Am J Physiol. 1998;274:E1091-1098.
4. Barter PJ, Caulfield M, Eriksson M et al.; ILLUMINATE Investigators. Effects of torcetrapib in patients at high risk for coronary events. N Engl J Med. 2007;357:2109-2122.
5. Kastelein JJ, van Leuven SI, Burgess L et al.; RADIANCE 1 Investigators. Effect of torcetrapib on carotid atherosclerosis in familial hypercholesterolemia. N Engl J Med. 2007;356:1620-1630.
6. Lincoff AM, Nicholls SJ, Riesmeyer JS et al.; ACCELERATE Investigators. Evacetrapib and cardiovascular outcomes in high-risk vascular disease. N Engl J Med. 2017;376:1933-1942.
7. Bowman L, Hopewell JC, Chen F et al.; HPS3/TIMI55-REVEAL Collaborative Group. Effects of anacetrapib in patients with atherosclerotic vascular disease. N Engl J Med. 2017;377:1217-1227pmid:28847206.
8. Krauss RM. Heterogeneity of plasma low-density lipoproteins and atherosclerosis risk. Curr Opin Lipidol. 1994;5:339-349.
9. Lamarche B, Chernof A, Moorjani S et al. Small, dense lowdensity lipoprotein particles as a predictor of the risk of ischemic heart disease in men. Prospective results from the Quebec Cardiovascular Study. Circulation. 1997;95:69-75.
10. Chapman MJ, Guerin M, Bruckert E. Atherogenic, dense low-density lipoproteins. Pathophysiology and new therapeutic approaches. Eur Heart J. 1998;19(Suppl A): A24-30.
11. Grundy SM, Cleeman JI, Daniels SR, Donato KA, Eckel RH, Franklin BA, Gordon DJ, Krauss RM, Savage PJ, Smith SC Jr, Spertus JA, Costa F, American Heart Association, National Heart, Lung, and Blood Institute. Diagnosis and management of the metabolic syndrome: an American Heart Association/National Heart, Lung, and Blood Institute Scientific Statement. Circulation. 2005;Oct 25;112(17):2735-2752.
12. Giugliano, RP, Cannon CP, Blazing MA, Nicolau JC, Corbalan R, Spinar J, Park JG, White JA, Bohula E, Braunwald E. Benefit of adding ezetimibe to statin therapy on cardiovascular outcomes and safety in patients with vs. without diabetes: results from IMPROVE-IT. Circulation. 2018;Apr 10;137(15):1571-1582.
13. Goff DC, Gerstein HC, Ginsberg HN, Cushman WC, Margolis KL, Byington RP, Buse JB, Genuth S, Probstfield JL, Simons-Morton DG. Prevention of cardiovascular disease in persons with type 2 diabetes mellitus: current knowledge and rationale for the Action to Control Cardiovascular Risk in Diabetes (ACCORD) trial. Am J Cardiol. 2007;99: 4i-20i.
14. Colhoun HM, Betteridge DJ, Durrington PN et al. on behalf of the CARDS Investigators. Primary prevention of cardiovascular disease with atorvastatin in type 2 diabetes in the Collaborative Atorvastatin Diabetes Study (CARDS): multicentre randomised placebo-controlled trial. Lancet. 2004;364:685-696.
15. Knopp RH, d'Emden M, Smilde JG, Pocock SJ, on behalf of the ASPEN Study Group. Efficacy and safety of atorvastatin in the prevention of cardiovascular end points in subjects with type 2 diabetes: the Atorvastatin Study for Prevention of Coronary Heart Disease Endpoints in Non-insulindependent diabetes mellitus (ASPEN). Diabetes Care. 2006;29:1478-1485.
16. Heart Protection Study Collaborative Group. MRC/BHF Heart Protection Study of cholesterol lowering with simvastatin in 5963 people with diabetes: a randomised placebocontrolled trial. Lancet. 2003;361:2005-2016.
17. Sever PS, Poulter NR, Dahlöf B et al. for the ASCOT Investigators. Reduction in cardiovascular events with atorvastatin in 2,532 patients with type 2 diabetes. Anglo-Scandinavian Cardiac Outcomes Trial-Lipid Lowering Arm (ASCOT-LLA). Diabetes Care. 2005;28:1151-1157.
18. Nakamura H, Arakawa K, Itakura H et al. for the MEGA Study Group. Primary prevention of cardiovascular disease with pravastatin in Japan (MEGA Study): a prospective randomised controlled trial. Lancet. 2006;368:1155-1163.
19. ALLHAT Collaborative Research Group. Major outcomes in moderately hypercholesterolemic, hypertensive patients randomized to pravastatin vs usual care. The Antihypertensive and Lipid-Lowering Treatment to Prevent Heart Attack Trial (ALLHAT-LLA). JAMA. 2002;288:2998-3007.
20. Pyörälä K, Pedersen TR, Kjekshus J, Faergeman O, Olsson AG, Thorgeirsson G. Cholesterol lowering with simvastatin improves prognosis of diabetic patients with coronary heart disease: a subgroup analysis of the Scandinavian Simvastatin Survival Study (4S). Diabetes Care. 1997;20:614-620.
21. Haffner SM, Alexander CM, Cook TJ et al. for the

Scandinavian Simvastatin Survival Study Group. Reduced coronary events in simvastatin-treated patients with coronary heart disease and diabetes or impaired fasting glucose levels. Arch Intern Med. 1999;159:2661-2667.
22. The Long-term Intervention with Pravastatin in Ischaemic Disease (LIPID) Study Group. Prevention of cardiovascular events and death with pravastatin in patients with coronary heart disease and a broad range of initial cholesterol levels. N Engl J Med. 1998;339:1349-1357.
23. Sacks FM, Pfeffer MA, Moye LA et al. for the Cholesterol And Recurrent Events Trial Investigators. The effect of pravastatin on coronary events after myocardial infarction in patients with average cholesterol levels. N Engl J Med. 1996;335:1001-1009.
24. LaRosa JC, Grundy SM, Waters DD et al. for the Treating to New Targets (TNT) Investigators. Intensive lipid lowering with atorvastatin in patients with stable coronary disease. N Engl J Med. 2005;352:1425-1435.
25. Cannon CP, Braunwald E, McCabe CH et al. for the Pravastatin or Atorvastatin Evaluation and Infection Therapy-Thrombolysis in Myocardial Infarction 22 Investigators. Intensive versus conventional lipid lowering with statins after acute coronary syndromes. N Engl J Med. 2004;350:1495-1504.
26. Cannon CP, Blazing MA, Giugliano RP, McCagg A, White JA, Theroux P, Darius H, Lewis BS, Ophuis TO, Jukema JW et al. Ezetimibe added to statin therapy after acute coronary syndromes. N Engl J Med. 2015;372:2387-2397.
27. Keech A, Simes RJ, Barter P, Best J, Scott R, Taskinen MR, Forder P, Pillai A, Davis T, Glasziou P et al. Effects of longterm fenofibrate therapy on cardiovascular events in 9795 people with type 2 diabetes mellitus (the FIELD study): Randomised controlled trial. Lancet. 2005;366:1849-1861.
28. Ginsberg HN, Elam MB, Lovato LC, Crouse JR, 3rd, Leiter LA, Linz P, Friedewald WT, Buse JB, Gerstein HC, Probstfield J et al. Effects of combination lipid therapy in type 2 diabetes mellitus. N Engl J Med. 2010;362:1563-1574.
29. Ginsberg HN, Elam MB, Lovato LC, Crouse JR, 3rd, Leiter LA, Linz P, Friedewald WT, Buse JB, Gerstein HC, Probstfield J et al. Effects of combination lipid therapy in type 2 diabetes mellitus. N Engl J Med. 2010;362:1563-1574.
30. Abifadel M, Varret M, Rabès JP, Allard D, Ouguerram K, Devillers M, Cruaud C, Benjannet S, Wickham L, Erlich D, Derré A, Villéger L, Farnier M, Beucler I, Bruckert E, Chambaz J, Chanu B, Lecerf JM, Luc G, Moulin P, Weissenbach J, Prat A, Krempf M, Junien C, Seidah NG, Boileau C. Mutations in PCSK9 cause autosomal dominant hypercholesterolemia. Nat Genet. 2003;Jun;34(2):154-156.
31. Abifadel M, Varret M, Rabes JP, Allard D, Ouguerram K, Devillers M, Cruaud C, Benjannet S, Wickham L, Erlich D et al. Mutations in PCSK9 cause autosomal dominant hypercholesterolemia. Nat Genet. 2003;34:154-156.
32. Maiolino G, Rossitto G, Caielli P, Bisogni V, Rossi GP, Calò LA. The role of oxidized low-density lipoproteins in athero sclerosis: the myths and the facts. Mediators Inflamm. 2013;2013:714653.
33. Cohen JC, Boerwinkle E, Mosley TH, Jr, Hobbs HH. Sequence variations in PCSK9, low LDL, and protection against coronary heart disease. N Engl J Med. 2006;354(12):1264-1272.
34. Sabatine MS, Giugliano RP, Keech AC, Honarpour N, Wiviott SD, Murphy SA, Kuder JF, Wang H, Liu T, Wasserman SM et al. Evolocumab and clinical outcomes in patients with cardiovascular disease. N Engl J Med. 2017;376:1713-1722.
35. Steg PG. Evaluation of cardiovascular outcomes after an acute coronary syndrome during treatment with alirocumab- ODYSSEY OUTCOMES. In Proceedings of the American College of Cardiology Annual Scientific Session (ACC 2018), Orlando, FL, USA, 10-12 March 2018.
36. Ray KK et al. Alirocumab therapy in individuals with type 2 diabetes mellitus and atherosclerotic cardiovascular disease: analysis of the ODYSSEY DM-DYSLIPIDEMIA and DMINSULIN studies. Cardiovasc Diabetol. 2019;18:149 https://doi.org/10.1186/s12933-019-0951-9.
37. Raal, FJ, Kallend DR, Kausik K, Turner T, Koenig W, Wright R Scott, Wijngaard, PLJ, Curcio D, Jaros MJ, Leiter LA, Kastelein JJP. Inclisiran for the treatment of heterozygous familial hypercholesterolemia, 2020/03/18, N Engl J Med. 1520-1530, 382, 16, 10.1056/NEJMoa1913805.
38. Di Angelantonio E, Sarwar N, Perry P, Kaptoge S, Ray KK, Thompson A, Wood AM, Lewington S, Sattar N, Packard CJ, Collins R, Thompson SG, Danesh J. Emerging risk factors collaboration - major lipids, apolipoproteins, and risk of vascular disease. JAMA. 2009;302(18):1993-2000.
39. Nordestgaard BG, Benn M, Schnohr P, Tybjaerg-Hansen A. Nonfasting triglycerides and risk of myocardial infarction, ischemic heart disease, and death in men and women. JAMA. 2007;298(3):299-308.
40. Musunuru K. Atherogenic dyslipidemia: cardiovascular risk and dietary intervention. Lipids. 2010;Oct;45(10):907-914.
41. Gotto AMJ Jr, Whitney E, Stein EA, Shapiro DR,

Clearfield M, Weis S, Jou JY, Langendörfer A, Beere PA, Watson DJ, Downs JR, de Cani JS. Relation between baseline and ontreatment lipid parameters and first acute major coronary events in the Air Force/Texas Coronary Atherosclerosis Prevention Study (AFCAPS/TexCAPS). Circulation. 2000;101(5):477-484.
42. Robins SJ, Collins D, Wittes JT, Papademetriou V, Deedwania PC, Schaefer EJ, McNamara JR, Kashyap ML, Hershman JM, Wexler LF, Rubins HB, VA-HIT Study Group. Veterans Affairs High-Density Lipoprotein Intervention Trial. Relation of gemfibrozil treatment and lipid levels with major coronary events: VA-HIT: a randomized controlled trial. JAMA. 2001;Mar 28;285(12):1585-1591.
43. Miller M, Stone NJ, Ballantyne C, Bittner V, Criqui MH, Ginsberg HN, Goldberg AC, Howard WJ, Jacobson MS, Kris-Etherton PM, Lennie TA, Levi M, Mazzone T, Pennathur S, American Heart Association Clinical Lipidology, Thrombosis, and Prevention Committee of the Council on Nutrition, Physical Activity, and Metabolism, Council on Arteriosclerosis, Thrombosis and Vascular Biology, Council on Cardiovascular Nursing, Council on the Kidney in Cardiovascular Disease. Triglycerides and cardiovascular disease: a scientific statement from the American Heart Association. Circulation. 2011;May 24;123(20):2292-2333.
44. Puri R, Nissen SE, Shao M, Elshazly MB, Kataoka Y, Kapadia SR, Tuzcu EM, Nicholls SJ. Non-HDL Cholesterol and triglycerides: implications for coronary atheroma progression and clinical events. Arterioscler Thromb Vasc Biol. 2016;Nov;36(11):2220-2228.
45. Miller M, Cannon CP, Murphy SA, Qin J, Ray KK, Braunwald E, PROVE IT-TIMI 22 Investigators. Impact of triglyceride levels beyond low-density lipoprotein cholesterol after acute coronary syndrome in the PROVE IT-TIMI 22 trial. J Am Coll Cardiol. 2008;Feb 19;51(7):724-730.
46. Watts GF, Karpe F. Triglycerides and atherogenic dyslipidaemia: extending treatment beyond statins in the high-risk cardiovascular patient. Heart. 2011;97(5):350-356.
47. Bos G, Dekker JM, Nijpels G, de Vegt FA, Diamant M, Stehouwer CDA, Bouter LM, Heine RJ. A combination of high concentrations of serum triglyceride and non-HDL cholesterol is a risk factor for cardiovascular disease in subjects with abnormal glucose metabolism: The Hoorn Study. Diabetologia. 2003;46:910-916.
48. Nordestgaard BG, Benn M, Schnohr P et al. Nonfasting triglycerides and risk of myocardial infarction, ischemic heart disease and death in men and women. JAMA. 2007;298(3):299-308.
49. The Bezafibrate Infarction Prevention (BIP) study. Secondary prevention by raising HDL cholesterol and reducing triglycerides in patients with coronary artery disease. Circulation. 2000;102:21-27.
50. Tenenbaum A, Motro M, Enrique Z et al. Bezafibrate for the secondary prevention of myocardial infarction in patients with metabolic syndrome. Arch Intern Med. 2005;165:1154-1160.
51. Steiner G et al. Effect of fenofibrate on progression of coronary-artery disease in type 2 diabetes: the Diabetes Atherosclerosis Intervention Study (DAIS), a randomised study. Lancet. 2001;357:905-910.
52. Chapman MJ, Redfern JS, McGovern ME, Giral P. Niacin and fibrates in atherogenic dyslipidemia: pharmacotherapy to reduce cardiovascular risk. Pharmacol Ther. 2010;126(3):314-345.
53. Superko HR, Zhao XQ, Hodis HN, Guyton JR. Niacin and heart disease prevention: engraving its tombstone is a mistake. J Clin Lipidol. 2017;11(6):1309-1317.
54. Group HTC, Landray MJ, Haynes R, Hopewell JC, Parish S, Aung T et al. Effects of extended-release niacin with laropiprant in high-risk patients. N Engl J Med. 2014;371(3):203-212.
55. Nestel PJ, Connor WE, Reardon MF, Connor S, Wong S, Boston R. Suppression by diets rich in fish oil of very low density lipoprotein production in man. J Clin Invest. 1984;74(1):82-89.
56. Harris WS, Ginsberg HN, Arunakul N, Shachter NS, Windsor SL, Adams M et al. Safety and efficacy of Omacor in severe hypertriglyceridemia. J Cardiovasc Risk. 1997;4(5-6):385-391.
57. The ORIGIN Trial Investigators, Bosch J, Gerstein HC, Dagenais GR, Diaz R, Dyal L et al. n-3 fatty acids and cardiovascular outcomes in patients with dysglycemia. N Engl J Med. 2012;367(4):309-318.
58. Risk and Prevention Study Collaborative Group, Roncaglioni MC, Tombesi M, Avanzini F, Barlera S et al. n-3 fatty acids in patients with multiple cardiovascular risk factors. N Engl J Med. 2013;368(19):1800-1808.
59. Yokoyama M, Origasa H, Matsuzaki M, Matsuzawa Y, Saito Y, Ishikawa Y et al. Effects of eicosapentaenoic acid on major coronary events in hypercholesterolaemic patients (JELIS): a randomised open-label, blinded endpoint analysis. Lancet. 2007;369(9567):1090-1098.
60. Hartweg J, Perera R, Montori V, Dinneen S, Neil HA, Farmer A. Omega-3 polyunsaturated fatty acids (PUFA) for type 2 diabetes mellitus. Cochrane Database Syst Rev. 2008;(1):CD003205.

17

이상지질혈증의 새로운 치료제

Vinaya Simha

Associate Professor, Division of Endocrinology, Diabetes, Metabolism and nutrition, Mayo Clinic, Rochester, MN, USA

요점

- 당뇨병에서 죽상경화심혈관질환(ASCVD) 위험이 증가하며 스타틴치료는 위험을 감소한다.
- 최적의 스타틴치료에도 불구하고 상당한 잔류 위험이 있으며, 지질강하제 추가가 개선에 도움이 될 수 있다.
- 프로프로틴전환효소 서브틸리신/케신9형(PCSK9)은 LDL 수용체의 리소좀 분해를 촉진하여 LDL-콜레스테롤 농도를 조절하는 분비 단백질이다. PCSK9의 기능획득 변이는 가족고콜레스테롤혈증의 원인이며, 기능소실 변이에서는 LDL-콜레스테롤 저하와 ASCVD 위험이 감소된다.
- PCSK9에 대한 단클론항체(에볼로쿠맙과 알리로쿠맙)가 개발되었으며, 단독 또는 스타틴과 병용하여 LDL-콜레스테롤 50-60% 감소가 있었다.
- 심혈관질환 경과 연구에서 스타틴에 에볼로쿠맙 및 알리로쿠맙 병용에서 위험 감소(HR=0.85, ARR=1.6-2)가 있었다. 이런 이점은 당뇨병 유무와 관계없이 비슷했으며 중증 부작용은 없었다.
- PCSK9 억제제는 허용되는 스타틴 최대 용량에 추가하여 ① 가족고콜레스테롤혈증 환자, ② 확진된 ASCVD에서 스타틴+에제티미브 투여에도 LDL-콜레스테롤 70 mg/dL 이상 등에 권고한다.
- PCSK9 억제제는 당뇨병과 ASCVD 환자에서 스타틴 최대 용량에도 nonHDL-콜레스테롤 100 mg/dL 이상에서 고려한다.
- 다양한 중성지방 치료제를 스타틴에 병용하여 ASCVD 위험을 낮출 가능성에 추가 연구가 필요하다.

서론

당뇨병에서는 죽상경화심혈관질환(ASCVD) 위험이 적어도 2배 이상 증가하며, 당뇨병 유병기간이 길어질수록 위험이 증가한다.[1]

실제로 ASCVD는 2형당뇨병에서 이환율과 사망률을 높이는 중요한 원인이며[2], 전체 인구에서 ASCVD 사망률이 감소하는 최근의 고무적 추세[3]는 불행히도 당뇨병에서는 나타나지 않는다.[4] 따라서 당뇨병의 심혈관질환 위험을 적극적으로 해결해야 한다.

스타틴치료는 당뇨병에서 ASCVD 위험을 일관

되게 감소하는 것으로 알려졌으며[5], 대부분의 당뇨병 환자에게 강력하게 권고되고 있다.[6]

적절한 생활습관 변화와 혈당 저하치료의 병행은 ASCVD 부담을 크게 줄일 수 있다. 그러나 적절한 스타틴치료 후에도 상당한 잔류 위험이 지속되며, 스타틴치료의 지속에도 불구하고 당뇨병 환자 7명 중 1명은 5년 이내에 ASCVD가 발생하는 것으로 추정된다.[7] 이에 따라 죽상경화를 일으키는 지단백질의 감소와 ASCVD의 전반적 위험을 감소시키기 위한 새로운 치료법에 대한 집중적 연구가 추가되고 있다.

2형당뇨병에서 특징적 지질 이상은, 고중성지방혈증, HDL-콜레스테롤 저하, 작고치밀한 LDL-콜레스테롤 증가 등이다.[8,9]

고중성지방혈증이 2형당뇨병에서 흔한 나타나는 지질 이상이므로 피브레이트, 오메가-3 지방산, 나이신 등의 중성지방 치료제에 대한 관심이 집중되었다.

최근의 REDUCE-IT연구[10]에서 에이코사펜트 에틸 4 g 투여는 이점이 있었으나 그 밖의 다른 연구에서 스타틴으로 치료하는 환자에서 어떤 이점도 없었고 세부분석에서 피브레이트 치료에 의해 어느 정도 위험 감소가 있었다.[11]

에제티미브에 의한 LDL-콜레스테롤의 추가 저하는 급성 관상동맥증후군(ACS) 후 환자에서 위험 감소가 있었다.[12]

지난 몇 년 동안 가장 획기적 사실은 새로운 지질강하제 프로프로틴 전환효소 서브틸리신/케신 9형(PCSK9)억제제의 도입이었다.

이 장에서는 혈중 콜레스테롤 조절에 대한 PCSK9의 역할, PCSK9억제제의 연구와 임상적 이용을 요약하고 새로운 중성지방 저하치료에 대해 알아본다.

PCSK9과 LDL-콜레스테롤 조절

혈중 콜레스테롤 조절에 대한 PCSK9의 역할은 2003년 Abifedel 등이 상염색체 우성 유전하는 가족 고콜레스테롤혈증에서 PCSK9의 기능획득변이를 발견하여 알려졌다.[13]

그 후 이 단백질의 생리적 역할을 이해하여[14,15], 신속하게 치료제 개발로 이어졌다.[16]

PCSK9은 LDL 수용체에 결합하여 리소좀에서 분해시키는 순환 세린프로테아제다. 흥미로운 사실은 LDL 수용체와 PCSK9의 발현이 같은 전사인자인 스테롤조절요소 결합단백질(SREBP)에 의해 조절되며 세포의 콜레스테롤 결핍 상태에서 증가한다는 것이다.

LDL 수용체는 혈중 LDL입자의 수용체 경유 세포내이입에 관여하여 세포 안에 콜레스테롤을 증가하고 혈중 LDL입자를 감소시킨다. LDL 수용체는 간 세포막의 클라트린으로 덮힌 오목을 통해 내재화 후 LDL입자와 분리되고 세포 표면에서 재이용되어 수명 주기 동안 거의 100-150회 정도 이 과정을 반복한다.

그러나 LDL 수용체가 PCSK9에 결합하면 LDL 입자에서 분리되지 못하고 리소좀 안에서 LDL입자와 PCSK9는 함께 분해된다(그림 17.1).

PCSK9의 작용으로 간 세포막에서 LDL 수용체 재이용이 감소되면 결과적으로 혈중 LDL입자 제거가 감소한다. 실제로 생쥐에서 PCSK9 과발현은 혈중 콜레스테롤을 증가하며[17], PCSK9 결손은 콜레스테롤 저하를 일으킨다.[18]

이런 실험에 이어 역학 연구가 진행되었으며 PCSK9 염기서열에 변이가 있으면 LDL-콜레스테롤 저하와 ASCVD 위험 감소가 알려졌다.[19-21] 이것은 PCSK9 활성을 억제하여 혈중 LDL-콜레스테롤을

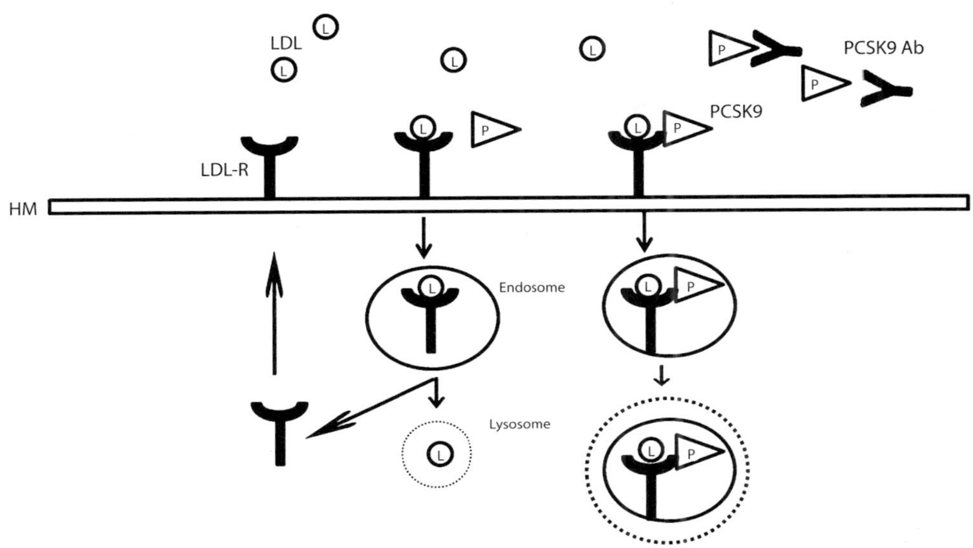

그림 17.1 LDL입자의 간 유입에 대한 PCSK9의 작용. 저밀도지단백질(LDL) 입자는 간세포막(HM)의 LDL수용체(LDL-R)에 결합하여 수용체-리간드 복합체는 세포안으로 들어가 endosome을 만든다. 이 복합체에서 LDL-R은 분리되어 세포막에서 재사용되며 LDL 입자는 리소솜에서 분해된다. PCSK9는 LDL-R에 결합하여 LDL/LDL-R 복합체의 분리를 방해하여 수용체와 LDL 입자를 리소솜에서 분해하게 만든다. PCSK9항체(Ab)는 PCSK9에 결합하여 LDL-R 분해를 감소시킨다.

저하시키는 약리적 접근법 개발의 기초가 되었다.

PCSK9억제제: 효과와 안전성

PCSK9 활성 억제를 위한 단클론항체와 소형억제RNA (siRNA)가 개발되었다.

임상 사용이 승인된 완전 사람 단클론항체에 에볼로쿠맙(evolocumab)과 알리로쿠맙(alirocumab)이 있다.

보통 2주에 한 번 피하주사로 투여하나(에볼로쿠맙 140 mg과 알리로쿠맙 75 또는 150 mg), 4주마다 에볼로쿠맙 420 mg, 알리로쿠맙은 300 mg을 투여할 수 있다.

가족고콜레스테롤혈증, 스타틴 불내성, 중등도 고콜레스테롤혈증 등에서 단독요법이나 스타틴치료와 병용하는 3상 연구가 시행되었다.

이런 연구에서 LDL-콜레스테롤 감소는 약 60%였으며, ApoB 약 50%, Lp(a) 25% 감소가 있었다. 혈청 중성지방은 15% 감소했으며 HDL-콜레스테롤에 주는 영향은 미약했다.[22,23] 스타틴치료의 병용에서 고감도 C-반응단백질에 대한 효과는 없었다.[24]

예상대로 동형접합 가족고콜레스테롤혈증에서 지질강하 작용은 현저하지 않았으며, 유전자형과 LDL 수용체 변이 대립유전자 수에 따라 달랐다.[25]

이런 연구에서 주사 부위의 반응 이외의 일관된 부작용은 거의 관찰되지 않았다. 특히 간기능 이상, 근육병증, 당뇨병 발생 증가 등은 없었다.

대부분의 치료 환자에서 LDL-콜레스테롤 수치가 낮았지만(25 mg/dL 이하), 백내장 발생률의 약

간 증가를 제외하고 부작용 발생률은 높지 않았다.[26]

인지기능 저하 부작용 위험에 대한 초기 우려는 약 2,000명을 대상으로 한 인지기능 세부연구에서 인지기능에 영향을 주지 않는 것이 알려졌다.[27]

PCSK9억제제: 심혈관질환 경과 추적

에볼로쿠맙과 알리로쿠맙은 각각 FOURIER[28]과 ODYSSEY Outcomes Trial[29]과 같은 대규모, 무작위, 이중맹검, 위약대조연구에서 심혈관질환 경과가 평가되었다.

FOURIER연구는 안정적으로 최적의 지질강하요법(중등도-고강도 스타틴±에제티미브)을 시행하며 LDL-콜레스테롤 70 mg/dL 이상 또는 nonHDL-콜레스테롤 100 mg/dL 이상인 확립된 ASCVD(심근경색, 비출혈뇌졸중, 말초혈관질환) 환자 27,564명 대상의 2차 예방 연구였다. 기저 혈장 LDL-콜레스테롤은 91 mg/dL였으며 거의 70%는 고강도 스타틴치료를 받고 있었다. 이 연구는 처음에 4년을 계획하였으나 예상보다 빠른 질환 발생 저하로 평균 2.2년 추적하고 종료하였다.

에볼로쿠맙요법은 LDL-콜레스테롤을 약 59% 감소시켰으며, 연구 종료 시 치료군의 평균 LDL-콜레스테롤은 약 30 mg/dL이었다. 복합 심혈관질환 1차 평가변수의 상대위험 15% 감소와 절대위험 2% 감소에 의해 연구 5년 연장에서 3.3% 감소를 예상할 수 있었다. 심근경색과 뇌졸중 위험은 유의하게 감소했으나 전체 사망률이나 심혈관질환 사망률에는 차이가 없었다. 주사 부위 반응을 제외하고 부작용 발생률에 차이가 없었다.

ODYSSEY경과연구는 최근(1-12개월)의 급성 관상동맥증후군 병력이 있으며 LDL-콜레스테롤 70 mg/dL 이상, nonHDL-콜레스테롤 100 mg/dL 이상, ApoB 80 mg/dL 이상이며, 고강도 또는 최대 내약성 스타틴으로 치료하는 18,924명 대상의 2차 예방 연구였다. 기저 혈장 LDL-콜레스테롤은 87 mg/dL였으며 거의 90%가 고강도 스타틴치료를 받고 있었다. 평균 추적 기간은 2.8년이었다. 알리로쿠맙 용량은 연구 기간 동안 LDL-콜레스테롤 25-50 mg/dL을 목표로 조정되었다. 복합 심혈관질환 1차 평가변수인 상대위험 15% 감소와 절대위험 1.6% 감소가 있었다. 총사망률 감소도 있었으나(HR=0.85, 95% CI 0.73-0.98), 유의하지 않은 2개의 경과(CHD 사망과 CVD 사망)가 있어 통계적 유의성은 없었다. 에볼로쿠맙 연구와 비슷하게 국소 주사 부위 반응을 제외하고 이상반응 발생률에 차이가 없었다.

당뇨병에 PCSK9억제제 사용

PCSK9억제제는 당뇨병에서도 안전하고 효과적이라고 알려졌다.

에볼로쿠맙과 알리로쿠맙의 3상연구 세부분석에서 당뇨병 환자의 지질강하는 당뇨병이 아닌 환자와 비슷하며, 혈당 조절 악화나 다른 부작용이 없었다.[30]

또한 당뇨병 전단계, 공복혈당장애, 대사증후군 등에서 LDL-콜레스테롤 저하는 혈당이 정상인 경우와 차이가 없었다.[31,32]

흥미로운 사실은 국소 주사 부위 부작용 발생률이 당뇨병이 아닌 환자에 비해 당뇨병 환자에서 더 적었다는 것이다.[33,34]

당뇨병 대상으로 PCSK9억제제의 3상 임상 연구 몇 건이 있었으며, 이런 연구에서도 안전성과 효

과가 있었다.[35-37]

ODYSSEY당뇨병-INSULIN 무작위 연구는 1형 당뇨병과 2형당뇨병에서 인슐린으로 치료하는 환자를 대상으로 알리로쿠맙 효과를 조사하였으며, 인슐린과 알리로쿠맙 병용투여에 우려가 있었으나 LDL-콜레스테롤 약 50% 감소가 있었다.[35]

ODYSSEY당뇨병-DYSLIPIDEMIA 연구는 최대한의 내약성 스타틴으로 치료하는 혼합고지혈증이 있는 2형당뇨병에서 nonHDL-콜레스테롤 감소가 있었다. 페노피브레이트, 오메가-3지방산, 나이아신 등을 추가하는 "일반적 치료"에 비해 알리로쿠맙 24주 투여는 nonHDL 콜레스테롤을 평균 38% 감소했다.[36]

또한 에벨로쿠맙은 2형당뇨병의 이상지질혈증에서 LDL-콜레스테롤을 약 65%, nonHDL-콜레스테롤을 약 56% 감소했다.[37] 이런 연구에서 혈당 조절에 영향이 없었다.

당뇨병을 제외하지 않은 FOURIER연구의 세부분석에서 당뇨병 유무와 관계없이 혈당 조절 악화나 새로운 당뇨병 발생 위험 없이 심혈관질환 위험을 감소했다.[38] 이 연구의 대상 27,564명 중 40%는 기저에 당뇨병이 있었으며, 1차 평가변수 위험비는 당뇨병에서 0.83 (95% CI 0.75-0.93), 당뇨병이 아닌 환자에서 0.87 (95% CI 0.79-0.96)였다. 당뇨병, 당뇨병 전단계, 정상 혈당 등에서 시간 경과에 따라 에볼로쿠맙과 위약군에서 당화혈색소 또는 공복혈당에 변화가 없었다. 이런 결과는 에벨로쿠맙이 당뇨병 환자의 ASCVD에서 안전하고 효과적임을 시사한다.

PCSK9억제제: 임상 이용과 향후 전망

현재까지의 자료는 PCSK9억제제가 LDL-콜레스테롤 및 다른 죽상경화 지단백질을 안전하고 효과적으로 저하시켜 주요 혈관질환 발생을 감소시키는 강력한 지질강하제의 작용을 명확하게 보여준다.

그러나 보다 광범위한 이용을 권고하기 위해서는 이런 제제의 높은 비용이나 장기적 안전성 연구 부족을 포함한 다른 요인이 해결되어야 한다.

따라서 현재의 지침은 절대위험 감소가 클 가능성이 있는 환자에게 이용을 권고한다. 여기에는 가족고콜레스테롤혈증처럼 콜레스테롤 수치가 매우 높거나, 확립된 ASCVD에서 최적의 치료에도 이상지질혈증이 지속되어 향후 ASCVD 발생 위험이 매우 높은 환자가 포함된다. 이형접합 가족고콜레스테롤혈증 대상의 ODYSSEY ESCAPE연구는 알리로쿠맙요법이 LDL 성분채집술(apheresis) 시행 감소나 때로 없애는 효과가 있었다.[39] 실제로 중증 고콜레스테롤혈증에서 LDL 성분채집술 시행 환자 수는 PCSK9억제제 등장 이후 꾸준히 감소하고 있다.

당뇨병의 ASCVD에서 최대 내약성 스타틴치료에도 nonHDL-콜레스테롤 100 mg/dL 이상에서 PCSK9억제제를 고려한다. 당뇨병 유병기간이 긴 환자나 다른 위험인자가 있으면 1차 예방을 위해 이런 치료의 조기 시작이 도움이 될 가능성은 매우 높다.

고지혈증 정도와 지속 기간이 죽상경화에 중요한 결정 요인이라고 잘 알려져 있다. 보다 젊은 나이에 효과적이며 안전한 지질강하요법의 시작은 인구집단에서 ASCVD 발생률을 줄일 가능성이 있지만, 비용-효율(현재의 가격에서)면의 타당성과 장기적 안전성을 고려해야 한다. PCSK9억제제를 투여하는 많은 환자에서 LDL-콜레스테롤 수치가 매우 낮다.

FOURIER연구에서 기저 LDL-콜레스테롤 70

mg/dL 이하인 환자는 치료에 의해 평균 LDL-콜레스테롤 수치는 21 mg/dL로 되었으며 상대위험이 30%의 감소되었다. 이 연구의 2차 분석에서 주요 ASCVD 발생은 LDL-콜레스테롤 농도 10 mg/dL이하까지 직선적 관계가 있었으며 부작용 증가는 없었다.[40]

이런 결과에 의해 20 mg/dL 미만을 보다 적극적으로 치료하는 역치로 제안되었다.[16] 그러나 FOURIER연구의 평균 추적 기간은 2.2년이었으며, 이렇게 공격적 치료의 안전성을 확인하기 위해서는 보다 장기간의 연구가 필요하다.

또한 PCSK9억제제에 의한 새로운 당뇨병 발생 가능성도 장기적 연구가 필요하며 멘델무작위 배정 연구에서 콜레스테롤 저하 PCSK9 변이와 당뇨병 위험 증가의 관련성이 알려 졌기 때문이다.[41]

장기적 안전성이 확립되고 비용 절감에 도달하면 PCSK9억제제는 당뇨병 환자와 당뇨병이 아닌 환자 모두에서 ASCVD 부담을 크게 줄일 가능성이 있다.

PCSK9 활성 감소에 siRNA 이용, PCSK9가 정상인 사람에게 항체를 만들기 위한 면역주사 개발, PCSK9의 CRISPR-Cas9 유전자 편집 등을 포함한 향후 발전이 ASCVD 예방 목표를 가능하게 할 것이다.

siRNA인 Inclisiran의 3상 임상연구에서 6개월마다 투여하여 LDL-콜레스테롤이 50% 감소하는 좋은 결과가 있었지만[42], 다른 방법은 아직 사람을 대상으로 시도되지 않았다.[43,44]

다른 새로운 지질강하요법

에제티미브와 PCSK9 억제제 이외에 스타틴으로 치료해도(또는 불내성에서) LDL-콜레스테롤이 높을 때 사용하는 벰페도산(bempedoic acid)이 있다. 콜레스테롤 생합성 경로 효소 ATP-구연산분해효소를 억제하여 LDL-콜레스테롤을 약 21% 감소시킨다고 알려졌다.[45] 미국식품의약국(FDA)은 이형접합 가족고콜레스테롤혈증 또는 LDL-콜레스테롤 추가 감소가 필요한 ASCVD에 승인하였다. 매일 180 mg의 용량으로 경구 투여한다.

최근 중성지방 풍부지단백질(TGRL) 대사를 높이는 지단백리파제(LPL)에 중점을 둔 새로운 중성지방 저하요법에 관심이 높아지고 있다. **그림 17.2**는 2개의 주요 TGRL인 chylomicrons과 VLDL 대사 과정이다. LPL에 의해 분해된 TGRL 잔여물은 간에 유입되거나 간리파제에 의해 추가로 분해되어 LDL 입자를 만든다. 잔류입자는 LDL입자처럼 혈관내피에 침투할 수 있으며, 염증 사이토카인의 내피 분비와 혈류 경유 혈관 확장 장애를 포함한 다양한 기전으로 염증과 죽상경화 형성을 촉진할 수 있다.[46-48] 이것은 지방조직에서 호르몬감수성 리파제에 의해 분비된 유리지방산 증가와 간에서 VLDL의 과잉 생산에 의해 2형당뇨병의 고중성지방혈증에서 중대한 문제가 된다.

2형당뇨병의 특징인 비만, 인슐린저항성, 인슐린 결핍은 이 과정을 증폭시키는 역할을 한다. 과도한 TGRL 생성은 고중성지방혈증이 있는 당뇨병에서 LDL-콜레스테롤은 정상 수준임에도 불구하고 ASCVD 위험을 높이는 중요한 요인인 잔류지단백질을 증가시킨다.

새로운 중성지방 강하제는 LPL을 활성하는 ApoC3나 ANGPTL3/4 등의 단백질을 억제하여 작용한다. Volanesorsen은 ApoC3를 억제하는 안티센스 올리고뉴클레오티드이며 용량 의존적 작용으로 ApoC3를 40-80%, 혈청 중성지방을 31-71% 감소시켰다.[49] 최근 유럽에서 가족킬로미크론혈증 증후군에 사용이 승인되었으나 미국 FDA는 혈소판감소증 위험이 있다고 승인하지 않았다. 이 제제의 n-아세틸갈락토사민 접합형이 개발되어 건강 지원자에서 중성지방 수치의 현저한 감소가 있었다.[50]

ANGPTL3에 대한 단클론항체(에비나쿠맙)와 안티센스 올리고뉴클레오티드(anti-sense oligonucleotide)도 개발되어 중성지방 저하 효과가 연구되고 있다. ApoC3나 ANGPTL4 변이는 혈청 중성지방 증가에서 ASCVD가 발생한다는 유전적 근거가 되었으며 이런 제제가 고중성지방혈증 및 식후 잔여지단백 콜레스테롤이 높은 환자에서 ASCVD

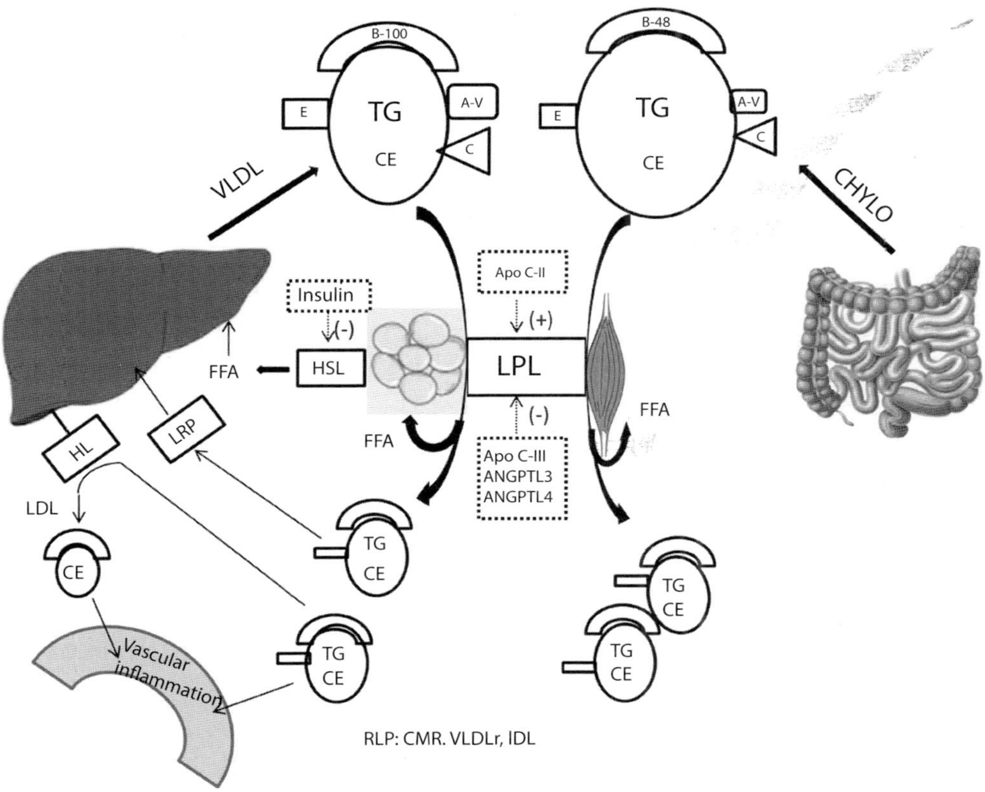

그림 17.2 중성지방이 풍부한 지단백질(TGRL)의 대사. 2종의 중성지방이 풍부한 지단백질인 킬로미크론(Chylo)과 초저밀도지단백질(VLDL)은 각각 장과 간에서 분비된다. 이들은 지방 조직과 골격근에 발현되는 지단백질리파제(LPL)에 의해 가수분해되어 유리지방산(FFA)과 킬로미크론잔여물(CR), VLDL잔여물(VLDLr), 중간밀도지단백(IDL) 등의 잔류지단백질(RLP)이 된다. 이들은 LDL수용체 관련단백질(LRP)을 통해 간에서 제거되거나 간리파제(HL)에 의해 추가 가수분해되어 저밀도지단백(LDL) 입자를 만든다. LDL과 RLP은 혈관벽으로 들어가서 혈관 염증과 죽종 형성을 촉진한다. 그림에는 LPL 활성에 영향을 주는 인자와 지방조직의 호르몬민감성 리파제(HSL)를 억제하는 인슐린의 역할을 보여주고 있다. 약어 TG: 중성지방, CE: 콜레스테릴 에스텔; B-100: Apo B-100, B-48: Apo B-48, E:Apo E, A-V: Apo A-V, C: Apo C.

를 감소시킬 가능성이 있다.[51,52]

당뇨병과 고중성지방혈증에서 잔여 지단백질이 증가하며, 심혈관질환 이환율과 사망률을 더욱 낮추기 위한 LDL 콜레스테롤 저하요법의 보조제로서 이런 치료제의 역할 이해에 도움이 될 것이다.

결론

1형당뇨병과 2형당뇨병 환자는 모두 ASCVD 위험이 높다. 건강한 생활습관으로 변화와 혈당 조절 이외에 스타틴치료의 추가는 위험을 줄인다고 알려져 대부분의 당뇨병 환자에서 스타틴치료를 시작한다.

스타틴치료 후에도 지속되는 잔류위험을 더욱 줄이기 위해 특히 ASCVD가 확립된 환자에서 에제티미브, PCSK9억제제, 벰페도산 등의 추가적 LDL-콜레스테롤 저하요법을 고려할 수 있다. PCSK9 억제제는 부작용이 적으며 LDL-콜레스테롤을 약 60% 감소하는 것으로 알려졌다. 또한 당뇨병 유무와 관계없이 ASCVD의 심혈관질환 경과를 개선하였다.

중성지방 풍부지단백질의 LPL를 통한 제거를 목표로 새로운 중성지방 저하제가 개발되고 있으며 이에 의한 ASCVD 위험의 추가 감소 가능성이 연구되고 있다.

참고문헌

1. Hu FB, Stampfer MJ, Solomon CG, Liu S, Willett WC, Speizer FE et al. The impact of diabetes mellitus on mortality from all causes and coronary heart disease in women: 20 years of follow-up. Arch Intern Med. 2001;161(14):1717-1723.
2. Fox CS, Golden SH, Anderson C, Bray GA, Burke LE, de Boer IH et al. Update on prevention of cardiovascular disease in adults with type 2 diabetes mellitus in light of recent evidence: a scientific statement from the American Heart Association and the American Diabetes Association. Circulation. 2015;132(8):691-718.
3. Yeh RW, Sidney S, Chandra M, Sorel M, Selby JV, Go AS. Population trends in the incidence and outcomes of acute myocardial infarction. N Engl J Med. 2010;362(23):2155-2165.
4. Rawshani A, Rawshani A, Franzen S, Eliasson B, Svensson AM, Miftaraj M et al. Mortality and cardiovascular disease in type 1 and type 2 diabetes. N Engl J Med. 2017;376(15):1407-1418.
5. Cholesterol Treatment Trialists C, Kearney PM, Blackwell L, Collins R, Keech A, Simes J et al. Efficacy of cholesterol-lowering therapy in 18,686 people with diabetes in 14 randomised trials of statins: a meta-analysis. Lancet. 2008;371(9607):117-125.
6. Grundy SM, Stone NJ, Bailey AL, Beam C, Birtcher KK, Blumenthal RS et al. 2018 AHA/ACC/AACVPR/AAPA/ABC/ACPM/ADA/AGS/APhA/ASPC/NLA/PCNA Guideline on the management of blood cholesterol. Circulation. 2018:CIR0000000000000625.
7. Cholesterol Treatment Trialists C, Fulcher J, O'Connell R, Voysey M, Emberson J, Blackwell L et al. Efficacy and safety of LDL-lowering therapy among men and women: metaanalysis of individual data from 174,000 participants in 27 randomised trials. Lancet. 2015;385(9976):1397-1405.
8. Jacobs MJ, Kleisli T, Pio JR, Malik S, L'Italien GJ, Chen RS et al. Prevalence and control of dyslipidemia among persons with diabetes in the United States. Diabetes Res Clin Pract. 2005;70(3):263-269.
9. Hirano T. Pathophysiology of diabetic dyslipidemia. J Atheroscler Thromb. 2018;25(9):771-782.
10. Bhatt DL, Steg PG, Miller M, Brinton EA, Jacobson TA, Ketchum SB et al. Cardiovascular risk reduction with icosapent ethyl for hypertriglyceridemia. N Engl J Med. 2019;380(1):11-22.
11. Sacks FM, Carey VJ, Fruchart JC. Combination lipid therapy in type 2 diabetes. N Engl J Med. 2010;363(7):692-694; author reply 4-5.
12. Cannon CP, Blazing MA, Giugliano RP, McCagg A, White JA, Theroux P et al. Ezetimibe added to statin therapy after acute coronary syndromes. N Engl J Med. 2015;372(25):2387-2397.
13. Abifadel M, Varret M, Rabes JP, Allard D, Ouguerram K, Devillers M et al. Mutations in PCSK9 cause autosomal dominant hypercholesterolemia. Nat Genet. 2003;34(2):154-156.
14. Horton JD, Cohen JC, Hobbs HH. PCSK9: a conver-

tase that coordinates LDL catabolism. J Lipid Res. 2009;50(Suppl): S172-177.
15. Tavori H, Rashid S, Fazio S. On the function and homeostasis of PCSK9: reciprocal interaction with LDLR and additional lipid effects. Atherosclerosis. 2015;238(2):264-270.
16. Sabatine MS. PCSK9 inhibitors: clinical evidence and implementation. Nat Rev Cardiol. 2019;16(3):155-165.
17. Maxwell KN, Breslow JL. Adenoviral-mediated expression of Pcsk9 in mice results in a low-density lipoprotein receptor knockout phenotype. Proc Natl Acad Sci USA. 2004;101(18):7100-7105.
18. Rashid S, Curtis DE, Garuti R, Anderson NN, Bashmakov Y, Ho YK et al. Decreased plasma cholesterol and hypersensitivity to statins in mice lacking Pcsk9. Proc Natl Acad Sci USA. 2005;102(15):5374-5379.
19. Cohen J, Pertsemlidis A, Kotowski IK, Graham R, Garcia CK, Hobbs HH. Low LDL cholesterol in individuals of African descent resulting from frequent nonsense mutations in PCSK9. Nat Genet. 2005;37(2):161-165.
20. Cohen JC, Boerwinkle E, Mosley TH, Jr., Hobbs HH. Sequence variations in PCSK9, low LDL, and protection against coronary heart disease. N Engl J Med. 2006;354(12):1264-1272.
21. Kathiresan S, Myocardial Infarction Genetics C. A PCSK9 missense variant associated with a reduced risk of earlyonset myocardial infarction. N Engl J Med. 2008;358(21):2299-2300.
22. Sabatine MS, Giugliano RP, Wiviott SD, Raal FJ, Blom DJ, Robinson J et al. Efficacy and safety of evolocumab in reducing lipids and cardiovascular events. N Engl J Med. 2015;372(16):1500-1509.
23. Robinson JG, Farnier M, Krempf M, Bergeron J, Luc G, Averna M et al. Efficacy and safety of alirocumab in reducing lipids and cardiovascular events. N Engl J Med. 2015;372(16):1489-1499.
24. Bohula EA, Giugliano RP, Leiter LA, Verma S, Park JG, Sever PS et al. Inflammatory and Cholesterol Risk in the FOURIER Trial. Circulation. 2018;138(2):131-140.
25. Raal FJ, Hovingh GK, Blom D, Santos RD, Harada-Shiba M, Bruckert E et al. Long-term treatment with evolocumab added to conventional drug therapy, with or without apheresis, in patients with homozygous familial hypercholesterolaemia: an interim subset analysis of the open-label TAUSSIG study. Lancet Diabetes Endocrinol. 2017;5(4):280-290.
26. Robinson JG, Rosenson RS, Farnier M, Chaudhari U, Sasiela WJ, Merlet L et al. Safety of very low low-density lipoprotein cholesterol levels with alirocumab: pooled data from randomized trials. J Am Coll Cardiol. 2017;69(5):471-482.
27. Giugliano RP, Mach F, Zavitz K, Kurtz C, Im K, Kanevsky E et al. Cognitive function in a randomized trial of evolocumab. N Engl J Med. 2017;377(7):633-643.
28. Sabatine MS, Giugliano RP, Keech AC, Honarpour N, Wiviott SD, Murphy SA et al. Evolocumab and clinical outcomes in patients with cardiovascular disease. N Engl J Med. 2017;376(18):1713-1722.
29. Schwartz GG, Steg PG, Szarek M, Bhatt DL, Bittner VA, Diaz R et al. Alirocumab and cardiovascular outcomes after acute coronary syndrome. N Engl J Med. 2018;379(22):2097-2107.
30. Handelsman Y, Lepor NE. PCSK9 Inhibitors in lipid management of patients with diabetes mellitus and high cardiovascular risk: a review. J Am Heart Assoc. 2018;7(13):e008953.
31. Leiter LA, Muller-Wieland D, Baccara-Dinet MT, Letierce A, Samuel R, Cariou B. Efficacy and safety of alirocumab in people with prediabetes vs those with normoglycaemia at baseline: a pooled analysis of 10 phase III ODYSSEY clinical trials. Diabet Med. 2018;35(1):121-130.
32. Blom DJ, Koren MJ, Roth E, Monsalvo ML, Djedjos CS, Nelson P et al. Evaluation of the efficacy, safety and glycaemic effects of evolocumab (AMG 145) in hypercholesterolaemic patients stratified by glycaemic status and metabolic syndrome. Diabetes Obes Metab. 2017;19(1):98-107.
33. Sattar N, Preiss D, Robinson JG, Djedjos CS, Elliott M, Somaratne R et al. Lipid-lowering efficacy of the PCSK9 inhibitor evolocumab (AMG 145) in patients with type 2 diabetes: a meta-analysis of individual patient data. Lancet Diabetes Endocrinol. 2016;4(5):403-410.
34. Leiter LA, Zamorano JL, Bujas-Bobanovic M, Louie MJ, Lecorps G, Cannon CP et al. Lipid-lowering efficacy and safety of alirocumab in patients with or without diabetes: A sub-analysis of ODYSSEY COMBO II. Diabetes Obes Metab. 2017;19(7):989-996.
35. Leiter LA, Cariou B, Muller-Wieland D, Colhoun HM, Del Prato S, Tinahones FJ et al. Efficacy and safety of alirocumab in insulin-treated individuals with type 1 or type 2 diabetes and high cardiovascular risk: The ODYSSEY DM-INSULIN randomized trial. Diabetes Obes Metab. 2017;19(12):1781-1792.
36. Ray KK, Leiter LA, Muller-Wieland D, Cariou B, Colhoun HM, Henry RR et al. Alirocumab vs usual lipid-lowering care as add-on to statin therapy in individuals with type 2 diabetes and mixed dyslipidaemia: The ODYSSEY DMDYSLIPIDEMIA randomized trial. Diabetes Obes Metab. 2018;20(6):1479-1489.

37. Lorenzatti AJ, Eliaschewitz FG, Chen Y, Lu J, Baass A, Monsalvo ML et al. Randomised study of evolocumab in patients with type 2 diabetes and dyslipidaemia on background statin: Primary results of the BERSON clinical trial. Diabetes Obes Metab. 2019;21(6):1455-1463.
38. Sabatine MS, Leiter LA, Wiviott SD, Giugliano RP, Deedwania P, De Ferrari GM et al. Cardiovascular safety and efficacy of the PCSK9 inhibitor evolocumab in patients with and without diabetes and the effect of evolocumab on glycaemia and risk of new-onset diabetes: a prespecified analysis of the FOURIER randomised controlled trial. Lancet Diabetes Endocrinol. 2017;5(12):941-950.
39. Moriarty PM, Parhofer KG, Babirak SP, Cornier MA, Duell PB, Hohenstein B et al. Alirocumab in patients with heterozygous familial hypercholesterolaemia undergoing lipoprotein apheresis: the ODYSSEY ESCAPE trial. Eur Heart J. 2016;37(48):3588-3595.
40. Giugliano RP, Pedersen TR, Park JG, De Ferrari GM, Gaciong ZA, Ceska R et al. Clinical efficacy and safety of achieving very low LDL-cholesterol concentrations with the PCSK9 inhibitor evolocumab: a prespecified secondary analysis of the FOURIER trial. Lancet. 2017;390(10106):1962-1971.
41. Ference BA, Robinson JG, Brook RD, Catapano AL, Chapman MJ, Neff DR et al. Variation in PCSK9 and HMGCR and risk of cardiovascular disease and diabetes. N Engl J Med. 2016;375(22):2144-2153.
42. Ray KK, Wright RS, Kallend D, Koenig W, Leiter LA, Raal FJ et al. Two phase 3 trials of inclisiran in patients with elevated LDL cholesterol. N Engl J Med. 2020;382(16):1507-1519.
43. Landlinger C, Pouwer MG, Juno C, van der Hoorn JWA, Pieterman EJ, Jukema JW et al. The AT04A vaccine against proprotein convertase subtilisin/kexin type 9 reduces total cholesterol, vascular inflammation, and atherosclerosis in APOE*3Leiden.CETP mice. Eur Heart J. 2017;38(32):2499-2507.
44. Ding Q, Strong A, Patel KM, Ng SL, Gosis BS, Regan SN et al. Permanent alteration of PCSK9 with in vivo CRISPR-Cas9 genome editing. Circ Res. 2014;115(5):488-492.
45. Laufs U, Banach M, Mancini GBJ, Gaudet D, Bloedon LT, Sterling LR et al. Efficacy and safety of bempedoic acid in patients with hypercholesterolemia and statin intolerance. J Am Heart Assoc. 2019;8(7):e011662.
46. Doi H, Kugiyama K, Oka H, Sugiyama S, Ogata N, Koide SI et al. Remnant lipoproteins induce proatherothrombogenic molecules in endothelial cells through a redox-sensitive mechanism. Circulation. 2000;102(6):670-676.
47. Chait A, Ginsberg HN, Vaisar T, Heinecke JW, Goldberg IJ, Bornfeldt KE. Remnants of the triglyceride-rich lipoproteins, diabetes, and cardiovascular disease. Diabetes. 2020;69(4):508-516.
48. Zheng XY, Liu L. Remnant-like lipoprotein particles impair endothelial function: direct and indirect effects on nitric oxide synthase. J Lipid Res. 2007;48(8):1673-1680.
49. Gaudet D, Alexander VJ, Baker BF, Brisson D, Tremblay K, Singleton W et al. Antisense inhibition of apolipoprotein ciii in patients with hypertriglyceridemia. N Engl J Med. 2015;373(5):438-447.
50. Alexander VJ, Xia S, Hurh E, Hughes SG, O'Dea L, Geary RS et al. N-acetyl galactosamine-conjugated antisense drug to APOC3 mRNA, triglycerides and atherogenic lipoprotein levels. Eur Heart J. 2019;40(33):2785-2796.
51. The TG and HDL Working Group of the Exome Sequencing Project, National Heart, Lung, and Blood Institute, Crosby J, Peloso GM, Auer PL et al. Loss-of-function mutations in APOC3, triglycerides, and coronary disease. N Engl J Med. 2014;371(1):22-31.
52. Dewey FE, Gromada J, Shuldiner AR. Variants in ANGPTL4 and the risk of coronary artery disease. N Engl J Med. 2016;375(23):2305-2306.

18

비만한 당뇨병에서 비만대사수술의 역할: 1차 치료인가 아니면 구조요법인가?

Praveena Gandikota[1] and Blandine Laferrère[2]

[1] Endocrine Fellow, Endocrine, Diabetes and Nutrition Division, Department of Medicine, St Luke's Roosevelt Hospital, New York, NY, USA

[2] Assistant Professor of Medicine, Division of Endocrinology, Diabetes and Nutrition Obesity Research Center Department of Medicine, St Luke's Roosevelt Hospital Center, Columbia University College of Physicians and Surgeons, New York, NY, USA

요점

- 비만과 2형당뇨병은 서로 밀접한 관련이 있는 중요한 공공보건의 문제다. 식사요법과 운동을 통한 생활습관 교정(LSM)에 의한 체중 감량은 약물치료와 함께 2형당뇨병 관리의 기본이다. 약은 순응도, 비용, 부작용이 있으며 LSM은 비용, 효과, 단기적 작용에 의한 제한점이 있다.
- 새로운 당뇨병약은 베타세포의 시간 경과에 따른 기능저하 방지에 도움이 될 수 있다.
- 비만대사수술은 병적 비만과 2형당뇨병을 포함한 동반질환 관리를 위해 인기를 얻고 있다. 비만대사수술 후 대부분의 환자에서 혈당 조절이 개선되며, 환자의 50% 이상에서 완전관해가 나타난다.
- BMI 35kg/m^2 이상 당뇨병에 비만대사수술이 승인되었지만, 비만도가 낮은 당뇨병 치료를 위한 수술 이용도 제안되고 있다. 비만대사수술 시행을 고도비만으로 제한하는 것은 단기적 및 장기적 합병증에 대한 수준 높은 자료가 부족하며, 당뇨병 관해와 비용 분석에 대한 장기적 자료가 없기 때문이다.

서론

2형당뇨병과 비만의 유병률이 전 세계에서 증가하고 있으며 공공보건 부담이 크다. 미국 당뇨병 환자의 약 절반은 비만이다.

당뇨병의 내과치료는 비용이 많이 들고 생활습관 교정(lifestyle modification, LSM)과 다양한 약을 이용하지만 때로 비효율적이며, 일부에서 원치 않는 체중 증가나 저혈당을 일으킨다.

최근 수년간 2형당뇨병의 관리와 예후가 크게 개선되었다. 당뇨병 관리뿐 아니라 심장대사합병증의 예방과 치료를 위한 새로운 약물치료가 등장했다.

비만대사수술에 의해 당뇨병관해가 될 수 있지만, 이것은 많은 요인의 영향을 받으며, 실제로 관해 가능성을 연령, 당뇨병 유병기간, 혈당 조절에 사용한 약 등의 여러 특성을 이용하여 예측할 수 있다.[1]

명확해지고 있는 사실은 비만대사수술이 베타세포 용적을 변화시키는 것이 아니라 당독성을 (단기적으로) 역전하고 인슐린 작용을 개선한다는 것이다. 이것은 경구 및 경정맥 자극에 대한 인슐린 반응이 변하지 않는 것으로 알 수 있다.[2,3]

2형당뇨병에서 비만대사수술은 BMI 35kg/m^2 이하 환자에서 체중 감량과 관계없이 효과적이므로 2형당뇨병 치료법으로 비만대사수술의 제안을 이해할 수 있다. 백인에 비해 낮은 BMI에서도 2형당뇨병 위험이 높은 아시아인과 같은 일부 인종에서 매력적 대안이 될 수 있다. 이 장에서는 내과치료에도 당뇨병이 관리되지 못할 때 비만대사수술이 1차요법으로 시행되어야 하는지 아니면 구조요법에 불과한지 논의한다.

또한 포도당 항상성에 대한 비만대사수술의 작용 기전, BMI 35kg/m^2 이하 2형당뇨병 치료에 비만대사수술의 역할, 다양한 비만대사수술의 위험과 이점, 향후 수술 기법 등에 대해 논의한다.

비만대사수술에 의한 2형당뇨병 개선 기전

체중 감량 효과

2형당뇨병은 근육과 간의 인슐린저항성, 베타세포와 알파세포의 기능 손상, 인크레틴 작용 손상, 신장과 뇌의 포도당 항상성 변화 등의 동반에 의한 매우 복잡한 질환이다.

진행된 베타세포 손상과 혈관합병증이 때로 2형당뇨병 진단 시점에 나타난다. 칼로리 섭취를 줄이고 신체 활동을 늘리는 것은 2형당뇨병 관리에 필수적이다.

많은 연구에서 LSM이 2형당뇨병 예방에 효과적이며 위험을 최대 58%까지 감소하는 것으로 알려졌다. 또한 2형당뇨병이 확립된 환자에서 체중 감량과 LSM은 유익하다.[4]

10% 정도의 체중 감량은 당뇨병, 고혈압, 이상지질혈증 등 비만 관련 동반질환을 개선한다. LSM은 작은 규모로 짧은 기간 체중 감소를 일으키지만[5], 비만대사수술은 적어도 14년까지 40-50%의 초과체중감소(EWL)라는 큰 규모의 체중 감소를 일으킨다.[6,7] 체중 감소는 비만대사수술 후 2형당뇨병 개선에 중요한 요인이다.

인크레틴 효과

우회수술 후 수일 내의 혈당 개선은 체중 감소 이외의 요인이 당뇨병 개선의 원인이 될 수 있음을 시사한다.

인크레틴의 변화를 위밴드술(GBP) 후 당뇨병 관해 이유의 일부를 설명할 수 있다. 2개의 주요 인크레틴은 글루카곤유사펩타이드1 (GLP1)과 포도당의존 인슐린분비펩타이드(GIP)이며, 각각 L세포와 K세포에서 생성된다. 이들은 정맥으로 포도당 투여에 비해 경구 포도당 투여에서 인슐린 반응이 큰 "인크레틴 효과"를 담당한다. 인크레틴은 식후 포도당에 의한 인슐린 분비에 중요한 역할을 한다. 또한 GLP1은 글루카곤을 감소시켜 혈당을 내리고, 동물 모델에서 베타세포 사멸 감소와 베타세포 용적 증가가 있었다. 인크레틴 효과는 2형당뇨병에서 저하되어 있다.

GBP 후 인크레틴 수준과 작용이 모두 증가하지만[8,9], 식사요법[10]이나 순수한 칼로리 제한[11]에서는 증가하지 않는다. GLP1 수준은 빠르면 2일 이내에 증가하고[12] 최대 20년까지 지속된다.[13]

GBP 후 인크레틴 수준이 증가하는 기전은 완전

히 이해되지 않았다. 우회수술 후 또는 수직소매 위절제술(VSG) 후 소장 하부에 영양분이 빠르게 전달되면 L세포에 직접 영양 노출에 의해 GLP1 생성이 증가할 수 있다. 이 가설은 설치류에서 회장 전위(ileal transposition) 실험으로 제시되었다.[15] 전장배제가설은 장의 앞쪽에 영양분 노출 제한 역할을 강조하며[16], 또한 소장 앞부분에 인크레틴 대항인자의 존재를 시사한다. 이 가설은 내강소매(endoluminal sleeves)나 십이지장점막 재포장(duodenal mucosal resurfacing) 이용 연구의 기초가 되었다(아래 참조).

비만대사수술 후 체중 감량과 대사 개선의 다른 기전으로 그렐린과 PYY의 변화[11,17], 담즙산[18], 미각 변화, 염증 표지자, 위 배출과 장 통과 시간[9], 장내 세균총[19] 등의 변화가 알려져 있다.

2형당뇨병에서 비만대사수술의 역할: 1차치료인가 아니면 구조요법인가?

2형당뇨병 치료에 사용하는 약[20]에 위험과 부작용이 없는 것은 아니다. 특히 설포닐유레아와 인슐린에서 체중 증가와 저혈당 위험은 이미 비만한 환자의 관리에 장애가 된다. 또한 신부전이나 심부전 같은 관련질환을 가진 환자에서도 문제가 나타난다.

미국에서 다양하고 우수한 당뇨병약의 사용에도 불구하고 2형당뇨병 환자의 43%가 내과적 치료에 실패하여 HbA1c 7% 이하 목표에 도달하지 못한다.[21]

Holman 등의 연구에 의하면 31.9-44.7%의 환자가 인슐린치료 3년 후 HbA1c 6.5% 이하에 도달했다.[22] 약물치료에 의한 당뇨병 관해 보고는 없다.

비만대사수술을 받는 환자의 약 30%는 2형당뇨병을 갖고 있지만[6], 그중 약 1/3은 당뇨병으로 진단받지 않았음에도 수술을 받았다.[23]

Buchwald의 메타분석[24]에서 당뇨병 관해라고 정의한 기준은 당뇨병약을 중단하고 공복혈당 100 mg/dL 이하 또는 HbA1c 6% 이하였다. 당뇨병 관해율은 수술에 따라 다르며 BPD/십이지장전환 95%, RYGBP 80%, 위성형술 80%, 위밴드술(GBP) 57-73% 등이었다. 흡수 장애(BPD)와 체중 감소가 클수록 당뇨병 관해 도달할 가능성이 높아진다.

2형당뇨병의 유의한 개선은 수술군과 비수술군을 장기간 비교한 전향연구인 스웨덴 비만연구(SOS)에서도 나타났다.[7] 수술군의 2년과 10년 추적에서 혈당과 인슐린 수준 감소, 2형당뇨병의 회복 등에 모두에서 좋은 결과를 보였다.

Dixon 등은 GBP의 무작위 대조연구에서 2년 후 당뇨병 관해율이 기존 내과치료(13%)에 비해 73%라고 했다.[25]

비만대사수술의 이점에는 40%에 이르는 체중 감소뿐 아니라 비만 관련 동반질환인 당뇨병, 고지혈증(70%), 고혈압(61.7%), 폐쇄수면무호흡증(85.7%) 등의 해결 또는 개선이 포함된다.[24] 최근 연구에서 비만대사수술 후 사망률, 특히 당뇨병 관련 사망률 감소가 알려졌다.[26]

나이가 많으며, 당뇨병 유병기간이 길고, 치료 접근성이 떨어져서 내과치료에 실패한 환자에게 비만대사수술이 도움이 될까? 만약 그렇다면 어떤 비만대사수술이 환자의 혈당 조절 목표 도달이나 당뇨병 관해에 도움이 될 수 있을까? BMI 35kg/m^2 이상인 2형당뇨병 환자에게 비만대사수술이 1차치료가 될 수 있을까?

비만대사수술의 위험과 이익의 균형을 생각하면 현재까지의 임상연구 결과를 개개 환자에게 그

대로 적용하기는 쉽지 않다.

수술에 의한 당뇨병 관해 연구에서 당뇨병 조절 또는 유병기간에 대한 보고가 일괄적으로 이루어지지 않는다.[27] 대부분 당뇨병 치료 기간이 짧고[25,28], 인슐린 치료를 받은 환자는 0.5%[25]에서 39%[29]로 비교적 적다.

Schauer 등[28]의 연구가 수술 전 당뇨병 상태와 유병기간을 분석한 유일한 연구다. 중증도가 낮은 환자에서 인슐린이 필요한 중증 환자에 비해 수술 후 공복혈당과 HbA1c가 우수했다. 또한 당뇨병 유병기간이 길수록 환자는 약이나 인슐린으로 계속 치료할 가능성이 높았다. 그러나 2형당뇨병의 수술 전 기간은 수술 후 혈당 조절에 차이가 없었다.[29]

발표된 자료의 해석에서 또 하나의 문제는 당뇨병 관해에 대한 정의다. 당뇨병 관해는 사실 새로운 개념이며[30], 과거의 수술 연구에서는 통일된 정의를 사용하지 않았다.[24,25] 최근의 합의 성명서는 2형당뇨병의 완전 관해를 "적극적 약물치료 또는 지속적 처치 없이 적어도 1년간 정상 혈당(정상 범위의 HbA1c, 공복혈당 100 mg/dL 이하)"으로 정의하도록 제안했다.[30] 당뇨병 관해에 대한 이런 임상적 정의가 당뇨병에서 나타나는 병태생리적 결함 역전을 일으키는지 여부는 아직 입증되지 않았다.

현재의 지침은 BMI 40kg/m^2 이상 또는 BMI 35kg/m^2 이상이며 동반질환이 있으면 비만대사수술을 승인한다.

비만대사수술 대상이 되는 환자의 3% 미만에서만 비만 치료를 받고 있으며 미국에서는 매년 200,000건 이상의 수술이 시행된다.

병적 비만 환자는 비만대사수술의 시행으로 건강과 삶의 질 향상에 도움이 되므로 BMI가 높은45 kg/m^2 이상 환자에서 수술 기회를 늘리려는 노력은 합리적 접근이다.[31]

ADA의 2010 지침[20]은 BMI 35kg/m^2 이상인 2형당뇨병에서 특히 동반질환이 생활습관과 약물치료로 관리하기 어려우면 비만대사수술을 고려하게 했다. 여기서 '관리하기 어려움'의 정의가 무엇인지, 그리고 비만대사수술을 받기 전에 얼마나 오랫동안 내과치료가 필요한가 등은 명확하지 않다.

당뇨병 관해를 수술 전에 예측할 수 있는 요인의 인식은 환자의 선택뿐 아니라 어떤 수술 방법이 좋을지 결정하는 데에도 중요하다. 체중 감량 정도는 비교적 명확한 결정 요인이다. 특히 당뇨병 관해율이 체중 감소 정도와 비례하면 더욱 그렇다.[25] 당뇨병 유병기간과 수술 전 인슐린 사용은 당뇨병 관해 가능성을 줄인다.[28,29] 이것은 수술 시 베타세포 기능 저하가 적을수록 당뇨병 관해 가능성이 높아짐을 의미한다. 그러나 비만대사수술 후 관해되지 않더라도 대부분의 환자에서 약을 적게 투여해도 질병이 호전되고 혈당 조절이 가능하다.[28]

병적 비만에서 적극적 내과치료와 비만대사수술을 비교한 RCT는 없다. 최상의 내과치료 결과를 비만대사수술 후 처음 5-10년의 결과와 비교하기는 어려울 것이다.

위밴딩술 또는 위우회술?

비만대사수술에는 크게 3가지 방법이 있다. 위절제술의 유무에 관계없이 제한적 시술은 음식 섭취를 제한하고 체중 감량을 유도하기 위해 위 용적을 줄이는 것을 목표로 한다.

이런 수술에는 복강경 조절 가능한 위밴드술(GBP), 현재 거의 시행되지 않는 수직 밴드 위 성형술(VBG)과 수직 소매 위 절제술(VSG)이 포함된다.

Roux-en-Y 위 우회술(RYGBP) 수술은 위 제한과 일부 흡수 장애를 결합한 수술이며 미국에서 가장 일반적으로 시행되는 시술이다.

담췌장 전환(BPD)은 위 제한이 있거나 없는 중증 흡수 장애가 있는 절차이다(**그림 18.1**). 경험적으로 외과 의사들은 BMI가 50 kg/m^{2}인 환자에게 흡수 장애 시술을 시행하는 경향이 있지만, 특정 환자에게 가장 적합한 수술을 결정하는 자료와 지침은 없다.

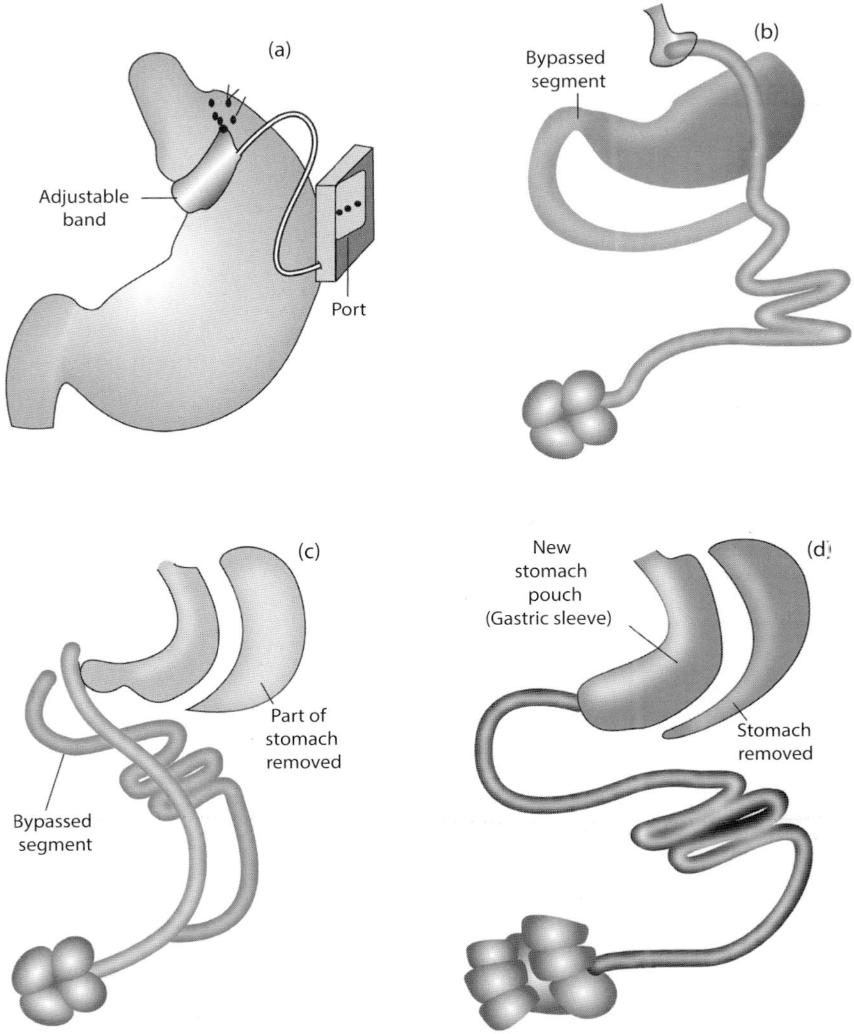

그림 18.1 비만대사수술. **(A)** 복강경 조절 위밴드술(GBP); **(B)** 루와이 위우회술(RYGBP); **(C)** 십이지장 스위치를 이용한 담췌장 우회술(BPD); **(D)** 수직 소매 위절제술(VSG). www.mayoclinic.org/ bariatric-surgery/bariatric-procedures .html.

수술 형태의 선택은 외과 의사의 선호도 혹은 초기 6-12개월의 체중 감량 결과에 기반해서는 안 되며, 다양한 수술 절차를 비교하는 무작위배정 비교 임상연구에서 생성된 장단기 자료에 근거해야 한다.

비만대사수술이 체중 감량, 동반질환 해결, 영양 결핍과 같은 합병증에 주는 영향에 대해 알기 위해서는 장기적 자료를 수집하는 것이 필수적이다. 영양 결핍, 체중 회복, 동반질환 해결과 전반적 이환율에 대한 자료는 이 환자 집단에서 추적 관찰에 대한 소실이 현저히 높기 때문에 본질적으로 잘 알려져 있지 않다.

최근 문헌고찰[32]에 의하면, 최소 12개월의 추적 관찰을 통해 영양 결핍에 대한 자료를 가진 연구는 5건에 불과했으며, 자료는 최적이 아니었다.

현재까지의 자료에 의하면 1년 정도 지난 시점에서 VSG와 RYGB의 경과는 비슷하며[33], 3년의 시점에 RYGB가 혈당 조절에 미미하지만 유의한 이점이 있다.[34]

병적 비만에서 사망률이 증가하지만 비만대사수술 관련 사망률은 0.1-1.1%로 알려졌다.[24] 최근의 전향적 다기관 관찰연구[31]에 의하면, 복강경 GBP 후 30일 사망률은 0%, 복강경 RYGBP 후 0.2%, 개복 RYGBP 후 2.1%였다. 이런 비율은 담낭절제술 후 90일 사망률 1%와 비슷하다. 전향연구(예: SOS)[26]와 후향연구[35] 모두에서 비만대사수술 후 전반적 사망률 감소가 있었다. 특히 당뇨병에서 RYGBP 수술에서 원인별 사망률이 92% 감소했다.[35] 비만대사수술의 초기 합병증으로 혈전색전증, 상처의 감염/벌어짐, 무기폐와 후기 합병증으로 문합부 협착, 장폐쇄, 절개부위 탈장, 위누공 등이 있다. 또한 덤핑증후군으로 불편할 수 있다. 미량영양소 및 비타민 흡수 변화와 관련된 장기적 대사와 영양 합병증은 흡수장애 수술 후에 자주 나타나[32] 평생 동안의 적극치료가 필요하다.

비타민 D 결핍증에 에르고칼시페롤 50,000단위를 매주 또는 일주일에 여러 번 복용하며, 철분과 B12는 비경구 투여가 필요하다. 이런 결핍은 평생 동안 적어도 일년에 2번 주의 깊게 감시해야 한다. 비만대사수술 후 미네랄과 비타민 보충에 대한 확립된 지침은 없다.

고인슐린혈증에 의한 저혈당이 RYGB 합병증으로 드물게 나타나며 중증도가 다양하다. 저혈당이 심하면 췌장 부분절제술도 고려하며 그 전에 식사 관리와 알파-글루코시다제 억제제, 옥트레오타이드 등을 시도한다.[36]

비만대사수술을 병적 비만에 선택하면 80% 이상에서 당뇨병이 개선되며 때로 관해가 가능하다. 따라서 모든 병적 비만에서 비만대사수술의 도움을 받을 수 있으므로 당뇨병의 유병기간이 길다거나 혈당 조절 불량에서도 수술의 금기는 아니다. 체중 감량, 안전성, 영양 합병증 등에 대한 장기적이고 수준 높은 자료(10년 이상 추적)가 필요하다.

이런 장기간의 연구는 치료 성공을 예측하는 요인이 될 수 있으며, 수술 방법의 선택이나 비타민 보충에 대한 지침에 도움이 될 것이다.

비만대사수술 건수가 증가함에 따라 평생 수술 후 관리가 필요한 환자가 기하급수적으로 증가할 것이다. 1차 진료의사와 내분비의사는 수술 전과 후 환자 관리의 최적화하기 위해 충분한 교육을 받아야 한다.

BMI 35kg/m^2 이하 2형당뇨병에서 비만대사수술의 역할

BMI 35kg/m^2 이하 2형당뇨병에서 비만대사수술에 대한 연구는 많지 않다.

Dixon 등[25]의 무작위배정 비교임상연구에서 2년 이상 2형당뇨병이 조절되는 평균 BMI 37.1 kg/m^2 환자에서 GBP의 관해는 73%(중도 탈락률 낮음)로 식사요법군의 13%에 비해 높았다.[25]

De Paula 등의 연구는 회장전위를 포함한 복잡한 수술에서 관해율이 높지만 초기 보고에서 무시할 수 없는 사망률이었다.[37] BMI 35 kg/m^2 이하 환자 5명에서 BPD 18개월 후 당뇨병 관해와 인슐린 감수성 개선이 있었다.[38]

Shah 등이 아시아계 인도인 대상으로 시행한 비무작위 연구는 GBP 수술 3개월 후 15명의 환자에서 관해율이 100%였다. 수술 전 환자의 80%가 인슐린 치료를 받았고, HbA1c 10%로 당뇨병 조절이 잘 되지 않았으며, 당뇨병 지속 기간은 9년이었다.[39]

Dixon 등의 BMI가 낮은 당뇨병에서 GBP 시행의 무작위배정 비교임상연구는 최고의 근거 기반 자료다.[25] 당뇨병 관해는 체중 감량 정도 및 수술 전 HbA1c 수준과 직접 관련이 있었다. 대상자는 비교적 경증의 당뇨병 환자였다. 이런 결과가 중증 당뇨병, 다른 인종, 다른 의료 시스템에서 도달될 수 있을지는 알 수 없다. BMI 35 kg/m^2 이하에서 비만대사수술, 특히 우회수술 적용에 대한 근거는 충분하지 않다. 보다 침습수술(우회술±회장 전위)의 임상 적응에는 수술 위험이 잘 관리된 RCT연구가 필요하다.

당뇨병수술연구는 BMI 30.0-39.9 kg/m^{2}이며 HbA1c 8.0% 이상 120명을 RYGB와 당뇨병, 고혈압, 이상지질혈증의 집중 관리 또는 내과치료만을 무작위 배정했다. 36개월에 내과치료에서는 당뇨병 관해가 없었으나 위우회술의 17%에서 완전 관해, 19%에서 부분관해가 있었다. 그러나 RYGB에서 중증 부작용이 많았다. 한편 혈당 조절에 대한 효과는 시간 경과에 따라 감소했다.[40]

장차 가능한 새로운 기술

마른 당뇨병 쥐[17] 또는 식사 유발 비만 쥐[41]에서 내강 십이지장 슬리브는 당대사를 개선하고 체중이 감소되었다. 비만에서 내강 치료의 인체 시험으로 위내 풍선, 경구강 위성형술, 내강수직 위성형술 등의 위 용적 제한이 시도된다. 십이지장 우회술을 이용한 연구는 효과뿐만 아니라 경로 폐쇄와 간농양 등의 합병증으로 실망스러운 결과였다.[42]

십이지장점막 재포장은 열에너지를 이용한 십이지장 점막을 제거하며 이론적으로는 호르몬과 점막 신호를 변경한다. 46명 대상의 다기관 연구에서 약간의 체중 변화에도 불구하고 혈당 조절에 효과가 있었고 12개월간 지속되었다. 혈당 조절 기전과 장기적 이점의 이해를 위해 추가 연구가 필요하다.[43]

비만대사수술은 대사와 심혈관질환 위험이 높은 2형당뇨병에서 병적 비만이 있을 때 선택되는 치료법이어야 한다. 이런 수술에 의해 삶의 질이 향상되고 고위험 환자의 생명 연장이 가능하다고 알려졌다.

BMI가 낮거나 경증 당뇨병에서 환자를 대상으로 침습적 비만대사수술 시행의 무작위배정 비교임상연구에 의한 근거는 충분하지 않다. GBP 후 적절한 체중 감량과 당뇨병 관해를 보장하기 위해서는 만성적으로 비침습 치료의 최적화가 중요하다.

이런 환자의 추적에는 외과의사, 내분비내과 전문의, 위장병 전문의, 정신과의사, 영양사, 1차 진료의 등을 포함한 다학제팀이 필요하다.

비만대사수술은 2형당뇨병의 복잡성 이해와 이런 만성질환에 새로운 치료법의 개발에 도움이 되는 모델을 제공한다.

참고문헌

1. Still CD, Wood GC, Benotti P et al. Preoperative prediction of type 2 diabetes remission after Roux-en-Y gastric bypass surgery: a retrospective cohort study. Lancet 2(1): 38–45,2014.
2. Nguyen KT, Billington CJ, Vella A et al. Preserved insulin secretory capacity and weight loss are the predominant predictors of glycemic control in patients with type 2 diabetes randomized to Roux-en-Y gastric bypass. Diabetes 64(9):3104–3110, 2015.
3. Dirksen C, Bojsen-Møller KN, Jørgensen NB et al. Exaggerated release and preserved insulinotropic action of glucagon-like peptide-1 underlie insulin hypersecretion in glucose-tolerant individuals after Roux-en-Y gastric bypass. Diabetologia 56(12): 2679–2687, 2013.
4. Pi-Sunyer X, Blackburn G, Brancati FL et al. Reduction in weight and cardiovascular disease risk factors in individuals with type 2 diabetes: one-year results of the look AHEAD trial. Diabetes Care. 30(6):1374–1383, 2007.
5. Wadden TA, Sternberg JA, Letizia KA et al. Treatment of obesity by very low calorie diet, behavior therapy, and their combination: a five-year perspective. Int J Obes. 13(Suppl 2):39–46, 1989.
6. Pories WJ, Swanson MS, MacDonald KG et al. Who would have thought it? An operation proves to be the most effective therapy for adult-onset diabetes mellitus. Ann Surg. 222(3):339–350, 1995.
7. Sjostrom L, Lindroos AK, Peltonen M et al. Lifestyle, diabetes, and cardiovascular risk factors 10 years after bariatric surgery. N Engl J Med. 351(26):2683–2693, 2004.
8. Laferrère B, Heshka S, Wang K et al. Incretin levels and effect are markedly enhanced 1 month after Roux-en-Y gastric bypass surgery in obese patients with type 2 diabetes. Diabetes Care. 30(7):1709–1716, 2007.
9. Morinigo R, Moize V, Musri M et al. Glucagon-like peptidel, peptide YY, hunger, and satiety after gastric bypass surgery in morbidly obese subjects. J Clin Endocrinol Metab. 91(5):1735–1740, 2006.
10. Laferrère B, Teixeira J, McGinty J et al. Effect of weight loss by gastric bypass surgery versus hypocaloric diet on glucose and incretin levels in patients with type 2 diabetes. J Clin Endocrinol Metab. 93(7):2479–2485, 2008.
11. Bose M, Machineni S, Olivan B et al. Superior appetite hormone profile after equivalent weight loss by gastric bypass compared to gastric banding. Obesity (Silver Spring). 18(6):1085–1091, 2010.
12. le Roux CW, Welbourn R, Werling M et al. Gut hormones as mediators of appetite and weight loss after Roux-en-Y gastric bypass. Ann Surg. 246(5):780–785, 2007.
13. Naslund E, Gryback P, Hellstrom PM et al. Gastrointestinal hormones and gastric emptying 20 years after jejunoileal bypass for massive obesity. Int J Obes Relat Metab Disord. 21(5):387–392, 1997.
14. Vidal J, Ibarzabal A, Nicolau J et al. Short-term effects of sleeve gastrectomy on type 2 diabetes mellitus in severely obese subjects. Obes Surg. 17(8):1069–1074, 2007.
15. Strader AD, Vahl TP, Jandacek RJ et al. Weight loss through ileal transposition is accompanied by increased ileal hormone secretion and synthesis in rats. Am J Physiol Endocrinol Metab. 288(2):E447–E453, 2005.
16. Rubino F, Forgione A, Cummings DE et al. The mechanism of diabetes control after gastrointestinal bypass surgery reveals a role of the proximal small intestine in the pathophysiology of type 2 diabetes. Ann Surg. 244(5):741–749, 2006.
17. Olivan B, Teixeira J, Bose M et al. Effect of weight loss by diet or gastric bypass surgery on peptide YY3-36 levels. Ann Surg. 249(6):948–953, 2009.
18. Patti ME, Houten SM, Bianco AC et al. Serum bile acids are higher in humans with prior gastric bypass: potential contribution to improved glucose and lipid metabolism. Obesity (Silver Spring). 17(9):1671–1677, 2009.
19. Zhang H, DiBaise J, Zuccolo A et al. Human gut microbiota in obesity and after gastric bypass. PNAS. 106(7):2364–2370, 2009.
20. American Diabetes Association. Diabetes Care. 33(Suppl 1): S1–S2, 2010.
21. Cheung BM, Ong KL, Cherny SS et al. Diabetes prevalence and therapeutic target achievement in the United States, 1999 to 2006. Am J Med. 122(5):443–453, 2009.
22. Holman RR, Farmer AJ, Davies MJ et al. Three-year efficacy of complex insulin regimens in type 2 diabetes. NEngl J Med. 361(18):1736–1747, 2009.
23. Residori L, Garcia-Lorda P, Flancbaum L et al. Prevalence of co-morbidities in obese patients before bariatric surgery: effect of race. Obes Surg. 13(3):333–340, 2003.
24. Buchwald H, Avidor Y, Braunwald E et al. Bariatric surgery: a systematic review and meta-analysis. JAMA. 292(14):1724–1737, 2004.
25. Dixon JB, O'Brien PE, Playfair J et al. Adjustable gastric banding and conventional therapy for type 2 diabetes: a randomized controlled trial. JAMA. 299(3):316–323, 2008.
26. Sjostrom L, Narbro K, Sjostrom CD et al. Effects of

bariatric surgery on mortality in Swedish obese subjects. NEngl J Med. 357(8):741-752, 2007.

27. Vetter ML, Cardillo S, Rickels MR, and Iqbal N. Narrative review: effect of bariatric surgery on type 2 diabetes mellitus. Ann Intern Med. 150(2):94-103, 2009.
28. Schauer PR, Burguera B, Ikramuddin S et al. Effect of laparoscopic Roux-en Y gastric bypass on type 2 diabetes mellitus. Ann Surg. 238(4):467-784, 2003.
29. Sugerman HJ, Wolfe LG, Sica DA, and Clore JN. Diabetes and hypertension in severe obesity and effects of gastric bypass-induced weight loss. Ann Surg. 237(6):751-756, 2003.
30. Buse JB, Caprio S, Cefalu WT et al. How do we define cure of diabetes? Diabetes Care. 32(11):2133-2135, 2009.
31. Purnell JQ and Flum DR. Bariatric surgery and diabetes: who should be offered the option of remission? JAMA. 301(15):1593-1595, 2009.
32. Shah M, Simha V, and Garg A. Review: long-term impact of bariatric surgery on body weight, comorbidities, and nutritional status. J Clin Endocrinol Metab. 91(11):4223-4231, 2006.
33. Schauer PR, Kashyap SR, Wolski K et al. Bariatric surgery versus intensive medical therapy in obese patients with diabetes. N Engl J Med 366(17): 1567-1576, 2012.
34. Schauer PR, Bhatt BL, Kirwan JP et al. Bariatric surgery versus intensive medical therapy for diabetes - 3-year outcomes. N Engl J Med 370(21): 2002-2013, 2014.
35. Adams TD, Gress RE, Smith SC et al. Long-term mortality after gastric bypass surgery. N Engl J Med. 357(8):753-761, 2007.
36. Salehi, M, Vella A, McLaughlin T et al. Hypoglycemia after gastric bypass surgery: current concepts and controversies. J Clin Endocrinol Metab 103(8): 2815-2826, 2018.
37. Depaula AL, Macedo AL, Mota BR, and Schraibman V. Laparoscopic ileal interposition associated to a diverted sleeve gastrectomy is an effective operation for the treatment of type 2 diabetes mellitus patients with BMI 21-29. Surg Endosc. 23(6):1313-1320, 2009.
38. Chiellini C, Rubino F, Castagneto M et al. The effect of bilio-pancreatic diversion on type 2 diabetes in patients with BMI <35 kg/m2. Diabetologia. 52(6):1027-1030, 2009.
39. Shah SS, Todkar JS, Shah PS, and Cummings DE. Diabetes remission and reduced cardiovascular risk after gastric bypass in Asian Indians with body mass index <35 kg/m2. Surg Obes Relat Dis. 6(4):332-338, 2010.
40. Ikramuddin S, Korner J, Lee W-J et al. Durability of addition of Roux-en-Y gastric bypass to lifestyle intervention and medical management in achieving primary treatment goals for uncontrolled type 2 diabetes in mild-to- moderate obesity: a randomized control trial. Diabetes Care 39(9): 1510-1518, 2016.
41. Aguirre V, Stylopoulos N, Grinbaum R, and Kaplan LM. An endoluminal sleeve induces substantial weight loss and normalizes glucose homeostasis in rats with diet-induced obesity. Obesity (Silver Spring). 16(12):2585-2592, 2008.
42. Egan AM and Vella A. Endoscopic treatments for obesity: the good, the bad, and the ugly. Endocrinol Metab Clin North Am 49(2): 315-328, 2020.
43. van Baar ACG et al. Endoscopic duodenal mucosal resurfacing for the treatment of type 2 diabetes mellitus: one year results from the first international, open-label, prospective, multicentre study. Gut 69(2): 295-303, 2020.

19

당뇨병에서 허혈심장병 치료 전략

Madeline K. Mahowald[1], Chiam Leker Locker[2], Mandeep Singh[3] and Robert L. Frye[4]

[1] Fellow, Cardiovascular Disease, Mayo Clinic
[2] Assistant Professor, Cardiovascular Surgery, Mayo Clinic
[3] Professor, Cardiovascular Disease, Mayo Clinic
[4] Professor, Cardiovascular Disease, Mayo Clinic

요점

- 당뇨병의 허혈심장병에서 내과치료는 혈관재형성(revascularization)에 중요하다.
- 혈관재형성치료는 증상 조절, 예후 개선, 후속 심근경색 방지를 위해 적응이 된다.
- 당뇨병에서 금기 사항이 없으면 관상동맥우회술이식(coronary artery bypass graft, CABG)이 피부경유혈관경유관상동맥성형(percutaneous transluminalcoronary angioplasty, PTCA)보다 좋은 선택이 될 수 있다.

서론

당뇨병에서 대사이상과 염증의 상승 작용으로 심혈관질환이 증가하여[1,2] 주된 사망 원인이 되고 있다.[3]

당뇨병과 관련 질환이 전 세계에서 증가하고 있으므로 당뇨병과 심혈관질환의 적절한 관리에 대한 이해가 임상 경과 개선에 필요하다.[4,5]

관상동맥병(coronary artery disease, CAD)은 지질의 대사와 저장 이상에 의한 질환으로 여겨졌지만 지난 수십 년간에 걸쳐 염증의 역할이 명확해지고 있다.[6,7]

세포 내 고혈당은 내피의존성 혈관확장을 저하시켜 혈관조직에 직접 영향을 주거나[8] 활성산소종을 증가하여 간접 영향을 주기도 한다. 산화스트레스는 지질대사 변화, 미토콘드리아기능 변화, 염증화합물 생성 증가 등을 자극한다.[9] 이런 반응으로 혈소판기능, 섬유소용해, 혈액응고 연쇄반응 등이 영향을 받는다. 일단 죽상동맥경화가 발생하면 내피기능은 더욱 손상된다.

2형당뇨병 유병률 증가에 따라 관상동맥병이 증가하는 상황에 있는 대부분의 환자는 해로운 대사환경과 관계된 다른 염증질환으로 비만을 동반하고 있다. 지방세포는 인슐린저항성과 포도당의 세포 유입에 영향을 주는 TNF-α와 같은 염증화합물을 분비한다.[10] 죽상동맥경화와 급성 관상동맥증후군(acute coronary artery syndrome, ACS)에서 염증을 표적으로 한 특정 치료법에 엇갈린 결과를 보여 현재 많은 연구의 초점이 되고 있다.[6,7,11,12]

당뇨병에서 이런 대사 환경에서 발생하는 죽상동맥경화 양상은 당뇨병이 아닌 환자의 양상과 다른 경우가 많다. 죽종의 양과 정도는 당뇨병 환자에서 보다 크며, 혈관재형성의 손상으로 혈관병변이 확산되고 광범위하게 침범되어 관상동맥 조영술에서 좁은 내강으로 나타난다.[13] 당뇨병에서 이런 혈관병변은 혈관재형성에 큰 영향을 주어 우회이식편 문합을 시행할 원위 혈관 표적이 없을 수 있고, 스텐트 삽입에 적합한 영역이 없을 수 있다. 또한 내피기능 장애는 곁순환을 만드는 능력을 감소시킨다.[14]

BARI*연구에서 당뇨병 환자는 당뇨병이 아닌 환자보다 급성 심근경색에서 위태로운 심근의 양이 많았다.[15] 이런 양상으로 당뇨병에서는 심근경색이나 안정적 CAD의 혈관재형성의 경과가 좋지 않았다.[16-19]

당뇨병 환자의 CAD 치료에서 다음과 같은 이해가 필요하다.

① 혈관재형성 전략 선택 여부와 관계없는 적극적 내과적 관리의 중요성.
② 관상동맥 혈관재형성의 적응증.
③ 혈관재형성 시행에서 PTCA 또는 CABG 선택에 영향을 주는 요인.

* BARI (Bypass Angioplasty Revascularization Investigation)

내과 치료와 혈당 조절의 역할

모든 CAD에서 최적의 내과치료는 특히 당뇨병이 있으면 없는 환자보다 임상 경과 개선에 중요하다. 내과치료는 고혈당에서 나타나는 혈소판응집 촉진의 영향을 방지하는 당단백질 IIb/IIIa억제제처럼 대사이상 및 산화스트레스의 영향을 받는 특정 경로를 표적으로 하기 때문이다.[20]

내과치료에는 일반적으로 항혈소판제, 스타틴, 베타 차단제, 안지오텐신 전환효소 억제제 또는 안지오텐신 수용체 차단제 등이 포함된다. 내과치료는 당뇨병과 CAD에서 생존율 향상에 독립적으로 관여하며 혈관재형성술보다 치료 효과가 좋지만 적절하게 시행되지 않고 있다.[21] 당뇨병과 심혈관질환의 적극적 내과치료에 PCSK9억제제, SGLT2억제제, 글루카곤유사펩타이드1 수용체작용제 등이 광범위하게 이용되며 더욱 효과가 좋아질 것으로 기대한다.[23,24]

항혈소판제치료

혈관재형성 후 항혈소판제치료의 역할, 성분, 지속 기간 등은 상황과 환자에 따라 진화하고 있다.[25,26]

출혈 위험에도 불구하고 아스피린이 심혈관질환 사망, 심근경색, 뇌졸중 또는 일과성 뇌허혈을 방지한다는 이점을 정량화하는 연구가 시행되었다.[27,28]

현재 당뇨병에서 심혈관질환 1차예방을 위해 매일 저용량 아스피린 복용은 권고하지 않는다.[29] 그러나 이미 CAD가 있으면 금기 사항이 아닌 한 당뇨병과 관계없이 무기한으로 매일 저용량 아스피린을 복용할 수 있다.

ACS 후 12개월 동안 P2Y12억제제 추가를 권고하지만, 이 기간 이상으로 이중항혈소판제치료(dual antiplatelet therapy, DAPT)의 연장은 출혈 위험이 이점보다 클 수 있다.

안정 허혈심장병에서 예정된 혈관재형성술 후의 권고는 미묘하며 일반적으로 시술 방법과 허혈과 출혈 위험을 포함한 환자의 상태에 따라 결정된다. PTCA 후 출혈 위험이 높은 환자에서 DAPT 지속 기간은 1개월 정도로 짧을 수 있다.[30] 예정된 CABG 후 DAPT 기간에 대한 무작위 연구는 없지만 최근의 ACS나 PTCA가 아닌 이식편 개통 수술 후 12개월 투여를 고려한다.[31] 수술 기법은 중요한 고려 사항이며 심폐펌프를 사용하지 않은 CABG 후에는 보다 강력한 DAPT를 고려한다.[32]

고혈당 관리

당뇨병에서 폐쇄성 CAD 진단 후 엄격한 혈당 조절에 의해 예후가 개선되었다는 많은 연구가 있다. ACS나 예정된 혈관재형성 수술을 위해 입원한 환자에서 내원 시 고혈당과 당화혈색소 증가 정도는 장기간 사망률을 예측하였다.[33,34] 급성 심근경색 후 집중 혈당 조절은 당뇨병에서 경과 악화를 방지할 수 있다.

심근혈관 재형성 환경에서 고혈당 치료를 위한 다양한 전략의 효과를 조사한 연구가 있다.

- BARI2D연구는 2형당뇨병에서 인슐린 치료보다 인슐린감수성을 높이는 치료가 더 좋았다.[35]
- FREEDOM연구의 세부분석에서 인슐린 치료는 당뇨병약 치료에서 보다 경과가 나빴다.[36] 2세대 약물용출스텐트 사용에서도 인슐린 치료에서 표적 병변 실패가 더 많았다.[37]

이런 연구의 대부분(BARI2D 제외)은 인슐린 치료와 인슐린감수성 치료를 무작위 배정하지 않았다. 따라서 인슐린 치료에서 나쁜 경과는 보다 진행된 당뇨병 환자가 대상이었을 가능성이 있다.

관상동맥 혈관재형성

미국심장학회/미국심장학회(ACC/AHA)의 2014년 지침[38](2017년 이용 기준 확대[39])은 자주 이용하는 참고 자료다.

2014년 지침은 당뇨병의 다혈관 CAD에서 생존율 개선을 위해 다음과 같이 권고(Class 1)하였다.

① 당뇨병에서 CAD 환자의 혈관재형성 결정에 심장팀(Heart Team) 접근 이용.

② 혈관재형성이 생존율을 향상시킬 가능성이 있는 다혈관 CAD (3혈관 CAD 또는 LAD 근위부의 복잡한 2혈관) 당뇨병에서는 PTCA보다 CABG를 권고한다. 특히 내흉동맥(ITA)을 좌측전방하행동맥(LAD)에 문합할 수 있고 환자가 좋은 수술 대상인 경우.

PTCA도 혈관재형성이 필요한 국소질환 환자에게 증상 완화에 중요한 역할을 한다.

2014년에는 유럽심장학회(ESC)와 함께 지침을 발표했으며, 최근에는 유럽당뇨병학회(European Association for the Study of Diabetes)와 공동으로 당뇨병과 당뇨병 전단계 환자의 심혈관질환에 특화된 지침을 발표했다.

이 지침은 당뇨병 진단, 위험인자 교정, 내과적 관리, 혈관 재형성 등을 제시하였다.[40] ACC/AHA와 ESC 지침에 따른 안정 허혈심장병의 혈관재형성

표 19.1 안정 심근허혈에서 혈관재형성에 대한 ACC/AHA, ESC의 클래스 I 권고

증상 개선을 위해
• 혈관재형성이 가능하고 내과치료에도 지속되는 협심증이 있는 하나 이상의 주요 관상동맥 협착.
생존율을 높이기 위해
• 주요 관상동맥의 중증 협착에 의한 허혈성 심실빈맥으로 추정되는 돌연사에서 생존자(ACC/AHA에서).
• 유의한 주요 좌측 관상동맥 협착(내강 직경 50% 이상).
• 3개의 주요 관상동맥(LAD동맥 근위부 침범 여부와 관계없이) 또는 LAD동맥 근위부와 하나의 다른 주요 관상동맥의 유의한 협착.
• 다혈관질환, 좌심실기능 손상, 광범위 허혈, 유의한 협착이 있지만 개통된 단일 관상동맥(ESC에서)
당뇨병 환자를 위한 특별한 권고
• 혈관재형성을 위한 Heart Team 접근이 당뇨병 및 복잡한 다혈관 CAD에 권고.
• 일반적으로 당뇨병 환자의 생존율 향상을 위해 PTCA 보다 CABG를 우선 권고하며, 특히 ITA 이식편을 LAD동맥에 문합할 수 있고, 환자가 수술 대상자이며 혈관재형성이 생존율을 높일 가능성이 있는 다혈관 CAD(3혈관 CAD 또는 LAD 근위부를 포함하는 복합 2혈관 CAD).

적응은 **표 19.1**[38,41]에 요약되어 있다.

구체적 혈관재형성 방법은 개개 환자와 상황에 따라 조정한다.

일부 환자는 폐쇄 죽상동맥경화성 병변의 중증도, 범위, 정확한 해부학적 위치 등에 따라 바람직한 방법을 결정한다. 또한 증상의 존재, 명확한 허혈, 심근기능 장애, 환자의 임상 특성, 동반질환, 선호도 등을 포함한 추가 요인의 상대적 균형을 고려한다.

혈관재형성이 적응되는 3개의 명확한 상황과 각각에 관련된 근거에 대해 알아보자.

당뇨병 유무와 관계없이 예정 침습적 혈관재형성을 고려해야 2개의 이유는 다음과 같다.

① 최적의 내과치료에도 지속되는 심근허혈에 의한 증상의 조절

② 고위험 환자에서 사망률과 심근경색 감소

많은 환자가 이 2개의 이유로 혜택을 받을 수 있다.

③ ACS이며 뒤에서 설명한다. **그림 19.1**은 당뇨병에서 CAD 관리의 알고리즘이다.

내과치료에 안정된 환자의 증상 조절

예정 혈관재형성 시행의 무작위 연구에서 증상과 삶의 질에 도움이 된다고 알려졌다.

흉부 컴퓨터단층촬영의 증가에 따라 CAD 진단에 이르는 시간이 단축되었지만, 비특이적 증상이 실제로 해부학적 소견과 관련이 있는지 결정하기 어려울 수 있다. 이런 문제는 호흡곤란 같은 비정형적 증상이 자주 나타나는 당뇨병에서 흔하다.

경계선상에 있는 병변의 평가에는 분획 혈류 예비량, 순간 무파동 비율, 혈관 내 초음파 등의 기능적 또는 생리적 검사가 필요하다. 이런 기법으로 허혈을 확정하면 중재 후 증상 개선 가능성을 높인다.

PTCA와 CABG는 모두 증상을 조절한다. 당뇨병에서 PTCA는 스텐트 시술에 적합한 단일 혈관질환에서 우선 선택된다. CABG는 보다 지속적 효과가 있지만, 다혈관 병변이 있을 때까지 수술이 지연되는 경우가 많다. 좌측 주혈관질환 또는 3혈관질환은 CABG가 표준치료다.[22]

안정된 환자의 수명 연장과 후속 심근경

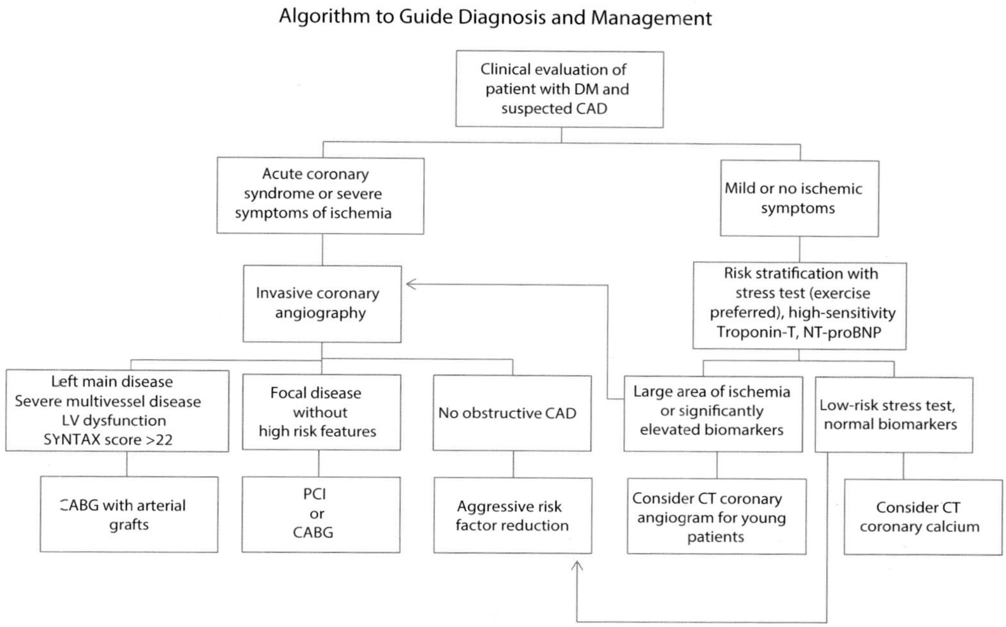

그림 19.1 심혈관병 진단과 관리 알고리즘

색 방지

CABG를 시작한 초창기부터 외과적 혈관재형성과 적극 내과치료를 비교하였으며 중증질환이나 좌심실 수축능이 저하된 환자에서 수술의 효과가 좋다고 알려졌다.

몇 개의 획기적 연구는 다음과 같다.

당뇨병과 심혈관질환 환자의 연구

BARI2D는 2형당뇨병에서 혈관조영술에 의해 확인된 CAD에서 안정적이고 가벼운 증상 또는 무증상 환자의 치료 전략의 조사이며, 즉각적인 예정 혈관재형성이 적극 내과치료에 비해 사망률 또는 후속 심근경색을 줄이는지 보려고 계획되었다. 또한 목표 혈당 조절 도달에 인슐린치료와 인슐린저항성 개선제를 비교했다. 무작위 배정은 개개 환자를 치료하는 의사가 결정한 최적의 혈관재형성 전략에 따라 차별화되었다. 두 가지 치료의 비교에서 사망률, 심근경색, 뇌졸중 등에 차이가 없었다. 그러나 광범위한 죽상동맥경화가 있는 환자에서 CABG에 의해 사망, 심근경색, 뇌졸중 등의 복합 평가변수가 감소하였다. 이 연구는 혈관재형성에 의한 비치명적 심근경색 방지를 조사한 점에서 주목할 만하다(다른 연구는 혈관재형성 반복을 복합 평가변수에 포함하였다).

2019년의 BARI2D 추가분석에서 인슐린 감수성 증가 치료와 CABG의 병용이 심혈관질환 사망, ACS, 뇌졸중, 일과성 허혈발작, 관상동맥 혈관재형성 반복, 하지 혈관재형성, 절단 위험 등이 낮았다.[42]

인슐린감수성 증가 치료에서 고혈당 수준이 낮았고 염증지표 C-반응단백질과 피브리노겐의 수준이 낮았다.

BARI2D 이후에 CABG 또는 PTCA에 무작위 배정한 다혈관질환의 당뇨병에서 생존을 조사한 3건의 연구가 있다. 대규모 연구 중 하나는 FREEDOM연구이며, 2개의 소규모 연구는 CARDia와 BEST연구다.

FREEDOM* 연구는 140개 센터에서 다혈관질환이 있는 당뇨병 1,900명을 CABG와 PTCA에 무작위 배정하여 중앙값 3.8년간 추적했다. 1차평가변수는 총사망, 비치명적 심근경색, 비치명적 뇌졸중 등의 복합이었다. CABG군에서 뇌졸중 위험이 높았으나 사망률과 심근경색은 감소되었다. 이 연구에서 CABG의 이점은 총사망률과 심근경색 감소에 의해 나타났으며 병변 복잡성에 따른 분류와 관계없이 모든 환자에게 확장되었다.[43] 인슐린치료와 경구혈당강하제의 비교에서 CABG는 양군 모두에서 PTCA보다 우수했다.[36]

후속 FREEDOM Follow-On연구에서 DES사용 PTCA에 비해 CABG 사망률의 이점은 중앙값 7.5년간 지속되었다.[44]

CARDia** 는 510명의 증상이 있는 환자가 대상이었으며 중앙값은 365일이었다. 연구 결과 복합 평가변수(사망, 심근경색, 뇌졸중)에 차이가 없었지만, PTCA군에서 혈관재형성 반복이 높았다.[45]

BEST 연구***는 등록 지연으로 조기 중단되었지만, 치료 경과 예상의 배경이 되었다.[17]

이런 연구의 공통된 결과는 PTCA에 비해 CABG에서 보다 완전한 혈관재형성에 도달했다는 점이다. 환자당 스텐트 수보다 환자당 이식편이 더 많이 이용되었다. 흥미로운 사실은, PTCA에 비해 CABG의 이점이 좌측 주요질환에는 적용되지 않았다는 점이다.[18,46,47]

당뇨병 대상 세부분석

BARI연구처럼 SYNTAX연구****는 안정 허혈심장병의 중재에 대한 평가였다. PTCA 또는 CABG에 무작위 배정하여 1차 평가변수는 총사망, 뇌졸중, 심근경색, 혈관재형성 반복 등의 복합이었다. 무작위 배정 12개월의 결과에서 CABG는 PTCA보다 우수했다. 이런 결과는 주로 SYNTAX 점수가 높은(광범위하고 복잡한 병변) PTCA에서 혈관재형성 반복에 의해 나타났다.[48] 이 연구의 결론에서 당뇨병을 제외하면 CABG 이익에 차이가 없었다.[49]

최근의 ISCHEMIA연구*****는 5,179명을 대상으로 중앙값 3.2년간 추적하여 총사망률 또는 심혈관 사망률이 예정된 혈관재형성이 적극내과치료에 비해 이점이 없다고 했다.[50] 처음 발표에 당뇨병 대상 세부분석은 없었으나, 이전의 다른 연구와 비슷하게 일관된 효과는 없었다.[19]

세부분석에서 결론 내리기는 신중해야 한다. 그러나 2001년부터 2016년까지 발표된 11건 연구를

* FREEDOM(당뇨병에서 장래 혈관 재형성 평가: 다혈관질환의 최적 관리연구)

** CARDia(당뇨병에서 관상동맥 혈관재형성 연구)

*** BEST(다혈관 관상동맥병 치료에 관상동맥 우회술과 에베로리무스 용출스텐트 이식의 무작위 비교)

**** SYNTAX연구(경피관상동맥 중재술 탁서스와 심장수술의 시너지; Synergy between Percutaneous Coronary Intervention with Taxus and Cardiac Surgery)

***** ISCHEMIA (International Study of Comparative Health Effectiveness with Medical and Invasive Approachs)

통합한 메타분석에서 다혈관질환이 있는 당뇨병에서 CABG의 생존 이익이 입증되었으나[46], PTCA는 내과치료에 비해 생존 이점을 입증하지 못했다.

위험 층별화를 위한 생물학적 표지자

증상 부담은 적지만 해부학적 병변이 위험이 높은 환자의 식별은 일상 진료에서 임상적 과제다. 생물학적 표지자 측정은 CAD 위험이 높지만 관상동맥의 해부학적 구조를 알 수 없는 환자에서 위험 층별화 방법으로 제안되었다.

예를 들어, BARI2D연구는 2형당뇨병과 안정 허혈심장병 환자 2,285명에서 고감도 트로포닌-T를 측정하였다.[51] 기저 트로포닌-T 농도가 비정상이었던 39%의 환자는 심혈관질환 사망, 심근경색, 뇌졸중 등의 5년 발생률 위험비가 정상 트로포닌-T 환자에 비해 1.85였다. 그러나 이 고위험군에서 즉각적 혈관재형성은 적극내과치료에 비해 이점이 없었다. 혈장 NT-뇌나트륨이뇨펩타이드(NT-proBNP) 증가는 심혈관질환 사망률과 관련이 있지만[52], 임상 진료에 통합은 명확하지 않다.

급성 관상동맥증후군(ACS)

ACS에는 ST-상승 심근경색(STEMI), 비ST-상승 심근경색(NSTEMI), 불안정 협심증(UA) 등이 포함된다.

응급 PTCA는 신속한 혈류 개통의 명확한 이점이 있어 모든 STEMI에 권고하는 혈관 재형성 전략이다.

중요한 점은 당뇨병이 있으면 당뇨병이 아닌 환자에 비해 ACS 진단이 지연되는 경우가 많다는 것이다.[53]

당뇨병에서 STEMI 환자의 병원 내 사망률은 최근 수십 년간 극적으로 개선되었다. 그러나 당뇨병이 있는 여성은 남성과 동일한 사망률 저하 혜택을 받지 못했으며 ACS에서 기본적 내과치료를 충분히 받지 못하고 있다.[54]

24시간 이내의 혈관재형성을 NSTEMI와 UA에 권고하며 모든 환자에서 사망률과 심근경색을 감소시킨다.

실제로 1건의 연구에서 UA에 대한 조기 침습치료의 이점은 당뇨병이 아닌 환자보다 당뇨병 환자에서 더 두드러졌다.[55]

응급 PTCA는 혈역학적 불안정성, 악성 부정맥, 난치성 허혈흉통 등이 있는 NSTEMI에서 선호되는 전략이다.

관상동맥 우회술

FREEDOM연구에서 CABG가 병변 정도나 복잡성과 관계없이 후속 심장병 발생과 생존에 명확한 이점이 입증되었으므로 당뇨병에서 혈관 재형성 전략에 대해 더 이상의 논쟁은 필요 없다는 임상의가 있다.

수술에 대한 추가 연구에 의하면 수술 전략의 세부 사항이 경과에 영향을 줄 수 있다. 중요한 점은 동맥이식편을 많이 이용하면 장기 생존율이 향상되고, 심장 부작용 위험이 낮아지며, 수술 전후 사망률의 차이 없이 개통률이 높아질 수 있다는 것이다.

이것은 LAD에 좌측 내흉동맥(ITA) 이용이나 LAD가 아닌 혈관에 정맥 이식편을 이용하는 기존 CABG 전략과 비교한 결과다.[56-58] 20년 추적에서 당뇨병 환자의 이식편 개통률은 열등하지 않았으며, 양측 ITA의 개통률은 90% 이상으로 유지되어 SVG 개통률 40% 보다 높았으며, 이런 결과는 당뇨병 환

자와 비당뇨병 환자에서 비슷했다.[59,60]

단일 ITA 또는 양측 내흉동맥(BITA) 이식 수술을 무작위 배정한 대규모 임상연구에서 사망이나 사망, 심근경색, 뇌졸중 등의 복합 경과에 BITA군이 유리했다. 그러나 이 연구 결과는 높은 교차율과 예상보다 높은 요골동맥 이용에 의한 교란이 있었다. 치료군 분석에서 여러 동맥 이식편은 단일 ITA군에 비해 이점이 있었다.[61]

과거 당뇨병에서 심부 흉골 상처감염이 높아 BITA 이용에 논란의 여지가 있었지만, 이 수술은 당뇨병이 있거나 없는 환자에서 생존율 증가, 혈관재형성 필요성 감소, 주요 심혈관 부작용 감소가 있다.[62,63]

당뇨병(특히 여성)에서 심부 흉골 상처감염 발생 증가는 페디클이 아닌 골격화 방법으로 ITA를 수확하면 완전히 없지는 않지만 최소화할 수 있다. 이런 페디클 이식편에 비해 골격화 기법의 중요성은 동맥 이식편 채취에 대한 임상 진료 지침에 명시되어 있다.[64] 당뇨병에서 BITA의 골격화는 인슐린 치료와 관계없이 흉골감염 위험을 페디클 단일 이식편 수준으로 낮춘다.[63,65-67]

PTCA

약제용출스텐트(drug eluting stent, DES)는 당뇨병 환자와 비당뇨병 환자 모두에게 표준 치료다.

금속 지주(struts)를 일반적으로 항증식성 mTOR억제제로 코팅한다. 흡수폴리머로 구성된 스텐트에 대한 관심이 있지만, 유의한 이점이 입증되지 못해 널리 이용되지 않는다. 당뇨병에서는 스텐트 기술과 항혈전제 발전에도 불구하고 스텐트 재협착과 스텐트 혈전증에 의한 표적 병변 실패가 흔하게 나타난다.[68,69]

후속 DES는 당뇨병에서 특히 활발한 내막 증식에 의한 재협착을 방지하려고 하며[70], 이것은 활발히 연구되는 분야다.

관상동맥우회술이 더 효과가 있는 이유는 무엇인가?

PTCA에 비해 외과적 혈관재형성술의 이점에 여러 요인이 관여할 가능성이 있으며, 심근에 대한 구조적 및 생화학적 효과에 의한 2차 결과일 수 있다.[71]

다음과 같은 기전이 제안되었다.

① 이식 관상동맥의 재관류에 추가하여 기존 혈관 질환의 진행 방지[72,73]

② 동맥 분절에서 산화질소 생성에 의한 이식편 및 하류혈관의 내피기능 회복[74], 이런 국소 내피기능 개선은 급성과 만성 염증 변화를 일으키는 스텐트 삽입에 의한 변화와 대조된다.[75]

③ ITA과 SVG에서 분비되는 혈관성장인자를 받아 새로 관류된 원위부에 결순환 형성 촉진[76]

결론

CAD가 있는 당뇨병에서 치료의 어려움에도 불구하고 현재의 내과치료와 혈관재형성 전략은 경과를 크게 개선시켰다.[77]

중증이 아니며 증상이 가벼운 환자는 수년간 보존적으로 안전하게 관리할 수 있다.

그러나 증상 유무와 관계없이 당뇨병에서 중증 관상동맥병이 있으면 조기에 CABG를 시행하여 증상, 삶의 질, 사망률, 혈관재형성 회피 등에 이점이 있다.

병변 범위가 작지만 증상이 심한 환자는 PTCA의 혜택을 받을 수 있지만, 이런 환자가 심근경색 또는 혈관재형성으로부터 생존 또는 자유도가 향상되었다는 근거는 없다.

적극 내과치료와 위험인자 교정은 당뇨병과 모든 정도의 CAD가 있는 환자의 경과 개선에 필수적이며, 인슐린감수성 치료는 적극 내과치료의 중요한 구성 요소로 추가 이점이 될 수 있다.

참고문헌

1. Libby P, Theroux P. Pathophysiology of coronary artery disease. Circulation. 2005;111(25):3481-3488.
2. Reardon CA et al. Obesity and insulin resistance promote atherosclerosis through an IFNγ-regulated macrophage protein network. Cell Reports. 2018;23(10):3021-3030.
3. Rodriguez F et al. Diabetes-attributable mortality in the United States from 2003 to 2016 using a multiple-cause-of death approach. Diabetes Research and Clinical Practice. 2019;148:169-178.
4. Bhupathiraju SN, Hu FB. Epidemiology of obesity and diabetes and their cardiovascular complications. Circulation Research. 2016;118(11):1723-1735.
5. Cho N et al. IDF Diabetes Atlas: Global estimates of diabetes prevalence for 2017 and projections for 2045. Diabetes Research and Clinical Practice. 2018;138:271-281.
6. Tardif J-C. et al. Efficacy and safety of low-dose colchicine after myocardial infarction. New Engl J Med. 2019;381(26):2497-2505.
7. Ridker PM et al. Rosuvastatin to prevent vascular events in men and women with elevated C-reactive protein. New Engl J Med. 2008;359(21):2195-2207.
8. Beckman JA et al. Inhibition of protein kinase Cβ prevents impaired endothelium-dependent vasodilation caused by hyperglycemia in humans. Circulation Research. 2002;90(1):107-111.
9. Shah MS, Brownlee M. Molecular and cellular mechanisms of cardiovascular disorders in diabetes. Circulation Research. 2016;118(11):1808-1829.
10. Hotamisligil GS, Shargill NS, B.M. Spiegelman. Adipose expression of tumor necrosis factor-alpha: direct role in obesity-linked insulin resistance. Science. 1993;259(5091):87-91.
11. Ridker PM et al. Antiinflammatory therapy with canakinumab for atherosclerotic disease. N Engl J Med. 2017;377(12):1119-1131.
12. Ridker PM et al. Low-dose methotrexate for the prevention of atherosclerotic events. N Engl J Med. 2019;380(8):752-762.
13. Nicholls SJ et al. Effect of diabetes on progression of coronary atherosclerosis and arterial remodeling: a pooled analysis of 5 intravascular ultrasound trials. Journal of the American College of Cardiology. 2008;52(4):255-262.
14. Abaci A et al. Effect of diabetes mellitus on formation of coronary collateral vessels. Circulation. 1999;99(17):2239-2242.
15. Kip KE et al. Differential influence of diabetes mellitus on increased jeopardized myocardium after initial angioplasty or bypass surgery: bypass angioplasty revascularization investigation. Circulation. 2002;105(16):1914-1920.
16. Bangalore S et al. Everolimus-eluting stents or bypass surgery for multivessel coronary disease. N Engl J Med. 2015;372(13):1213-1222.
17. Park S-J. et al. Trial of everolimus-eluting stents or bypass surgery for coronary disease. N Engl J Med. 2015;372(13):1204-1212.
18. Milojevic M et al. Bypass surgery or stenting for left main coronary artery disease in patients with diabetes. Journal of the American College of Cardiology. 2019;73(13):1616-1628.
19. Maron DJ et al. Impact of metabolic syndrome and diabetes on prognosis and outcomes with early percutaneous coronary intervention in the COURAGE (Clinical Outcomes Utilizing Revascularization and Aggressive Drug Evaluation) trial. Journal of the American College of Cardiology. 2011;58(2):131-137.
20. Roffi M et al. Platelet glycoprotein IIb/IIIa inhibitors reduce mortality in diabetic patients with non-ST-segment-elevation acute coronary syndromes. Circulation. 2001;104(23):2767-2771.
21. Farkouh ME et al. Risk factor control for coronary artery disease secondary prevention in large randomized trials. Journal of the American College of Cardiology. 2013;61(15):1607-1615.
22. Iqbal J et al. Optimal medical therapy improves clinical outcomes in patients undergoing revascularization with percutaneous coronary intervention or coronary artery bypass grafting: insights from the Synergy Between Percutaneous Coronary Intervention with TAXUS and Cardiac Surgery (SYNTAX) trial at the 5-year follow-up. Circulation. 2015;131(14):1269-1277.
23. Husain M et al. Oral semaglutide and cardiovascular outcomes in patients with type 2 diabetes. N Engl J

Med. 2019;381(9):841-851.
24. Perkovic V et al. Canagliflozin and renal outcomes in type 2 diabetes and nephropathy. N Engl J Med. 2019;380(24):2295-2306.
25. Valgimigli M et al. 2017 ESC focused update on dual antiplatelet therapy in coronary artery disease developed in collaboration with EACTS. European Journal of Cardio-Thoracic Surgery. 2018;53(1):34-78.
26. Levine GN et al. 2016 ACC/AHA guideline focused update on duration of dual antiplatelet therapy in patients with coronary artery disease: a report of the American College of Cardiology/American Heart Association Task Force on Clinical Practice Guidelines: an update of the 2011 ACCF/AHA/SCAI guideline for percutaneous coronary intervention, 2011 ACCF/AHA guideline for coronary artery bypass graft surgery, 2012 ACC/AHA/ACP/AATS/PCNA/SCAI/STS guideline for the diagnosis and management of patients with stable ischemic heart disease, 2013 ACCF/AHA guideline for the management of ST-elevation myocardial infarction, 2014 AHA/ACC guideline for the management of patients with non-ST-elevation acute coronary syndromes, and 2014 ACC/AHA guideline on perioperative cardiovascular evaluation and management of patients undergoing noncardiac surgery. Circulation. 2016;134(10):e123-e155.
27. Steg PG et al. Ticagrelor in patients with stable coronary disease and diabetes. N Engl J Med. 2019;381(14):1309-1320.
28. The ASCEND Study Collaborative Group. Effects of aspirin for primary prevention in persons with diabetes mellitus. N Engl J Med. 2018;379(16):1529-1539.
29. Arnett DK et al. 2019 ACC/AHA guideline on the primary prevention of cardiovascular disease: a report of the American College of Cardiology/American Heart Association Task Force on Clinical Practice Guidelines. Journal of the American College of Cardiology. 2019;74(10):e177-e232.
30. Windecker S et al. Polymer-based or polymer-free stents in patients at high bleeding risk. N Engl J Med. 2020;382:1208-1218.
31. van Diepen S et al. Dual antiplatelet therapy versus aspirin monotherapy in diabetics with multivessel disease undergoing CABG: FREEDOM insights. Journal of the American College of Cardiology. 2017;69(2):119-127.
32. Deo SV et al. Dual anti-platelet therapy after coronary artery bypass grafting: is there any benefit? A systematic review and meta-analysis. Journal of Cardiac Surgery. 2013;28(2):109-116.
33. Halkos ME et al. Elevated preoperative hemoglobin A1c level is predictive of adverse events after coronary artery bypass surgery. The Journal of Thoracic and Cardiovascular Surgery. 2008;136(3):631-640.
34. Robich MP et al. Intensity of glycemic control affects longterm survival after coronary artery bypass graft surgery. The Annals of Thoracic Surgery. 2019;107(2):477-484.
35. Group BDS. A randomized trial of therapies for type 2 diabetes and coronary artery disease. N Engl J Med. 2009;360(24):2503-2515.
36. Dangas GD et al. Long-term outcome of PCI versus CABG in insulin and non-insulin-treated diabetic patients: results from the FREEDOM trial. Journal of the American College of Cardiology. 2014;64(12):1189-1197.
37. Pepe M et al. Impact of insulin-treated and noninsulintreated diabetes mellitus in all-comer patients undergoing percutaneous coronary interventions with polymer-free biolimus-eluting stent (from the RUDI-FREE Registry). The American Journal of Cardiology. 2019;124(10):1518-1527.
38. Fihn SD et al. 2014 ACC/AHA/AATS/PCNA/SCAI/STS focused update of the guideline for the diagnosis and management of patients with stable ischemic heart disease: a report of the American College of Cardiology/American Heart Association Task Force on Practice Guidelines, and the American Association for Thoracic Surgery, Preventive Cardiovascular Nurses Association, Society for Cardiovascular Angiography and Interventions, and Society of Thoracic Surgeons. Journal of the American College of Cardiology. 2014;64(18):1929-1949.
39. Patel MR et al. ACC/AATS/AHA/ASE/ASNC/SCAI/SCCT/STS 2017 appropriate use criteria for coronary revascularization in patients with stable ischemic heart disease: a report of the American College of Cardiology appropriate use criteria task force, American Association for Thoracic Surgery, American Heart Association, American Society of Echocardiography, American Society of Nuclear Cardiology, Society for Cardiovascular Angiography and Interventions, Society of Cardiovascular Computed Tomography, and Society of Thoracic Surgeons. Journal of the American College of Cardiology. 2017;69(17):2212-2241.
40. Cosentino F et al. 2019 ESC guidelines on diabetes, pre-diabetes, and cardiovascular diseases developed in collaboration with the EASD: the task force for diabetes, pre-diabetes, and cardiovascular diseases of the European Society of cardiology (ESC) and the European association for the study of diabetes (EASD). European Heart Journal. 2020;41(2):255-323.
41. Windecker S et al. 2014 ESC/EACTS guidelines on myocardial revascularization. EuroIntervention. 2015;10(9):1024-1094.

42. Genuth SM et al. BARI 2D: a reanalysis focusing on cardiovascular events. Mayo Clinic Proceedings. 2019; Elsevier.
43. Farkouh ME et al. Strategies for multivessel revascularization in patients with diabetes. N Engl J Med. 2012;367(25):2375-2384.
44. Farkouh ME et al. Long-term survival following multivessel revascularization in patients with diabetes: the FREEDOM follow-on study. Journal of the American College of Cardiology. 2019;73(6):629-638.
45. Kapur A et al. Randomized comparison of percutaneous coronary intervention with coronary artery bypass grafting in diabetic patients: 1-year results of the CARDia (Coronary Artery Revascularization in Diabetes) trial. Journal of the American College of Cardiology. 2010;55(5):432-440.
46. Head SJ et al. Mortality after coronary artery bypass grafting versus percutaneous coronary intervention with stenting for coronary artery disease: a pooled analysis of individual patient data. Lancet. 2018;391(10124):939-948.
47. Giacoppo D et al. Percutaneous coronary intervention vs coronary artery bypass grafting in patients with left main coronary artery stenosis: a systematic review and meta-analysis. JAMA Cardiology. 2017;2(10):1079-1088.
48. Serruys PW et al. Percutaneous coronary intervention versus coronary-artery bypass grafting for severe coronary artery disease. N Engl J Med. 2009;360(10):961-972.
49. Kappetein AP et al. Treatment of complex coronary artery disease in patients with diabetes: 5-year results comparing outcomes of bypass surgery and percutaneous coronary intervention in the SYNTAX trial. European Journal of Cardio-Thoracic Surgery. 2013;43(5):1006-1013.
50. Maron DJ et al. Initial invasive or conservative strategy for stable coronary disease. N Engl J Med. 2020;382:1395-1407.
51. Everett BM et al. Troponin and cardiac events in stable ischemic heart disease and diabetes. N Engl J Med. 2015;373(7):610-620.
52. Bhalla MA et al. Prognostic role of B-type natriuretic peptide levels in patients with type 2 diabetes mellitus. Journal of the American College of Cardiology. 2004;44(5):1047-1052.
53. The BARI Investigators. Influence of diabetes on 5-year mortality and mobidity in a randomized trial comparing CABG and PTCA in patients with multivessel disease. The Bypass Angioplasty Revascularization Investigation (BARI). Circulation. 1997;96:1761-1769.
54. Roffi M et al. Gender-related mortality trends among diabetic patients with ST-segment elevation myocardial infarction: insights from a nationwide registry 1997-2010. European Heart Journal: Acute Cardiovascular Care. 2013;2(4):342-349.
55. Invasive compared with non-invasive treatment in unstable coronary-artery disease: FRISC II prospective randomised multicentre study. FRagmin and Fast Revascularisation during InStability in Coronary artery disease Investigators. Lancet. 1999;354:708-715.
56. Locker C et al. Multiple arterial grafts improve late survival of patients undergoing coronary artery bypass graft surgery: analysis of 8622 patients with multivessel disease. Circulation. 2012;126(9):1023-1030.
57. Schwann TA et al. Incremental value of increasing number of arterial grafts: the effect of diabetes mellitus. The Annals of Thoracic Surgery. 2018;105(6):1737-1744.
58. Gaudino M et al. Radial-artery or saphenous-vein grafts in coronary-artery bypass surgery. N Engl J Med. 2018;378(22):2069-2077.
59. Raza S et al. Influence of diabetes on long-term coronary artery bypass graft patency. Journal of the American College of Cardiology. 2017;70(5):515-524.
60. Schwartz L et al. Coronary bypass graft patency in patients with diabetes in the Bypass Angioplasty Revascularization Investigation (BARI). Circulation. 2002;106(21):2652-2658.
61. Taggart DP et al. Bilateral versus single internal-thoracicartery grafts at 10 years. N Engl J Med. 2019;380(5):437-446.
62. Dorman MJ et al. Bilateral internal mammary artery grafting enhances survival in diabetic patients: a 30-year followup of propensity score-matched cohorts. Circulation. 2012;126(25):2935-2942.
63. Zhou P et al. Is the era of bilateral internal thoracic artery grafting coming for diabetic patients? An updated metaanalysis. 2019. The Journal of Thoracic and Cardiovascular Surgery. 158(6):1559-1570.
64. Aldea GS et al. The Society of Thoracic Surgeons clinical practice guidelines on arterial conduits for coronary artery bypass grafting. The Annals of Thoracic Surgery. 2016;101(2):801-809.
65. Kieser TM et al. Toward zero: deep sternal wound infection after 1001 consecutive coronary artery bypass procedures using arterial grafts: implications for diabetic patients. The Journal of Thoracic and Cardiovascular Surgery. 2014;148(5):1887-1895.
66. Di Mauro M et al. Bilateral internal mammary artery for multi-territory myocardial revascularization: long-term follow-up of pedicled versus skeletonized conduits. European Journal of Cardio-Thoracic Surgery. 2015;47(4):698-702.
67. Deo SV et al. Bilateral internal thoracic artery harvest

and deep sternal wound infection in diabetic patients. The Annals of Thoracic Surgery. 2013;95(3):862-869.
68. Kereiakes DJ et al. Outcomes in diabetic and nondiabetic patients treated with everolimus-or paclitaxel-eluting stents: results from the SPIRIT IV clinical trial (Clinical Evaluation of the XIENCE V Everolimus Eluting Coronary Stent System). Journal of the American College of Cardiology. 2010;56(25):2084-2089.
69. Konigstein M et al. Outcomes among diabetic patients undergoing percutaneous coronary intervention with contemporary drug-eluting stents: analysis from the BIONICS randomized trial. JACC: Cardiovascular Interventions. 2018;11(24):2467-2476.
70. Kornowski R et al. Increased restenosis in diabetes mellitus after coronary interventions is due to exaggerated intimal hyperplasia: a serial intravascular ultrasound study. Circulation. 1997;95(6):1366-1369.
71. Ruel M et al. The SYNTAX score according to diabetic status: What does it mean for the patient requiring myocardial revascularization? The Journal of Thoracic and Cardiovascular Surgery. 2019;159(3):857-860.
72. Dimitrova KR et al. Arterial grafts protect the native coronary vessels from atherosclerotic disease progression. The Annals of Thoracic Surgery. 2012;94(2):475-481.
73. Zhang M et al. Left internal mammary artery versus coronary stents: impact on downstream coronary stenoses and conduit patency. Journal of the American Heart Association. 2016;5(9):e003568.
74. Kinoshita T et al. Off-pump bilateral versus single skeletonized internal thoracic artery grafting in patients with diabetes. The Annals of Thoracic Surgery. 2010;90(4):1173-1179.
75. Gomes WJ et al. Coronary artery and myocardial inflammatory reaction induced by intracoronary stent. The Annals of Thoracic Surgery. 2003;76(5):1528-1532.
76. Couffinhal T et al. Vascular endothelial growth factor/vascular permeability factor (VEGF/VPF) in normal and atherosclerotic human arteries. Am J Pathol. 1997;150(5):1673.
77. Gregg EW et al. Changes in diabetes-related complications in the United States, 1990-2010. N Engl J Med. 2014;370(16):1514-1523.

제 4 부
합병증 관리

20

중증 및 비중증 환자의 당뇨병 관리

Kalpana Muthusamy[1], Kristin Grdinovac[2] and John M. Miles[3]

[1] Division of Endocrinology, Olmsted Medical Center, Rochester, MN, USA
[2] Assistant Professor of Medicine, University of Kansas, Kansas City, KS, USA
[3] Professor of Medicine, University of Kansas, Kansas City, KS, USA

요점

- 중환자의 고혈당 조절을 위한 인슐린 주입에 찬성과 반대의 근거가 있다.
- 중환자에서 시행한 집중인슐린치료의 대규모 임상연구 결과 차이는 저혈당 가능성으로 설명할 수 있다.
- 중환자에서 영양치료는 인슐린 요구량과 경과에 영향을 줄 수 있다.
- 중환자에서 인슐린주입에 의한 경과 변화 기전에 대한 이해는 중요하다.

서론

고혈당은 급성기질환 치료 병원에서 자주 볼 수 있으며 전체 입원 환자의 1/3을 넘는 유병률이다.[1,2]

그러나 고혈당(입원 시 혈당 > 7 mmol/L 또는 무작위 혈당 > 11.1 mmol/L) 환자의 2/3에서만 당뇨병이 있다고 알고 있다. 나머지는 새로 당뇨병으로 진단되었거나 일시적("스트레스") 고혈당의 가능성이 있다.

중환자와 수술 후 고혈당은 감염 증가[3,4]와 사망률 증가[5,6]에 독립적 예측인자로 알려졌다.

지난 15년간 인슐린 정맥주입이 중환자의 이환율과 사망률을 개선할 수 있는지 알기 위해 대규모 임상 시험이 시행되었다

이런 연구의 하나[7]는 2004년 미국내분비학회(American College of Endocrinology)가 주관하여 ADA, 미국심장학회(American Heart Association), 미국마취과학회(American Society of Anesthesiologists), 내분비학회(Endocrine Society), 중환자의학회(Society of Critical Care Medicine), 흉부심혈관외과학회(Society of Thoracic and Cardiovascular Surgeons) 등이 공동 후원한 합의 결론이다.[8]

이 합의 결론은 하나의 연구[7]를 근거로 중환자의 혈당을 < 6.1 mmol/L로 유지해야 하며, 인슐린 주입이 이 목표 도달을 위한 수단이라고 권고하였다.

또한 일반 내과-외과 병동에서 식사가 가능한 환자에게 식전 혈당 목표 < 6.1 mmol/L)를 권고했다. 이 후자의 권고는 뒷받침할 근거가 없어 이 장에서 더 이상 논의하지 않는다.

중환자에서 고혈당과 관련된 이환율과 사망률의 기전을 알아보고, 10개의 대규모 임상연구에 중점을 두어 중환자실에서 인슐린 주입을 뒷받침하는 근거에 대해 검토한다. 또한 이런 연구 결과 해석에서 저혈당, 영양 지원, 혈당 검사 부정확성의 중요성 등에 대해서도 논의한다.

중환자의 고혈당을 조절하기 위한 인슐린 주입을 지지하는 강력한 근거가 있지만 혈당 목표가 무엇인가에 대한 근거는 거의 없다.

중증질환에서 고혈당에 의한 부작용이 나타나는 기전

당뇨병 환자의 급성질환에서 인슐린대항호르몬과 사이토카인 분비에 의해 고혈당이 악화된다.[9] 일부 당뇨병이 아닌 사람에서도 이런 기전과 인슐린 분비의 경미한 결함으로 스트레스 고혈당 또는 일시적 고혈당이 나타난다.

고혈당이 감염과 사망률 증가 등의 부작용을 일으키는 기전은 충분히 이해되지 않았으며, 고혈당 교정에 의한 경과 개선 기전도 아직 밝혀지지 않았다.

다만 대사경로나 비대사경로를 포함하는 몇 가지 흥미로운 가설이 제시되었다.[10]

① 고혈당은 직접 세포 손상을 일으킬 수 있으며 활성산소종 생성 증가에 의해 간접 영향을 줄 수 있다.

② 고혈당에 대한 세포의 정상 보호 반응은 포도당 수송의 하향 조절이며 여러 세포에서 GLUT-1과 GLUT-3 발현 저하가 사이토카인, 성장인자, 저산소증 등의 증가에 따라 나타나고, 이것은 중환자에서 세포의 포도당 과부하를 일으킬 수 있다.[11]

③ 포도당 분해과정에 기질이 증가하면 정상 당해독 과정 이상의 과도한 과산화물이 형성되며 미토콘드리아기능 장애를 일으킬 수 있다.[11]

집중인슐린치료는 중환자에서 간의 미토콘드리아 이상을 역전시키거나 방지하는 것으로 알려졌다.[12] 당뇨병에서 혈당 조절 개선에 따라 다형핵 백혈구의 식세포 작용과 살균 활성이 개선되어 면역력이 좋아진다는 근거도 있다.[13] 당독성은 베타세포의 인슐린 분비 기능을 손상시켜 상대적 인슐린 부족과 혈당 농도가 추가 상승하는 악순환이 시작될 수 있다.[14]

인슐린의 다양한 작용은 혈당 저하 효과와 별개로 임상적 이점에 관여하는 것이 주목을 받고 있다.

① 인슐린은 항염증 작용이 있어 급성기 반응물질 농도를 감소시킨다.

② 인슐린 주입으로 치료한 중환자의 사망률과 장기 부전 감소는 고감도 C-반응단백질 감소와 관련이 있으며, 이것은 염증 감소가 예후 개선에 주는 역할을 시사한다.[15]

③ 인슐린치료에 의한 산화질소 합성효소 발현 조절과 활성은 스트레스에서 나타나는 산화질소 증가를 완화하여 내피손상을 방지한다.[16]

④ 입원 시에 증가한 ICAM-1과 E-selectin 등의 내피접착분자는 인슐린치료에 의해 감소하며 이것은 내피 활성화 저하를 나타낸다.[16]

⑤ 이런 요인의 종합은 미세혈관의 통합성 유지에 도움이 되어 장기 손상을 줄이고 생존에 도움이

된다.

인슐린치료가 지질 항상성 변화를 개선하여 경과에 유리한 영향을 줄 수 있다는 근거도 있다. 혈장 유리지방산(FFA)은 지방세포에서 인슐린의 지방분해 작용의 내성에 의해 고인슐린혈증에도 불구하고 중환자에서 증가한다.[17] FFA 증가는 급성 내피기능 장애에 관여하며[18], 압력효과(pressor effect)를 주고[19], 간의 VLDL 생성을 유도하여 중환자에서 이상지질혈증 발생에 관여하므로 잠재적으로 중요하다.[20]

Mesotten 등은 대규모 임상연구의 사후 분석에서 중환자에서 집중인슐린치료가 중성지방을 낮춘다고 하였다.[21] 중성지방 증가에서 사망률이 4-5배 증가하며, 다변량분석에서 HDL-콜레스테롤은 사망률과 강한 관련성이 있었다. 이상지질혈증에 의한 이환율과 사망률 증가 기전은 알려지지 않았지만, 망상내피기능 손상이 동반될 수 있다.[22]

인슐린에 의한 다른 이점 기전으로 아디포넥틴 발현 증가[23]와 천연 면역 강화 가능성의 역할[24]이다.

이런 근거는 종합적으로 인슐린치료가 중증질환 경과 개선에 비혈당 효과의 역할을 지지하지만, 이런 요인의 상대적 기여 정도는 향후 연구가 필요한 영역이다.

대규모 중재 연구

배경

10여 년 전부터 고혈당은 부작용 예측인자로 인식되었지만 중환자의 혈당 상승은 때로 무시되었다. 그러나 대규모 임상연구 결과에 의해 이런 무관심한 태도의 재고가 필요하게 되었다.

이런 결과는 전문가 의견일치에 큰 변동을 일으켰다. 초기의 변화는 미약했으며 제안된 혈당 조절 목표는 상당히 자유로웠으며, 사실 명확한 근거보다는 관련성에 기반을 두고 있었다. 혈당 12.2 mmol/L 이하에서 수술 후 감염률 개선이 있어 일부에서 최적의 목표로 간주되었다.[25]

2004년 전문가 위원회는 혈당 목표 6.1 mmol/L 이하를 대부분의 중환자에게 적합하다고 선언했다.[8]

2009년 1월 미국 당뇨병학회(ADA)의 보고서는 "수술 중환자의 혈당을 되도록 110 mg/dL (6.1 mmol/L)에 가깝게 유지되어야 한다"고 밝혔다.[26]

4개월 후, 미국 임상내분비학회(American Association of Clinical Endocrinologists, AACE)와 ADA의 공동 성명서는 "대부분의 중환자에게 140-180 mg/dL (7.8-10.0 mmol/L)의 혈당 범위 권고"를 선언했다.[27]

왜 이렇게 혈당 조절 목표 범위가 바뀌게 되었을까?

2001년 Van den Berghe 등의 외과중환자실에서 1,500명 이상 환자를 대상으로 한 획기적 연구(이하 "Leuven 1")를 발표했다. 이 연구의 목표 혈당은 집중치료군에서 4.4-6.1 mmol/L, 기존치료군은 10-11.1 mmol/L이었다.[7] 조사 결과 병원 내 사망률이 집중치료군에서 7.2%로 기존치료군의 10.9% 보다 낮았다. 또한 중환자실에서 사망률이 기존치료군의 8%에 비해 집중치료군에서 4.6%로 감소했다(상대적 감소율 42%). 이런 이점의 대부분은 중환자실에 5일 이상 입원한 환자에서 관찰되었다. 또한 기계환기 일수 감소, 중환자실 입원기간 단축, 감염 감소, 급성 신부전, 중증 다발성신경병증. 수혈 감소 등의 이환율이 개선되었다.

이렇게 압도적으로 긍정적 결과가 2004년 합의

성명서에서 권고한 목표의 유일한 근거였으며 그 후 2009년 1월 ADA 권고의 기본이 되었다.

중환자실 의사의 설문 조사에서 대부분의 목표 혈당 6.1 mmol/L를 선호하였다.[28] 지침에 대해 다른 이견은 없었지만, 이 지침이 지역 병원에까지 확산되었는지는 확실하지 않다.

2008-2009년 미국에서 30개 이상의 중형 병원 대상의 비공식 여론 조사에 의하면, 중환자에 인슐린 주입의 중요성은 일반적으로 인식하고 있었지만 실제로 6.1 mmol/L를 지키는 병원은 없었다(미발표 관찰).

그러다가 2009년 3월, NICE-SUGAR 연구 결과가 발표되었으며 지나치게 엄격한조절군(목표 6.0 mmol/L, 평균 혈당 6.4 mmol/L)에서 덜 엄격한 목표(10 mmol/L, 평균 혈당 8.0 mmol/L)에 비해 해롭다는 결과였다.[29] 이 연구에서 집중치료군의 사망 승산비는 1.14 ($p=0.02$)였다. 외상 뇌손상 환자를 세부분석한 후속 논문은 집중치료군에서 저혈당 발생률이 높았으며 기존치료군에 비해 임상 경과에 차이가 없었다(Finfer S, 2015). 이 연구가 발표되고 2달도 되지 않아 지침을 완화하는 ADA-AACE 합의 성명서가 발표되었다.

이것에서 우리가 알 수 있는 것은 무엇인가?

메타분석 결과[31,32]는 집중인슐린치료가 중환자의 사망률 저하 없이 저혈당 위험을 증가시킨다는 결론이었지만, 한 보고[32]에서는 인슐린치료가 수술 환자에게 도움이 된다고 하였다. 연구 결과를 그대로 받아들이면 인슐린 주입을 통한 집중치료 포기해야 할 근거를 제시했다고 주장할 수 있다.

ADA-AACE 합의 성명서는 공격적이 아니며 집중치료를 지지한다는 사실[26]은 이 치료의 이점을 보고한 여러 연구에 장점이 있음을 시사한다.

이제부터 서로 결과가 달라 일치하기 어려운 결론에 도달한 10건의 대규모 연구 결과를 검토한다.[7,29,33-40] 혈당 목표를 연구 설계에 포함한 500명 이상을 대상으로 한 연구를 포함시켰지만, 혈당을 조절 필요 수준보다 더 높은 인슐린을 주입할 목적으로 한 군은 포도당을 주입하고 다른 군은 주입하지 않은 연구는 제외했다.[41]

서로 다른 결론과 권고를 유도한 다양한 결과를 설명할 수 있는 연구의 특징을 식별하려는 시도이다. 구체적으로, 연구 모집단의 질병 중증도, 저혈당, 혈당 검사 방법, 영양 지원 등의 변수가 연구 사이의 차이를 설명할 수 있는지 확인하고자 했다.

일반 결과(표 20.1과 20.2)

표 20.1은 10건 연구의 연대순이며, 연구 설계, 연구 모집단, 혈당 목표와 도달 수준 등을 제시하였다. 이 중 8건은 무작위 대조연구였으며 2건은 기록대조를 이용했다. 2건의 연구는 당뇨병 기준에 해당하였으나 나머지 8건은 대부분의 환자에서 당뇨병이 없었다. 8건 연구의 환자는 영양 보충을 받았으나 2건에서는 인공 영양 치료가 없었다.[33,34]

표 20.2는 질병의 중증도(APACHE II 점수)와 사망률에 대한 자료다.

처음 5건의 연구는 집중인슐린치료의 이점을 나타내며 나머지 5건의 연구는 부정적 결과다. 물론 이런 해석에 의문의 여지가 있을 수 있다.

DIGAMI연구는 검증 부족 가능성이 높으며, 장기간의 추적에서 전체 코호트에 이점이 있었다. 당뇨병 환자에서 위험도가 낮고 이전에 인슐린치료를 받지 않은 환자에서 집중치료를 받고 병원 내 사망률이 개선되었다.[33]

포틀랜드와 스탠포드연구는 과거의 대조군을 이용했으며 둘 다 표본 크기가 크다는 강점이 있다.

표 20.1 임상연구 디자인과 환자 특성.

					평균 혈당 목표(mmol/L)		평균 혈당 도달(mmol/L)	
연구	연구방법	대상	환자수	당뇨병(%)	집중치료	재래치료	집중치료	재래치료
DIGAMI, 1997 [33]	RCT, multicenter	Coronary care unit	620	100	7.0–10.9	Usual care	9.6	11.7
Leuven–1, 2001 [7]	RCT, single–center	Surgical ICU	1548	13	4.4–6.1	10–11.1	5.7	8.5
Furnary, 2003 [34]	Historical controls, single–center	CABG	3554	100	variable	<11.1	9.8	11.9
Krinsley, 2004 [35]	Historical controls, single–center	Medical–surgical ICU	1600	17	<7.8	Usual care	7.3	8.4
Leuven–2, 2006 [36]	RCT, single–center	Medical–surgical ICU	1200	17	4.4–6.1	10–11.1	5.8	8.6
De La Rosa, 2008 [37]	RCT, single–center	Medical–surgical ICU	504	29–32	4.4–6.1	10–11.1	6.5	8.2
VISEP, 2008 [38]	RCT, multicenter	Medical–surgical ICU	537	30	4.4–6.1	10–11.1	6.2	8.4
Arabi, 2008 [39]	RCT, single–center	Medical–surgical ICU	523	32–48	4.4–6.1	10–11.1	6.4	9.5
NICE– SUGAR, 2009 [29]	RCT, multicenter	Medical–surgical ICU	6104	20	4.5–6.1	< 10	6.4	8.0
Glucontrol, 2009 [40]	RCT, multicenter	Medical–surgical ICU	1078	16–21	4.4–6.1	7.8–10	6.5	8.0

표 20.2 APACHE 점수와 사망률.

		사망률(%)			
연구	APACHE 점수	집중치료	재래치료	상대감소 (%)	차이의 원인
DIGAMI, 1997 [33]	NR	19 (at 1 year follow–up)	26	30	NR
Leuven–1, 2001 [7]	9 (median)	7.2 (in–hospital)	10.9	34	sepsis, MOF
Furnary, 2003 [34]	NR	2.5 (in–hospital)	5.3	47	Cardiac related
Krinsley, 2004 [35]	15 (median)	14.8	20.9	20.9	4/ in subpopulation with septic shock, neurological or surgical diagnosis
Leuven–2, 2006 [36]	23 (mean)	37.3 (43 for 〉3 ICU days) (in–hospital)	40 (52.5 for 〉3 ICU days)	NS (18,P〈 0.05*)	Multiple
De La Rosa 2008 [37]	16 (mean)	36.6 (in–hospital)	32.4	NS	–
VISEP, 2008 [38]	20 (mean)	39.7 (90 day)	35.4	NS	–
Arabi, 2008 [39]	23 (mean)	13.5	17.1	NS	
NICE–SUGAR, 2009 [29]	21 (mean)	27.5	24.9	Increased by 14	Increases in cardiovascular death
Glucontrol, 2009 [40]	15 (mean)	15.3	17.2	NS	–

Leuven 2 연구는 1차 평가변수, 즉 전체 코호트의 사망률에 차이가 없어 일부 연구자는 부정적 결과라고 해석했다.[36] 그러나 3일 이상 중환자실에 입원한 일부 환자에서 집중치료에 의해 사망률이 감소했다. 같은 연구자에 의한 외과 중환자실 환자에서의 이점은 크지 않았다.[7] 루벤 2연구에서 중환자실에 장기 입원한 환자의 이점은 APACHE II 점수가 높은 사분위수에서는 명확하지 않았다.[36] **표 20.2**의 사망률 자료에서 루벤 2 연구의 환자는 10건의 연구 중 가장 높았다. 단기간 치료에 의한 이득이 없으면 중환자실 입원 기간이 긴 환자에서 효과가 무의미하게 희석될 수 있다는 지적이 있다.[42]

최근 5건의 연구에서는 집중인슐린치료 효과가 없었으며, NICE-SUGAR연구는 집중치료를 받은 환자에서 사망률이 더 높았다.[29] 5건의 연구 중 3건은 규모가 작아 검증력이 부족하다고 생각한다. 더욱이, 5건의 연구 중 2건은 대조군의 혈당 목표 범위가 루벤연구보다 낮았다. 대조군에서 인슐린 주입을 시작한 역치(많은 연구에서 실제 목표 범위보다 높은 값)는 2건의 연구에서 루벤연구 보다 낮았으며[29,38], 다른 2건의 연구에서는 언급되지 않았다.[39,40] 따라서 5건의 부정적 연구 중 4건의 대조군에서 평균 혈당이 모든 긍정적 연구의 대조군 평균 혈당 보다 낮거나 같았다는 것은 놀라운 사실이 아니다.

Mesotten과 van den Berghe는 이것이 후속 부정적 연구의 설계가 긍정적 연구의 영향을 받아 군 사이에 사망률 차이가 적어졌다고 설명하였다.[43]

소아 중환자실에서 시행한 연구는 영국 13개 센터에서 16세 미만 환자 1,369명을 대상으로 엄격한 혈당 조절(694명)과 기존 혈당 조절(675명)을 무작위 배정했다. 60%는 심장 수술 환자였다. 대상자는 최소 12시간의 기계환기와 승압제 지원이 필요할 것으로 예상되었다. 성인 연구와 같이 엄격한 혈당 조절이 임상 경과에 영향 없이 저혈당 발생이 높았다(Allen E, 2014).

연구 결과 해석에서 저혈당의 역할(표 20.3)

저혈당(혈당 < 2.2 mmol/L 또는 < 40 mg/dL로 정의)은 수술 환자 대상의 van den Berghe 연구에서 대조군보다 집중치료 환자에서 더 흔했지만 혈역학적 악화나 경련은 없어 구체적으로 논의하지 않았다.

저혈당 빈도는 중환자실 환자 대상의 Krinsley 연구에서 현저히 낮았으며 저혈당의 완만한 정의(< 3.3 mmol/L) 이용에서 그러했다.

루벤 2연구는 저혈당이 일부 환자의 사망률에 영향을 줄 수 있다고 시사한 첫 번째 연구였다. 그 후에 시행된 5건의 부정적 연구 중 3건에서 저혈당과 사망률의 관련이 있었다.[38-40] 저혈당과 사망률의 관련은 NICE-SUGAR 연구에서 확인되었으며, 연구자는 저혈당이 집중치료에서 나타나는 부작용의 부분적 원인이 될 수 있다고 추정했다.[29] 인슐린 주입으로 집중치료하는 환자의 경과에 저혈당이 해로운 영향을 줄 수 있다는 근거가 되었다.

저혈당은 중환자 치료 논문에서 일반적으로 2.2 mmol/L 이하로 정의되어 있다.[7,29,36-40] 이 정의는 중증 저혈당이 아니면 임상적으로 중요하지 않다는 일반적 견해 때문에 사용하는 것이다.

실제로 중환자 치료 의사 대상의 설문 조사에서 40% 이상은 고혈당이 저혈당보다 더 위험하다고 생각했으며 대부분 6.1 mmol/L의 목표를 선호했다.[28] 역설적이지만 같은 조사에서 저혈당 역치가 되는 혈당 중앙값은 3.33 mmol/L였다.

표 20.3 저혈당 자료.

연구	저혈당기준 (mmol/L)	저혈당 빈도(%)		사망률과의 관계
		집중치료	재래치료	
DIGAMI, 1997 [33]	<3.0	15.0	0.0	NR
Leuven-1, 2001 [7]	<2.2	5.1	0.8	No
Furnary, 2003 [34]	NR	NR	NR	NR
Krinsley, 2004 [35]	<3.3	1.4	0.9	No
Leuven-2, 2006 [36]	<2.2	18.7	3.1	Yes
De La Rosa, 2008 [37]	<2.2	8.3	0.8	NR
VISEP, 2008 [38]	<2.2	12.1	2.1	Yes
Arabi, 2008 [39]	<2.2	28.6	3.1	Yes
NICE-SUGAR, 2009 [29]	<2.2	6.8	0.5	No
Glucontrol, 2009 [40]	<2.2	8.7	2.7	Yes

중증 저혈당 증상은 혈당이 2.2 mmol/L보다 높을 때 나타날 수 있으며, 혈당이 3.6-3.8 mmol/L 범위로 내려가면 교감신경-부신 자극을 포함한 인슐린대항 호르몬 반응이 나타난다.[45] 때로 인슐린대항 호르몬 반응 이상[42]이나 저혈당의 임상 증상이 없어 저혈당 인식이 어려우면 보다 위협적 일 수 있다.

이런 이유에서 저혈당에 대한 전문가는 임상적으로 중요한 저혈당의 역치를 3.5 mmol/L[46]에서 3.9 mmol/L[47] 범위라고 주장한다. 따라서 기관삽관을 했거나[7], 프로포폴 또는 다른 진정제의 투여[37,39], 또는 양쪽 병용 상태의 환자에서 2.3-3.8 mmol/L의 혈당을 임상적으로 중요하지 않은 저혈당으로 보는 것은 합리적이지 않다. 대부분의 연구에서 임상적으로 중요한 저혈당이 부적절하게 좁은 저혈당 정의에 의해 고려 대상에서 제외되었을 수 있다는 제한점이 있다.

DIGAMI연구에서 집중치료에 의해 저혈당 발생률(15%)이 높았으며[33], 이것은 저혈당에 대한 임의 정의(< 3.0 mmol/L) 사용 때문일 수 있다. DIGAMI연구에 중증저혈당(< 2.2 mmol/L) 발생률의 언급은 없다.

이상을 요약하면, 중환자에서 저혈당은 집중인슐린치료에서 거의 정상에 가까운 혈당 유지에 큰 제한이 될 가능성이있다는 사실은 명확하다.

저혈당이 집중인슐린치료의 유익한 효과를 부정적[29,36-40]이거나 불명확한 결과[36]로 만들었을 가능성도 있다. 이런 연구에서 중증이 아닌 저혈당(2.3-3.8 mmol/L)을 고려하지 않는 것도 제한점이다.

호주에서 중환자실 2곳의 환자 1,109명을 대상으로 저혈당을 후향적으로 분석한 결과, 혈당 4.0-4.5 mmol/L인 환자를 포함하여 중증 저혈당과 관계된 사망률이 단계적으로 증가하는 것을 보았다.[48] 이것은 가벼운 저혈당에서도 중환자의 생존에 영향을 줄 수 있음을 시사한다.

혈당 검사 방법

완만한 저혈당의 정의 범위에 있지 않은 혈당(4.0-4.5 mmol/L)에서도 사망률 증가와 관련이 있다는 관찰은 이해하기 어렵다.

당뇨병에서 교감신경부신 반응에 의해 혈당 역치가 상향 조정될 수 있다.[49]

또 다른 가능한 설명은 당뇨병이나 비당뇨병 환자에게도 적용할 수 있는 중환자에서 혈당 측정에 사용하는 방법과 관련이 있다.

많은 연구가 현장진료(POC) 혈당 검사를 이용하였으나 저혈당 기간 동안 매우 부정확한 것으로 나타났다. 미국임상검사인증제도(CLIA)는 POC 혈당치가 검사실 수치와 20% 이상 다르면 부정확하다고 하며, 저혈당에서는 0.83 mmol/L 이상을 부정확하다고 한다. 실제 혈당 4.0 mmol/L이 3.2 mmol/L로 보고되거나 2.8이 3. 6mmol/L으로 보고될 수 있으나 두 값 모두 정확한 것으로 간주된다. Critchell 등은 훈련된 검사실 기사가 POC 장치를 사용해도 검체의 19%가 부정확하다고 보고했다.[50]

Kanji 등은 중앙검사실과 POC 측정 일치도가 56%이며 저혈당 검체에서는 26%에 불과하다고 했다.[51]

따라서 POC 장치 사용에서는 오류 발생 가능성이 있다. 또한 POC 장치는 실제 혈당을 체계적으로 과대 평가할 수 있다.[50] 여기서 소개한 대규모 연구 중 2건의 부정적 연구에서는 POC 측정기를 사용하였다.[37,39] NICE-SUGAR는 정밀도와 정확도가 뛰어난 혈액가스 분석기[52]와 POC 장치를 모두 이용했다. NICE-SUGAR에서 POC 장치를 사용하고 검사실에서 확인은 60%에 불과했다.

저혈당 수준이 확인된 경우에도 선행 혈당이 확인되지 않았으므로 인슐린주입 속도가 부적절하게 결정되어 후속 저혈당 발생을 일으킬 가능성도 있다. Leuven 1연구는 혈액가스 분석기를 이용했고, Leuven 2연구는 자가감시가 아니라 임상용으로 설계된 POC 장치 Hemocue를 이용했다. VISEP연구는 혈액가스 분석기와 Hemocue를 모두 이용했다.[38]

여러 연구에서 혈당 측정에 사용한 방법이 저혈당에 영향을 주어 저혈당을 인식하지 못하거나 때로 저혈당이 과장되었을 가능성이 있다.

연구 결과에서 영양보충의 역할

피로를 호소하는 허약한 노인 여성에게 매일 1 mg의 티록신을 투여한 의사가 있었다. 환자가 급성 심방세동으로 사망하자 그 의사는 티록신 투여에 의한 사망으로 생각하여 다시는 사용하지 않았다.

이런 추론은 예상치 못한 나쁜 결과를 일으킨 행동에 대한 혐오감으로 나타나는 "혐오요인"에 의한다.[53]

영양보충은 중환자 관리에 자주 사용하며 혈당과 인슐린 요구량에 영향을 준다.

10건의 대규모 연구 중 2건[33,34]은 일부 환자에게만 영양을 보충했다.[22] Krinsley의 연구에서는 거의 경장영양을 이용하였다(개인 연락). 경장영양은 4건의 연구에서 이용하였으며[29,37,39,40], VISEP연구는 경장영양과 비경구영양을 동일하게 이용하였다.[38] 두건의 루벤연구에서 영양보충은 중환자실에서 처음 7일 동안은 비경구적 보충이었다.

비경구영양에 의한 감염 증가가 알려져 있으며[54], 감염의 차이, 특히 패혈증은 루벤 1에서 집중치료군과 대조군 사이에 사망률 차이의 대부분을 차지했기 때문에 루벤 1연구의 결과 해석에 영향을 준다.[22,55]

경장영양에서는 같은 정도의 감염 위험은 없다

고 하지만[55], 이 문제에 대한 대조 연구는 없다.

한편 NICE-SUGAR연구에서 사망률의 차이는 주로 저혈당에 의해 부정적 영향을 받을 수 있는 심혈관질환이었다.[56]

영양보충 경로 이외로 공급되는 영양의 양이 중환자의 혈당 조절 연구 결과에 영향을 줄 수 있다. 루벤 1연구는 키와 몸무게에 의한 Harris-Benedict 공식[22]을 이용하여 기초에너지 요구량을 계산하고 에너지소비량에 따라 칼로리 공급량을 추정했다. 키와 몸무게 자료가 없으면 체질량지수와 추정 kg을 계산했다.[22]

적절한 정보를 얻을 수 있는 5개의 연구에서 에너지 요구량에 따라 에너지 공급 정도가 경과에 영향을 주었는지 분석해보았다.[7,29,36-39] 키는 온라인 정보(예, http:// forums.interbasket.net/flO/average-mHbA1c-height-by-country-updated-9287/과 http://en.wikipedia.org/wiki/Human height에서 추정했다. 에너지 계산에 단백질을 포함하여(제시되어 있지 않으면 하루 1.0 g/kg으로 추정) 1일 급여 속도에 이용된 값은 루벤 1[22] 27 kcal/kg, 루벤 236 25 kcal/ kg, De La Rosa[37] 25.5 kcal/kg, VISEP 1236 kcal/day[38], NICE-SUGAR 1624 kcal[29] 등이었다. 다른 연구[7, 29, 38]는 3-5일의 평균 에너지 섭취량을 이용했다. Arabi 연구의 에너지 섭취량은 처음 7일의 평균으로 제시되었으며, Harris-Benedict공식을 이용하고 스트레스 요인으로 조정하여 예상보다 낮았다.[39] 이런 이유에서 아라비 연구는 분석에서 제외했다.

예상 기초 에너지 요구량의 백분율로 표현된 에너지 섭취량은 **그림 20.1**과 같다.

다양한 연구에서 영양 공급 정도는 놀라울 정도로 달랐다. 루벤 연구에서 제공된 영양의 양은 지침 범위 안에 있었으나 중환자에게 필요한 에너지 요구량보다 많았으며[57], 특히 당뇨병 환자가 거의 없었다는 점을 고려하면 이 연구에서 집중치료군에 높은 인슐린 요구량을 설명할 수 있다. 이와 대조적으

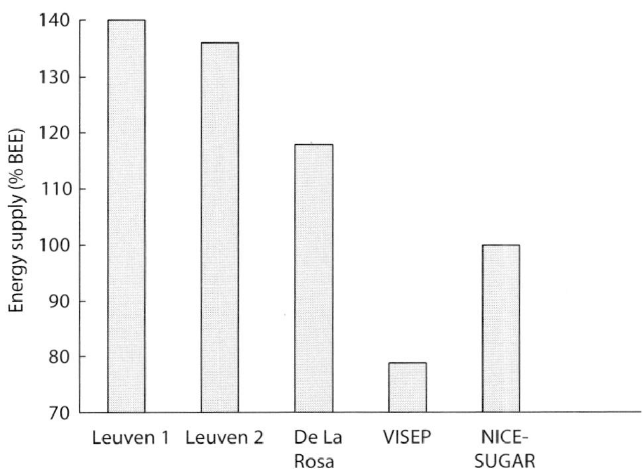

그림 20.1. 5개의 연구에서 추정 기초 에너지 소비량(BEE, Harris-Benedict 공식으로 계산)에 비한 에너지 공급량 과잉의 백분율.

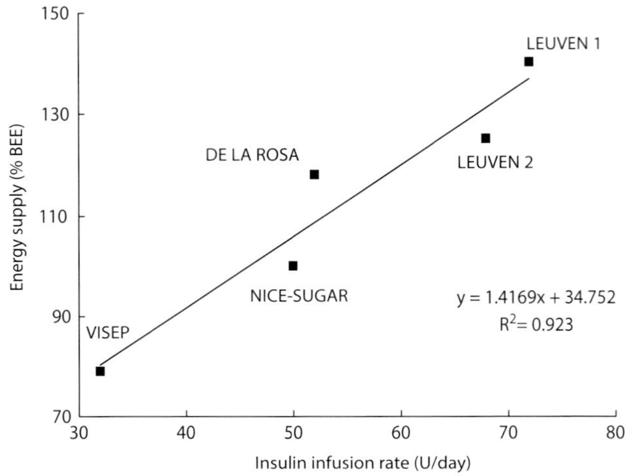

그림 20.2 5개 연구에서 인슐린 주입률에 대비한 에너지 공급

로, NICE-SUGAR 연구처럼 경장영양을 주로 이용한 연구는 에너지 요구량에 해당하는 에너지를 제공했다.[57] 경관식이(tube feeding)가 어려운 환자는 장관영양처방(enteric formula)의 주입 속도가 제한되는 경향이 있다.

5건의 집중치료 연구에서 식이양과 인슐린 주입 속도의 관계는 **그림 20.2**와 같다.

이 그림에서 보듯이 공급 정도와 인슐린 요구량 사이에는 강한 상관관계가 있었다. 이런 연구 사이에 섭식 방법에 차이가 있지만, 에너지 공급 관리 방법에 따라 경정맥 섭식의 인슐린 요구량이 경장 섭식에서 보다 높은 것은 인상적이다.[58]

그림에 표시한 자료는 추정치이지만 영양 보충의 다양한 방법에 따라 중환자의 인슐린 요구량이 어떻게 영향을 받는지 이해하는데 도움이 된다.

당뇨병이 아닌 중환자에서 일시적 고혈당의 원인으로 '스트레스'를 우선 생각하는 것이 일반적이지만, 영양 보충 과잉의 역할에 대해서도 충분한 관심을 가져야 한다.

최근 발표 연구의 메타분석은 현행 지침에 따라 영양을 공급받는 일반 내과-외과 환자에게 집중인슐린치료 권고의 근거는 없다고 결론지었다.[59] 이 연구는 영양 보충에 의한 임상 연구 경과를 평가하려는 시도에서 이례적이었다.

집중인슐린치료를 받는 환자가 비경구 영양을 공급받지 않으면 저혈당 발생이 높고 사망 위험이 증가하는 것으로 알려졌다.[29,37,39,40] 그러나 저혈당의 정의나 혈당 검사 방법에 따라 저혈당 빈도에 주는 영향은 고려하지 않았으며, ① 저혈당 회피 가능성, ② 합리적 혈당 목표의 선택과 더 나은 혈당 검사의 이용으로 저혈당 방지 가능성을 고려하지 않았다. ③ 저혈당 회피에 성공했다면 연구 경과와 결론을 완전히 바꿀 수 있었을 것이다(용량 변경대신 티록신을 포기한 의사처럼).

결론

중환자에서 고혈당의 집중치료 효과에 대한 자료는 일관성이 없고 혼란스럽다.

이런 모순의 대부분은 저혈당의 빈도와 중증도를 다르게 설계한 차이와 관련이 있을 수 있다. 대부분 연구가 저혈당을 제대로 정의하지 않았으며 충분히 평가하지 않았다. 저혈당이 혈당 조절의 유익한 효과를 감추며 그 자체가 부작용으로 이어짐을 강조해야 한다.

혈당 검사 방법의 정확성과 정밀도에 대한 문제는 자료 해석에 제한이 되며 안전 문제에 관여한다.

대규모 연구에서 영양 보충이 결과 해석에 혼란을 줄 수 있으며 과도한 영양 공급의 회피[57]는 이런 우려를 줄인다.

많은 연구 결과에 근거하여 집중인슐린치료가 중환자 관리에 중요한 역할을 한다고 믿지만, 최적의 목표 범위가 무엇인지 불명확하다.

추가 연구가 필요하지만 저혈당을 최소화하기 위해 중환자의 고혈당 치료에 대한 ADA/AACE 지침(혈당 목표 7.8-10 mmol/L의 인슐린 주입 권고)은 적절하다고 생각한다.

혈당 검사는 신중하게 표준화된 방법을 사용해야 하며 검사 직원의 훈련과 저혈당을 적절하게 정의하여 철저히 피해야 한다.

참고문헌

1. Umpierrez GE, Isaacs SD, Bazargan N et al. Hyperglycemia: an independent marker of in-hospital mortality in patients ith undiagnosed diabetes. J Clin Endocrinol Metab 87:978－982, 2002.
2. Cook CB, Kongable GL, Potter DJ et al. Inpatient glucose control: a glycemic survey of 126 U.S. hospitals. J Hosp Med. 4:E7－E14, 2009.
3. Golden SH, Peart-Vigilance C et al. Perioperative glycemic control and the risk of infectious complications in a cohort of adults with diabetes. Diabetes Care 22:1408－1414, 1999.
4. Zerr KJ, Furnary AP, Grunkemeier GL et al. Glucose control lowers the risk of wound infection in diabetics after open heart operations. Ann Thorac Surg 63:356－361, 1997.
5. Weir CJ, Murray GD, Dyker AG, and Lees KR. Is hyperglycaemia an independent predictor of poor outcome after acute stroke? Results of a long-term follow up study. BMJ. 314:1303－1306, 1997.
6. Krinsley JS. Association between hyperglycemia and increased hospital mortality in a heterogeneous population of critically ill patients. Mayo Clin Proc. 78:1471－1478, 2003.
7. van den Berghe G, Wouters P, Weekers F et al. Intensive insulin therapy in critically ill patients. N Engl J Med. 345:1359－1367, 2001.
8. Garber AJ, Moghissi ES, Bransome ED, Jr. et al. ACE position statement. Endocr Pract 10:5－9, 2004.
9. McCowen KC, Malhotra A, and Bistrian BR. Stress-induced hyperglycemia. Crit Care Clin. 17:107－124, 2001.
10. Andreelli F, Jacquier D, and Troy S. Molecular aspects of insulin therapy in critically ill patients. Curr Opin Clin Nutr Metab Care. 9:124－130, 2006.
11. van den Berghe G. How does blood glucose control with insulin save lives in intensive care? J Clin Invest. 114:1187－1195, 2004.
12. Vanhorebeek I, De Vos R, Mesotten D et al. Protection of hepatocyte mitochondrial ultrastructure and function by strict blood glucose control with insulin in critically ill patients. Lancet. 365:53－59, 2005.
13. Bagdade JD, Stewart M, and Walters E. Impaired granulocyte adherence. A reversible defect in host defense in patients with poorly controlled diabetes. Diabetes. 27:677－681, 1978.
14. Poitout V and Robertson RP. Glucolipotoxicity: fuel excess and beta-cell dysfunction. Endocrine Rev. 29:351－366, 2008.
15. Hansen TK, Thiel S, Wouters PJ et al. Intensive insulin therapy exerts antiinflammatory effects in critically ill patients and counteracts the adverse effect of low mannose-binding lectin levels. J Clin Endocrinol Metab. 88:1082－1088, 2003.
16. Langouche L, Vanhorebeek I, Vlasselaers D et al. Intensive insulin therapy protects the endothelium of critically ill patients. J Clin Invest. 115:2277－2286, 2005.
17. Stoner HB, Little RA, Frayn KN et al. The effect of sepsis on the oxidation of carbohydrate and fat. Br J Surg. 70:32－35, 1983.

18. Steinberg HO, Tarshoby M, Monestel R et al. Elevated circulating free fatty acid levels impair endothelium-dependent vasodilation. J Clin Invest. 100:1230–1239, 1997.
19. Stojiljkovic MP, Zhang D, Lopes HF et al. Hemodynamic effects of lipids in humans. Am J Physiol. 280:R1674–R1679, 2001.
20. Lewis GF, Uffelman KD, Szeto LW et al. Interaction between free fatty acids and insulin in the acute control of very low density lipoprotein production in humans. J Clin Invest. 95:158–166, 1995.
21. Mesotten D, Swinnen JV, Vanderhoydonc F et al. Contribution of circulating lipids to the improved outcome of critical illness by glycemic control with intensive insulin therapy. J Clin Endocrinol Metab. 89:219–226, 2004.
22. Miles JM, McMagon MM, and Isley WL. For debate: no, the glycemic target in the critically ill should not be <6.1 mmol/L. Diabetologia. 51:916–920, 2008.
23. Langouche L, Vander Perre S, Wouters PJ et al. Effect of intensive insulin therapy on insulin sensitivity in the critically ill. J Clin Endocrinol Metab. 92:3890–3897, 2007.
24. Weekers F, Van Herck E, Coopmans W et al. A novel in vivo rabbit model of hypercatabolic critical illness reveals a biphasic neuroendocrine stress response. Endocrinology. 143:764–774, 2002.
25. Pomposelli JJ, Baxter JK, 3rd, Babineau TJ et al. Early postoperative glucose control predicts nosocomial infection rate in diabetic patients. JPEN: J Parenter Enteral Nutr. 22:77–81, 1998.
26. ADA: Standards of Medical Care in Diabetes – 2009. Diabetes Care 32:S41, 2009.
27. Moghissi ES, Korytkowski MT, DiNardo M et al. American Association of Clinical Endocrinologists and American Diabetes Association consensus statement on inpatient glycemic control. Diabetes Care. 32:1119–1131, 2009.
28. Hirshberg E, Lacroix J, Sward K et al. Blood glucose control in critically ill adults and children: a survey on stated practice. Chest 133:1328–1335, 2008.
29. Investigators N-SS, Finfer S, Chittock DR et al. Intensive versus conventional glucose control in critically ill patients. NEngl J Med. 360:1283–1297, 2009.
30. Finfer S, Chittock D, Li Y et al. Intensive versus conventional glucose control in critically ill patients with traumatic brain injury: long-term follow-up of a subgroup of patients from the NICE-SUGAR study. Intensive Care Medicine. 41(6):1037–1047, 2015.
31. Wiener RS, Wiener DC, and Larson RJ. Benefits and risks of tight glucose control in critically ill adults: a meta-analysis. [Erratum appeared in JAMA. 2009 Mar4;301(9):936]. JAMA. 300:933–944, 2008.
32. Griesdale DEG, de Souza RJ, van Dam RM et al. Intensive insulin therapy and mortality among critically ill patients: a meta-analysis including NICE-SUGAR study data. CMAJ. 180:821–827, 2009.
33. Malmberg K. Prospective randomised study of intensive insulin treatment on long term survival after acute myocardial infarction in patients with diabetes mellitus. DIGAMI (Diabetes Mellitus, Insulin Glucose Infusion in Acute Myocardial Infarction) Study Group. BMJ. 314:1512–1515, 1997.
34. Furnary AP, Gao G, Grunkemeier GL et al. Continuous insulin infusion reduces mortality in patients with diabetes undergoing coronary artery bypass grafting. J Thorac Cardiovasc Surg. 125:1007–1021, 2003.
35. Krinsley JS. Effect of an intensive glucose management protocol on the mortality of critically ill adult patients. Mayo Clin Proc. 79:992–1000, 2004.
36. Van den Berghe G, Wilmer A, Hermans G et al. Intensive insulin therapy in the medical ICU. N Engl J Med. 354:449–461, 2006.
37. De La Rosa GDC, Donado JH, Restrepo AH et al. Strict glycaemic control in patients hospitalised in a mixed medical and surgical intensive care unit: a randomised clinical trial. Crit Care (London, England). 12:R120, 2008.
38. Brunkhorst FM, Engel C, Bloos F et al. Intensive insulin therapy and pentastarch resuscitation in severe sepsis. N Engl J Med. 358:125–139, 2008.
39. Arabi YM, Dabbagh OC, Tamim HM et al. Intensive versus conventional insulin therapy: a randomized controlled trial in medical and surgical critically ill patients. Crit Care Med. 36:3190–3197, 2008.
40. Preiser J-C, Devos P, Ruiz-Santana S et al. A prospective randomised multi-centre controlled trial on tight glucose control by intensive insulin therapy in adult intensive care units: the Glucontrol study. Intensive Care Med. 35:1738–1748, 2009.
41. Gray CS, Hildreth AJ, Sandercock PA et al. Glucose-potassium-insulin infusions in the management of post-stroke hyperglycaemia: the UK Glucose Insulin in Stroke Trial (GIST-UK). Lancet Neurol. 6:397–406, 2007.
42. Cryer PE. Hypoglycaemia: the limiting factor in the glycaemic management of the critically ill? Diabetologia. 49:1722–1725, 2006.
43. Mesotten D, Van den Berghe G. Clinical benefits of tight glycaemic control: focus on the intensive care unit. Best Practice & Research Clinical Anaesthesiology. 23:421–429, 2009.
44. Macrae D, Grieve R, Allen E et al. A randomized trial of hyperglycemic control in pediatric intensive care. N

Eng. J Med. 370(2):107-118, 2014 Jan 09
45. Cryer PE. Hierarchy of physiological responses to hypoglycemia: relevance to clinical hypoglycemia in type I (insulin dependent) diabetes mellitus. Horm Metab Res. 29:92-96, 1997.
46. Frier BM. Defining hypoglycaemia: what level has clinical relevance? Diabetologia. 52:31-34, 2009.
47. Cryer PE. Preventing hypoglycaemia: what is the appropriate glucose alert value? Diabetologia. 52:35-37, 2009.
48. Egi M, Bellomo R, Stachowski E et al. Hypoglycemia and outcome in critically ill patients. Mayo Clin Proc. 85:217-224.
49. Boyle PJ, Schwartz NS, Shah SD et al. Plasma glucose concentrations at the onset of hypoglycemic symptoms in patients with poorly controlled diabetes and in nondiabetics. N Engl J Med. 318:1487-1492, 1988.
50. Critchell CD, Savarese V, Callahan A et al. Accuracy of bedside capillary blood glucose measurements in critically ill patients. Intens Care Med. 33:2079-2084, 2007.
51. Kanji S, Buffie J, Hutton B et al. Reliability of point-of-care testing for glucose measurement in critically ill adults. Crit Care Med. 33:2778-2785, 2005.
52. Beneteau-Burnat B, Bocque M-C, Lorin A et al. Evaluation of the blood gas analyzer Gem PREMIER 3000. Clin Chem Lab Med. 42:96-101, 2004.
53. Feinstein AR. The 'chagrin factor' and quantitative decision analysis. Arch Int Med. 145:1257-1259, 1985.
54. Perioperative total parenteral nutrition in surgical patients. The Veterans Affairs Total Parenteral Nutrition Cooperative Study Group. N Engl J Med. 325:525-532, 1991.
55. Braunschweig CL, Levy P, Sheean PM, and Wang X. Enteral compared with parenteral nutrition: a meta-analysis. Am J Clin Nutr. 74:534-542, 2001.
56. Adler GK, Bonyhay I, Failing H et al. Antecedent hypoglycemia impairs autonomic cardiovascular function: implications for rigorous glycemic control. Diabetes. 58:360-366, 2009.
57. Miles JM. Energy expenditure in hospitalized patients: implications for nutritional support. Mayo Clin Proc. 81:809-816, 2006.
58. van den Berghe G, Wouters PJ, Bouillon R et al. Outcome benefit of intensive insulin therapy in the critically ill: Insulin dose versus glycemic control. Crit Care Med. 31:359-366, 2003.
59. Marik PE and Preiser J-C. Toward understanding tight glycemic control in the ICU: a systematic review and metaanalysis. Chest. 137:544-551, 2010.

21

당뇨병의 안과 합병증

Andrew J. Barkmeier[1] and Konstantin Astafurov[2]

[1] Associate Professor of Ophthalmology, Department of Ophthalmology, Mayo Clinic, Rochester, MN, USA

[2] Konstantin Astafurov, MD PhD, Fellow in Vitreoretinal Surgery, NJRetina/Rutgers Robert Wood Johnson Medical School, New Brunswick, NJ, USA

요점

- 당뇨병에서 시력 상실의 가장 큰 위협은 망막질환이다.
- 혈당과 대사 조절은 당뇨병의 미세혈관합병증 방지에 도움이 된다.
- 레이저빛응고(laser photo-coagulation)와 병용한 항VEGF치료(anti-vascular endothelial growth factor therapy)는 당뇨병황반부종(diabetic macular edema, DME)과 증식망막병증의 경과를 개선한다.

서론

장기간 지속된 당뇨병에서 수정체, 각막, 안와를 포함한 눈의 여러 부분에 질병이 나타나서 최근 당뇨병눈질환(diabetic eye disease, DED)라는 개념이 제창되었다. 당뇨병에서 시력 상실의 가장 큰 위협은 망막에 대한 영향이다.

당뇨병망막병증(diabetic retinopathy, DR)은 시간 경과에 따라 당뇨병 환자의 대부분에서 나타나는 당뇨병의 미세혈관합병증이다.

역학 연구에 의하면 당뇨병 환자 3명 중 1명에서 DR 발생을 추정한다.[1]

DR의 진행된 단계인 증식망막병증(proliferative diabetic retinopathy, PDR), 당뇨병 황반부종(DME)은 제대로 치료하지 않으면 돌이킬 수 없는 실명을 일으킨다. 실제로 DR은 25-74세 환자에서 시력 상실의 주요 원인이다.[2]

그러나 조기에 발견하고 적시에 치료하면 당뇨병 관련 안구 합병증에 의한 시각 장애의 대부분을 최소화하고 예방할 수 있다.

당뇨병의 안구 합병증 치료(표 21.1)와 장래 가능한 치료법에 대해 알아본다.

표 21.1 당뇨병의 눈 합병증과 치료 선택

눈 합병증	치료 선택
Diabetic retinopathy • Non-proliferative • Proliferative • Diabetic macular edema • Macular ischemia	Observation; control of risk factors* Pan-retinal photocoagulation and/or intravitreal • Anti-VEGF injections • Intravitreal anti-VEGF injections • Focal laser • Intravitreal steroid injections and implants • Pars plana vitrectomy No established treatment available
Complications of proliferative diabetic retinopathy • Vitreous hemorrhage • Tractional retinal detachment • Neovascular glaucoma Cataract	Observation, pars plana vitrectomy Pars plana vitrectomy if threatening the macula intravitreal anti-VEGF injections and/or PRP combined with topical glaucoma medications; commonly requires incisional glaucoma surgery Observation, cataract surgery
Corneal complications • Dry eye syndrome • Recurrent epithelial erosions • Corneal edema	Lubricating agents, topical cyclosporine A, punctal plugs, autologous serum tears Anterior stromal puncture, phototherapeutic keratectomy Hypertonic saline drops
Orbital cellulitis/Mucormycosis	Aggressive antifungal therapy with tissue debridement; orbital exenteration

* 모든 당뇨병 눈 합병증에서 권고함

당뇨병망막병증의 위험인자

DR 유병률은 1형과 2형당뇨병 환자에서 당뇨병 유병기간이 길어질수록 증가한다. 초기 역학 연구는 당뇨병 20년 경과에서 1형당뇨병의 97%와 2형당뇨병의 50-80%에서 일정한 정도의 DR이 나타난다고 했다.[3]

DR 발생과 진행 위험을 증가하는 2가지 주요 요인은 혈당 조절 불량과 조절되지 않는 고혈압이다.

추가 위험인자로는 당뇨병 신병증과 신경병증 등의 다른 미세혈관합병증, 이상지질혈증, 폐쇄수면무호흡증, 임신 등이 있다.[4-6]

지난 수십 년간 인슐린치료의 보편화에 따라 DR 유병률이 감소되고 있다.[7]

집중인슐린치료를 시작하고 처음 1년에 망막병증 악화가 나타날 수 있지만, 집중인슐린치료의 장기적 이점은 위험보다 크다는 점은 주목할 만하다.[8]

혈당 조절의 급속한 개선에 의해 초기 당뇨병망막병증이 악화되는 역설적 현상은 잘 알려져 있지만 아직 병태생리에 대한 좋은 설명이 없다.

혈관 내 삼투압 변화에 의한 미세혈관 손상, 인슐린에 의한 활성산소종 생산에 의해 VEGF 수준 증가, 국소 사이토카인 생산의 급격한 변화 등이 가능한 이론으로 제시되었지만, 모든 가설은 현재 잠정적이며 실질적 증거가 부족하다.[9]

선별검사

DR 선별검사에 대한 지침은 당뇨병 형태에 따

표 21.2 당뇨병망막병증의 초기 선별검사 권고[11]

분류	안과 검사
Type 1 diabetes	Within 5 years of diagnosis
Type 2 diabetes	At time of diagnosis
Women with preexisting diabetes planning pregnancy or who have become pregnant	Before pregnancy or during first trimester
Women who develop gestational diabetes	No screening is necessary

라 다르며, 동반 위험인자의 평가를 포함한다. 1형 당뇨병에서는 당뇨병 진단 후 5년 또는 사춘기 이전에는 시력을 위협하는 망막병증이 거의 나타나지 않는다.[10] 따라서 지침은 진단 후 5년 이내의 산동 안저경 검사와 함께 초기 종합 안과 검사를 권고한다.[11](표 21.2).

2형당뇨병에서는 진단 시 안과 선별검사를 받아야 하며[11], 이런 환자는 수년간 진단되지 않은 대사장애를 겪었을 가능성이 있기 때문이다.

2형당뇨병 환자에서 적어도 1/5은 진단 시에 이미 망막병증이 있다.[12]

초기 선별검사 후 추적 검사 간격에 다양한 지침이 있으며 망막병증 중증도에 따라 다르다.[13,14]

임신한 당뇨병 여성의 대부분에서 망막병증이 진행하며 DR 단계에 따라 16-85%에 이른다.[5]

임신초기 당뇨병연구(DEPS)는 혈당이 조절되지 않고 중증도가 높은 망막병증에서 DR 진행 위험이 높다고 하였다.[15]또한 수축기혈압 증가와 당뇨병 유병기간이 길면 임신 중 망막병증 악화 위험이 높다.[5] 임신을 계획하는 모든 당뇨병 여성은 임신 전 또는 임신 초기에 안과 검진을 권고하며[11], 추적 검사 시기는 망막병증 중증도에 따라 결정한다. 기존 당뇨병이 없던 임신당뇨병에서는 DR 발생 위험이 높지 않아 안과 검진이 필요하지 않다.[16]

예방

혈당 조절

엄격한 혈당 조절은 DED를 방지하고 진행 지연에 중요한 역할을 한다.

당뇨병조절과 합병증연구(DCCT)에서 엄격하게 혈당을 조절한 1형당뇨병에서 기존 혈당 조절에 비해 DR 발생과 진행 위험 감소를 입증했다(HbA1c 7% vs 9%).[17]

EDIC 연구(DCCT의 연장)는 HbA1c 수준이 PDR, DME, DED의 안구 수술 시행 등의 예측 인자이며, 우수한 혈당 조절 유지의 장기적 이점을 강조했다.[18]

영국전향당뇨병 연구(UKPDS)[19]와 심혈관질환위험조절행동(Action to Control Cardiovascular Risk in Diabetes Eye Study)[20]은 2형당뇨병에서도 우수한 혈당 조절이 DR에 유익하다는 결과였다.

대부분의 환자에서 HbA1c 7% 수준이 지침에서 권고하는 목표치이다.[11] 그러나 이 목표는 특정 환자에게는 적합하지 않을 수 있으며 동반질환과 기대수명과 같은 환자별 특성을 고려해야 한다.

혈압 조절

고혈압 동반 당뇨병에서 혈압 조절은 망막병증 위험을 낮출 수 있다.

UKPDS연구에서 혈압 150/85 미만의 유지는 혈압 180/l05 미만에 비해 망막병증과 시력 악화를 각각 34%와 47% 감소하였다.[21]

ADVANC와 ACCORD연구에서 수축기혈압 목표 120 mmHg와 140 mmHg의 비교에서는 엄격한 혈압 조절의 한 DR진행 방지 이점이 없었다.[20,22]

현재 지침은 모든 당뇨병 환자에게 혈압 최적화를 권고하지만[11], DR 진행을 늦추기 위해 목표 혈압을 140 미만 유지를 지지하는 높은 수준의 근거는 없다.

지질강하 전략

고지혈증에서 당뇨병의 미세혈관합병증 발생 위험이 증가한다. 다양한 연구가 DR에 대한 고지혈증과 지질강하제의 역할을 평가했다.

페노피브레이트

FIELD (Fenofibrate Intervention and Event Lowering in Diabetes)연구에서 페노피브레이트(하루 200 mg)는 위약에 비해 레이저빛응고술 필요성을 줄였다.[23] 안저 사진을 이용한 FIELD의 세부연구에서 망막병증이 있는 환자의 DR 진행을 늦추고 황반부종 발생에 대한 유익한 효과가 있었다.

ACCORD Eye Study는 스타틴과 함께 페노피브레이트의 투여는 위약에 비해 망막병증 진행이 감하였다(6.5% vs 10.2%). 그러나 페노피브레이트는 심혈관질환에 의한 사망률 위험을 감소시키지 못하여(적어도 중성지방 400 mg/dL 이하에서) DR에서 페노피브레이트 처방은 보편화 되지 않고 있다.[11]

스타틴

당뇨병 50명에 6개월 동안 매일 심바스타틴 투여와 위약을 무작위 투여한 소규모 전향 연구에서는 심바스타틴 투여에서 시력 악화가 없었으나, 위약군의 상당수에서 시력 악화가 있었다.[25] 형광혈관조영술과 안저 사진을 이용한 조사에서 스타틴 투여에 비해 위약에서 DR 악화가 있었다. 당뇨병에서 스타틴은 DME 발생 위험을 줄이며 고중성지방혈증은 위험을 높인다.[26]

당뇨병이 있는 많은 환자에서 지질 이상을 갖고 있으며, 심혈관질환 위험을 줄이기 위해 스타틴을 처방한다. DR진행 방지에 페노피브레이트가 효과적이라는 2건의 대규모 임상연구가 있지만 심혈관질환 경과에 영향이 없어 임상에서 이용하지 않는다. 이에 대한 추가 연구와 DR 환자에서 이런 치료의 고려에 안과와 내과 의사의 협력이 필요하다.

아스피린과 항응고제

ETDRS연구는 DR(경증에서 중증 비증식망막병증 또는 초기 PDR)을 대상으로 매일 고용량 아스피린(650 mg)과 위약을 비교하여 이점과 부작용을 평가했다. 조사 결과 아스피린 투여에서 위약에 비해 고위험 PDR 증가나 시력 상실 위험이 감소하지 않았으며, 유리체 출혈 발생은 양군에서 비슷했다.[27]

당뇨병 환자 대상으로 고용량 아스피린요법을 조사한 연구의 체계적 문헌고찰에서도 비슷한 결과였다.[28]

최근의 후향연구에서 당뇨병 안구 합병증으로 유리체 절제술을 받는 환자에서 항응고요법이 수술 전후 유리체 출혈 증가는 없었다.[29]

식단 조절

식단 조절이 DR 방지에 도움이 된다는 몇 개의 연구가 있다.

심혈관질환 위험이 높은 환자에게 지중해식 식단(MedDiet)의 효과를 평가한 영양연구는 Med-

Diet와 엑스트라 버진올리브를 병용한 당뇨병 환자에서 일반 식단 섭취에 비해 6년 추적에서 DR 발생 위험이 약 50% 감소했다.[30]

다른 연구는 오메가-3불포화 지방산(당뇨병망막병증 동물 모델에서 효과가 알려진)[31] 섭취는 시력을 위협하는 DR 위험이 감소하였다.[32]

식사요법이 DR에 주는 영향에 대한 연구가 있지만 근거가 제한적이므로 추가 연구가 필요하다.

안구 합병증

당뇨병망막병증

당뇨병망막병증은 망막 미세혈관의 병리적 이상이며 임상 특징에 따라 분류한다(**표 21.3**).

DR 발생기전은 복잡하며 고혈당에 의한 내피세포 손상에 따른 혈관주위세포의 손상, 자유라디칼과 당화종산물 형성, 혈관 형성 경로요인의 활성화에 의한 혈관내피 성장인자(VEGF)의 역할 등이 포함된다.[33,34]

또한 당뇨병에서 망막을 지지하는 신경교세포 자극, 염증 유발 사이토카인(인터루킨-8, 종양괴사인자-α 등)의 상향 조절, 보체시스템 활성화에 의한 만성 저수준 신경-염증 상태 등이 미세혈관 병리에 관여한다.[35]

DR 초기 단계는 비증식망막병증(NPDR)이라고 하며 망막혈관에 다양한 변화가 일어난다. NPDR은 검사에서 볼 수 있는 망막 변화 정도와 양상에 따라 경증, 중등도, 중증 등으로 나눈다.

모세혈관 폐쇄에 의한 망막 허혈은 결국 새로운 망막외혈관을 형성하고 이어서 섬유성조직(신생혈관 형성 또는 섬유혈관 증식이라고 함)을 동반하며,

표 21.3 당뇨병망막병증 과 당뇨병황반부종의 국제분류[13]

질병	확장된 검안경 검사에서 관찰 가능한 소견
당뇨병망막병증(DR)	
눈에 보이는 DR 없음	이상 없음
경미한 NPDR	미세 동맥류만 해당
중등도 NPDR	미세동맥류 및 기타 징후(예: 점 및 얼룩 출혈, 경성 삼출물, 면화 반점)가 있지만 중증도 미만인 NPDR
PDR	중증 NPDR 및 신생혈관 형성
당뇨병성 황반부종(DME)	
DME 없음	황반에 망막 비후 또는 경성 삼출물 없음
중심부를 침범하지 않는 DME	중앙 1mm 하위 필드를 포함하지 않는 황반 부종
중앙을 포함하는 DME	중앙 1mm 하위 필드를 포함하는 황반 부종

NPDR: non proliferative diabetic retinopathy; PDR: proliferative diabetic retinopathy.

이것은 DR에서 보다 심각하고 시력을 위협하는 단계인 증식망막병증(PDR)이 된다.

PDR은 초기, 고위험, 진행 등으로 나눌 수 있다. 형광혈관조영술(FA)은 망막 허혈과 신생혈관 형성 정도와 위치, 치료에 대한 반응으로 호전 등을 정확하게 평가할 수 있어 DR의 검사에 유용한 수단이다.

DR에서 시력 저하를 일으키는 이상은 다음과 같다.

① 혈관 누출(황반 부종)
② 모세혈관 폐쇄(황반 허혈)
③ 신생혈관 형성의 합병증(유리체 출혈, 견인 망막 박리, 신생혈관 녹내장).

DR에서 망막병증이 진행되기 전까지는 시력 저하가 나타나지 않을 수 있으므로 모든 당뇨병에서 선별검사 강조가 중요하다.

DME(이 장 뒷부분에서 논의)는 망막병증의 모든 단계에서 발생할 수 있지만 보다 중증 단계에서 자주 나타난다. 당뇨병 황반변성에서 시력 저하는 당뇨병 환자가 안과를 찾는 중요한 원인이다.

PDR을 치료하지 않고 방치하면 중증 시력 저하를 일으킨다.

황반 허혈은 DR에서 흔하지는 않지만 일반적으로 유병기간이 긴 당뇨병 환자에서 볼 수 있다. 특징적으로 중심와(fovea; 황반 중심의 선명한 시력을 담당하는 부분)의 모세혈관 밀도 감소와 중심와의 무혈관 영역의 확대에 의해 DME나 다른 이상이 없어도 시력이 상실된다.[36]

황반 허혈을 되돌릴 수 있는 특별한 치료법이 없어 관리는 DR 위험인자 조절에 중점을 둔다.

당뇨병망막병증 치료

비증식 당뇨병망막병증

NPDR에서 DME이나 황반 허혈이 없으면 시력에 영향을 주지 않는 경우가 많다.

따라서 NPDR의 관리는 망막병증이 보다 진행된 단계로의 발전을 방지하기 위해 전신 위험인자 관리가 중요하다.

중증 NPDR이나 PDR로 진행 위험 증가를 시사하는 특징이 있는 환자에게 범망막 레이저빛응고술을 이용한 조기 치료가 도움이 될 수 있다. 레이저빛응고술 치료의 결정에는 다른 눈의 상태(특히 다른 눈에 PDR에 의한 시력 상실), 정기적 추적 관찰 불가능이나 소실 위험, 조절되지 않는 당뇨병, 다른 동반질환의 존재 등 다양한 임상 요인을 고려한다.

증식 당뇨병망막병증

PDR이 되면 시력 상실 위험이 더 높아진다(그림 21.1). 이 단계까지 진행된 대부분의 망막병증에서 적극적 치료가 필요하다.

초기 PDR이나 진행 위험이 낮은 일부 환자에서 환자가 치료를 연기하고 엄격한 추적 관찰을 지키려는 동기가 강하면 자세하게 관찰하며 추적할 수 있다.

레이저빛응고

범망막 레이저빛응고술은 지난 수십 년간 진행된 DR 치료의 기본이었다. 이 치료는 황반 바깥쪽 말초 망막에 1200-1600회 레이저를 쏘아 망막 허혈 부분에 열 손상을 만들어 혈관 형성 경향을 줄여(유리체의 VEGF 수준을 감소시켜[34]) 신생혈관 형성 합병증을 방지하려는 것이다.

1980년대 초에 시행된 당뇨병망막병증연구(DRS)에서 PRP의 5년 추적에서 치료받지 않은 눈에 비해 중증 시력 상실(SVL) 비율이 50% 낮았다.[37]

그후 조기치료 당뇨병망막병증 연구(ETDRS)는 PRP 시작 시기에 대한 지침이 되었다. ETDRS는 경증과 중등도의 NPDR은 경과를 관찰하지만, PRP에서 증식의 존재나 위치(시신경유두 또는 다른 부위), 신생혈관 면적이나 유리체 출혈 동반 등의 고위험 특징이 있으면 PRP치료를 지연하면 안 된다고 하였다.[38]

범망막 레이저빛응고술은 표면마취 또는 국소마취 하에 진료실에서 2번 이상에 걸쳐 시행한다.

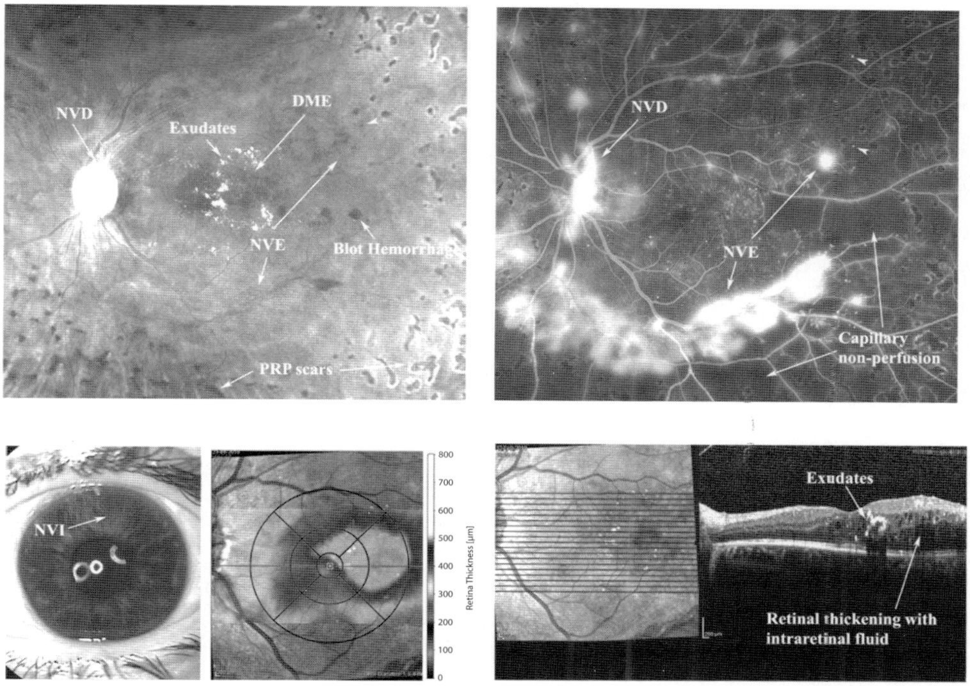

그림 21.1 당뇨병 망막병증 및 당뇨병 황반부종. **A.** 증식 당뇨망막병증과 당뇨병황반부종의 특징을 보여주는 당뇨병 환자의 왼쪽 눈 안저 사진. 유두부의 신생혈관(NVD)과 유두 측두하부에 매우 큰 비정상 섬유혈관 조직(다른 부위 신생혈관, NVE)이 있고 황반 위쪽 작은 NVE가 있다. 범망막빛응고술을 받아 황반 바깥 쪽에 여러 개의 레이저 화상이 보인다. 또한 여러개의 경성삼출물과 중심 황반 비후를 동반한 중심부 황반변성(DME)이 있다. 안저 전체에 흩어져 있는 점상출혈과 미세 동먹류(화살머리)가 있어 비증식 DR 특징이 있다. **B.** 같은 눈의 형광안저 혈관조영술 영상에서 NVD 및 NVE 부위에서 형광 누출이있다. 또한 모세혈관 비관류에 의한 망막허혈 부위가 보인다. 허혈 영역과 비허혈 영역의 경계 부위에 신생혈관 발달이 있다. **C.** 같은 환자 황반의 빛간섭단층촬영(OCT)에서 비정상적 망막비후가 있으며 특히 중심와에 뚜렷하다. **D.** 황반 중심와의 빛간섭단층촬영 단면 스캔에서 망막 내액(저반사 낭성 영역으로 보이는)에 의한 망막비후가 있다. 삼출물이 고반사 신호 초점 영역으로 보인다. **E.** 진행PDR에 의한 홍채 신생혈관(NVI)이 있는 앞쪽 부분 사진.

시술 중 통증, 황반부종 발생이나 악화에 의한 시력 저하(일반적으로 일시적), 주변 시력 감소, 암순응 감소, 드물게 망막하 신생혈관 형성 또는 혈관 폐색 등의 다양한 부작용이 나타날 수 있다.

범망막 레이저빛응고술은 신생혈관 활성을 억제하고 때로 섬유혈관 조직 수축을 일으킨다.

이 효과는 바람직하지만, 때로 치료 1-2개월 이내에 유리체 출혈이나 견인 망막 박리 악화를 일으킨다. 이런 부작용에도 불구하고 임상적 증거는 망막병증과 중증 시력 상실 진행을 방지하여 장기적으로 효과의 지속이 시술 위험을 능가한다.

항VEGF제

당뇨병 안질환에서 항VEGF제는 처음에 DME 치료에 초점을 두었다. 최근 여러 연구에서 유리체강내 항VEGF 주사가 범망막 레이저빛응고술과 비슷하게 DR 진행을 방지한다고 알려졌다.[39,40]

활동성 PDR에서 대부분 환자는 항VEGF 치료는 한 달에 한 번 주사해야 하며, 이것은 경제적 및 의료 시스템에 부담을 준다.

항VEGF 치료 중단은 증식망막병증의 급격한 악화와 중증 시력 상실로 이어질 수 있다.[41] 이에 비해 범망막 레이저빛응고술은 대부분의 환자에서 낮은 비용과 적은 방문 빈도로 장기적으로 관리할 수 있다.

또한 유리체강내 주사는 안구내염, 유리체 출혈, 망막 박리의 위험이 있다(뒤에서 다시 설명). 범망막 레이저빛응고술에 비해 항VEGF치료의 장점은 DME 빈도가 낮다는 것이다. 범망막 레이저빛응고술과 비교하여 항VEGF치료는 주변 시야가 보존된다는 초기 이점이 있지만 5년 추적 관찰에서는 지속되지 않았다.[40]

복합 치료

현재 많은 의사가 PDR에서 범망막 레이저빛응고술과 항VEGF 병용을 선호한다.[42]

두 치료법의 장점과 단점을 고려하여 범망막 레이저빛응고술은 PDR 치료에서 DME 동반, 전반적 환자의 건강과 추적 가능성, 다른 눈의 상태 등 환자의 요인에 따라 개별화한다. 이에 대한 연구 근거도 있다.[43] 다른 치료 선택에 대한 충분한 설명과 환자의 선호를 논의한다.

수술치료/유리체 절제술

DR에서 유리체 절제술의 적응증은 충분한 관찰 기간에 제거되지 않은 유리체 출혈(VH), 황반 침범이나 위협하는 진행성 견인망막박리(TRD), 복합 견인 열공망막박리, PRP에 반응하지 않는 진행성 신생혈관 형성 등이다.

VH는 미성숙 혈관내피에 단단한 접합부가 없는 신생혈관 부위에서 나타나는 자발적 출혈이다. 연약한 혈관에 동반된 섬유 성분의 수축은 혈관에 추가적 스트레스가 된다.[44]

TRD는 섬유혈관 부분이 유리체 망막 견인 밴드와 합쳐져서 나타나며 망막을 수축시킨다. TRD는 망막의 광범위한 박리를 일으킬 수 있지만, 이것은 때로 느린 과정이므로 신속한 PRP로 중단될 수 있다. 내과치료에도 불구하고 진행되고 황반이나 중심와를 침범한 TRD는 중심 시력 보존을 위해 준긴급 유리체 절제술이 필요하다. 망막 앞 섬유막의 견인력은 망막 손상을 일으켜 견인 열공망막박리를 일으킬 수 있으며 급격한 진행 가능성이 있어 긴급한 수술이 필요하다.

1985년의 DRVS연구(DR 유리체 절제술 연구)는 중증 유리체 출혈이 있는 당뇨병에서 조기 또는 지연(1년) 유리체 절제술을 무작위 배정하여 시력 개선 경과를 조사했다.[37] 2형당뇨병에서는 뚜렷한 이점이 없었다. 이런 결과가 수술 기술(예: 엔도레이저)과 기법의 발전과 항VEGF 약물치료 가능한 오늘날의 환자에게도 적용 가능한지 여부는 불명확하다. 1992년에 발표된 ETDRS 연구에서 유리체 절제술의 명확한 결과는 유리체 출혈 또는 망막 박리를 동반한 당뇨병에서 시력이 크게 개선되었다는 것이다. 이 시술이 필요한 눈은 대상 당뇨병 환자의 약 5%였다.[45]

최근의 자료에 의하면 최신 유리체 절제술 도구와 기술을 이용하면 진행성 당뇨병 TRD나 복합 견인 열공망막박리 환자의 약 80%에서 시력이 안정화될 수 있다.[46] 유리체 절제술의 합병증에는 백내장의 형성 또는 진행, 재발성 VH, 망막 박리, 안구내염 등이 있다.

망막정맥 폐색(RVO)

당뇨병에서 주로 망막 미세혈관병증이 나타나지만 중간 크기 망막혈관 이상 특히 분지망막 정맥 폐색(BRVO) 발생도 높으며[47] 중심 망막정맥 폐색과는 관계가 없다. BRVO에서 망막허혈과 신생혈관 형성이 나타날 수 있다.

또한 BRVO 자체나 기존 DM의 악화에 의한 황반 부종으로 시력이 상실될 수 있다. 이런 눈의 신생혈관 형성과 황반 부종 치료는 PDR과 DME에 대한 치료와 비슷하다.

신생혈관 녹내장(NVG)

PDR이나 중증 안구 허혈을 일으키는 기타 상태(예, 망막 정맥 또는 동맥 폐색, 안구 허혈 증후군, 방사선 망막병증)에서 위험한 합병증으로 신생혈관 녹내장(NVG)이 있다.

일부 초기 연구에서는 PDR 환자의 최대 43%에서 NVG가 발생할 수 있다고 추정했다.[48] 그러나 유리체강에 항VEGF치료 출현 이후 감소하였다.[49]

이런 녹내장에서는 홍채와 눈의 유출 경로(홍채각막 각도)를 신생혈관이 막아 안압이 크게 올라가는 것이 특징이다.

NVG은 시력 예후가 좋지 않으며, 안압이 올라가는 초기 증상 발현 시에 비가역적 시력 상실을 일으킬 수 있고, 즉각적 외과적 녹내장 중재술에도 안압 조절이 불안정하거나 반응하지 않아 많은 환자에서 돌이킬 수 없는 시력 저하가 일어나기 때문이다.[50] 따라서 전방 안구 구조와 우출 경로에서 신생혈관의 조기에 발견은 당뇨병 눈 검사에서 중요하다.

NVG의 관리에는 안압을 낮추고 항VEGF제, PRP, 절개 녹내장 수술 등을 병용하여 신생혈관을 적극적으로 조절하는 것이며, 질병 초기 단계에 시행이 효과적이다.

당뇨병황반부종(DME)

DME는 당뇨병에서 시력 장애를 일으키는 중요한 원인이다.

역학 연구에 의하면 당뇨병 전체에서 유병률은 약 7%로 추정된다.[1]

DME는 황반 내의 망막 비후와 관련된 망막내액(부종)의 존재가 특징이다.

황반은 망막 중앙의 해부학적 영역이며 약 20도의 시야에서 고해상도 시력을 담당한다. 1990년대 NIH에서 시행한 ETDRS 연구는 안저경 검사 소견으로 DME를 분류했다.[51] 또한 임상적으로 유의한 황반부종(CSME)이라는 용어를 정의했으며, 이것은 망막 비후의 존재와 면적 또는 비후와 관련된 경성삼출물, 황반 중심과의 근접성 등을 기준으로 한다. CSME라는 용어를 아직 사용하지만 영상 기술과 약리적 치료의 발전에 의해 임상적 관련성이 떨어지고 있다. 빛간섭단층촬영(OCT)은 마이크로미터 수준 해상도의 비침습적 검사이며 몇 분 안에 진료실 환경에서 망막의 고해상도 "광학 생검"을 제공한다.

현재의 지침은 임상과 OCT 기준에 따라 DME를 중심 침범(1 mm 중앙 하부 영역의 망막 비후)과 비중심 침범(해당 영역 이외의 망막 비후) DME로 구분한다.[13]

형광혈관조영술(FA)은 DME 평가에 유용한 검사다.

플루오레세인 색소를 정맥주사하여 망막 혈관을 통한 색소의 흐름을 안저 사진으로 검출한다. FA는 혈관과 미세혈관 망막 이상의 평가, 혈액-망막 장벽 파괴 부위의 혈관 누출의 시각화에 도움이 된다. FA에서 나타나는 누출 양상으로 DME와 다른 원인에 의한 황반 부종의 구별에 도움이 될 수 있다. 그러나 FA 누출이 항상 망막 부종을 나타내는 것은 아니며 FA와 검사 소견 및 OCT의 상관 관계가 필요하다. FA에서 미세동맥류 누출에 의한 망막비후(국소 레이저 치료의 이점을 얻을 수 있음)와 약리적 치료가 효과적인 혈액-망막 장벽의 광범위한 파괴의 구별에 도움이 될 수 있다.

DME 치료

황반 레이저

CSME에 국소 레이저치료는 ETDRS연구에서 처음 평가되었으며 CSME 눈에서 대조 눈에 비해 중등도 시력 상실 위험이 50% 이상 감소하였다.[51] 그러나 이 연구에서 CSME 눈의 약 40%는 20/20 이상의 시력이었다.[52]

항VEGF 치료제에 의한 새로운 치료 시대가 되면서 시력 저하 경과의 엄격한 추적도 하나의 선택이 되고 있다.[53]

DME에서 국소 레이저치료 프로토콜은 ET-DRS 개정 지침을 이용하여 중심와에서 적어도 500 미크론 떨어진 미세동맥류, 경성삼출물 중앙의 미세혈관 병변에 레이저 적용이다.

국소마취 하에 몇 분 안에 시술하여 불편함을 최소화한다. 망막부종 감소는 대부분 몇 주 또는 몇 달에 걸쳐 나타난다.[54] 국소 레이저빛응고술에 의한 합병증은 드물지만 시간 경과에 따라 크기가 커지는 중심시야 부근의 암점(중심주위 암점)을 일으키는 레이저 흉터, 중심와에 부주의한 레이저를 적용(시력을 저하시킨다), 맥락막 신생혈관 형성 등이 있다.

국소 레이저치료의 대안으로 경도 황반격자(mild macular grid, MMG) 레이저치료가 무작위 전향연구에서 평가되었다.[55] 이 방법은 미세동맥류가 아니라 황반 전체에 레이저를 적용하는 것이다. 12개월 간격의 시력 경과는 초점 레이저치료보다 열등하지 않았지만 망막부종 감소는 적었다.[55] 임계값 미만의 레이저 기술(낮은 에너지의 마이크로펄스를 이용하여 레이저 스폿이 보이지 않는)을 DME치료에 평가하여 유망한 결과였다.[56,57] 그러나 그 효과에 대한 자료는 제한적이다.

코티코스테로이드

코티코스테로이드는 당뇨병에서 망막비후를 빠르게 개선할 수 있지만 녹내장과 백내장 발생 위험이 증가하는 단점이 있다. 또한 부종 감소는 일시적이며 스테로이드 주사 반복이 필요하여 부작용 위험이 높아진다.

DME에서 코티코스테로이드치료는 여러 비교연구에서 평가되었다. 현재의 근거는 스테로이드 단독요법의 치료 합병증을 고려하면 항VEGF치료

보다 효과가 적다.

유리체강에 트리암시놀론 주사와 국소 레이저 치료를 비교한 2년간의 연구에서 레이저 치료군의 평균 시력이 2년 후에 더 좋았으며[58], 트리암시놀론 투여에서 녹내장과 백내장 비율이 높았다.

유리체강에 스테로이드를 지속적 저용량 방출하는 생분해 임플란트가 설계되었다. 이 임플란트는 다른 유리체강내 주사처럼 진료실에서 유리체강에 주입한다. 덱사메타손 0.7 mg 임플란트(Ozurdex)는 3-4개월간 덱사메타손을 지속적으로 방출한다.

MEAD(황반부종: 당뇨병에서 이식형 덱사메타손 평가) 연구는 3년 된 DME에서 임플란트 반복 주사는 위약 주사에 비해 시력이 약간 개선되었다(덱사메타손 투여군의 22%에서 15개 단계 개선에 비해 위약군은 12% 개선).[59] 그러나 덱사메타손 임플란트군에서 백내장이 발생하였고 안압 상승 환자 비율이 높았다.

다른 연구는 지속 DME에 항VEGF치료에 Ozurdex를 추가하여 해부학적 망막부종 감소는 있었으나 추가 시력 개선은 없었다.[60] Ozurdex와 항VEGF제(bevacizumab)를 1대1로 비교한 결과 24개월에 양군에서 시력 개선은 비슷했으며 Ozurdex군에서 주사 부담이 적었다.[61] 이 연구에서도 오주르덱스에서 백내장 수술이 많았고 안압이 높았다.

플루오시놀론 아세토나이드(FA) 0.19 mg 임플란트(Iluvien)는 36개월까지 장기간에 걸쳐 저용량의 스테로이드를 전달하도록 설계되었다.

과거 한 번 이상 황반 레이저치료를 받은 난치성 DME에서 임플란트를 평가한 FAME (Fluocinolone Acetonide in Diabetic Macular Edema) 연구는 위약 임플란트에 비해 많은 환자가 15단계 이상의 시력 개선이 있었다.[62] 현재 DME에 대한 코티코스테로이드 단독요법은 항VEGF주사 계속에도 반응이 없거나 불완전할 때 보조치료로 이용한다.

항VEGF치료

DME에서 항VEGF제 유리체내 주사를 이용한 VEGF의 약리적 억제는 황반 레이저빛응고 또는 유리체내 코티코스테로이드치료에 비해 장기적 시력 경과를 입증한 2010년의 DRCR 네트워크 프로토콜 I연구에 의해 표준치료가 되었다.[63] 그 후 얼마 지나지 않아 DME에서 유리체내 항VEGF치료가 크게 증가하며 진료 양상이 바뀌었다.[64]

현재 지침은 항VEGF 약물치료를 DME의 1차 치료제로 권고하고 있다.[13]

항VEGF 억제제는 보통 처음 몇 번 주사를 매달 투여한다. 그 다음에는 여러 임상 프로토콜 중 하나를 이용한다.

Treat-and-extend(치료와 연장) 프로토콜은 질환 활성 관리에 따라 더 긴 간격으로 평가하여 치료한다. 질환 활성도가 높아지면 치료 간격을 단축한다.

PRN(필요에 따라)프로토콜은 망막부종이 가라앉으면 치료 없이 감시하며 부종이 악화되면 다시 주사한다.

최근 자료에 의하면 DME 환자의 많은 비율(50%까지)에서 주사 3 년 후 추가 항VEGF치료가 필요하지 않다고 한다.[65]

치료제 선택

현재 시판되는 항VEGF제 4가지는; 베바시주맙(Avastin; Roche 스위스), 라니비주맙(Lucentis; Novartis 스위스), 애플리버셉트(Eylea; Bayer, Germany), 브롤루시주맙(Beovu; Novartis 스위스) 등이다.

라니비주맙(Ranibizumab)과 애플리버셉트(Aplecept)는 DME과 DR 치료제로 FDA 승인을 받았다.[66,67]

베바시주맙은 안과질환 치료에 대한 FDA 허가는 없지만, 비용이 저렴하여 많은 안과의사가 DME를 포함한 다양한 질환에 오프라벨로 사용한다. 베바시주맙 유리체강에 주사는 전신 암 치료에 이용하는 용량의 약 1/500을 이용한다.

브롤리시쿠주맙은 삼출성 연령관련 황반변성(AMD) 치료제로 FDA 승인을 받았으며 DME에는 연구되지 않았다.

DME치료를 위한 항VEGF제 선택에 대한 자료가 있다. DRCR Protocol T 연구는 3종의 항VEGF제 효과를 2년간 비교하여 발표했다.[68] 3종 모두 1년과 2년 시점에서 시력이 개선되었다. 2년 추적에서 3종 모두 가벼운 시력 장애(20/32에서 20/40 시력)가 있는 눈에서 비슷한 시력 결과였다. 애플리버셉트는 베바시주맙보다 시력이 더 좋았지만, 2년 시점 평가에서 초기에 시력이 나빴던 눈에서는 라니비주맙보다 좋지 않았다. 베바시주맙요법은 2년 평가에서 다른 2종에 비해 망막비후 개선 효과가 적었다. 3종의 평균 주사 횟수는 비슷했다.

FDA 승인과 오프라벨 항VEGF제 비용 차이가 커서 임상의는 환자를 위한 약제 선택에 어려운 결정을 내려야 한다. 환자 또는 사회 전체의 치료 비용, 병리적 단계 또는 중증도, 이전 안과 병력과 다른 눈의 상태, 치료 효과에 대한 발표된 비교 결과 등의 요인이 중요한 역할을 한다.

특정 항VEGF제의 반응 저하가 이 제제 전체의 치료 실패를 나타내는 것은 아니며 개개 환자에서 제2 또는 제3 제제에 의해 반응 개선을 기대할 수 있다.

많은 임상의는 베바시주맙을 초기 치료에 사용하며(환자에게 오프라벨에 대해 설명하고) 반응에 따라 더 비싼 FDA 승인 약제로 바꾼다.

다른 치료법과 효과 비교

DME 치료에 항VEGF제가 다른 어떤 치료 보다 좋다는 증거가 많다. 애플리버셉트와 초점 레이저치료를 비교한 2건의 1대1 무작위 비교연구는 애플리버셉트 52주에서 시력과 해부학적 개선이 있었다.[67]

애플리버셉트와 라니비주맙을 황반 레이저치료와 비교한 13건 연구의 메타분석에서 항VEGF제에 의해 12개월 시점에서 시력 개선이 있었다.[69]

DME에서 가벼운 시력 장애(시력 20/25 이상)만 있으면 장기간의 치료는 필요하지 않을 수 있으며 추적 감시할 수 있다. 전향적 무작위 연구는 이런 환자를 평균 2년 추적하여 항VEGF제 주사 또는 레이저치료를 이용한 초기 치료와 애플리버셉트를 시력이 저하될 때 구조요법으로 시행의 비교 결과가 같았다.[53]

부작용

사용한 제제와 관계없이 유리체 내 주사는 감염성 안구내염(약 3000-5000회 주사에서 1건), 유리체 출혈, 수정체 손상, 망막 박리 등의 위험이 있다. 모든 항VEGF제에서 무균성 염증 위험이 있으며, 다른 제제에 비해 애플리버셉트에서 약간 더 높다.

최근 항VEGF제 주사를 많이 시행한 환자(24개월 동안 매달 주사 치료)에서 사망과 뇌혈관질환 발생 위험 증가 우려가 알려졌다.[70] 한편 DME에서 항VEG제와 레이저빛응고술을 비교한 연구의 메타분석에서는 동맥혈전색전증 발생 위험이나 전체 사망률에 차이가 없었다.[71] 미국보험 자료를 이용한 대규모 후향적 코호트연구에서 항VEGF제 치료에서 황반 레이저치료에 비해 전신 부작용(뇌혈관질환, 심근경색, 주요 출혈) 비율이 높지 않았다.[72] 일부 환자는 10년 이상 계속 치료를 받을 수 있으므로 장기적 안전성 평가를 위한 추가 연구가 필요하다.

수술

DME치료법 대안으로서 유리체절제술(pars planar vitrectomy, PPV)이 여러 연구에서 평가되었다.

DRCR 프로토콜 D는 DME와 유리체 황반견인에 의해 중등도 이상 시력 손실이 눈을 평가했다.[73] 이 연구는 87명에서 PPV와 외과의사의 일상적 절차(망막상피막 박리, 내부 제한막 박리, 범망막빛응고, 수술 후 스테로이드 주사 등을 포함)를 추가한 전향연구로 설계되었다. 6개월 추적에서 68%의 환자에서 망막중심 비후의 50% 감소와 38%에서 10글자 이상의 시력 개선이 있었다. 한편 환자의 22%에서는 시력이 10글자 이상 감소했다. 이 연구 결과의 후속 세부분석에서는 기본 시력이 더 나쁜 눈과 ERM 박피를 받은 눈에서 시력 개선이 컸다.[74]

DME에서 유리체 절제술의 효과를 조사한 연구 결과는 다양하여 일부는 황반 레이저치료에 비해 PPV의 이점이 있었으나[75], 다른 연구에서는 시력 개선이 없었다.[76] 유리체 절제술과 국소 빛응고술을 비교한 체계적 검토에서 PPV는 기능적 이점이 없었다. DME에서 PPV의 안전성은 다른 치료와 비슷했다.[77] 현재 유리체 절제술은 주로 DME를 악화시킬 수 있는 유리체 망막 경계면의 이상 해결을 위해 시행하며 드물게 모든 내과치료에 실패한 환자에서 최후의 수단이다.

향후 방향

VEGF억제제를 안구 안에 지속적으로 전달할 수 있으면 환자와 의료 시스템에 치료와 재정 부담을 줄일 수 있다. 현재 치료법은 잦은 진료실 방문이 필요하여 영상, 투약, 전문가, 비용 등이 필요하다.

최근의 2상과 3상 연구는 포트전달시스템(진료실에 항VEGF제 재충전이 가능한 저장소의 영구적으로 수술에 의해 이식된)[78]이나 유전자 치료(아데노관련바이러스 벡터에 삽입한 애플리버셉트)[79]를 포함하여 지속적 항VEGF제 방출을 위한 다양한 방법으로 시행되고 있다. 이런 시스템의 일부가 3상 임상연구가 진행 중이다.

VEGF 생산을 억제하는 다른 방법은 소형간섭 RNA(siRNA)의 이용이다. siRNA를 RPE 세포에 전달하는 마우스 모델에서 VEFG수용체 발현이 억제되는 유망한 결과가 있었다.[80] VEGF 경로를 표적으로 하는 또 다른 방법은 세포 안에 이 펩티드를 격리하는 방법이다.

Flt23k 인트라셉터는 VEGF에 결합하여 소포체에서 떠나는 것을 방지하여 효과적으로 억제할 수 있다. 영장류와 쥐 모델의 실험에서 재조합 Flt23K 인트라셉터 플라스미드를 정맥주사하여 VEGF 경로 억제를 보았다.[81] 이런 기술은 연구 단계에 있으며 아직 사람의 연구로 전환되지 않았다.

DR과 DME에 대한 비분자 치료 접근법 연구도 진행 중이다. 광생물조절(PBM)은 최근 전임상 시험에서 DME치료에 유망한 결과가 있었다.[82,83] PBM은 근적외선(NIR)(600-1000 μm 범위)의 심부조직에 침투를 이용하여 ROS 생성 억제, 세포사멸 방지, 미토콘드리아에서 에너지 생산 증가 등에 작용할 수 있다.[84] 현재 DRCR망막네트워크(DRCR Retina Network)는 감은 눈꺼풀을 통해 90초 동안

NIR빛 전달을 하루에 2번 시행하는 PBM장치를 이용하는 예비연구를 위해 DME 환자를 모집하고 있다. 효과가 밝혀지면 PBM은 DME를 치료하는 최초의 재택요법이 될 수 있다.

DME의 요약

당뇨병 환자의 상당수에서 DME가 나타난다.

현재 근거는 중심부의 DME에서만 치료가 필요하다. CI-DME 환자의 일부 환자는 정상 또는 거의 정상에 가까운 시력을 유지할 수 있으며 시력이 좋으면(20/25 이상) 적어도 2년간 관찰할 수 있다.

DME에서 현저한 시력 저하가 있으면 항VEGF제의 유리체 주사가 일반적으로 선호되는 초기 치료법이다. 한 달에 한 번 주사를 시작하며 빈번하게 (보통 매달) 추적한다. 처음 몇 달 이후 대부분 연장된다. 많은 환자에서 3년 후에는 치료가 필요하지 않을 수 있다.

항VEGF제의 선택은 환자의 특성과 치료 비용에 따라 결정된다.

일부 환자는 첫 번째 항VEGF제에 대해 완전한 반응이 나타날 수 있으며 이런 경우에는 두 번째나 세 번째 제제 시도를 고려한다. 반대로 VEGF 치료에 불완전한 반응이 있는 환자는 보조물로서 초점 레이저 치료 또는 유리체내 스테로이드 주사 (또는 유리체내 스테로이드 임플란트)를 위한 후보일 수 있었다.

레이저치료는 동반질환이나 사회적 요인에 의해 유리체강내 주사를 반복할 수 없는 환자에게 1차 요법으로도 이용할 수 있다.

DME 수술에 유리체 절제술이 포함되지만 드물게 이용되며 일부 난치성 증례에서 고려한다. 현재 이런 치료 선택으로 대부분의 DME에서 좋은 시력을 유지할 수 있다. 현재 개발되고 있는 치료법은 빈번한 치료가 필요한 환자에서 의료 부담을 줄일 수 있다.

각막

각막에는 흔히 당뇨병 각막병증이라고 부르는 다양한 상태가 나타나며 당뇨병 환자의 최대 70%가 당뇨병 관련 각막 합병증을 겪는다.[85]

당뇨병 환자는 각막 상피 장벽이 약하여 각막감염 위험이 높다. 이런 위험은 당뇨병에서 각막의 말초감각 감소에 의해 악화될 수 있으며[86], 각막의 작은섬유신경 밀도 감소와 관계가 있다.[87]

각막 민감도 감소는 안구건조증 위험을 높인다.[88] 다른 연구에서 당뇨병의 각막 내피기능 장애에 의한 각막 두께 증가와 부종도 알려졌다.[89] 또한 당뇨병에서 상피의 기저막 부착 강도 감소에 의한 치유 지연과 각막 미란 및 결손 재발도 있다.[91]

치료

안구건조증 치료는 윤활 점안액이나 연고의 매일 점안이다. 추가 치료법으로 반점 폐색술, 눈물샘 염증을 줄이고 눈물 분비 개선을 위한 저용량 면역억제제(사이클로스포린 A)의 국소요법이 있다. 난치성에 자가 혈청 점안을 시도한다.

각막 부종은 염화나트륨 5% 점안액이나 연고 등 고장용약으로 관리한다. 이런 용약은 각막에서 수분을 빼내 부종 축적을 방지하거나 감소하는 역할을 한다.

재발성 각막 미란은 전방 기질 천자 기법으로 완화할 수 있다.[92] 진료실에서 작은 바늘을 이용하여 Bowmans층 바로 아래의 상피를 통해 여러 개의 미세 천자를 만들어 각막 층 사이의 결합을 강화하여 미란 위험을 줄인다. 레이저광선치료 각막절제술을 이용하여 비슷한 결과를 얻을 수 있으며, 엑시머레이저보다 침습적 수술 치료도 시행한다.[93]

백내장

백내장은 당뇨병 환자에서 시력 장애를 일으키는 중요한 원인이다.

당뇨병에서 백내장 위험은 일반 인구보다 약 2배 높다.[94] 이런 위험은 당뇨병 지속 기간, 망막병증 중증도, HbA1c 수준이 높을수록 증가한다.[94,95]

단순 백내장 적출(CE)이나 안내 렌즈 삽입술 후 시력 회복은 DME 유무와 DR 단계에 따라 달라진다. CE 2년 후 치료가 필요한 DME 발생을 조사한 연구는 기저에 DR이 없는 눈은 1%, 기저에서 중증 NPDR이 있는 눈은 13%의 비율이었다. DME 발생 위험은 수술 후 3-6개월에 가장 높았다.[96]

DR 진행에 대한 CE의 영향은 명확하지 않으며 일부 연구는 DR 악화를 시사하는 반면[97], 다른 연구에서는 그런 관련이 없었다.[98,99] 일반적으로 망막병증이나 DME 안정화를 CE 이전에 시행한다.

안와질환(orbital disease)

조절되지 않는 당뇨병은 일반적으로 감염에 취약하며 특히 급성 안와 연조직염 위험이 높다. 안와 연조직염을 일으키는 가장 흔한 원인은 폐렴 연쇄상구균(Streptococcus pneumoniae)과 헤모필루스 인플루엔자(Haemophilus influenzae) 등 부비동염을 일으키는 세균이다. 조절되지 않는 당뇨병 특히 당뇨병 케톤증에서 목과 부비동에 상주하는 진균 Mucorales에 의한 안와염이 빠르게 확산될 수 있다.[100] 조기에 진단하고 적극적으로 치료하지 않으면 점막진균증은 며칠 안에 사망에 이를 수 있다. 이 중증감염을 관리하려면 공격적 전신 항진균요법(예: 암포테리신 B)과 외과적 괴사조직 제거술의 조합이 필요하다. 중증 안와 침범에서 질병 확산의 관리에 안와 노출(안와 내용물 제거)이 필요할 수 있다. 사망률이 높아 점막진균증은 당뇨병 환자의 모든 안와 연조직염 환자, 특히 중증 대사 장애가 있으면 반드시 감별해야 한다.

참고문헌

1. Yau JW et al. Global prevalence and major risk factors of diabetic retinopathy. Diabetes Care. 2012;35(3):556–564.
2. Cheung N, Mitchell P, Wong TY. Diabetic retinopathy. Lancet. 2010;376(9735):124–136.
3. Klein R et al. The Wisconsin epidemiologic study of diabetic retinopathy: XXII the twenty-five-year progression of retinopathy in persons with type 1 diabetes. Ophthalmology. 2008;115(11):1859–1868.
4. Altaf QA et al. Obstructive sleep apnea and retinopathy in patients with type 2 diabetes. a longitudinal study. Am J Respir Crit Care Med. 2017;196(7):892–900.
5. Axer-Siegel R et al. Diabetic retinopathy during pregnancy. Ophthalmology. 1996;103(11):1815–1819.
6. Zander E et al. Increased prevalence of proliferative retinopathy and cardiovascular autonomic dysfunction in IDDM patients with proteinuria. Exp Clin Endocrinol. 1992;99(2):102–107.
7. Lecaire T et al. Lower-than-expected prevalence and severity of retinopathy in an incident cohort followed during the first 4–14 years of type 1 diabetes: the Wisconsin Diabetes Registry Study. Am J Epidemiol. 2006;164(2):143–150.
8. Early worsening of diabetic retinopathy in the Diabetes

Control and Complications Trial. Arch Ophthalmol. 1998;116(7):874–886.
9. Bain SC et al. Worsening of diabetic retinopathy with rapid improvement in systemic glucose control: A review. Diabetes Obes Metab. 2019;21(3):454–466.
10. Klein R et al. The Wisconsin epidemiologic study of diabetic retinopathy. II. Prevalence and risk of diabetic retinopathy when age at diagnosis is less than 30 years. Arch Ophthalmol. 1984;102(4):520–526.
11. Solomon SD et al. Diabetic retinopathy: a position statement by the American Diabetes Association. Diabetes Care. 2017;40(3):412–418.
12. Klein R et al. The Wisconsin epidemiologic study of diabetic retinopathy. III. Prevalence and risk of diabetic retinopathy when age at diagnosis is 30 or more years. Arch Ophthalmol. 1984;102(4):527–532.
13. Wong TY et al. Guidelines on Diabetic Eye Care: The International Council of Ophthalmology Recommendations for Screening, Follow-up, Referral, and Treatment Based on Resource Settings. Ophthalmology. 2018;125(10):1608–1622.
14. International Council of Ophthalmology. Updated 2017 ICO Guidelines for Diabetic Eye Care. 2017. San Francisco, CA: ICO.
15. Chew EY et al. Metabolic control and progression of retinopathy. The Diabetes in Early Pregnancy Study. National Institute of Child Health and Human Development Diabetes in Early Pregnancy Study. Diabetes Care. 1995;18(5):631–637.
16. Gunderson EP et al. A 20-year prospective study of childbearing and incidence of diabetes in young women, controlling for glycemia before conception: the Coronary Artery Risk Development in Young Adults (CARDIA) Study. Diabetes. 2007;56(12):2990–2996.
17. Diabetes C et al. The effect of intensive treatment of diabetes on the development and progression of long-term complications in insulin-dependent diabetes mellitus. N Engl J Med. 1993;329(14):977–986.
18. Hainsworth DP et al. Risk factors for retinopathy in type 1 diabetes: the DCCT/EDIC Study. Diabetes Care. 2019;42(5):875–882.
19. Stratton IM et al. Association of glycaemia with macrovascular and microvascular complications of type 2 diabetes (UKPDS 35): prospective observational study. BMJ. 2000;321(7258):405–412.
20. Group AS et al. Effects of medical therapies on retinopathy progression in type 2 diabetes. N Engl J Med. 2010;363(3):233–244.
21. UK Prospective Diabetes Study Group. Tight blood pressure control and risk of macrovascular and microvascular complications in type 2 diabetes: UKPDS 38. BMJ. 1998;317(7160):703–713.
22. Beulens JW et al. Effects of blood pressure lowering and intensive glucose control on the incidence and progression of retinopathy in patients with type 2 diabetes mellitus: a randomised controlled trial. Diabetologia. 2009;52(10):2027–2036.
23. Keech AC et al. Effect of fenofibrate on the need for laser treatment for diabetic retinopathy (FIELD study): a randomised controlled trial. Lancet. 2007;370(9600):1687–1697.
24. Chew EY et al. The effects of medical management on the progression of diabetic retinopathy in persons with type 2 diabetes: the Action to Control Cardiovascular Risk in Diabetes (ACCORD) Eye Study. Ophthalmology. 2014;121(12):2443–2451.
25. Sen K et al. Simvastatin retards progression of retinopathy in diabetic patients with hypercholesterolemia. Diabetes Res Clin Pract. 2002;56(1):1–11.
26. Chung YR et al. Association of statin use and hypertriglyceridemia with diabetic macular edema in patients with type 2 diabetes and diabetic retinopathy. Cardiovasc Diabetol. 2017;16(1):4.
27. Early Treatment Diabetic Retinopathy Study Research Group. Effects of aspirin treatment on diabetic retinopathy. ETDRS report number 8. Ophthalmology. 1991;98(5 Suppl):757–765. 28. Bergerhoff K, Clar C, Richter B. Aspirin in diabetic retinopathy. A systematic review. Endocrinol Metab Clin North Am. 2002;31(3):779–793.
29. Brown JS, Mahmoud TH. Anticoagulation and clinically significant postoperative vitreous hemorrhage in diabetic vitrectomy. Retina. 2011;31(10):1983–1987.
30. Diaz-Lopez A et al. Mediterranean diet, retinopathy, nephropathy, and microvascular diabetes complications: a post hoc analysis of a randomized trial. Diabetes Care. 2015;38(11):2134–2141.
31. Sapieha P et al. Omega-3 polyunsaturated fatty acids preserve retinal function in type 2 diabetic mice. Nutr Diabetes. 2012;2:e36.
32. Sala-Vila A et al. Dietary marine omega-3 fatty acids and incident sight-threatening retinopathy in middle-aged and older individuals with type 2 diabetes: prospective investigation from the PREDIMED trial. JAMA Ophthalmol. 2016; 134(10):1142–1149.
33. Wang W, Lo ACY. Diabetic retinopathy: pathophysiology and treatments. Int J Mol Sci. 2018;19(6).
34. Aiello LP et al. Vascular endothelial growth factor in ocular fluid of patients with diabetic retinopathy and other retinal disorders. N Engl J Med. 1994;331(22): 1480–1487. 35. Rubsam A, Parikh S, Fort PE. Role of inflammation in diabetic retinopathy. Int J Mol Sci. 2018;19(4).
36. Dupas B et al. Association between vessel density and

visual acuity in patients with diabetic retinopathy and poorly controlled type 1 diabetes. JAMA Ophthalmol. 2018;136(7):721-728.

37. The Diabetic Retinopathy Study Research Group. Photocoagulation treatment of proliferative diabetic retinopathy. Clinical application of Diabetic Retinopathy Study (DRS) findings, DRS Report Number 8. Ophthalmology. 1981;88(7):583-600.
38. Early Treatment Diabetic Retinopathy Study Research Group. Early photocoagulation for diabetic retinopathy. ETDRS report number 9. Ophthalmology. 1991;98(5 Suppl):766-785.
39. Sivaprasad S et al. Clinical efficacy of intravitreal aflibercept versus panretinal photocoagulation for best corrected visual acuity in patients with proliferative diabetic retinopathy at 52 weeks (CLARITY): a multicentre, single-blinded, randomised, controlled, phase 2b, non-inferiority trial. Lancet. 2017;389(10085):2193-2203.
40. Gross JG et al. Five-year outcomes of panretinal photocoagulation vs intravitreous ranibizumab for proliferative diabetic retinopathy: a randomized clinical trial. JAMA Ophthalmol. 2018;136(10):1138-1148.
41. Wubben TJ, Johnson MW, Anti-VEGF Treatment Interruption Study Group. Anti, anti-vascular endothelial growth factor therapy for diabetic retinopathy: consequences of inadvertent treatment interruptions. Am J Ophthalmol. 2019;204:13-18.
42. American Society of Retina Specialists. Preferences and Trends Survey 2019. 2019.
43. Figueira J et al. Ranibizumab plus panretinal photocoagulation versus panretinal photocoagulation alone for high-risk proliferative diabetic retinopathy (PROTEUS Study). Ophthalmology. 2018;125(5):691-700.
44. Garner A. Histopathology of diabetic retinopathy in man. Eye (Lond). 1993;7(Pt 2):250-253.
45. Flynn HW, Jr. et al. The Early Treatment Diabetic Retinopathy Study Research Group. Pars plana vitrectomy in the Early Treatment Diabetic Retinopathy Study. ETDRS report number 17. Ophthalmology. 1992;99(9):1351-1357.
46. Storey PP et al. Visual and anatomical outcomes after diabetic traction and traction-rhegmatogenous retinal detachment repair. Retina. 2018;38(10):1913-1919.
47. Klein R et al. The epidemiology of retinal vein occlusion: the Beaver Dam Eye Study. Trans Am Ophthalmol Soc. 2000;98:133-141; discussion 141-143.
48. Madsen PH. Rubeosis of the iris and haemorrhagic glaucoma in patients with proliferative diabetic retinopathy. Br J Ophthalmol. 1971;55(6):368-371.
49. Al-Bahlal A et al. Changing epidemiology of neovascular glaucoma from 2002 to 2012 at King Khaled Eye Specialist Hospital, Saudi Arabia. Indian J Ophthalmol. 2017;65(10):969-973.
50. Shazly TA, Latina MA. Neovascular glaucoma: etiology, diagnosis and prognosis. Semin Ophthalmol. 2009;24(2):113-121.
51. Early Treatment Diabetic Retinopathy Study Research Group. Photocoagulation for diabetic macular edema. Early Treatment Diabetic Retinopathy Study report number 1. Arch Ophthalmol. 1985;103(12):1796-1806.
52. Early Treatment Diabetic Retinopathy Study design and baseline patient characteristics. ETDRS report number 7. Ophthalmology. 1991;98(5 Suppl):741-756.
53. Baker CW et al. Effect of initial management with Aflibercept vs laser photocoagulation vs observation on vision loss among patients with diabetic macular edema involving the center of the macula and good visual acuity: a randomized clinical trial. JAMA. 2019;321(19):1880-1894.
54. Diabetic Retinopathy Clinical Research Network. The course of response to focal/grid photocoagulation for diabetic macular edema. Retina. 2009;29(10):1436-1443.
55. Writing Committee for the Diabetic Retinopathy Clinical Research Network et al. Comparison of the modified Early Treatment Diabetic Retinopathy Study and mild macular grid laser photocoagulation strategies for diabetic macular edema. Arch Ophthalmol. 2007;125(4):469-480.
56. Friberg TR. Infrared micropulsed laser treatment for diabetic macular edema - subthreshold versus threshold lesions. Semin Ophthalmol. 2001;16(1):19-24.
57. Vujosevic S et al. Microperimetry and fundus autofluorescence in diabetic macular edema: subthreshold micropulse diode laser versus modified early treatment diabetic retinopathy study laser photocoagulation. Retina. 2010;30(6):908-916.
58. Diabetic Retinopathy Clinical Research Network. A randomized trial comparing intravitreal triamcinolone acetonide and focal/grid photocoagulation for diabetic macular edema. Ophthalmology. 2008;115(9):1447-1449, 1449 e1-10.
59. Boyer DS et al. Three-year, randomized, sham-controlled trial of dexamethasone intravitreal implant in patients with diabetic macular edema. Ophthalmology. 2014;121(10):1904-1914.
60. Maturi RK et al. Effect of adding dexamethasone to continued ranibizumab treatment in patients with persistent diabetic macular edema: A DRCR network phase 2 randomized clinical trial. JAMA Ophthalmol. 2018;136(1):29-38.
61. Fraser-Bell S et al. Bevacizumab or dexamethasone implants for DME: 2-year results (the BEVORDEX

study). Ophthalmology. 2016;123(6):1399-1401.
62. Campochiaro PA et al. Long-term benefit of sustained-delivery fluocinolone acetonide vitreous inserts for diabetic macular edema. Ophthalmology. 2011;118(4):626-635 e2.
63. Diabetic Retinopathy Clinical Research Network et al. Randomized trial evaluating ranibizumab plus prompt or deferred laser or triamcinolone plus prompt laser for diabetic macular edema. Ophthalmology. 2010;117(6):1064-1077 e35.
64. Parikh R et al. Trends of anti-vascular endothelial growth factor use in ophthalmology among privately insured and medicare advantage patients. Ophthalmology. 2017;124(3):352-358.
65. Elman MJ et al. Intravitreal ranibizumab for diabetic macular edema with prompt versus deferred laser treatment: 5-year randomized trial results. Ophthalmology. 2015;122(2):375-381.
66. Brown DM et al. Long-term outcomes of ranibizumab therapy for diabetic macular edema: the 36-month results from two phase III trials: RISE and RIDE. Ophthalmology. 2013;120(10):2013-2022.
67. Korobelnik JF et al. Intravitreal aflibercept for diabetic macular edema. Ophthalmology. 2014;121(11):2247-2254.
68. Wells JA et al. Aflibercept, bevacizumab, or ranibizumab for diabetic macular edema: two-year results from a comparative effectiveness randomized clinical trial. Ophthalmology. 2016;123(6):1351-1359.
69. Muston D et al. An efficacy comparison of anti-vascular growth factor agents and laser photocoagulation in diabetic macular edema: a network meta-analysis incorporating individual patient-level data. BMC Ophthalmol. 2018;18(1):340.
70. Avery RL, Gordon GM. Systemic safety of prolonged monthly anti-vascular endothelial growth factor therapy for diabetic macular edema: a systematic review and meta-analysis. JAMA Ophthalmol. 2016;134(1):21-29.
71. Virgili G et al. Anti-vascular endothelial growth factor for diabetic macular oedema. Cochrane Database Syst Rev. 2014(10):CD007419.
72. Maloney MH et al. Risk of systemic adverse events associated with intravitreal anti-VEGF therapy for diabetic macular edema in routine clinical practice. Ophthalmology. 2019;126(7):1007-1015.
73. Diabetic Retinopathy Clinical Research Network Writing Committee et al. Vitrectomy outcomes in eyes with diabetic macular edema and vitreomacular traction. Ophthalmology. 2010;117(6):1087-1093.e3.
74. Flaxel CJ et al. Factors associated with visual acuity outcomes after vitrectomy for diabetic macular edema: diabetic retinopathy clinical research network. Retina. 2010;30(9):1488-1495.
75. Yanyali A et al. Modified grid laser photocoagulation versus pars plana vitrectomy with internal limiting membrane removal in diabetic macular edema. Am J Ophthalmol. 2005;139(5):795-801.
76. Cho M, D'Amico DJ. Transconjunctival 25-gauge pars plana vitrectomy and internal limiting membrane peeling for chronic macular edema. Clin Ophthalmol. 2012;6:981-989.
77. Jackson TL et al. Pars plana vitrectomy for diabetic macular edema: a systematic review, meta-analysis, and synthesis of safety literature. Retina. 2017;37(5):886-895.
78. Campochiaro PA et al. The port delivery system with ranibizumab for neovascular age-related macular degeneration: results from the randomized phase 2 ladder clinical trial. Ophthalmology. 2019;126(8):1141-1154.
79. Grishanin R et al. Preclinical evaluation of ADVM-022, a novel gene therapy approach to treating wet age-related macular degeneration. Mol Ther. 2019;27(1):118-129.
80. Liu HA et al. A lipid nanoparticle system improves siRNA efficacy in RPE cells and a laser-induced murine CNV model. Invest Ophthalmol Vis Sci. 2011;52(7):4789-794.
81. Luo L et al. Targeted intraceptor nanoparticle therapy reduces angiogenesis and fibrosis in primate and murine macular degeneration. ACS Nano. 2013;7(4):3264-3275.
82. Eells J et al. 670 nm photobiomodulation as a therapy for diabetic macular edema: a pilot study. Investigative Ophthalmology & Visual Science. 2017;58(8):932-932.
83. Tang J, Herda AA, Kern TS. Photobiomodulation in the treatment of patients with non-center-involving diabetic macular oedema. Br J Ophthalmol. 2014;98(8):1013-1015.
84. Geneva, II. Photobiomodulation for the treatment of retinal diseases: a review. Int J Ophthalmol. 2016;9(1):145-152.
85. Herse PR. A review of manifestations of diabetes mellitus in the anterior eye and cornea. Am J Optom Physiol Opt. 1988;65(3):224-230.
86. Dogru M, Katakami C, Inoue M. Tear function and ocular surface changes in noninsulin-dependent diabetes mellitus. Ophthalmology. 2001;108(3):586-592.
87. Messmer EM et al. in vivo; confocal microscopy of corneal small fiber damage in diabetes mellitus. Graefes Arch Clin Exp Ophthalmol. 2010;248(9):1307-1312.
88. Zhang X et al. Dry eye syndrome in patients with diabetes mellitus: prevalence, etiology, and clinical characteristics. J Ophthalmol. 2016; 2016:8201053.

89. Saini JS, Mittal S. in vivo; assessment of corneal endothelial function in diabetes mellitus. Arch Ophthalmol. 1996;114(6):649-653.
90. Su DH et al. Diabetes, hyperglycemia, and central corneal thickness: the Singapore Malay Eye Study. Ophthalmology. 2008;115(6):964-968 e1.
91. Foulks GN et al. Factors related to corneal epithelial complications after closed vitrectomy in diabetics. Arch Ophthalmol. 1979;97(6):1076-1078.
92. Cormier G et al. Anterior stromal punctures for bullous keratopathy. Arch Ophthalmol. 1996;114(6):654-658.
93. O'Brart DP, Muir MG, Marshall J. Phototherapeutic keratectomy for recurrent corneal erosions. Eye (Lond). 1994;8(Pt 4):378-383.
94. Becker C et al. Cataract in patients with diabetes mellitusincidence rates in the UK and risk factors. Eye (Lond). 2018;32(6):1028-1035.
95. Klein BE, Klein R, Moss SE. Prevalence of cataracts in a population-based study of persons with diabetes mellitus. Ophthalmology. 1985;92(9):1191-1196.
96. Denniston AK et al. The UK Diabetic Retinopathy Electronic Medical Record (UK DR EMR) Users Group, Report 2: real-world data for the impact of cataract surgery on diabetic macular oedema. Br J Ophthalmol. 2017;101(12):1673-1678.
97. Chew EY et al. Results after lens extraction in patients with diabetic retinopathy: early treatment diabetic retinopathy study report number 25. Arch Ophthalmol. 1999;117(12):1600-1606.
98. Squirrell D et al. A prospective, case controlled study of the natural history of diabetic retinopathy and maculopathy after uncomplicated phacoemulsification cataract surgery in patients with type 2 diabetes. Br J Ophthalmol. 2002;86(5):565-571.
99. Wagner T et al. Influence of cataract surgery on the diabetic eye: a prospective study. Ger J Ophthalmol. 1996;5(2):79-83.
100. Dokmetas HS et al. Diabetic ketoacidosis and rhino-orbital mucormycosis. Diabetes Res Clin Pract. 2002;57(2):139-142.

22

당뇨병에서 상부위장 증상

Michael Camilleri
Clinical Enteric Neuroscience Translational and Epidemiological Research Program, Division of Gastroenterology and Hepatology, Mayo Clinic, Rochester, MN, USA

요점

- 위장증상이 있는 당뇨병은 대부분 다른 미세혈관 합병증이 동반되어 있다.
- 위마비(gastroparesis)에서 당뇨병 관련 사망률이 증가한다.
- 영양 지원이 위마비 관리에 중요하다.

서론

당뇨병은 위장관 전체에 영향을 줄 수 있지만, 대부분 상부 위장관기능 장애에 의해 삶의 질에 영향을 주고 영양을 손상시키며 혈당 조절에 영향을 준다.

역학

주로 3차 병원 환자 대상 연구에서 위장증상은 당뇨병에서 비교적 흔하다.[1,2]

미네소타주 옴스테드카운티의 역학 조사[3]에서 위장증상(구역/구토, 소화불량, 속쓰림, 과민대장증후군, 변비, 변실금)의 유병률은 1형 또는 2형당뇨병에서 20%에 달하여 연령을 일치한 대조군과 차이가 없었다.[4] 그러나 2형당뇨병과 1형당뇨병 남성에서 대조군 보다 완하제 사용이 많았다.

핀란드의 인구 기반 연구에서 1형당뇨병 환자의 속쓰림 유병률이 낮았다.[5]

대조적으로, 호주의 연구는 주로(95%) 2형당뇨병 423명에서 대조군보다 상부 및 하부 위장증상 유병률이 높았다.[6]

미네소타주 옴스테드카운티에서 1996-2006년의 위마비의 100,000인-년당 연령 보정 발생률은 남성 2.4 [95% 신뢰구간(CI) 1.2-3.8], 여성 9. 8 (95% CI 7.5-12.1)이었다. 또한 2007년 1월 1일 기준 인구 100,000명당 위마비의 연령 보정 유병률은 남성 9.6 (95% CI 1.8-17.4), 여성 37.8 (95% CI 23.3-52.4)이었다.[7]

당뇨병 위마비는 나이, 흡연, 음주, 당뇨병 유형 등과 관계없이 중증 증상을 일으킬 수 있으며 영양

손상, 혈당 조절 장애, 삶의 질 저하를 일으킨다.[8]

위마비의 자연사에 대한 연구는 비교적 적은 수의 환자, 선택 편향 가능성, 짧은 추적 기간 등에 의해 제한되었다. 일부 연구에서 위 배출과 그 증상은 일반적으로 12-25년 이상의 추적 관찰 기간 동안 안정적이었다.[9,10]

당뇨병 86명을 적어도 9년 추적한 연구에서 위마비는 다른 질환으로 보정 후 사망률과 관련이 없었다.[11] 한편 미네소타 백인인구에서 위마비 환자의 생존율은 연령과 성별에 따른 기대 생존율보다 크게 낮았다.[7] 사망 원인은 심혈관질환(24.6%), 호흡부전(23.2%), 악성종양(15.9%), 만성신부전(15.9%), 뇌혈관사고(10.1%), 기타원인(10.1%) 순이었다.

위마비 증상이 있는 당뇨병에서 방사성동위원소의 위 배출 지연은 입원, 입원 일수, 응급실과 진료실 방문 등의 이환율을 예측한다.[12]

지난 10년간(1996-2006) 위마비는 사망률 증가와 관련이 있었지만[7], 사망 원인은 위장관이 아니라 당뇨병 중증도와 관련이 있었으며 고전적 합병증인 신병증, 신경병증, 망막병증의 지표였다.[13]

최근의 연구에서도 위 배출 지연에서 당뇨병망막병증이나 다른 합병증과 관련이 있음을 확인되었다. 그러나 인슐린 의존성이나 케톤증 경향 1형당뇨병이 아닌 2형당뇨병의 NIH 위마비 컨소시엄자료에서 위마비 환자의 39%는 당뇨병합병증이 없었다.[14]

당뇨병에서 상부 위장증상의 병태생리

당뇨병에서 위장관 운동장애는 외인성(교감신경과 부교감신경) 신경기능 장애, 내인성 장 신경계(흥분성과 억제성 뉴런), 위장조율기능 장애(Cajal의 간질 세포 또는 PDGFRα 양성 섬유모세포 유사세포), 고혈당 등에 의해 발생한다.[15]

신경기능 장애는 여러 기전(예, 산화스트레스)에 의한 항염증성 대식세포 손실이나 위마비 환자의 전층 위 생검 조직에서 위 대식세포 관련 유전자 발현 증가 등에 의한다.[16]

당뇨병 위마비의 병태생리: 동물 연구에서 알려진 것

동물 모델에서 외인성 신경기능 장애는 신경세포 손실보다 주로 수초화 및 비수초섬유 손실과 관련이 있었다.[18,19] 신경섬유 손실은 때로 다초점이며 허혈손상을 시사한다.

장 신경계에서는 신경세포 염색성 감소와 어느 정도의 신경세포 손실, 특히 산화질소 합성효소(NOS)를 발현하는 억제성 뉴런 감소가 여러 당뇨병 동물 모델에서 볼 수 있었다.[20] 이론적으로 이런 산화질소계 억제기능 감소는 당뇨병에서 위장 조절 장애와 장 통과 가속화에 관여할 수 있다. NOS 손실은 유문 이완을 손상시켜 위 배출을 지연시킬 수 있다.

여러 동물 모델과 당뇨병 증례 보고에서 알려진 Cajal (ICCs) 장세포 손실도 장 운동 장애에 관여할 수 있다.[15,20]

세포사멸, 산화스트레스(CD 206 양성 M2 대식세포 감소와 관련된), 당화종산물, 신경면역 기전 등을 포함한 여러 기전이 신경세포 손실과 장 운동 장애의 원인이 될 수 있다.[16] ICC 손실은 헴-옥시게나제(HO-1)나 고혈당에 대한 다른 보호 기전 감소에 의해 발생한다.[15]

당뇨병 환자에서 위기능 장애의 병태생리

당뇨병에서 위 배출의 가속화나 지연, 위 감각의

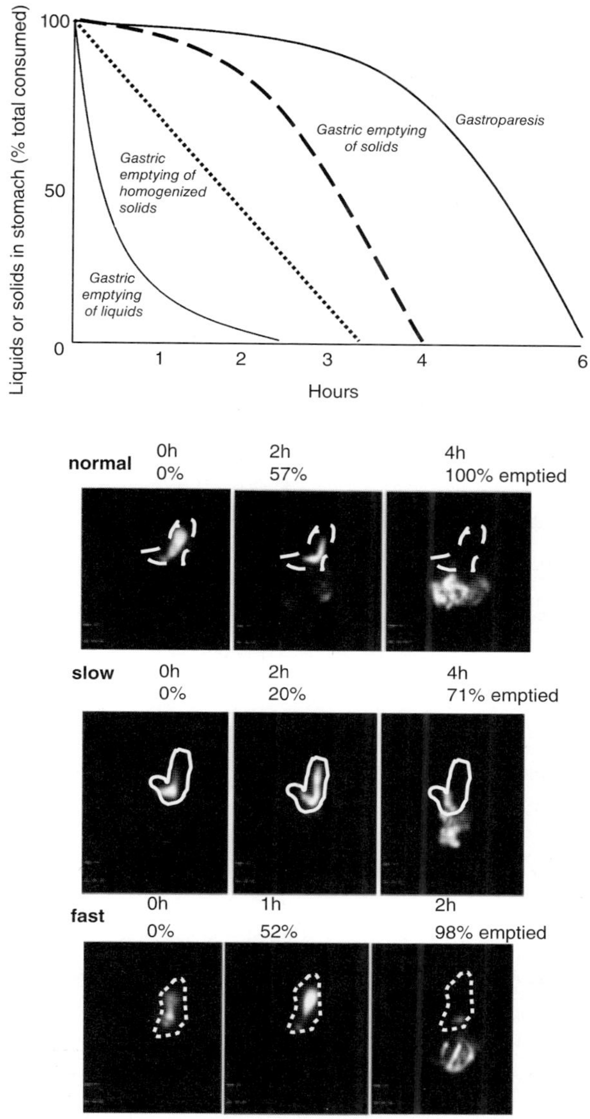

그림 22.1 신티그래피에 의한 위 배출 평가. 일반적으로 액체는 기하급수적으로 배출되며 고형물은 초기 지연 단계에 이어 빠르게 선형적으로 배출된다(왼쪽 패널). 지연 단계는 약 10%의 고형물이 비워지는 전정압 및 위 적응에 필요한 시간에 해당한다. 오른쪽 패널은 당뇨병 환자에서 ^{99m}Tc로 표지된 계란 식사의 정상, 지연, 가속 위 배출의 예. 시간 0(각 패널의 처음 영상)에 식사 전체가 위에 있다. 그리고 정상 범위의 위 배출은 1시간에 4.4-35%이고 2시간에 25-78.5%, 4시간에 76.2-100%에 이른다.

증가나 감소, 위 조절 장애 등이 나타난다(그림 22.1). 미주신경병증에 의한 위 전정운동 저하와 유문 경련은 위 배출을 지연시킬 수 있다.[21]

당뇨병 108명에서 SPECT 영상을 이용한 고형물의 위 배출과 위 조절의 평가에서 위 배출 이상, 위 조절 이상, 양쪽 이상, 양쪽 정상 등의 비율이 거의 같았으며 위십이지장 과민의 반영도 생각할 수 있다.[22]

상부 위장증상이 있는 당뇨병에서 위 배출이 가속화할 수 있다.[23] 당뇨병에서 빠른 위 배출의 병태생리는 미주신경병증에 의한 위장 수용 장애에 의해 나타날 수 있으며[24], 이에 의해 위압이 증가하고 위액 배출이 가속화된다.

위마비가 있는 당뇨병 환자에서 소장 운동장애도 있으며, 운동성 증가보다는 느려지는 것에 가깝다.[25] 소장 운동성 장애도 위 정체의 원인이 될 수 있다.

급성 고혈당은 정상인이나 1형당뇨병에서는 위 배출을 지연시키지만[26-29], 고혈당에 의한 위장증상이나 이환율 또는 혈당 조절 최적화에 의한 배출 지연의 가역성 등에 명확한 해답이 없어 지속적 연구 주제다.[30,31]

당뇨병 관련 상부 위장증상

삼킴곤란과 속쓰림

임상적 특징

당뇨병에서 식도 운동장애는 삼킴곤란의 원인으로 흔하며 심혈관 자율신경병증과 관련이 있다.[32]

연동운동과 기저 하부식도 괄약근압의 진폭은 일반적으로 정상이며, 삼킴곤란은 대부분 비협응 수축과 관련이 있다.

위식도역류 증상도 흔하며, 특히 구토가 있는 위 배출 장애 환자에서 두드러진다. 드물지만 반복적 구토에 의해 Mallory-Weiss파열과 출혈이 나타날 수 있다.

진단

삼킴곤란과 속쓰림이 있으면 역류식도염이나 다른 점막질환으로 칸디다증, 신생물 등의 제외를 위해 상부위장관 내시경 검사를 받아야 한다.

당뇨병에서는 관상동맥경화 유병률이 높기 때문에 속쓰림과 구별이 어려운 흉통에서 관상동맥병 검사 필요성을 생각한다.

위마비

임상적 특징

위마비는 구역, 구토, 식후 조기 포만감, 영양 장애 등 위 배출 지연의 객관적 증거를 나타내는 증후군이며, 위 저류에서는[14] 미주신경 차단에 의한 구심성 기능 장애에 의해 증상이 없을 수 있다.[33]

과거 위 배출이 지연되지 않아 구토가 없는 식후 증상을 당뇨병 소화불량이라고 불렀으나 병태생리적으로 위 배출 지연, 위 조절 장애, 감각 이상 등이 포함된다는 점에서 "위마비"라는 용어를 사용하게 되었다.

위마비는 위 배출 이상 없이 심한 상복부 통증으로 오피오이드 사용과 삶의 질이 저하되는 상태를 포함하여 확장되었다.[34-37] 식후 4시간에 위 배출이 65% 미만으로 크게 지연되면 영양 보충이나 공장 영양이 필요한 영양학적 결과와 위 감압이 필요하게 된다.[38]

당뇨병 위마비는 장기간 지속된 1형당뇨병에서

망막병증, 신장병증, 말초신경병증 등의 미세혈관 합병증이나 자율신경기능 장애 동반이 많다.[13] 자율신경 장애에서 동공 반응 이상, 무한증, 미각성 발한, 기립저혈압, 발기장애, 역행사정, 방광기능 장애 등이 나타날 수 있다. 위 배출 지연이 있는 당뇨병에서 망막병증이나 다른 당뇨병 합병증과 관련이 있다.[14]

위마비 존재의 임상적 단서는 몇 시간 전에 먹은 소화되지 않은 음식의 구토, 체중 감소, 위 내용물 배출, 자율신경병증 소견 등이다.

진단

상부 위장증상이 있으면 소화성 궤양질환이나 위출구를 폐쇄하는 신생물 제외를 위해 상부위장관 내시경 검사가 필요하다. 상부 내시경 검사에서 위석을 볼 수 있으며, 이것은 전정 운동 저하를 시사한다.

당뇨병 케토산증이나 요독증 등의 대사장애, 아편제, 칼슘통로차단제, 항콜린제 등의 투여도 운동장애의 원인이 될 수 있다. 흉골뒤나 상복부 통증이 있는 위마비에서 심장, 담도, 췌장 등의 질환도 생각해야 한다.

상부위장관 내시경 검사 또는 위조영술은 위 유출의 기계적 폐쇄 제외를 위해 필수적이다. 소장 조영술 또는 CT나 MRI를 이용한 장검사는 소장 폐색 임상 소견이 있으면 고려한다.

자율신경기능 검사는 신경병증 중증도 평가에 유용하며[39], 위 배출 지연은 안정동위원소 호흡검사, 고형물의 신티그래피, 액체에 대한 초음파검사, 내시경 검사에서 위장에 남은 음식물 등으로 확인한다.

위장 방사성 동위원소의 2시간과 4시간 비율은 90%의 민감도와 70%의 특이도로 위 배출 정상과 지연을 구별한다.[40] 식후 4시간의 스캔이 중요하다. 위 배출은 처음에 느리기 때문에 짧은 시간에 촬영한 스캔으로는 위 배출 추정이 정확하지 않다.

고형물의 위 배출 측정에 유용한 검사에 안정동위원소 ^{13}C이 들어있는 비스킷을 포함한 표준 식사 이용이 있다. S. platensis의 단백질, 탄수화물, 지질 또는 중쇄중성지방 옥타노에이트의 대사는 ^{13}C가 풍부한 CO_2를 호흡으로 배출한다. 동위원소 비율 질량분석법으로 호기의 $^{13}CO_2$ 함량(위장에 남아 있는 비스킷 양을 반영)을 측정하면 위 배출 $t_{1/2}$를 추정할 수 있다.[41]

위와 소장의 압력 정도와 우문의 크기와 팽창성 평가에 antropyloroduodenal manometry, EndoFLIP 등의 전문 기술이 있다. 이들은 위장운동 개선제 선택이나 G-POEM 시술 등의 관리에 도움이 될 수 있다.

식사에 대해 반응하는 위 조절이 당뇨병에서 손상되어[24] 구역, 복부 팽만감, 조기 포만감 등의 위장 증상이 나타난다. ^{99m}Tc pertechnetate 정맥주사와 SPECT를 이용한 위벽 영상으로 식사 섭취 후 위 용적을 측정할 수 있다.

위 조절 측정에 위 압력 조절기 또는 강관 내 고해상도 압력계 등을 이용할 수 있다.[42,43] 위 조절과 감각 과민 평가에 영양 음료를 이용하며[44] 위내 풍선으로 측정한 최대 허용 용적 750 킬로칼로리 미만에서 위 조절과 감각의 생물학적 표지자가 될 수 있다.

복통

당뇨병에서는 일반인구에 비해 복통이 많다. 담낭 수축력 변화에 의한 담석이나 전신의 죽상동맥경화에 의한 장간막허혈에 의한 복통이 증가한다. 그러나 담낭 수축력 자체(즉, 담석이 없을 때) 변화가 증상을 일으킨다는 증거는 없다.

흉요추신경근병증은 몸의 정중선을 넘지 않는 띠 모양의 분포로 통증을 일으킬 수 있다.

임상적 특징에 따라 통증의 구체적 검사는 이런 장애를 시사한다. 자세한 병력 청취가 중요하다. NIH 위마비 컨소시엄 자료에서 583명 중 41%가 오피오이드를 복용하고 있었고 그중 33%는 강력한 모르핀유사제였으며 오피오이드 복용 환자의 61%는 복통을 호소했다. 이런 환자는 오피오드 비이용자나 약한 제제(예: 트라마돌, 타펜타돌, 코데인, 프로폭시펜) 이용자에 비해 증상 점수가 높고, 위 저류율이 높으며, 삶의 질이 나쁘고, 입원율이 증가하며, 항구토제와 통증 관리 이용이 증가했다.[34]

위마비와 소화불량 관리

관리 원칙은 수분과 영양 필요량 해결, 혈당 조절 개선, 증상 치료 등이다(표 22.1).[45]

영양 지원

액체와 균질화된 고체는 모두 고체보다 위에서 더 쉽게 배출되므로 액체 또는 혼합식을 잘 견딘다. 무작위 대조연구에서 작은 입자 크기의 식사에서 위마비 증상을 감소시켰다.[46] 경증이나 대상성 위마비 환자는 영양 요구량과 증상은 다양한 범위에서 해결할 수 있지만, 중증 위마비 환자는 때로 정맥 수분 공급과 대사장애(케토산증, 요독증, 저혈당/고혈

표 22.1 위마비의 치료 전략[45]

치료전략	경도 위마비(4시간 위저류10–15%)	중등도 위마비(4시간 위저류15–35%)	고도 위마비(4시간 위저류 35%이상)
일반적 관리	Review and eliminate medications inhibiting motility and optimize glycaemic control in patients with diabetes		
식사	• Small, frequent meals • Low-fat low-fibre diet • Small-particle diet when symptomatic	• Small, frequent meals • Low-fat low-fibre diet • Small-particle diet when symptomatic	• Slenderized diet • Routine use of liquid nutrient supplements
영양 보충	Rarely needed	• Caloric liquids • Orally • Rarely requires nutrition by PEJ feeding tube	• Caloric liquids • Orally • May require nutrition by PEJ feeding tube
약제치료: 위운동촉진제	Metoclopramide	Metoclopramide	• Metoclopramide or domperidone • Erythromycin • Prucalopride
항구토제	Promethazine or prochlorperazine	• Promethazine or prochlorperazine • Ondansetron	• Ondansetron • Aprepitant or mirtazapine
대증적치료	Not needed	Not needed	Nortriptyline
비약제치료	Not needed	Not needed	• Gastrostomy tube decompression • Laparoscopic and endoscopic interventions

당) 교정, 위장 감압, 구토, 영양 요구 등을 관리하기 위한 경장영양요법 시행하기 위해 입원이 필요하다.[38] 영양실조에서 비경구영양이 필요할 수 있다.

위석은 내시경 검사에서 기계적으로 파괴할 수 있으며, 부서지지 않은 잔류 입자 배출을 위해 위 감압술을 시행한다.

중증 위마비에서 위를 우회하는 공장영양 공급 튜브가 필요할 수 있다. 이 시술 전에 며칠 동안 시간당 최소 60 mL의 속도로 정상 삼투압 영양소를 주입하는 비강공장 영양을 시험한다. 경피적 내시경 위루관 보다는 내시경 또는 복강경을 통해 공장에 영양 공급관 삽입이 바람직하다. 이런 튜브로 정상 영양 상태를 회복할 수 있지만 부작용도 있다.

위절제술이 증상을 완화하거나 삶의 질을 향상시킨다는 증거는 없다. 위마비 환자는 때로 소장신경 차단이 동반되어 위절제술 후 지속적 증상을 일으키거나 공장영양에 대한 내성 장애를 일으킬 수 있다.[24,47]

위장운동 촉진제(prokinetics)

① 에리스로마이신 3 mg/kg을 8시간마다 정맥주사하면 위 배출을 촉진할 수 있다.[48,49] 경구 섭취가 가능해지면 1-2주 동안 에리스로마이신 250 mg 1일 3회 경구 투여한다. 그 후 에리스로마이신의 위장운동 촉진 작용은 빠른 내성에 의해 소실된다. 에리스로마이신 중단기간(예: 2주)을 두면 효과적이라는 경험도 있다. 고혈당에서 정상인과 당뇨병에서 에리스로마이신 정맥주사의 위 배출 작용을 방해한다.[50] 증상이 지속되면 다른 위장운동 촉진제를 병용한다.

② 메토클로프라마이드는 미국에서 사용할 수 있는 콜린성 항도파민제다. 당뇨병 위마비에 투여하면 처음에는 위액 배출을 촉진하며 증상 개선은 중추의 항구토 작용과 관련이 있을 수 있다.

장기적 사용에서 효과 감소와 중추신경계 부작용이 심하여 사용이 제한된다. 따라서 액체 식사 30분 전에 단기간 투여하는 1일 3회 5-10 mg을 처방한다. 고용량으로 1일 3회 20 mg을 투여할 수 있다. 다른 도파민대항제 돔페리돈의 체계적 문헌고찰에서 근거가 제한적이라는 결론이다.[51]

③ 새로운 기전으로 5-HT4, 도파민 D2과 D3, NK1 수용체 경로가 연구되고 있다.

1) 5-HT4수용체작용제 prucalopride 4주 투약과 2주 휴약하는 교차 시험의 무작위, 위약대조연구는 특발성 위마비 28명과 당뇨병 위마비 6명에서 증상 조절과 위 배출이 개선되었다.[52] 또한 velusetrag는 당뇨병과 특발성 위마비 치료에 효과적이었다.[53] 5-HT4 작용제 중에서 prucalopride, velusetrag, naronapride는 hERG 작용이 없는 5-HT4 수용체에 선택적이다.[54,55] 새로운 5-HT4수용체 작용제 TAK-954 (TD-8954)의 결과가 기대된다(NCT03281577). Velusetrag와 TAK-954는 개, 돼지, 사람에서 관상동맥 긴장도, 혈소판 응집, hERG 칼륨통로 전도, off-target 작용 등에 유의한 영향을 주지 않았다.[56]

2) 감각 표적 D2/D3 및 NK1 대항제. 도파민 D2/3 대항제인 TAK-506 1주 치료에서 포만감 용적을 크게 증가시켰다.[57] NK1수용체 대항제인 아프레피탄트(aprepitant)는 구역을 포함한 여러 위마비 증상을 개선했으며[58], 정상 대조군에서 위 배출에 대한 영향보다는 위 적응을 향상시켰다.[59] 또한 NK1수용체대항제인 트라디피탄트(tradipitant)는 4주의 무작위 대조연구에서 구역과 기타 위마비 증상

을 개선했다.[60]

3) Ghrelin수용체작용제. Ghrelin은 위에서 주로 발견된 28개 아미노산으로 구성된 식욕촉진 호르몬이다. 그렐린의 약리적 용량 투여는 이동 운동복합체의 조기 3상을 유도하고, 중추 및 말초의 활동 부위를 통해 위 근위부 긴장도를 증가시켰으며[61,62], 위마비 연구에서 위 배출을 가속화했다.[63]

펜타펩티드 그렐린수용체작용제 렐라모렐린(Relamorelin)은 천연 그렐린보다 15-130배 강력한 위장운동 촉진 작용이 있다.[64] 릴라모렐린 100 mg 피하주사는 위 배출 지연 병력이 있는 1형 또는 2형 당뇨병에서 고형물의 위 배출을 가속화했으며[65,66], 정상인에서 위 조절 억제나 포만감 유도 없이 위 원위부 전정 수축 빈도를 증가시켰다.[67] 렐라모렐린은 당뇨병 위마비 대상의 2A와 2B상 무작위 대조연구에서 임상 효과와 안전성을 입증했다.[68-70]

내시경 및 장치 치료

내시경을 통한 보툴리눔독소의 유문 주사는 특발성 위마비에서 효과가 없었다.[71,72]유문 내 보툴리눔독소 주사에 대한 여러 연구가 있었지만[73-75], 무작위 대조군연구는 2건에 불과했으며[71,72] 모두 증상 개선이 없었다. 그러나 Friedenberg 등의 연구[71]에서는 보툴리눔신경독이 위약에 비해 위 배출을 개선했으며, 이것은 생리적 작용은 있지만 임상 결과는 그렇지 않다는 것을 시사한다.

위 전기자극은 난치성 위마비에 승인되었고 당뇨병 위마비에도 효과적일 수 있지만 이용에 논란이 있다. 최근 2개의 연구는 위 전기자극이 효과적이라고 했다. GpCRC* 연구는 위전기자극 비시행 238명에 비해 위전기자극 시행 81명에서 1포인트 이상의 개선을 보았다.

그러나 환자의 특성에 따른 보정에서 구역 증상만 유의하게 개선되었다.[76] 프랑스에서 시행한 대규모 다기관, 무작위, 이중맹검 연구군 만성적(12개월 이상)으로 난치성 구토가 있는 172명(여성 66%, 평균 연령 45±12세, 위마비 133명)을 대상으로 위 배출이 지연되거나 정상인 환자에 시행하여 구토 점수의 개선이있었다. 그러나 위 배출과 삶의 질에는 차이가 없었다.

위-구강 내시경 근절제술(gastric per-oral endoscopic myotomy, G-POEM): 1986년 당뇨병 위마비에서 유문 기능 장애가 알려졌다.[78] 여러 연구에서 G-POEM을 시행한 위마비 환자에서 증상 완화와 위 배출 개선 효과가 있었으며, 체계적 문헌고찰과 메타분석이 있다.[79]

결론

당뇨병 위마비는 미세혈관합병증을 포함한 당뇨병의 다른 합병증이 있는 환자에게 중요한 문제이다.

환자 관리에는 당뇨병 전문의, 위장병 전문의, 영양 전문가 등을 포함한 다학제적 접근이 필요하다.

당뇨병 환자의 상부 위장증상 치료를 위해 새로움 약제가 개발되고 있으며 내시경을 통한 유문근 절개술이 시도되고 있다. 새로운 약제에 대한 연구

* GpCRC (Gastroparesis Clinical Research Consortium): 위마비 임상연구컨소시엄

와 유문근 절개술에 대한 대조 연구가 필요하다.

당뇨병 위마비에서 최적의 치료법을 찾기 위해 많은 연구가 필요하다.

참고문헌

1. Feldman M, Schiller ER. Disorders of gastrointestinal motility associated with diabetes mellitus. Ann Intern Med. 1983;98:378-384.
2. Clouse RE, Lustman PJ. Gastrointestinal symptoms in diabetic patients: lack of association with neuropathy. Am J Gastroenterol. 1989;84:868-872.
3. Dyck PJ, Karnes JL, O'Brien PC et al. The Rochester Diabetic Neuropathy Study: reassessment of tests and criteria for diagnosis and staged severity. Neurology. 1992;42:1164-1170.
4. Maleki D, Locke GR 3rd, Camilleri M et al. Gastrointestinal tract symptoms among persons with diabetes mellitus in the community. Arch Intern Med. 2000;160:2808-2816.
5. Janatuinen E, Pikkarainen P, Laakso M et al. Gastrointestinal symptoms in middle-aged diabetic patients. Scand J Gastroenterol. 1993;28:427-432.
6. Bytzer P, Talley NJ, Leemon M et al. Prevalence of gastrointestinal symptoms associated with diabetes mellitus: a population-based survey of 15000 adults. Arch Intern Med. 2001;161:1989-1996.
7. Jung HK, Choung RS, Locke GR 3rd et al. The incidence, prevalence, and outcomes of patients with gastroparesis in Olmsted County, Minnesota, from 1996 to 2006. Gastroenterology. 2009;136:1225-1233.
8. Talley NJ, Young L, Bytzer P et al. Impact of chronic gastrointestinal symptoms in diabetes mellitus on health-related quality of life. Am J Gastroenterol. 2001;96:71-76.
9. Jones KL, Russo A, Berry MK et al. A longitudinal study of gastric emptying and upper gastrointestinal symptoms in patients with diabetes mellitus [see Comment]. Am J Med. 2002;113:449-455.
10. Chang J, Russo A, Bound M et al. A 25-year longitudinal evaluation of gastric emptying in diabetes. Diabetes Care. 2012;35:2594-2596.
11. Kong MF, Horowitz M, Jones KL et al. Natural history of diabetic gastroparesis. Diabetes Care. 1999;22:503-507.
12. Hyett B, Martinez FJ, Gill BM et al. Delayed radionucleotide gastric emptying studies predict morbidity in diabetics with symptoms of gastroparesis. Gastroenterology. 2009;137:445-452.
13. Kassander P. Asymptomatic gastric retention in diabetics (gastroparesis diabeticorum). Ann Intern Med. 1958;48:797-812.
14. Parkman HP, Wilson LA, Farrugia G et al. Delayed gastric emptying associates with diabetic complications in diabetic patients with symptoms of gastroparesis. Am J Gastroenterol. 2019;114:1778-1794.
15. Ordog T. Interstitial cells of Cajal in diabetic gastroenteropathy. Neurogastroenterol Motil. 2008;20:8-18.
16. Chandrasekharan B, Srinivasan S. Diabetes and the enteric nervous system. Neurogastroenterol Motil. 2007;19:951-960.
17. Grover M, Bernard CE, Pasricha PJ et al. Diabetic and idiopathic gastroparesis is associated with loss of CD206-positive macrophages in the gastric antrum. Neurogastroenterol Motil. 2017;29(6). doi: 10.1111/nmo.13018.
18. Schmidt RE. Neuropathology and pathogenesis of diabetic autonomic neuropathy. Int Rev Neurobiol. 2002;50:257-292.
19. Sinnreich M, Taylor BV, Dyck PJ. Diabetic neuropathies: classification, clinical features, and pathophysiological basis. Neurologist. 2005;11:63-79.
20. Vittal H, Farrugia G, Gomez G et al. Mechanisms of disease: the pathological basis of gastroparesis – a review of experimental and clinical studies. Nat Clin Pract Gastroenterol Hepatol. 2007;4:336-346.
21. Feldman M, Corbett DB, Ramsey EJ et al. Abnormal gastric function in lonstanding, insulin-dependent diabetic patients. Gastroenterology. 1979;77:12-17.
22. Chedid V, Brandler J, Vijayvargiya P et al. Characterization of upper gastrointestinal symptoms, gastric motor functions and associations in patients with diabetes at a referral center. Am J Gastroenterol. 2019;114:143-154.
23. Bredenoord AJ, Chial HJ, Camilleri M et al. Gastric accommodation and emptying in evaluation of patients with upper gastrointestinal symptoms. Clin Gastroenterol Hepatol. 2003;1:264-272.
24. Samsom M, Salet GA, Roelofs JM et al. Compliance of the proximal stomach and dyspeptic symptoms in patients with type 1 diabetes mellitus. Dig Dis Sci. 1995;40:2037-2042.
25. Camilleri M, Malagelada JR. Abnormal intestinal motility in diabetics with gastroparesis. Eur J Clin Invest. 1984;14:420-427.
26. MacGregor IL, Gueller R, Watts HD et al. The effect of acute hyperglycemia on gastric emptying in man. Gastroenterology. 1976;70:190-196.
27. Fraser RJ, Horowitz M, Maddox AF et al. Hyperglycaemia slows gastric emptying in type 1 (insulin-dependent) diabetes mellitus. Diabetologia. 1990;33:675-680.

28. Oster-Jorgensen E, Pedersen SA, Larsen ML. The influence of induced hyperglycaemia on gastric emptying rate in healthy humans. Scand J Clin Lab Invest. 1990;50:831-836.
29. Schvarcz E, Palmer M, Aman J et al. Physiological hyperglycemia slows gastric emptying in normal subjects and patients with insulin-dependent diabetes mellitus. Gastroenterology. 1997;113:60-66.
30. Bharucha AE, Kudva Y, Basu A et al. Relationship between glycemic control and gastric emptying in poorly controlled type 2 diabetes. Clin Gastroenterol Hepatol. 2015;13:466-476.
31. Parthasarathy G, Kudva YC, Low PA et al. Relationship between gastric emptying and diurnal glycemic control in type 1 diabetes mellitus: A randomized trial. J Clin Endocrinol Metab. 2017;102:398-406.
32. Ascaso JF, Herreros B, Sanchiz V et al. Oesophageal motility disorders in type 1 diabetes mellitus and their relation to cardiovascular autonomic neuropathy. Neurogastroenterol Motil. 2006;18:813-822.
33. Rathmann W, Enck P, Frieling T et al. Visceral afferent neuropathy in diabetic gastroparesis. Diabetes Care. 1991;14:1086-1089.
34. Hasler WL, Wilson LA, Nguyen LA et al. Opioid use and potency are associated with clinical features, quality of life, and use of resources in patients with gastroparesis. Clin Gastroenterol Hepatol. 2019;17:1285-1294.
35. Parkman HP, Wilson LA, Hasler WL et al. Abdominal pain in patients with gastroparesis: associations with gastroparesis symptoms, etiology of gastroparesis, gastric emptying, somatization, and quality of life. Dig Dis Sci. 2019;64:2242-2255.
36. Mearin F, Malagelada JR. Gastroparesis and dyspepsia in patients with diabetes mellitus. Eur J Gastroenterol Hepatol. 1995;7:717-723.
37. Kumar A, Attaluri A, Hashmi S et al. Visceral hypersensitivity and impaired accommodation in refractory diabetic gastroparesis. Neurogastroenterol Motil. 2008;20:635-642.
38. Camilleri M. Clinical practice: diabetic gastroparesis. N Engl J Med. 2007;356:820-829 [erratum appears in N Engl J Med. 2007;357:427].
39. Bharucha AE, Camilleri M, Low PA et al. Autonomic dysfunction in gastrointestinal motility disorders. Gut. 1993;34(3):397-401.
40. Camilleri M, Zinsmeister AR, Greydanus MP et al. Towards a less costly but accurate test of gastric emptying and small bowel transit. Dig Dis Sci. 1991;36:609-615.
41. Szarka LA, Camilleri M, Vella A et al. A. stable isotope breath test with a standard meal for abnormal gastric emptying solids in the clinic and in research. Clin Gastroenterol Hepatol. 2008;6:635-643.
42. Tack J, Piessevaux H, Coulie B et al. Role of impaired gastric accommodation to a meal in functional dyspepsia. Gastroenterology. 1998;115:1346-1352.
43. Carbone F, Tack J, Hoffman I. The intragastric pressure measurement: a novel method to assess gastric accommodation in functional dyspepsia children. J Pediatr Gastroenterol Nutr. 2017;64:918-924.
44. Tack J, Caenepeel P, Piessevaux H et al. Assessment of meal induced gastric accommodation by a satiety drinking test in health and in severe functional dyspepsia. Gut. 2003;52:1271-1277.
45. Camilleri M, Chedid V, Ford AC et al. Gastroparesis. Nat Rev Dis Primers. 2018;4:41.
46. Olausson EA, Störsrud S, Grundin H et al. A small particle size diet reduces upper gastrointestinal symptoms in patients with diabetic gastroparesis: a randomized controlled trial. Am J Gastroenterol. 2014;109: 375-385.
47. Jones MP, Maganti K. A systematic review of surgical therapy for gastroparesis. Am J Gastroenterol. 2003;98:2122-2129.
48. Annese V, Janssens J, Vantrappen G et al. Erythromycin accelerates gastric emptying by inducing antral contractions and improved gastroduodenal coordination. Gastroenterology. 1992;102:823-828.
49. Janssens J, Peeters TL, Vantrappen G et al. Improvement of gastric emptying in diabetic gastroparesis by erythromycin: preliminary studies [see Comment]. N Engl J Med. 1990;322:1028-1031.
50. Samsom M, Akkermans LM, Jebbink RJ et al. Gastrointestinal motor mechanisms in hyperglycaemia induced delayed gastric emptying in type 1 diabetes mellitus. Gut. 1997;40:641-646.
51. Sugumar A, Singh A, Pasricha PJ. A systematic review of the efficacy of domperidone for the treatment of diabetic gastroparesis. Clin Gastroenterol Hepatol. 2008;6:726-733.
52. Carbone F, Van den Houte K, Clevers E et al. Prucalopride in gastroparesis: a randomized placebo-controlled crossover study. Am J Gastroenterol. 2019;114:1265-1274.
53. Abell T, Kuo B, Esfandyari T et al. Velusetrag improves gastroparesis both in symptoms and gastric emptying in patients with diabetic or idiopathic gastroparesis in a 12-week global phase 2B study. Gastroenterology. 2019;156(6):S164.
54. De Maeyer JH, Prins NH, Schuurkes JA et al. Differential effects of 5-hydroxytryptamine4 receptor agonists at gastric versus cardiac receptors: an operational framework to explain and quantify organ specific behavior. J Pharmacol Exp Ther. 2006;317:955-964.
55. Tack J, Camilleri M, Chang L et al. Systematic review:

cardiovascular safety profile of 5-HT4 agonists developed for GI disorders. Aliment Pharmacol Ther. 2012;35:745-767.

56. Beattie DT, Higgins DL, Ero MP et al. An in vitro; investigation of the cardiovascular effects of the 5-HT(4) receptor selective agonists, velusetrag and TD-8954. Vascul Pharmacol. 2013;58:150-156.
57. Dukes GE, Scimia C, Kuo B et al. Safety, tolerability and pharmacodynamics of tak-906, a dopamine 2,3 antagonist, in patients with diabetic or idiopathic gastroparesis. Neurogastroenterol Motil. 2019;31(Suppl 3):e13657.
58. Pasricha PJ, Yates KP, Sarosiek I et al. Aprepitant has mixed effects on nausea and reduces other symptoms in patients with gastroparesis and related disorders. Gastroenterology. 2018;154:65-76.e11.
59. Jacob D, Busciglio I, Burton D et al. Effects of NK1 receptors on gastric motor functions and satiation in healthy humans: results from a controlled trial with the NK1 antagonist, aprepitant. Am J Physiol Gastrointest Liver Physiol. 2017;313:G505-G510.
60. Carlin JL, Lieberman VR, Dahal A et al. Tradipitant, a novel NK-1 receptor antagonist, significantly improved nausea and other symptoms of gastroparesis: results of a multicenter, randomized, double-blind, placebo-controlled phase II trial. Gastroenterology. 2019; 156(Suppl 1):S1510-S1511.
61. Tack J, Depoortere I, Bisschops R et al. Influence of ghrelin on interdigestive gastrointestinal motility in humans. Gut. 2006;55:327-333.
62. Peeters TL. Central and peripheral mechanisms by which ghrelin regulates gut motility. J Physiol Pharmacol. 2003;54:95-103.
63. Camilleri M, Papathanasopoulos A, Odunsi ST. Actions and therapeutic pathways of ghrelin for gastrointestinal disorders. Nat Rev Gastroenterol Hepatol. 2009;6:343-352.
64. Van der Ploeg L, Laken H, Sharma S et al. Preclinical gastrointestinal prokinetic efficacy and endocrine effects of the ghrelin mimetic RM-131. Life Sci. 2014;109:20-29.
65. Shin A, Camilleri M, Busciglio I et al. Randomized controlled phase Ib study of ghrelin agonist, RM-131, in type 2 diabetic women with delayed gastric emptying: pharmacokinetics and pharmacodynamics. Diabetes Care. 2013;36:41-48.
66. Shin A, Camilleri M, Busciglio I et al. The ghrelin agonist RM-131 accelerates gastric emptying of solids and reduces symptoms in patients with type 1 diabetes mellitus. Clin Gastroenterol Hepatol. 2013;11:1453-1459.
67. Nelson AD, Camilleri M, Acosta A et al. Effects of ghrelin receptor agonist, relamorelin, on gastric motor functions and satiation in healthy volunteers. Neurogastroenterol Motil. 2016;28:1705-1713.
68. Lembo A, Camilleri M, McCallum R et al. Relamorelin reduces vomiting frequency and severity and accelerates gastric emptying in adults with diabetic gastroparesis. Gastroenterology. 2016;151:87-96.e6.
69. Camilleri M, McCallum RW, Tack J et al. Efficacy and safety of relamorelin in diabetes with symptoms of gastroparesis: a randomized, placebo-controlled study. Gastroenterology. 2017;153:1240-1250.e2.
70. Camilleri M, Lembo A, McCallum R et al. Overall safety and tolerability of relamorelin in adults with diabetic gastroparesis: analysis of phase 2a and phase 2b trial data. Neurogastroenterol Motil. 2019;31(S4):S15.
71. Friedenberg FK, Palit A, Parkman HP et al. Botulinum toxin A for the treatment of delayed gastric emptying [see Comment]. Am J Gastroenterol. 2008;103:416-423.
72. Arts J, Holvoet L, Caenepeel P et al. Clinical trial: a randomized-controlled crossover study of intrapyloric injection of botulinum toxin in gastroparesis. Aliment Pharmacol Ther. 2007;26:1251-1258.
73. Bai Y, Xu MJ, Yang X et al. A systematic review on intrapyloric botulinum toxin injection for gastroparesis. Digestion. 2010;81:27-34.
74. Pasricha TS, Pasricha PJ. Botulinum toxin injection for treatment of gastroparesis. Gastrointest Endosc Clin N Am. 2019;29:97-106.
75. Thomas A, de Souza Ribeiro B, Malespin M et al. Botulinum toxin as a treatment for refractory gastroparesis: a literature review. Curr Treat Options Gastroenterol. 2018;16:479-488.
76. Abell TL, Yamada G, McCallum RW et al. Effectiveness of gastric electrical stimulation in gastroparesis: Results from a large prospectively collected database of national gastroparesis registries. Neurogastroenterol Motil. 2019;31:e13714.
77. Ducrotte P, Coffin B, Bonaz B et al. Gastric electrical stimulation reduces refractory vomiting in a randomized crossover trial. Gastroenterology. 2019;Oct 21:ii. S0016-5085(19) 41463-41467. doi: 10.1053/j.gastro.2019.10.018. [Epub ahead of print].
78. Mearin F, Camilleri M, Malagelada JR. Pyloric dysfunction in diabetics with recurrent nausea and vomiting. Gastroenterology. 1986;90:1919-1925.
79. Aghaie Meybodi M, Qumseya BJ, Shakoor D et al. Efficacy and feasibility of G-POEM in management of patients with refractory gastroparesis: a systematic review and meta-analysis. Endosc Int Open. 2019;7:E322-E329.

Index

국문 찾아보기

ㄱ

ㄴ

ㄷ

ㄹ

ㅁ

ㅂ

ㅇ

ㅈ

ㅊ

ㅋ

ㅌ

ㅍ

ㅎ

번호

영문 찾아보기

A

B

C

D

H

I

J

K

L

M

N

O

P

R

S

T

U

V

W

X

Z